U0274079

新编护理操作技术

◎ 主编　孟晓华　白　莲　刘新月　于岩伟
　　　　张金燕　邢琳琳　王长爱

黑龙江科学技术出版社
HEILONGJIANG SCIENCE AND TECHNOLOGY PRESS

图书在版编目（CIP）数据

新编护理操作技术 / 孟晓华等主编. -- 哈尔滨：
黑龙江科学技术出版社，2023.12
ISBN 978-7-5719-2229-0

Ⅰ. ①新… Ⅱ. ①孟… Ⅲ. ①护理－技术 Ⅳ.
①R472

中国国家版本馆CIP数据核字（2023）第237362号

新编护理操作技术

XINBIAN HULI CAOZUO JISHU

主　　编	孟晓华　白　莲　刘新月　于岩伟　张金燕　邢琳琳　王长爱
责任编辑	包金丹
封面设计	宗　宁
出　　版	黑龙江科学技术出版社
	地址：哈尔滨市南岗区公安街70-2号　邮编：150007
	电话：（0451）53642106　传真：（0451）53642143
	网址：www.lkcbs.cn
发　　行	全国新华书店
印　　刷	黑龙江龙江传媒有限责任公司
开　　本	787 mm×1092 mm　1/16
印　　张	23.75
字　　数	598千字
版　　次	2023年12月第1版
印　　次	2023年12月第1次印刷
书　　号	ISBN 978-7-5719-2229-0
定　　价	238.00元

前　言

护理学是以基础医学、临床医学、预防医学、康复医学以及与护理相关的社会和人文科学理论为基础,研究维护、促进、恢复人类健康的护理理论、知识、技能及其发展规律的综合性应用科学。护理学以其独特的理论体系、应用技术和护理艺术,为人们生老病死这一生命现象的全过程提供全面、系统、整体的服务。近年来,随着医学科技的进步与发展,生活水平的不断提高,人们对广大护理工作者的服务质量也提出了更高的要求。现代护理工作者必须不断学习,及时更新护理理论知识,熟练掌握临床护理技能,才能跟上护理学发展的步伐,更好地为患者服务。为了帮助护理工作者提高临床护理水平,我们邀请了具有丰富护理教学经验和临床实践工作经验的护理专家,在参考国内外相关文献资料的基础上精心编写了《新编护理操作技术》一书。

本书首先介绍了护理工作方法和护理操作技术,然后详细介绍了临床科室常见疾病的病因、发病机制、辅助检查、鉴别诊断、治疗、护理措施和护理评估等内容。本书不仅吸收了护理学发展的最新成果,而且总结了编者多年的工作经验,资料新颖、内容翔实、结构严谨,是一本集科学性、实用性和先进性于一体的护理学参考书。本书能够帮助护理工作者掌握扎实的医学护理基础知识、专业的临床护理技能,适合各级医院的护理工作者和护理院校师生参考阅读。

由于编者编写时间仓促及水平有限,书中不足之处在所难免,望广大读者不断提出宝贵意见,以便日后修订完善。

《新编护理操作技术》编委会

2023 年 9 月

目　录

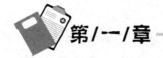

第一章

护理工作方法

第一节 系统化整体护理

系统化整体护理是于20世纪90年代早期发展的一种新的护理模式,是以现代护理观为指导,以护理程序为核心,将临床护理服务与护理管理科学地结合起来,其特点是按照护理程序的科学工作方法,以患者为中心,为患者解决问题,系统地实施整体护理的临床护理组织管理模式。

一、系统化整体护理产生和发展

20世纪70年代,世界范围内的医学思想发生了巨大的变化,世界卫生组织对健康赋予了新的含义,而生物-心理-社会医学模式的诞生,使以疾病为中心的护理模式向以患者和人的健康为中心的系统化整体护理转变。1994年护理博士袁剑云教授将系统化整体护理引入我国。自此,我国护理界掀起了一场改革的浪潮——从功能制护理向系统化整体护理的转变。它是一项提高护理质量、改善护士形象,促进护理事业发展的新举。系统化整体护理在我国的发展大致经历了以下3个阶段。

(一)引进学习阶段

1994年在原卫生部医政司和中华护理学会的协助下,袁剑云博士先后在北京、山东、上海等十多个省市举办"系统化整体护理与模式病房建设"研习班,帮助大家学习和理解系统化整体护理的内涵和实质。

(二)模式病房试点阶段

受过培训的护理管理者及护理骨干们回院后纷纷以不同的方式、最快的速度宣传、推广系统化整体护理。1995—1996年整体护理模式病房的试点工作在全国各大医院相继开展起来。

(三)模式病房全面推广阶段

模式病房的试点工作取得了显著成效后,原卫生部加大了对模式病房建设的支持,成立了全国整体护理协作网及全国整体护理专家指导组,对具体工作进行指导,以确保整体护理的顺利进行。

二、系统化整体护理的内涵

系统化整体护理是以现代护理观为指导,以护理程序为核心将护理临床业务和护理管理的各个环节系统化的工作模式。核心是护理程序，以"整体性、系统化"为基础，为患者解决问题的一种科学方法。

（一）整体性

狭义的整体性是指护理应把服务对象视为生物、社会的、文化的、发展的人，强调以"人"为中心，护理就是要解决人的整体的健康问题。广义的整体性是指护理专业的整体性，指护理行政与业务、护理管理与品质保证、护理教育与研究以及临床护理业务等各个环节都应紧密联系，相互配合，协调一致，以保证整体护理水平的提高。其内涵包括以下4点：①应把患者作为一个整体。②人的一生的整体。③社会的人的整体。④护理制度、护理管理、服务质量、护士素质等是一个整体。

（二）系统化

护理本身是由一些相互关联和相互作用的部分组成的一个系统的整体。护理业务和护理管理的各个环节、护理程序的各个步骤及护理人员之间的沟通网络的协调一致，连续且环环相扣的完整统一。"系统化"可分3个层次来理解。第一个层次是临床的工作上，"护理程序"必须系统化，护士对每个工作环节都要做到以护理程序为框架，环环相扣。第二个层次是在医院管理上系统化，在确立护理管理制度、护理职责与护士行为考核标准、考虑护理人员调配与组织、进行护理质量评价都应以护理程序为框架。第三层次是在实施系统化整体护理时，为使中国护理改革向前推进，必须在国家政策法规和各级行政管理方面的系统化，有国家层面、省市层面、机构层面和个人层面。

三、系统化整体护理的影响

（一）转变了护士单纯执行医嘱的从属地位

系统化整体护理是以护理程序为核心，护理程序包括评估、诊断、计划、实施和评价5个步骤。它的出现标志着护理人员从单纯的"操作者"转变为"思考者"。实施整体护理后，护士有了自己的护理诊断，有了自己的工作模式——护理程序，除了执行医嘱外，把更多的时间用于患者的诊断和健康问题的解决上。

（二）将健康教育纳入护士的日常工作，密切了护患关系

系统化整体护理要求护理人员把健康教育贯穿于护理操作的全过程。通过健康教育使护理人员更好地了解患者，正确地评估、照顾患者，建立良好的护患关系。

（三）规范了护理表格，便于评价护理效果

系统化整体护理以护理程序为框架设计各种护理表格，如患者入院评估表、健康教育表、住院评估表等。每一份表格都有自己的作用，各表相互联系，环环相扣。它不仅详细地记录了患者住院期间的护理全过程，及时准确地反映了患者情况，而且在护理记录中把患者的问题、护理措施与结果评价联系起来，以体现出患者经护理后的最终效果。

四、责任制护理与系统化整体护理异同点

（一）共同点

责任制护理与系统化整体护理均以现代护理观为指导，按照护理程序的理论与方法开展工作。它们强调护士不是被动的执行者，而是主动的思想者；护士应对患者负责，而不是仅对医师负责；护理不是单纯的技术操作和疾病护理，而是涉及生理、心理、社会等各层面的整体护理；恢

复健康的过程不是医护人员单方面的活动,而是医护及其亲属共同参与和合作的活动过程。

(二)区别点

1.责任制护理的特点

强调责任护士应由业务水平高、临床经验丰富的护士承担;强调对患者的护理应有连续性。

2.系统化整体护理的特点

认为每个护士都可以做责任护士;重视健康教育,视护理为护患合作性活动;采用标准化护理表格,以减少护士用于病历书写工作时间。

(孟晓华)

第二节 临床护理路径

临床护理路径是一种科学高效的医学护理管理模式,是综合多学科的医疗护理管理计划,属于临床路径的范畴。临床护理路径和临床路径两者是相辅相成的,对临床路径的全面理解和学习能更好地促进对临床护理路径的掌握。

一、临床路径

临床路径的概念最早起源于美国。20 世纪 70 年代早期,美国高速发展的医疗技术和政府服务项目收费的医疗体制及不断增加的慢性疾病和老年人口等因素,导致医疗高费用和健康服务资源的不适当利用。美国政府为了降低医疗费用的增长,采用了一系列控制医疗资源适当利用的措施。在工业生产中应用广泛的关键路径技术遂被引入到临床工作中,临床路径因而诞生。其基本原则是根据疾病严重程度的标准和医疗护理强度的标准,政府根据相应的疾病只对医院提供的适当的临床健康服务项目补偿医疗费用,以调控医院临床服务的适当性,控制过度利用。其基础是由耶鲁大学研发的"诊断关联群(DRGS)"。因此,医院只能改变内部结构和运作方式,不断寻求提高医院的营运效率,提高医疗服务质量,降低医疗成本的措施。

临床路径是经过医护人员仔细地调查、核准,经医疗专家科学论证并经多学科组成员共同商讨制定的疾病康复路径图,是针对某一个病种(或手术),以时间为横轴,以入院指导、诊断、检查、治疗、护理、教育和出院计划等手段为纵轴,制订标准化的治疗护理流程(临床路径表)。它以缩短平均住院日,减少医疗费用支出,节约医疗资源为目的,增强了诊疗活动的计划性,从而有效地降低医疗成本和有效运用资源;同时也有利于医疗服务质量的控制和持续改进。

医院拥有领导的重视和支持,并且做好充分的思想动员与培训后方可开展临床路径。开展临床路径应遵循以下步骤:①充分尊重患者的意见。②选择要推行的疾病或手术。③选择开展临床路径的团队人员。④制定临床路径图。⑤确定预期目标、建立评价标准。⑥资料的收集与记录。⑦阶段评估与分析。

随着中国医疗卫生事业的发展,以患者为中心的整体医疗与整体护理正在作为一种先进的服务理念广为应用。

二、临床护理路径

临床护理路径(CNP)是患者住院期间的护理模式,是有计划、有目的、有预见性的护理工作。它通过依据每天护理计划标准,为患者制订从入院到出院的一整套医疗护理整体工作计划和健康教育的路线图或表格,使护理工作更加标准化、规范化。

(一)CNP 的产生和发展

1985 年美国波士顿新英格兰医疗中心的护士 Karen Zander 和助手们最先运用护理程序与工业中关键路径的概念。之后,CNP 逐渐在欧美等国家地区得以应用和推广,到 20 世纪80 年代末,CNP 已经成为美国开发的护理标准化工具。虽然 CNP 已于 20 世纪 90 年代传入中国大陆,但直到 2002 年在北京召开了"临床路径研讨会"后,临床路径才开始应用于医疗护理服务。随着CNP 在国内许多医院不断推广和研究,CNP 作为医院医疗质量与服务质量管理改革的一项重要工具,已取得了明显的效果。

(二)CNP 的实施

1.CNP 的制订

CNP 是指导临床护理工作的有效工具,它的制订必须满足以下条件:①体现以患者为中心的原则。②由多学科组成的委员会共同制订护理路径。③以取得最佳护理效果为基本水准。④依据现有的国际、国内疾病护理标准。⑤有委员会签署发布的文字资料,能结合临床实践及时予以修改。⑥由委员会定期修订,以保证符合当前的护理标准。

2.CNP 的内容

CNP 通常包括:查看前一天护理路径记录、实验室检查,实施治疗护理措施、用药、饮食、健康教育等。

3.CNP 的步骤

(1)患者入院后由主管医师、责任护士对患者进行评估,建立良好的护患关系,解释 CNP 的有关内容、目的和注意事项等,患者和家属同意实施后与之签订知情同意书。

(2)护理小组长协同责任护士 24 小时内制订护理计划。

(3)CNP 护理篇放于护理病历中,便于当班护士按照 CNP 上的参考时间落实措施,将 CNP 患者篇悬挂于床尾,告知患者在各时间段医师和护士将要为他们做的治疗和护理。

(4)护理小组长按每阶段内容认真执行和评估,病区医师、护士共同参与 CNP 实施,并得到科主任的指导。

(5)护士长通过每天的护理查房督查是否达到预期目标并进行指导,科护士长不定时检查与指导。对不能达到预期目标者,质量控制小组人员共同分析,给予修改、补充或重新制订护理计划和措施,完善和更新 CNP。

(6)出院前护士长对 CNP 成效指标进行总结评价。

(三)CNP 的作用

CNP 作为一种提高医疗护理质量,降低医疗护理成本的全新医疗护理服务模式,现已受到越来越多的医院管理者和医护人员的青睐并接受。CNP 主要有以下几个作用。

1.有利于健康教育的规范化,显著地提高护理效果

CNP 实施之后,使护士有更多的时间深入病房,按设置好的程序有序执行,保证临床护理工作持续改进和提高,使健康教育做到有章可循,明显提高了整体护理质量。和以往对患者单纯的

灌输式的单一教育不同,CNP 教育方式是通过个别指导、讲解、操作示范、观看录像等方法,使健康教育模式向多向式交流转化。

2.有利于提高患者的生活质量

CNP 的制订须遵循以患者为中心的原则,在具体的临床工作中护理人员也应以患者为中心指导、协调护理工作。CNP 以严格的时间框架为指导,使患者明确自己的护理门标,充分尊重了患者的知情权和监督权。不同的护理人员在 CNP 的帮助下也能很好地交流、传递信息,保证患者的护理工作的延续性。

3.有利于护理工作的标准化,提高护理质量

CNP 是经多学科委员会审定的科学、实用、表格化的护理路线图。护理人员有预见性、计划性、主动性、连续性地实施护理,帮助患者以最快的速度完成各项检查、诊疗,掌握好相关健康知识,对疾病发展、转归、预后进一步了解,使患者变被动为主动地配合治疗和护理,并能有效地减少护理疏漏。CNP 使记录简单、一目了然,减少了护理文件书写记录的时间,护士有更多的时间,按设置好的程序有序执行。CNP 克服了部分护理人员知识的缺陷,有章可循,明显提高了整体护理质量。

4.有利于增强医护人员团结协作精神

CNP 让护理人员能够全面、准确地观察患者病情,能及时向医师提供患者的全面、准确分析的信息,从而减少不必要的医疗处置,避免资源浪费,同时减少病患住院时因医护人员处理程序不同而产生的各种变异情况。医护人员团结协作精神得到增强,保证了患者住院期间医护工作的连续性和协调性,从而提高了服务质量和工作效率。

5.有利于有效地减少护理差错,提高患者对医院工作满意度

CNP 可使单病种的诊疗过程更加标准化、规范化、程序化,医务人员可以按照规程指导为患者提供医疗服务,以此来规范医疗行为。由于患者在住院期间能得到最有效、最有利的医疗护理服务,因此在很大程度上能杜绝护理人员由于遗忘或个人疏忽造成的护理差错,从而避免医疗纠纷或医疗事故的发生。

CNP 已在我国很多地区进行了尝试,不少患者在其中接受人性化的护理服务,能真切感受到护士的关爱与亲情,无论从生理还是心理上均能使其获得极大的满足感和安全感,充分体现了"以人为本"的护理内涵。

三、变异的处理

患者在住院期间不一定完全都能按照预先设计好的路径接受诊疗和护理,个别患者在假设的标准中出现偏差或在沿着标准临床路径接受医疗照护的过程中有所变化的现象称为变异。

根据引起变异因素的来源不同,临床路径研究人员将变异分为 3 类,即与医院系统相关的变异、与医务人员相关的变异和与患者相关的变异。

一旦出现负性变异,医务人员应迅速分析其原因,科学而全面地分析变异原因,结合客观实际,找出解决变异的最佳措施,不断修改、完善临床路径,积累经验。变异处理的成效如何,很大程度上取决于所有医疗服务人员对变异的认识和接受程度以及医院各个系统和部门的合作与协调。需特别强调的是,对于变异的处理应因人而异、因地制宜,任何情况下都不能偏离科学的论据与论断,只有这样,才能使临床路径得到不断的完善和发展。

(孟晓华)

第三节　循证护理

循证护理是 20 世纪 90 年代受循证医学影响而产生的一种新的护理理念,直译为"以证据为基础的护理"。Muhall 将其定义为"护理人员在计划其护理活动中,将科研结论与临床经验、患者需要相结合,获取实证,作为临床护理决策的过程。"

一、循证护理的产生与发展

循证护理的产生源于循证医学。1991 年加拿大 McMaster 大学的内科医学 Guyatt 博士在前人的基础上最先提出了"循证医学"这一术语。同校的大学护理系的 Alba Dicenso 教授最早将循证医学应用于护理工作,提出循证护理的概念,之后其观点迅速得到了广泛的关注和研究。循证护理在 20 世纪 90 年代迅速兴起和发展得益于 2 个条件:信息与网络技术的发展和政府的重视。

循证护理是 20 世纪 90 年代伴随着循证医学的发展而产生的一种护理新理念、新概念、新观点和新思维。如今循证观念正在向许多其他学科渗透,其中循证护理既是循证医学的重要组成部分,又是独立的实践与研究领域,已引起世界上许多国家的重视。循证护理是护理人员在计划其护理活动过程中,将科研结论与临床经验、患者需求相结合,获得实证,作为临床护理决策依据的过程。

随着中国护理事业的发展,临床护理、护理科研和护理教育体系不断完善,以实证为基础的循证护理已经开始受到学术界和临床护理工作者的高度重视。因此,积极探讨循证护理实践与研究,提出切实可行的对策,对促进中国循证护理的运用和发展,提高护理质量具有重要意义。

二、循证护理的概念与内涵

(一)概念

循证护理又称实证护理或以证据为基础的护理,其定义为慎重、准确、明智地应用当前所获得的最佳的研究依据,并根据护理人员的个人技能和临床经验,考虑患者的价值、愿望与实际情况,将三者结合起来制订出完整的护理方案。其核心是运用现有最新最好的科学证据为服务对象提供服务,即以有价值的、可信的科学研究结果为证据,提出问题,寻找实证,并且运用实证,对患者实施最佳的护理。

(二)内涵

循证护理包含 3 个要素:①可利用的最适宜的护理研究依据。②护理人员的个人技能和临床经验。③患者的实际情况、价值观和愿望。护理人员在制订患者的护理计划时应将这 3 个要素有机地结合起来,树立以科学研究指导实践、以科学研究带动实践的观念,促进护理学科的发展。同时,专业护理人员的经验积累也是护理实践不可缺少的财富。整体护理的中心理念是以患者为中心,从患者的实际情况出发,这同样也是循证护理的基本出发点,如果只注重统一化的所谓最佳行为,就会忽视个体化的护理。

三、循证护理的实践程序

（一）实践循证护理的原则

循证护理的操作原则是根据可靠信息决定护理活动,实践循证护理应遵循的原则包括以下几点:①根据有关护理信息提出相应问题。②根据最优资料和临床资料,搜索最佳证据。③评价各种证据的科学性和可靠性。④结合临床技能和患者的具体特点,将证据应用于临床实践。⑤评价实践后的效果和效率并进行改进。

（二）循证护理的实践程序

一个完整的循证护理程序是由5个基本步骤组成:①确定临床护理实践中的问题。②检索有关文献。③分析与评价研究证据。④应用最佳证据指导临床护理实践。⑤实践反馈,对应用的效果进行评价。

（三）循证护理应用方法举例

根据临床问题和情况,按照循证护理程序的实践步骤进行实施,如对创伤性骨折患者出现患肢肿胀、疼痛问题进行循证护理实践。

(1)确定问题:多数创伤性骨折患者急诊入院时患肢肿胀明显,疼痛难忍,治疗上通常静脉滴注20％甘露醇或β-七叶皂苷钠,5～7天肿胀消退方可进行手术,不仅增加了患者的经济负担和护理人员工作量,也影响到病房床位周转。

(2)检索证据:查阅相关资料,获得具体检索结果。

(3)分析、评价证据:冷疗可以使局部创面迅速降温,并可抑制组胺类炎性递质的释放,抑制微血管的通透性,减轻水肿,抑制高代谢,使局部温度降低到皮肤疼痛阈值下,从而有效缓解肿胀与疼痛。

(4)应用证据:对急性创伤(伤后24～48小时),患肢明显肿胀、疼痛,但末梢循环良好的患者进行冷疗,同时可将患肢抬高15°～20°,观察肿胀消退及末梢血运情况。

(5)评价护理效果:患肢2天后明显消肿,疼痛减轻,第3天可以进行手术。

四、循证护理对护理工作的促进

（一）促进护理科研成果在临床中的应用

循证护理的过程中,护理人员在临床实践中查找期刊资料和网络资源的同时,也运用了相关问题的先进理念和科研成果,这些科研成果又在临床实践中得到验证推广及修正,并再次用于指导临床护理实践。

（二）促进护理人员知识更新及科研水平的提高

循证护理是科学指导护理实践的方法,使以经验为基础的传统护理向以科学为依据的现代护理发展。在循证护理实践时,护理人员要打破基于习惯轻视研究的传统,这就要求护理人员具备扎实的医学知识、专业技能和临床护理知识,不断提高和丰富自己的专业水平,完善自身知识结构,才能准确把握,圆满完成护理任务。

（三）改进护理工作效率,提高护理服务质量

推行循证护理能提高临床护理工作质量和卫生资源配置的有效性。将证据应用于临床护理实践,可以避免一些不必要的工作步骤,一些低效率的操作也能被经过实践证明更有效的操作所取代,同时还可以减少不必要的试验性治疗。因此,花费在低效率操作和试验性干预上的时间和

费用就可大大缩减,使护理实践工作在效率和效益两方面受益。

(四)促进护患关系的改善

循证护理改变了以往医护人员掌握主动权而患者只能被动接受治疗护理的传统观念,要求护理人员有义务和责任将收集、获取的信息、证据告知患者及家人,使其了解当前有效诊疗方法、不良反应及费用等,护患双方相互交流互动,使患者及家人根据自己的意愿和支付能力酌情进行选择,增强了患者自我意识和能力,有利于获得患者及亲属的信任,达到最佳护理效果。因此,循证护理使传统的护患关系发生了质的变化。

(五)循证护理促进护理学科的发展

许多护理手段停留在约定俗成的习惯与经验阶段,缺乏科学依据。循证护理理念的出现打破了传统的思维和工作模式,为护理学的发展指明了方法论,使临床护理发展科学化,它以科学的方式促使经验向理论升华,从而促进了护理学科的发展。

(六)具有很大的经济学价值和法律意义

循证护理的理念是将科学与技术结合起来,为成本-效益提供依据,有利于节约资源,控制医疗费用的过快增长,具有经济学价值。此外,循证护理是通过正确利用及分析大量的临床资料来制定护理决策的,在此基础上进一步做出判断以指导临床各项治疗、护理措施,这一过程有着严格的事实依据。在法律规范日臻完善和患者维权意识日益增强的今天,将循证护理运用于临床不失为临床护理人员维护患者利益和保护自身合法权益的有力的措施。

循证护理是 20 世纪 90 年代护理领域中兴起的新观点、新思维,这个观念同整体性护理一样,应渗透到护理的各个领域,一旦为护理人员所认同和接受,将使护士行为产生巨大的转变。

(孟晓华)

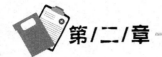第/二/章

临床护理操作

第一节　动脉采血技术

动脉采血是通过动脉抽取血液标本,进行血气分析,检测有无酸碱平衡失调、缺氧或二氧化碳潴留,判断有无呼吸衰竭及其程度,为诊断和治疗提供可靠依据。

一、病情观察与评估

(1)监测生命体征,观察患者体温、呼吸变化。

(2)观察患者意识状态,评估其配合程度。

(3)观察穿刺部位有无皮损、红肿及动脉搏动强弱。

二、护理措施

(一)体位及穿刺部位选择

取合适体位,充分暴露穿刺部位,首选桡动脉,其次足背动脉。若为股动脉穿刺,穿刺侧肢体需外展。

(二)消毒及穿刺

消毒穿刺部位,戴无菌手套,操作者的示指、中指固定动脉搏动最明显处,持注射器在两指间垂直或与动脉走向呈 45°角刺入动脉,一般采血 1~2 mL。

(三)拔针

用无菌棉签垂直按压穿刺部位 5~10 分钟,防止出血或局部形成血肿。

(四)标本处理

排尽标本内的空气,切勿回抽,并用橡皮塞封闭针头以隔绝空气,轻轻转动针栓使血液与肝素充分混合,及时送检。

三、健康指导

(1)告知患者采取动脉血的目的、意义及配合要点。

(2)告知患者穿刺部位如有肿胀、疼痛、渗血等情况,需及时告知医务人员。

(孟晓华)

第二节　心肺复苏术

心肺复苏术(cardiopulmonary resuscitation,CPR)是针对心搏、呼吸停止所采取的抢救措施,即应用胸外按压形成暂时的人工循环并恢复心脏自主搏动和血液循环,用人工呼吸代替自主呼吸并恢复自主呼吸,达到恢复自主循环和挽救生命的目的。

一、适应证

心搏、呼吸停止的患者。

二、操作过程

心肺复苏的基本程序是"C、A、B",分别指胸外按压、开放气道、人工呼吸。

(一)快速识别和判断心搏骤停

在环境安全情况下,轻拍或摇动患者双肩,大声呼叫:"喂,你怎么了?",以判断患者有无反应,同时快速检查有无有效呼吸,应在10秒内完成。

(二)启动急救反应系统

如果患者没有反应、无有效呼吸,应立即呼救,启动急救反应系统,在院外拨打"120",院内应呼叫其他医护人员,尽快获取除颤仪及抢救物品和药品,并组成抢救团队。

(三)循环支持(circulation,C)

1.判断大动脉搏动

成人检查颈动脉的搏动,方法是使用2个或3个手指找到气管,将手指滑到气管和颈侧肌肉之间的沟内即可触及,触摸时间至少5秒,但不超过10秒。儿童和婴儿可检查其肱动脉或股动脉。如果触摸不到动脉搏动,应立即进行胸外按压。

2.胸外按压

成人按压部位在胸部正中,胸骨的中下部位,两乳头连线之间的胸骨处。操作者在患者一侧,一只手的掌根部放在胸骨两乳头连线处,另外一只手叠加在其上,两手手指交叉紧紧相扣,手指尽量向上,避免触及胸壁和肋骨,减少按压时发生肋骨骨折的可能性。按压者身体稍前倾,双肩在患者胸骨正上方,双臂绷紧伸直,按压时以髋关节为支点,应用上半身的力量垂直向下用力快速按压。按压频率在每分钟100～120次,胸骨下陷至少5 cm,胸骨下压时间及放松时间基本相等,放松时应保证胸廓充分回弹,尽量减少对胸壁施加残余压力,但手掌根部不能离开胸壁。尽量减少胸外按压间断,或尽可能将中断控制在10秒钟以内。婴儿按压部位在两乳头连线之间的胸骨处稍下方。8岁以下儿童患者按压深度至少达到胸廓前后径的1/3,婴儿大约4 cm,儿童大约为5 cm。成人心肺复苏,不论是单人还是双人CPR,胸外按压/通气比例均为30∶2。单人儿童和婴儿CPR亦如此,但双人CPR时,儿童和婴儿的胸外按压与通气比例为15∶2。

(四)开放气道(airway,A)

1.仰头抬颏(颌)法

方法是将一手小鱼际置于患者前额,使头部后仰,另一手的示指与中指置于下颌角处,抬起下颏(颌)。注意手指勿用力压迫下颌部软组织,防止造成气道梗阻。

2.托颌法

操作者站在患者头部,肘部可支撑在患者躺的平面上,双手分别放置在患者头部两侧,拇指放在下颏处,其余四指握紧下颌角,用力向上托起下颌,如患者紧闭双唇,可用拇指把口唇分开。

(五)人工呼吸(breathing,B)

每次通气应在1秒钟以上,通气量使胸廓轻微起伏即可。如果患者有自主循环存在,但需要呼吸支持,人工呼吸的频率为10~12次/分,即每5~6秒钟给予人工呼吸1次。婴儿和儿童12~20次/分,每3~5秒钟给予通气1次。没有自主循环存在时,已建立高级气道者,人工呼吸的频率为8~10次/分,即每6~8秒给予人工呼吸1次。

(六)心肺复苏效果的判断

复苏有效时,可见瞳孔由散大开始回缩,面色由发绀转为红润,颈动脉搏动恢复,患者有眼球活动,睫毛反射与对光反射出现,甚至手脚开始抽动,自主呼吸出现等表现。

三、注意事项

(一)高质量的心肺复苏

按压频率为每分钟100~120次(15~18秒按压30次),按压深度至少5 cm,保证胸廓充分回弹,尽量减少中断,避免过度通气。

(二)按压者的更换

多个复苏者时,可每2分钟换一位按压者,换人操作时间应在5秒钟内完成,以减少胸部按压间断的时间。

(孟晓华)

第三节 除 颤 术

除颤亦称为非同步电复律,是利用高能量的脉冲电流,在瞬间通过心脏,使全部心肌细胞在短时间内同时除极,使具有最高自律性的窦房结重新主导心脏节律的方法,主要用于转复心室颤动。根据电极板放置的位置,除颤可分为体外和体内两种方式,后者常用于急症开胸抢救者。本节主要阐述人工体外除颤。

一、适应证

适应证主要是心室颤动、心室扑动、无脉性室性心动过速者。

二、操作前护理

(一)患者准备

去枕平卧于硬板床上,松开衣扣,暴露胸部,检查并除去身体上的金属及导电物质,了解患者有无安装起搏器。

（二）物品准备

除颤仪,导电糊或 4～6 层生理盐水纱布,简易呼吸器,吸氧、吸痰用物,急救药品等。

三、操作过程

（一）确定心电情况

监测、分析患者心律,确认心室颤动、心室扑动或无脉室性心动过速,需要电除颤。

（二）开启除颤仪

连接电源线,打开电源开关,将旋钮调至"ON"位置,机器设置默认"非同步"状态。

（三）准备电极板

将导电糊涂于电极板上,或用 4～6 层盐水纱布包裹电极板。

（四）正确放置电极板

一个电极板放在胸骨右缘锁骨下第 2～3 肋间(心底部),另一个电极板放在左乳头外下方或左腋前线内第 5 肋间(心尖部),两电极板之间相距 10 cm 以上。

（五）选择能量

双向波除颤仪为 120～200 J(或参照厂商推荐的电能量),单向波除颤仪为 360 J。儿童每千克体重 2 J,第 2 次可增加至每千克体重 4 J。

（六）充电

按下"充电"按钮,将除颤仪充电至所选择的能量。

（七）放电

放电前应注意查看电极板是否与皮肤接触良好,放电时电极板应紧贴皮肤并施以一定压力,但不要因为判断皮肤接触情况而影响快速除颤。放电前再次确认心电示波是否需要除颤,高喊口令:"让开"或"我离开,你离开,大家都离开",确认周围无任何人接触患者后按压"放电"按钮进行电击。注意电极板不要立即离开胸壁,应稍停留片刻。

（八）立即胸外按压

电击后立即给予 5 个循环(大约 2 分钟)的高质量 CPR,再观察除颤后心电示波图形,需要时再次给予除颤。

四、操作后护理

（一）病情观察

擦净患者胸壁皮肤,密切观察患者心律、心率和血压等生命体征,随时做好再次除颤的准备。

（二）物品管理

关闭电源开关,清洁电极板,备心电图描记纸,除颤仪充电备用。

五、注意事项

(1)除颤前确定电极板放置部位要准确,局部皮肤无潮湿、无敷料。如患者带有植入性起搏器,应避开起搏器部位至少 10 cm。

(2)不可将涂有导电糊的两电极板相对涂擦,以免形成回路。不可用耦合剂替代导电糊。

(3)放电前确保任何人不得接触患者、病床及与患者接触的物品,患者胸前无氧气流存在,以免触电或发生意外。

(4)操作者身体不能与患者接触,不能与金属类物品接触。

(孟晓华)

第四节 鼻 饲 术

一、鼻饲目的

对不能由口进食者或者拒绝进食者,提供足够的热量和蛋白质等多种营养素和药物,以满足其对营养和治疗的需求。

二、操作流程

(一)评估

(1)患者的病情及治疗情况,是否能承受插入导管的刺激。

(2)患者的心理状态与合作程度,既往是否接受过类似的治疗,是否紧张,是否了解插管的目的,是否愿意配合和明确如何配合插管。

(3)患者鼻腔黏膜有无肿胀、炎症,有无鼻中隔偏曲,有无鼻息肉等。

(二)操作

(1)清洁鼻孔,戴手套,测量插管长度(自前额发际到剑突的长度),必要时以胶布粘贴做标记,相当于 45~55 cm。

(2)润滑胃管前段,左手托住胃管,右手持胃管前端,沿一侧鼻孔缓缓插入,到咽喉部时(约 15 cm),嘱患者做吞咽动作,同时将胃管送下至所需长度,暂用胶布固定于鼻翼。

(3)抽吸胃液,若有胃液证实胃管是在胃中,将胃管用胶布固定于面颊部。

(4)注入少量温水,再注入流质,注毕以少量温水冲洗胃管,提起胃管末端使水进入胃内。

(5)折胃管开口端,用纱布包好,夹子夹紧,再用别针固定于枕旁。

(三)为昏迷患者插胃管

插管前应先撤去患者枕头,头向后仰,可避免胃管误入气管,当胃管插入 15 cm 时,将患者头部托起,使下颌靠近胸骨柄,以增大咽喉部通道的弧度,便于胃管顺利通过会厌部缓缓插入胃管至预定长度。

(四)确认胃管在胃内的方法

(1)连接注射器于胃管末端进行抽吸,抽出胃液。

(2)置听诊器于患者胃部,快速经胃管向胃内注入 10 mL 空气,能听到气过水声。

(3)将胃管末端置于盛水的治疗碗内,无气泡逸出。

三、并发症的预防及处理流程

(一)腹泻、腹痛

腹泻患者大便次数增多,部分呈水样便,肠鸣音亢进,部分患者有腹痛。

1.处理

(1)及时清理,保持肛周皮肤清洁干燥。

(2)腹泻严重者,遵医嘱应用止泻药物,必要时停用。

(3)菌群失调患者,可口服乳酸菌制剂。

2.预防

(1)鼻饲液现用现配,配制过程中防止污染。

(2)营养液浓度适宜,灌注的速度不能太快,温度以 37～42 ℃最为适宜。

(二)胃食管反流

胃潴留腹胀,鼻饲液输注前抽吸胃液可见潴留量＞150 mL,严重者可引起胃食管反流。

1.处理

(1)鼻饲前常规检查胃潴留量,＞150 mL 时应暂停鼻饲。

(2)协助患者进行腹部环形按摩,促进肠蠕动。

(3)胃潴留的重病患者,遵医嘱给予甲氧氯普胺,加速胃排空。

2.预防

(1)每次鼻饲量不超过 200 mL,间隔时间不少于 2 小时。

(2)鼓励患者床上及床边活动,促进胃肠功能恢复。

(3)进行腹部环形按摩,促进肠蠕动。

(4)鼻饲前常规检查胃潴留量,＞150 mL 时应暂停鼻饲。

(三)血压下降、休克

胃出血胃管内可抽出少量鲜血,出血量较多时,患者排柏油样便,严重者血压下降,脉搏细速,出现休克。

1.处理

(1)出血量小者,可暂停鼻饲,密切观察出血量。

(2)出血量大者,可用冰盐水洗胃,减轻出血。

2.预防

(1)鼻饲前抽吸力量避免过大,以免损伤胃黏膜引起出血。

(2)胃管位置适当,固定牢固,躁动不安的患者遵医嘱适当使用镇静剂。

(四)呛咳、气喘、呼吸困难

胃食管反流、误吸在鼻饲过程中出现呛咳、气喘、心动过速、呼吸困难的症状,严重者肺内可闻及湿性啰音和水泡音。

1.处理

(1)出现反流误吸,立即帮助患者清除误吸物,必要时进行吸引。

(2)告知医师,根据误吸程度进行对症处理。

2.预防

(1)鼻饲时床头应抬高,避免反流误吸。

(2)选用管径适宜的胃管,匀速注入。

(3)管饲前后半小时应禁止翻身扣背,以免胃受机械性刺激而引起反流。

(4)管饲前应吸净气管内痰液,以免吸痰时腹内压增高引起反流。

四、注意事项

(1)插管动作应轻稳,特别是在通过食管 3 个狭窄处时。

(2)须经鼻饲管使用药物时,应将药片研碎,溶解后再灌入。

(3)每次鼻饲量不超过 200 mL,间隔时间不少于 2 小时,温度 39~41 ℃。

(4)长期鼻饲者,应每天进行口腔护理,胃管应每周更换(晚上拔出),第二天清晨再由另一鼻孔插入。

(孟晓华)

第五节 气管插管术

气管插管术是指将气管导管经口或鼻插入气管内以建立有效气道的技术。其目的是保持气道的畅通;便于呼吸道管理及进行辅助或控制呼吸;清除呼吸道分泌物或异物;解除上呼吸道阻塞,减少气道阻力及无效腔;防止胃内容物、血液及分泌物导致的误吸;提供复苏药物的给药途径。

根据插管时是否用喉镜显露声门,分为经口明视插管术和经鼻插管术。临床急救中最常用的是经口明视插管术。

一、适应证

(1)呼吸、心搏骤停行心肺复苏者。

(2)呼吸功能衰竭需行有创机械通气者。

(3)气道梗阻者。

(4)气道分泌物不能自行咳出而需直接清除或吸出气管内痰液者。

二、禁忌证

气管插管没有绝对的禁忌证,但当患者有下列情况时应考虑慎重操作:①喉头水肿、气道炎症、咽喉部血肿、脓肿。②胸主动脉瘤压迫或侵犯气管壁。③颈椎骨折或脱位。④严重出血倾向。⑤面部骨折。

三、操作前护理

(一)患者准备

取仰卧位,头后仰,使口、咽、气管呈一条直线,喉头暴露不好,可在肩背部或颈部垫一小枕,使头尽量后仰。插管前使用简易呼吸器给予患者纯氧数分钟,以免因插管费时而加重缺氧。检查患者牙齿是否松动或有无义齿,如有义齿应事先取出并妥善保存。

(二)物品准备

气管导管、喉镜、气管导管芯、牙垫、注射器、吸痰管、吸引器、呼吸面罩及呼吸气囊、开口器等。气管导管多采用带气囊的导管,婴幼儿选用无气囊导管。喉镜:有成人、儿童、幼儿 3 种规格;镜片有直、弯两种类型,常用为弯形片,因其在暴露声门时不必挑起会厌,可减少对迷走神经的刺激。检查所需物品齐全、性能良好,如喉镜光源、导管气囊等。

(三)用药准备

根据医嘱使用镇静药、肌松剂或局部麻醉剂。

四、操作过程

(1)体位:将患者安置于仰卧位,头后仰,充分开放气道。

(2)准备导管:将管芯插入气管导管内并确保管芯位于导管前端开口1 cm处。

(3)暴露声门:操作者右手拇指推开患者的下唇和下颌,示指抵住上门齿,使嘴张开。左手持咽喉镜,从右嘴角置入,将舌体推向左侧,此时可见到腭垂(此为声门暴露的第一个标志)。顺舌背将喉镜前进至舌根,即可看到会厌的边缘(此为声门暴露的第二个标志),看到会厌边缘后,可继续稍作深入,使喉镜片前端置于会厌与舌根交界处,上提喉镜即可看到声门。操作过程中应注意以左手腕为支撑点,而不能以上门齿作为支撑点。

(4)清理气道,插入导管使用吸痰管充分吸引视野处分泌物。操作者右手持气管导管,对准声门,在吸气末(声门开放时),轻柔地插入导管过声门1 cm左右,迅速拔除管芯,导管继续旋转深入气管,深度为成人4~6 cm,小儿2~3 cm。

(5)判断导管位置,安置牙垫,退出喉镜。连接简易呼吸器进行通气,观察胸廓有无起伏,同时听诊两肺呼吸音是否对称,确定插管是否成功。有条件可应用二氧化碳浓度量化波形图判断。

(6)固定导管,封闭气道用长胶布妥善固定导管和牙垫。将气管导管囊内充气,一般需注入5~10 mL气体。

(7)连接人工通气装置。

五、操作后护理

(一)气管插管的护理

随时了解气管导管的位置及固定情况,防止气管导管脱出。保持气管导管通畅,及时吸出口腔及导管中的分泌物。按时给予雾化吸入,保持气道内的湿润。

(二)病情观察

严密观察患者生命体征、血氧饱和度及两侧胸廓起伏等变化。

六、注意事项

(1)插管前使用简易呼吸器给予患者纯氧数分钟,以免因插管费时而加重缺氧。

(2)根据患者的性别、体重、身高等因素选择合适型号的气管导管,男性患者一般选用7.5~8.5 mm导管,女性一般用7~8 mm导管。小儿气管导管内径的选择,可利用公式做出初步估计:导管内径ID(mm)=4.0+(年龄÷4)。

(3)插管时,动作轻柔、准确,以防造成损伤。

(4)确定气管导管插入深度,自门齿起计算,通常男性22~24 cm,女性20~22 cm。气管导管顶端距气管隆嵴大约2 cm。

(孟晓华)

第六节 洗 胃 术

一、适应证

一般在服毒后 6 小时内洗胃效果最好。但当服毒量大、所服毒物吸收后可经胃排出,即使超过 6 小时,多数情况下仍需洗胃。对昏迷、惊厥患者洗胃时应注意保护呼吸道,避免发生误吸。

二、禁忌证

(1)腐蚀性毒物中毒。

(2)正在抽搐、大量呕血者。

(3)原有食管胃底静脉曲张或上消化道大出血病史者。

三、洗胃液的选择

对不明原因的中毒应选用清水或生理盐水洗胃,如已知毒物种类,则按医嘱选用特殊洗胃液。

(一)胃黏膜保护剂

对吞服腐蚀性毒物者,可用牛奶、蛋清、米汤、植物油等保护胃肠黏膜。

(二)溶剂

脂溶性毒物(如汽油、煤油等)中毒时,可先口服或胃管内注入液状石蜡150～200 mL,使其溶解而不被吸收,然后进行洗胃。

(三)吸附剂

活性炭是强力吸附剂,能吸附多种毒物。但不能很好吸附乙醇、铁等毒物。因活性炭的效用有时间依赖性,因此应在摄毒 60 分钟内给予活性炭。活性炭结合是一种饱和过程,需要应用超过毒物的足量活性炭来吸附毒物,应注意按医嘱保证给予所需的量。首次 1～2 g/kg,加水 200 mL,可口服或经胃管注入,2～4 小时重复应用 0.5～1.0 g/kg,直至症状改善。

(四)解毒剂

可通过与体内存留的毒物发生中和、氧化、沉淀等化学反应,改变毒物的理化性质,使毒物失去毒性。

(五)中和剂

对吞服强腐蚀性毒物的患者,可服用中和剂中和,如吞服强酸时可用弱碱(如镁乳、氢氧化铝凝胶等)中和,不要用碳酸氢钠,因其遇酸可生成二氧化碳,使胃膨胀,造成穿孔的危险。强碱可用弱酸类物质(如食醋、果汁等)中和。

(六)沉淀剂

有些化合物可与毒物作用,生成溶解度低、毒性小的物质,因而可用作洗胃剂。乳酸钙或葡萄糖酸钙与氟化物或草酸盐作用,可生成氟化钙或草酸钙沉淀;生理盐水与硝酸银作用生成氯化银沉淀;2%～5%硫酸钠可与可溶性钡盐生成不溶性硫酸钡沉淀。

四、洗胃的护理

(1)严格掌握洗胃的适应证、禁忌证。

(2)解释洗胃的目的、必要性和并发症,使患者或家属知情同意并签字。

(3)取头低脚高左侧卧位。

(4)置入胃管的长度:由鼻尖经耳垂至胸骨剑突的距离,一般为50～55 cm。

(5)中毒物质不明时,应选用温开水或生理盐水洗胃,强酸、强碱中毒禁忌洗胃。

(6)水温控制在35 ℃左右,过热可促进局部血液循环,加快吸收;过冷可加速胃蠕动,从而促进毒物排入肠腔。

(7)严格掌握洗胃原则:先出后入、快进快出、出入基本平衡。应留取首次抽吸物标本做毒物鉴定。每次灌洗量为300～500 mL,一般总量为25 000～50 000 mL。需要反复灌洗,直至洗出液澄清、无味为止。

(8)严密观察病情,洗胃过程中防止误吸,有出血、窒息、抽搐应立即停止洗胃,通知医师。

(9)拔胃管时,要先将胃管尾部夹住,以免拔胃管过程中管内液体反流入气管内。

(10)洗胃后整理用物,观察并记录洗胃液的量、颜色及患者的反应,同时记录患者的生命体征。严格清洗和消毒洗胃机。

(孟晓华)

第七节　腹腔穿刺术

腹腔穿刺术是为了诊断和治疗疾病,用穿刺技术抽取腹腔液体,以明确腹水的性质、降低腹腔压力或向腹腔内注射药物的局部治疗方法。

一、适应证

(1)抽取腹水进行各种实验室检查,以明确诊断。

(2)对大量腹水的患者,可根据病情放积液,以缓解积液压迫症状。

(3)腹腔内注射药物,以协助治疗作用。

二、禁忌证

(1)有肝性脑病先兆者。

(2)粘连性结核性腹膜炎、棘球蚴病、卵巢肿瘤患者。

三、操作前护理

(一)患者指导

向患者及家属解释穿刺目的、操作步骤以及术中注意事项,减轻患者的心理压力。完善辅助检查,签署知情同意书。

（二）患者准备

术前嘱患者排空膀胱。协助摆放穿刺体位，穿刺中避免随意活动、咳嗽或深呼吸，必要时遵医嘱给予镇静药。

（三）物品准备

无菌腹穿包、无菌手套、试管、麻醉剂、量筒、胶布等。

四、操作过程

（一）体位

协助患者取正确体位（可坐靠背椅、平卧、半卧、稍左侧卧位）。屏风遮挡，关闭门窗。

（二）选择穿刺部位

常规取左下腹部脐与髂前上棘连线中外 1/3 交点处，或者取脐与耻骨联合中点上 1 cm，略向右或左 1.5 cm 处，或侧卧位脐水平线与腋前线或腋中线延长线的交点。腹水少或包裹性积液者应在 B 超定位下进行穿刺。

（三）消毒与麻醉

常规消毒穿刺部位皮肤，铺洞巾，经皮至腹膜壁层进行逐层麻醉。

（四）穿刺抽吸腹水

术者持穿刺针从麻醉点逐层刺入腹壁，确认针尖在腹腔内后可抽取和引流积液。放积液时，用血管钳固定针头。

（五）操作中护理

1.病情观察

抽吸时，密切观察患者的脉搏、呼吸、面色等变化。若患者突觉头晕、恶心、心悸、面色苍白等不适，应立即停止抽吸，并密切监测血压，防止休克。

2.抽液量

每次抽液不宜过快、过多，以免腹腔内压骤然降低，发生直立性低血压。肝硬化患者一次放腹水不超过 3 000 mL，以防止诱发肝性脑病和电解质紊乱。

（六）标本送检

穿刺后，标本瓶粘贴标签，立即将标本送检。

（七）穿刺部位处理

穿刺完毕用无菌纱布按压穿刺部位数分钟，然后用敷料覆盖并固定，可用多头腹带加压包扎。穿刺口有渗漏者，及时改用棉垫覆盖，并定时更换敷料。

五、操作后护理

（一）休息与活动

嘱患者卧床休息 24 小时，绝对卧床 6 小时。鼓励患者多饮水；大量放腹水的患者床上活动时，应用手保护局部伤口，防止渗液。

（二）病情观察

术后密切观察患者生命体征、意识，并及时记录。测量患者的腹围及体重，观察穿刺伤口的敷料情况，并保持伤口清洁、干燥。

（孟晓华）

第八节　CPM机功能锻炼

持续被动运动(Continous Passive Mtion,CPM)是以持续运动理论为基础,通过模拟人体自然运动,激发人的持续被动运动机(CPM机)具有帮助手术后下肢恢复活动的功能,使术后的膝关节、髋关节活动自如,它适用于不同身高的患者,可按不同的腿长对支架及自然复原力,发挥组织代谢作用,进行下肢关节功能恢复锻炼。关节活动角度进行调节达到康复训练的目的,调节范围大,操作简单,但只有早期、正确地使用CPM机,才能提高使用效果。CPM机适用于下肢骨折、关节囊切除或者松解术后、关节成行术、人工假体置换术后、关节镜检查和治疗后的患者等。

一、目的

(1)进行被动的膝关节屈伸活动锻炼,减少下肢关节主动活动时肌肉收缩带来的骨折端不良应力的影响。

(2)保护关节软骨面,防止术后关节僵硬、关节内外粘连和术后静脉栓塞。

(3)加快术后关节运动幅度的恢复。

(4)消除疼痛和水肿。

二、适应症

(1)骨、关节骨折坚强内固定术后。

(2)各种原因致关节粘连挛缩僵硬松解术后。

(3)肢(指)体的关节囊切除,关节肌腱、韧带重建或修补术后。

(4)各种原因所致的关节变形矫形术后,滑膜病变,赘生物切除术后。

(5)关节成形术后、各种异体人工假体置换术后。

(6)骨关节感染治愈后关节功能障碍。

(7)脑血管意外后遗症及截瘫患者的康复。

三、禁忌症

(1)骨折未包扎固定前。

(2)骨恶性肿瘤。

(3)凝血功能障碍。

(4)特殊感染。

(5)痉挛性瘫痪。

(6)合并血管损伤术后。

四、操作步骤

(一)操作前准备

1.患者准备

核对患者(至少使用两种患者身份识别的方法,如姓名、出生、年月、年龄、病历号、床号等),

评估患者,向患者家属解释此操作的目的,取得配合。拉下床栏,取仰卧位。

操作要点:评估患者病情及配合情况。

2.环节准备

安静、整洁,温湿度适宜。

操作要点:注意保暖及保护患者的隐私。

3.用物准备

CPM机、中单、按摩乳。

操作要点:必要时备屏风及棉毯。

4.护士准备

衣帽整洁,洗手及修剪指甲。

操作要点:遵守医院感染控制要求。

（二）操作过程

（1）核对医嘱。操作要点:经双人核对无误。

（2）核对患者信息(至少同时使用俩种患者身份识别方法,如姓名、出生年月日、年龄、病历号、床号等);评估患者病情,伤口及引流情况;向患者解释操作目的。操作要点:评估患者病情及配合。①伤口敷料有无渗血,渗液;②引流液的颜色、性状、量;③引流管是否通畅;④标识是否脱落字迹是否清晰。

（3）洗手,戴口罩,备齐用物,检查CPM机运转是否正常,装置是否完好,携至患者床旁,酌情关门窗,拉隔帘(屏风)。操作要点:①操作前检查物品及机器是否处于功能状态;②避免患者着凉,可用棉毯进行保暖,操作时注意保护患者隐私。

（4）再次解释并核对,评估患者的肢体伤口及皮肤情况。操作要点:注意核对患肢。

（5）接通电源,再次开机检查机器运行状态。操作要点:再次确认机器处于功能状态。

（6）根据医嘱调整机器参数。

（7）床上垫中单,机器放置床上,根据患者患肢长度,调节CPM机杆的长度,拧紧旋钮,并固定。操作要点:合适的机杆长度可使患者感到舒适,提高治疗效果。

（8）协助患者摆好体位,患肢置于CPM机上外展$10°\sim20°$,脚与胶套套实,足尖向上保持中立位。操作要点:保持患肢正确功能体位。

（9）将患肢固定于CPM机上,固定带与皮肤间以可伸入俩指为宜。操作要点:固定过松会影响功能锻炼效果,过紧会影响患肢血液回流。

（10）启动CPM机先从小角度做起,患者适应后加至医嘱要求角度,询问患者的感受,交代注意事项。操作要点:增加角度要循环渐进,速度由慢到快,以患者能接受为宜,从而减少患者的不舒适感。

（11）巡视患者,密切观察病情变化,询问患者的感受,同时耐心解答患者疑问。操作要点:早期进行下肢锻炼可能引起伤口出血,应观察切口渗血及引流量的多少,及时报告医师进行处理,必要时暂停使用。

（12）关机:①核对医嘱时间及患者,向患者解释,取得患者配合;②切断电源,松开固定带;③撤掉CPM机和中单,协助患者取舒适体位;④向患者行健康指导;⑤整理床单位,询问患者需要;⑥处理用物;⑦洗手,取口罩,记录护理单。操作要点:①确保有效的功能锻炼时间;②注意先切断电源后取机器;③指导患者主动行肌肉收缩运动;④按照医疗废物处理原则处理,用75%酒精消毒机器以备用;⑤记录患者功能锻炼的次数及时间,伤口情况及有无不适。

五、注意事项

(1)患肢的脚和脚套要套实,与水平线呈 90°,保持中立位。

(2)CPM 机起始角度一般为 0°~30°,增加角度要循序渐进,每天增加 5°~10°,刚增加角度时,患肢关节处可能会有紧绷感及不适感,应耐心向患者解释。

(3)CPM 机工作之前,应将速度调到最小位置,然后按"启动"按键,启动后再将速度逐渐调快。

(4)CPM 机终止角度必须大于起始角度,否则机器拒绝工作。

(5)密切观察患者病情变化,早期进行下肢锻炼可能引起伤口出血,应观察切口渗血及引流量的多少,及时报告医师进行处理,必要时暂时使用。

(6)练习时间:遵医嘱,一般 30~60 分钟/次,每天 2 次,向患者强调主动功能锻炼的重要性,被动活动与主动锻炼相结合,才能达到预期效果。

(周钦玲)

第九节　骨牵引针眼消毒

骨牵引是根据力学原理,牵引骨骼,使脱位的关节及骨折端得以复位固定,减轻关节所承受的压力,缓解疼痛,促进骨折愈合。患者在进行骨牵引时,针眼处容易发生感染,导致骨牵引治疗无法正常进行,因此骨牵引针眼处每日用 0.5% 活力碘消毒 2~3 次,以防感染。若出现牵引部位局部剧痛或牵引针眼有出血现象,表明穿针欠妥或已损伤血管,应重新调整和处理。骨牵引适用于皮肤损伤、肿胀严重、创口感染或骨骼粉碎严重不宜内固定的患者等。

一、目的

(1)通过实施针眼消毒,预防感染发生。

(2)检查牵引的位置是否准确、有效。

(3)观察患肢血运情况。

(4)观察皮肤受压情况及有无足下垂。

二、操作步骤

(一)操作前准备

1.患者准备

核对患者(至少同时使用两种患者身份识别方法,如姓名、出生年月、年龄、病历号、床号等),评估患者,向患者及家属解释此操作目的,取得配合。拉下床栏,取合适卧位。

操作要点:评估患者病情及配合程度。

2.环节准备

安静,整洁,温湿度适宜。

操作要点:注意保暖及保护患者隐私。

3.用物准备

治疗盘、0.5％活力碘、棉签、弯盘、润肤乳、剪刀、大棉垫。

操作要点:必要时屏风及棉毯,无菌物品在有效期内。

4.护士准备

衣帽整洁,洗手及剪指甲。

操作要点:遵守医院感染控制要求。

（二）操作过程

（1）核对医嘱。操作要点:经双人核对无误。

（2）核对患者信息;评估患者病情,针眼及周围皮肤情况;向患者解释操作目的。操作要点:①评估患者病情及配合程度;②针眼处有无渗血,渗液;③针眼周围皮肤有无红肿,破溃。

（3）洗手,戴口罩,备齐用物,检查无菌物品是否在有效期内,携至床旁,酌情关门窗;再次解释并核对。操作要点:①操作前检查物品是否符合标准。②避免患者着凉,可用棉毯进行保暖,操作时注意保护患者隐私。

（4）协助患者取得合适体位。

（5）观察患者骨尾部及足跟等受压部位的皮肤。操作要点:有皮肤受压情况需做相应护理。

（6）观察牵引是否有效,患肢血运,有无足下垂。操作要点:①观察牵引架,牵引绳牵引重量,牵引滑车及牵引方向,患肢位置,患者的体位,以保证牵引有效;②观察患者血运:患肢的皮温,颜色,运动,感觉肿胀程度,足背动脉搏动,毛细血管充盈程度;③观察足背是否处于功能位。

（7）再次核对并解释。操作要点:注意保暖,防止受凉。

（8）消毒克氏针针眼,棉签消毒时呈螺旋状,消毒范围为 6～8 cm,消毒针眼应由近侧向远侧,勿去除针眼处血痂,以防引起再次出血。操作要点:注意无菌操作原则,观察穿刺点有无个、红肿热痛,流脓等异常。

（9）向患者进行健康指导。操作要点:告知患者及家属功能锻炼的方法,防止足下垂及肌肉萎缩。

（10）整理床单位,询问患者需要。

（11）处理用物。操作要点:按照医疗废物处理原则。

（12）洗手,取口罩,记录护理单。操作要点:记录患者患肢牵引,血运及针眼处有无红肿热痛等情况。

三、注意事项

（1）注意患肢保暖。

（2）注意观察患肢情况及牵引是否有效,注意牵引绳是否受阻,牵引重量是否合适,牵引绳应与患肢长骨纵轴方向保持一致,牵引的沙袋应悬空,不可着地或靠于床沿上,滑轮应灵活。

（3）注意无菌操作原则。

（4）告知患者及家属如何保持患肢正常功能位及有效牵引。

（5）指导患者进行患肢功能锻炼并讲解其重要性。

（周钦玲）

第十节 皮 牵 引

皮牵引是牵引带包捆与患者皮肤上,利用其与皮肤的摩擦力,通过滑轮装置,在肢体远端施加持续引力传递到骨骼上,以达到整复合维持复位的治疗方法。皮牵引技术适用于12岁以下儿童、老年人稳定的粗隆间骨折、手术前后需要辅助固定以及不能耐受骨牵引的患者等。

一、目的

(1)可使患肢制动,保持肢体的功能位。

(2)通过持续牵拉,课辅助骨折复位,协助做好术前准备。

(3)牵引制动,可缓解肢体疼痛,减轻患者痛苦。

二、操作步骤

(一)操作前准备

1.患者准备

核对患者(至少同时使用两种患者身份识别方法,如姓名、出生年月、年龄、病历号、床号等),评估患者,向患者及家属解释此操作目的,取得配合。拉下床栏,取仰卧位。

操作要点:评估患者病情及配合程度。

2.环境准备

安静、整洁,温湿度适宜。

操作要点:注意保暖及保护患者的隐私。

3.用物准备

牵引架、牵引绳(光滑、摩擦小)、皮牵引套(根据患者体重来选择)、牵引床、质地柔软毛巾2条、棉垫或棉花。

操作要点:必要时备屏风及棉毯。

4.护士准备

衣帽整洁,洗手及修剪指甲。

操作要点:遵守医院感染控制要求。

(二)操作过程

(1)核对医嘱。操作要点:经双人核对无误。

(2)核对患者信息(至少同时使用两种患者身份识别方法,如姓名、出生年月、年龄、病历号、床号等);评估患者患肢血运及皮肤情况;向患者解释操作的目的。操作要点:①评估患者病情及配合程度;②患肢有无肿胀;③患肢皮肤是否完好。

(3)洗手,带口罩。备齐用物,携至患者床旁,再次核对,向患者做好解释,取得配合。

(4)协助患者取平卧位,摇高床尾10°～15°,保持下肢高位。操作要点:抬高床尾可使患者自身重力对抗牵引重量,利于牵引复位。

(5)一名护士双手牵拉固定患肢并轻轻抬离床面10 cm,另一护士将皮牵引套平铺于患肢下方床上,放置与合适位置,调节好长度。操作要点:牵引套上缘位于大腿中上 1/3 处,下缘至踝关节上 3 横指,暴露踝关节,并使牵引套中线与患肢对齐。

(6)用毛巾包裹患肢,放下患肢与牵引套上,骨突部位用棉垫或棉花包绕、垫好。系上皮牵引套的尼龙搭扣,松紧度以能够伸进 1～2 指为宜。操作要点:每班检查皮肤完整性,定期用清水擦洗患肢,用毛巾或棉垫保护骨突部位,预防压疮。

(7)安装牵引架,系好牵引绳,挂沙袋,悬离地面 30～35 cm。操作要点:牵引重量一般不超过 5 kg,否则牵引力过大,易损伤皮肤或引起水泡,影响继续牵引治疗。

(8)全面检查牵引情况,包括牵引架的位置、角度、高度及牵引绳有无阻力等。操作要点:患肢保持外展中立位,牵引期间每班检查牵引装置及效果,如牵引位置、力线是否正确,包扎松紧度是否合适,牵引绳与滑轮是否合槽,沙袋是否离地。

(9)向患者向患者行健康指导。操作要点:①指导患者进行踝泵运动及股四头肌功能锻炼,防止足下垂及肌肉萎缩;②告知患者及家属功能锻炼的方法及注意事项,观察皮肤受压情况,可牵引 2 小时,松开皮牵引套,停止牵引 15 分钟。

(10)整理床单位,询问患者的需要。

(11)处理用物。操作要点:按照医疗废物处理原则处理。

(12)洗手,取口罩,记录护理单。操作要点:记录患肢牵引效果及皮肤情况。

(13)密切巡视患者,观察牵引是否有效及皮肤受压情况,询问患者感受,有不适暂停牵引,及时通知医师处理。操作要点:观察患者血运及压疮情况。

三、注意事项

(1)冬天注意保暖。

(2)患儿股骨干骨折,如行双腿垂直吊牵引,臀部应离床 1～2 cm,保持牵引有效性。

(3)患者若因牵引而致皮肤发生水泡,应消毒后抽出泡液,用无菌敷料包扎,并及时通知医师改用其他方法。

(4)避免压迫腓总神经,严密观察,认真听患者主诉,发现异常积极采取措施,并报告医师;对危重、老年患者定时巡视,主动检查足背伸跖屈功能,防止并发症的发生。

(周钦玲)

第十一节　石膏固定

石膏固定是骨科常用的一种固定方法。因石膏能贴紧肢体包扎,并具有硬化后的坚硬性和良好的可塑性,可用于骨折固定,畸形矫正,炎症的局部制动等,临床应用广泛。护理的质量优劣对患者的恢复和预后影响很大,因此骨科护士应该确切掌握石膏的特性和石膏固定前,后和石膏外固定过程中患者的护理要点。石膏托主要适用于四肢长管状骨骨折及四肢软组织损伤的短暂固定;管型石膏适用于四肢骨折固定或四肢骨折内固定术后的患者等。

一、目的

(1)维持固定,保持患肢的特殊体位。

(2)保护损伤部位,减轻或消除损伤部位的负重。

(3)封闭伤口,做损伤部位的牵引或伸展。

(4)矫正肢体畸形。

二、适应证

(1)骨折复位后的固定。

(2)关节损伤或脱位复位后的固定。

(3)周围神经、血管、肌腱断裂或损伤、手术修复后的制动。

(4)急慢性骨、关节炎症的局部制动。

(5)畸形矫正术后矫形位置的维持和固定。

三、禁忌证

(1)确诊或可疑伤口有厌氧菌感染者。

(2)进行性水肿者。

(3)全身情况恶劣的患者,如休克患者。

(4)严重心、肺、肝、肾等疾病患者、孕妇、进行性腹水者禁用大型石膏。

(5)新生儿、婴幼儿不宜长期石膏固定。

四、操作步骤

(一)操作前准备

1.患者准备

核对患者(至少同时使用两种患者身份识别方法,如姓名、出生年月、年龄、病历号,床号等),评估患者,向患者及家属解释此操作目的,取得配合。拉下床栏,取合适卧位。

操作要点:评估患者病情及配合情况。

2.环境准备

安静、整洁,温湿度适宜。

操作要点:注意保暖及保护患者的隐私。

3.用物准备

石膏绷带、棉纸、棉垫、石膏板、水、普通绷带、剪刀及辅助工具。

操作要点:必要时备屏风。

4.护士准备

衣帽整洁,洗手及修剪指甲。

操作要点:遵守医院感染控制要求。

(二)操作过程

(1)核对医嘱。操作要点:经双人核对无误。

(2)核对患者信息(至少同时使用两种患者身份识别方法,如姓名、出生年月、年龄、病历号、床号等);病情、患肢血运、皮肤、伤口及引流情况;向患者解释操作的目的。操作要点:①评估患者病情及配合程度;②伤口敷料有无渗血、渗液;③引流液的颜色、性、状、量;④引流管是否通畅;⑤标识是否脱落、字迹是否清晰。

(3)洗手,带口罩。备齐用物,携至患者床旁,再次核对,向患者做好解释,取得配合。

(4)将患肢摆放于功能位,清洁皮肤,有伤口应消毒,以敷料包扎固定,骨突部以棉垫加以保护。操作要点:患者肢体可由支架悬吊或专人扶持。

(5)协助医师石膏包扎技术。操作要点:注意保暖及保护患者隐私。

(6)石膏硬固后用手掌平托搬运患者。操作要点:搬运时要用手掌平托,避免用手抓捏,以避免造成石膏凹陷压迫皮肤。可适当的通风,灯烤或电吹风吹干,加快硬固。

(7)患肢予软枕抬高,使患处高于心脏水平20 cm。操作要点:抬高患肢,以利于静脉回流,减轻肢体肿胀。

(8)用温水将指端石膏粉迹轻轻拭去,以便观察患肢血运。

(9)观察患肢的血液循环、出血情况、石膏压迫而致神经麻痹情况,以及有无感染征象等。操作要点:注意皮肤有无发绀或苍白、肿胀,有无剧烈疼痛,指是否发凉、麻木、不能活动等情况,说明石膏包扎过紧,应拆除或松解。

(10)向患者进行健康指导。操作要点:指导患者进行功能锻炼,可自行活动指端关节及石膏未固定的关节。

(11)整理床单位,询问患者的需要。

(12)处理用物。操作要点:按照医疗废物处理原则。

(13)洗手,取口罩,记录护理单。操作要点:记录石膏及患肢情况。

(14)巡视患者,观察石膏固定情况及患肢感觉运动情况。操作要点:观察患肢皮温、肤色、感觉、肿胀、疼痛情况及石膏固定的松紧情况,如被发现异常,应及时告知医师。

五、注意事项

(1)肢体抬高,密切观察患肢血运。

(2)石膏未干透时不够坚固,易变形锻裂,也容易受压产生凹陷,因此必须干硬后才能搬动。

(3)询问患者的感受及观察患肢的情况,及时调整石膏的松紧和患者的体位,必要时通知医师。

(4)预防压疮,保持皮肤的清洁。

(5)保持石膏的清洁,不被大小便污染。

(6)向患者交代石膏固定的时间,指导、鼓励患者肌肉功能锻炼,以避免造成关节僵硬和肌肉萎缩。

(周钦玲)

第十二节 轴 线 翻 身

轴线翻身是指将头与脊柱成一直线,以这条直线为轴线所进行的体位变换。轴线翻身可以协助因患有特殊疾病而不能自行移动的患者跟换体位,减轻局部组织压力,预防压疮,并能有效的较少长期卧床而导致的其他并发症的发生,保持患者的舒适。主要适用于颅骨牵引、脊柱损伤、脊柱术后、髋关节术后等患者翻身,起到预防压疮、保持患者舒适、预防脊柱的再损伤及髋关节脱位的作用。

一、目的

(1)协助颅骨牵引、颌枕带牵引、脊柱手术、髋关节术后等患者在床上翻身,变化姿势,增进舒适。

(2)预防脊柱再损伤及关节脱位。

(3)预防压疮,增进患者舒适度。

(4)减少并发症,如坠积性肺炎。

(5)适应治疗护理的需要,如背部皮肤护理。

二、操作步骤

(一)操作前准备

1.患者准备

核对患者(至少同时使用两种患者身份识别方法,如姓名、出生年月、年龄、病历号、床号等),评估患者,向患者及家属解释此操作目的,取得配合。

操作要点:评估患者病情及配合程度。

2.环境准备

安静、整洁,温湿度适宜。

操作要点:注意保暖及保护患者的隐私。

3.用物准备

翻身记录卡、3个翻身软枕、扫床巾、弯盘。

操作要点:必要时备屏风。

4.护士准备

衣帽整洁,洗手及修剪指甲。

操作要点:遵守医院感染控制要求。

(二)操作过程

(1)核对医嘱。操作要点:经双人核对无误。

(2)核对患者信息(至少同时使用两种患者身份识别方法,如姓名、出生年月、年龄、病历号、床号等);评估患者病情、伤口及引流情况;向患者解释操作的目的。操作要点:①评估患者病情及配合程度;②伤口敷料有无渗血、渗液;③引流液的颜色、性状、量;④引流管是否通畅;⑤标识是否脱落、字迹是否清晰。

(3)洗手,戴口罩。准备用物,检查拐杖质量,携用物至患者床旁,再次核对患者信息,做好解释说明,取得配合,移开床头桌椅,帮助患者移去枕头,松开床尾盖被。操作要点:床头桌距床约20 cm,移床旁椅至适当处,注意患者的保暖。

(4)固定床脚轮,将各种导管及输液装置等安置妥当,必要时将盖被折叠至床尾或一侧。操作要点:妥善固定患者身上的各种留置引流管,夹闭尿管,引流管及其他管道。避免翻身时使管道反折、扭曲或滑脱。

(5)协助患者取仰卧位,两手交叉放于腹部,两腿屈曲。操作要点:如无法配合自行活动的患者,应帮助其摆好体位,注意动作要轻柔。

(6)轴线翻身:①患者有颈椎损伤时,应由三位护士完成轴线翻身。三位护士站于患者同侧,一护士固定患者头部,沿纵轴向上略加牵引,使头、颈随躯干一起缓慢移动;第二位护士将双手分别置于肩部、腰部;第三位护士将双手分别置于髋部、膝部;使头、颈、腰、髋保持在同一水平线上,将患者平移至护士同侧床旁,同法翻转至侧卧位。②患者无颈椎损伤时,可由两位护士完成轴线翻身。两位护士站在床的同一侧,一人托住患者肩颈部和腰部;另一位护士托住患者的臀部和膝部;两人同时抬起患者移向近侧;同法分别托扶患者的肩、腰、臀和膝部,使肩、腰、髋保持在同一水平线上,轻轻将患者翻向对侧。

操作要点:①护士均站于患者同侧,利于操作时保护患者;②操作时动作轻柔,切忌拉、拽患者等动作。

(7)观察患者面色及背部皮肤受压情况,并进行压疮护理。操作要点:使患者保持安全,舒适状态。

(8)侧卧位将一软枕放于患者背部支持身体,另一软枕放于两膝之间,使双膝呈自然弯曲状,胸前放一软枕,使患者舒适、安全、必要时使用床栏。操作要点:为患者整理好床单位,折好床尾盖被,保证其舒适保暖。

(9)检查并安置肢体各关节处于功能位置,正确及时填写翻身卡。操作要点:详细记录皮肤情况,记录时间及卧位皮肤情况。

(10)向患者行健康指导。操作要点:告知患者及家属翻身的重要性。

(11)整理床单位,询问患者的需要。

(12)处理用物。操作要点:按照医疗废物处理原则处理。

(13)洗手,取口罩,记录护理单。操作要点:详细记录皮肤情况及患者有无不适感。

三、注意事项

(1)翻转患者时,应注意保持脊柱平直,以维持脊柱正常生理弯曲,避免由于躯干扭曲,加重脊柱骨折、脊髓损伤和关节脱位。翻身角度不可超过60°,避免由于脊柱负重增大而引起关节突骨折。

(2)患者有脊柱损伤时,勿扭曲或旋转患者的头部,以免加重神经损伤引起呼吸机麻痹而死亡。

(3)颈椎或颅骨牵引着,翻身时不可放松牵引,并使头颈、躯干保持在同一水平位翻身,翻身后注意牵引方向、位置及牵引力是否正确。

(4)如患者身上有导管,翻身时因妥善固定,翻身后检查导管是否脱落、移位或扭曲。

(5)翻身时注意为患者保暖并防止坠床。

(6)翻身时应运用省力原则,并记录翻身时间及皮肤情况。

(周钦玲)

第十三节　颈围使用法

颈围具有保护脊髓不使其过伸、过屈、过度转动的功能,从而可避免造成脊髓、血管进一步受损。颈椎病有多种类型,一般轻、中度颈椎病无需佩戴劲围,只限于较重的脊髓型,血管型等劲椎病需佩戴劲围。应选择软硬适中,具有透气性较好、夏天不太热、冬天能保暖、有一定支持力的颈围,适用于急性颈椎盘突出症、严重颈部外伤、神经根型颈椎病伴有颈间部严重疼痛、颈椎骨折、颈椎脱落等患者。

一、目的

(1)固定颈椎于适当位置,改变不良体位,以保持正常体位。

(2)限制颈部过度活动以保持局部稳定,减少脊髓、神经根、血管及关节面之间的互相刺激、摩擦所产生的创伤性炎症反应,并促进炎症的消散和吸收。

(3)缓解与改善椎间盘的劳损、蜕变,有助于尽快康复避免外伤。

(4)纠正颈椎内外平衡失调,防止小关节齐乱、错位及脱落等。

(5)可减轻手术后手术局部及邻近部位的创伤反应,限制颈部活动以防止椎骨快的压缩或脱落,促进骨融合和患部软组织愈合。

二、适应证

(1)颈椎病减压治疗者。

(2)颈椎术后颈部需保护者。

(3)需颈部制动患者。

三、操作步骤

(一)操作前准备

1.患者准备

核对患者(至少同时使用两种患者身份识别方法,如姓名、出生年月、年龄、病历号、床号等),评估患者,向患者及家属解释此操作目的,取得配合。拉下床栏,取合适卧位。

操作要点:评估患者病情及配合情况。

2.环境准备

安静、整洁,温湿度适宜。

操作要点:注意保暖及保护患者的隐私。

3.用物准备

颈围、两条软毛巾。

操作要点:必要时备屏风。

4.护士准备

衣帽整洁,洗手及修剪指甲。

操作要点:遵守医院感染控制要求。

(二)操作过程

(1)核对医嘱。操作要点:经双人核对无误。

(2)核对患者核对患者(至少同时使用两种患者身份识别方法,如姓名、出生年月、年龄、病历号、床号等);评估患者患肢血运及皮肤情况;向患者解释操作的目的。

操作要点:①评估患者病情及配合程度;②伤口敷料有无渗血、渗夜;③引流液的颜色、性、状、量;④引流管是否通畅;⑤标识是否脱落、字迹是否清晰。

(3)洗手,带口罩。备齐用物,检查颈围是否完好,大小软硬是否合适,携至患者床旁酌情关门窗,拉隔帘。操作要点:根据患者的颈围正确选择合适尺码,避免太大或太小。

(4)再次解释并核对,将患者安置于去枕仰卧位。操作要点:协助患者于仰卧位,将颈部处于正中。

(5)再次检查患者颈部皮肤。

(6)解开紧身衣扣、围巾、领带,动作轻柔。操作要点:注意避免随意移动患者隐私。

(7)正确佩戴颈围后半部分:①一名护士双手放于患者头部俩侧,轻托患者的头颈肩部10°～20°注意保持头颈肩在一条直线上,保护颈椎,不要将患者抬的过高,防止再次损失脊髓;②另一名护士拿起颈围的后半部分轻柔的穿入患者后颈,颈托有带的一侧朝下,颈托内侧中线对准患者颈正中;③将颈围后半部分的粘贴胶带分别置于颈围俩侧。

操作要点:①为保护患者的颈椎,需俩名护士,一名护士在患者头顶前方,另一名护士在患者右手边;②注意佩戴时颈围的上下方向,切乎将颈围带反;③托起患者的头颈部时,注意头颈肩同时抬起,动作要轻柔;④要将颈围的后半部分放置正确的位置。

(8)正确佩戴颈围前半部分:①护士用双手将颈围的前半部分与后半部分对齐,轻柔的将患者颈围前半部分压住颈围的后半部分,并确认颈围处于颈部中正处,无歪斜;②将颈围后半部分俩侧的粘贴胶带粘于颈围前半部分的粘贴处。松紧事宜,切乎过紧或过松。

操作要点:①颈围前半部分压住后半部分可起到良好的固定效果;②下颚部垫小毛巾防止受压;③松紧以一指为宜,过紧影响呼吸及皮肤受压,过松达不到颈围固定效果。

(9)佩戴完后,向患者及家属讲解佩戴颈围的重要性及注意事项。操作要点:禁止患者自行脱下颈围。

(10)协助患者床旁静坐15～30分钟后离床活动。操作要点:防止直立性低血压。

(11)摘除颈围:①协助患者平卧于床上;②解开粘贴胶带,去下颈围的前半部分;③一名护士以佩戴时同样的手法托起患者的头颈肩;④另一名护士取出颈围的后半部分;⑤固定颈部俩侧,防止颈部左右摆动。

(12)向患者进行健康指导。操作要点:指导患者颈部无颈围固定时切忌随意活动颈椎。

(13)整理床单位,询问患者的需要。

(14)处理用物。

(15)洗手,去口罩,记录护理单。操作要点:记录颈围佩戴相关情况。

四、注意事项

(1)根据患者的体型选择合适的颈围尺码。

(2)使用颈托时颈部松紧事宜,过松达不到保护固定颈部的作用,过紧则影响颈部的功能。

(3)分清颈围前后部分,佩戴时不要前后倒置。

(4)佩戴时注意保护患者皮肤,必要时可以在颈围后垫软毛巾。

(5)佩戴好颈围后要注意观察患者的呼吸情况,如患者出现呼吸困难应立即通知医师进行处理。

(周钦玲)

第十四节　腰围使用法

腰围是保护患有腰椎间盘突出症和其他下腰部疾患的患者,佩戴护腰围,限制腰椎的屈曲等运动,在松弛的姿势下,可减轻腰背部肌肉的劳损及腰椎周围韧带的负担,同时在一定程度上缓解和改善了椎间隙内的压力,使损伤的椎间盘局部充分休息,为患者机体恢复创造良好的条件。腰围适用与急性腰痛症、颈椎滑脱、椎间盘突出、根性坐神经痛及腰部疾患术后等临床治疗,同时广泛地应用与轻度腰椎病、急慢性腰部损伤、腰肌劳损的患者以及长期从事弯腰负重劳动者等。

一、目的

(1)通过正确佩戴腰围,使腰部制动,限制腰椎的屈曲等运动,使损伤的椎间盘可以局部充分休息,为患者机体的恢复创照良好的条件。

(2)减轻腰背部肌肉的劳损。

(3)正确佩戴腰围可以保持腰椎曲线处于一个良好的状态,得到适当的休息。也可以保护腰部,避免再度损伤。

二、适应证

急慢性腰部疼痛、急性腰部扭伤、腰椎骨折脱位、腰椎间盘突出、根性坐骨神经痛以及各类腰部手术后需要腰部制动的患者。

三、操作步骤

(一)操作前准备

1.患者准备

(至少同时使用两种患者身份识别的方法,如姓名、出生、年月、年龄、病历号、床号等),评估患者,向患者家属解释此操作的目的,取得配合。拉下床栏,取仰卧位。

操作要点:评估患者病情及配合情况。

2.环节准备

安静、整洁,温湿度事宜。

操作要点:注意保暖及保护患者的隐私。

3.用物准备

腰围(根据患者的腰部大小选择)。

4.护士准备

衣帽整洁,洗手及修剪指甲。

操作要点:遵守医院感染控制要求。

(二)操作过程

(1)核对医嘱。操作要点:经双人核对无误。

(2)核对患者信息(至少同时使用 2 种患者身份识别方法,如姓名、出生年月日、年龄、病历号、床号等);评估患者病情,伤口及引流情况;向患者解释操作目的。操作要点:①评估患者病情及配合;②伤口敷料有无渗血,渗液;③引流液的颜色、性状、量;④引流管是否通畅;⑤标识是否脱落字迹是否清晰。

(3)洗手,戴口罩。备齐用物,检查腰围是否完好,大小是否合适,携至患者床旁,酌情关门窗。操作要点:正确选择腰围的尺码,避免太大或太小,腰围的规格要与腰围径及长度相适应。

(4)再次解释并核对,将患者安置于仰卧位。

(5)再次检查患者腰部的皮肤。操作要点:注意避免随意移动患者,注意保暖及保护患者隐私。

(6)整理患者的衣裤。操作要点:将患者上衣拉平整,以确保佩戴好腰围后的舒适。

(7)正确佩戴腰围。①可自主抬起腰部的患者:指导患者以双轴、双足支撑于床上,使腰部抬起;将腰围从左至右快速且轻柔地穿入患者腰部,腰围有带的一侧朝下,并使腰围中线处于腰部正中位置;调整腰围,使腰围的上缘达到肋上缘,而下缘至臀裂以下。②无法自主抬起腰部的患者:协助患者行轴线翻身至右侧卧位;将腰围左侧向内卷成同状,放入患者腰部,使腰围中线的位置正对患者的颈柱正中,腰围有带的一侧向外;轴线翻身将患者安置于平卧位;调整腰围,使腰围的上缘达到肋上缘,而下缘至臀裂。

操作要点:护士站在患者的左侧;指导患者抬起腰部时,注意角度不要过高,以免对腰部或颈柱造成二次损伤;切勿将腰围戴反;动作要轻柔;要将腰围放置到正确的位置,过高或过低都达不到效果;护士站在患者的左侧;翻身时使患者颈柱呈一条直线,并保证患者安全、舒适;切勿将腰围带反;动作要轻柔;要将腰围放置到正确的位置,过高或过低都达不到效果。

(8)将腰围两侧的粘贴胶带粘于腰围的粘贴处,松紧适宜,切忌过紧或过松。操作要点:松紧以一指为宜,过紧以免影响呼吸及皮肤受压;过松达不到腰围固定的效果。

(9)协助患者床旁静坐 15~30 分钟,离地站立。操作要点:防止直立性低血压。

(10)脱腰围:①询问患者,取得配合;②协助患者平卧;③行轴线翻身,将腰围一侧塞入患者要下部,再相反方向行轴线翻身,将腰围拿出。

(11)向患者行健康指导。操作要点:患者未戴腰围固定时切忌随意起床活动。

(12)整理床单位,询问患者的需要。

(13)处理用物。

(14)洗手,取口罩,记录护理单。

四、注意事项

(1)腰围的规格要与要周径及长度相适应,其上缘需达肋上缘,下缘至臀裂以下。腰围后侧不宜过分平凸,一般以平坦或稍向前凸为宜。

(2)腰围佩戴时间要根据病情适当掌握,一般整个使用时间以 3~6 周较为适宜,最长不超过3 个月。

(3)在腰部症状较重时,应常佩戴,不要随意取下。病情轻的患者,可以外出时,特别是要较

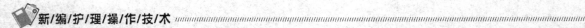

长时间站立或一个姿势坐时戴上腰带,在睡眠、休息及不痛或轻度疼痛时,要适当摘下腰围一段时间,防止腰部肌肉废用性萎缩。

(4)腰围佩戴后仍要注意避免腰部过度活动。一般以完成正常的日常生活及工作的活动为度。

(5)在使用腰围期间,应遵医嘱逐渐进行腰背肌锻炼,防止腰肌的萎缩及神经根粘连。

(6)腰背部疼痛明显或腰椎骨折的患者,佩戴腰围时应在平卧状态下佩戴好,再坐起或下地活动,腰围应在平卧后再取下。

(周钦玲)

第十五节　拐杖使用法

拐杖是靠前臂或者肘关节扶持帮助行走的工具,有普通木拐杖、折叠式拐杖、前臂杖、腋杖和平台杖等。前臂杖也称之为洛氏杖,可单用也可双用,适用于握力差,前臂力量较弱但又不必使用腋杖者。腋杖比较稳定,适用于截瘫或者外伤严重的患者,包括固定式和可调节式两种。平台杖又称为类风湿拐,主要将前臂固定在平台式前托上,用于手关节严重损害的类风湿患者或者手有严重损伤不能负重者,由前臂负重。拐杖的有效合理使用,对骨科患者康复锻炼、增加生活质量,起到至关重要的作用。拐杖适用于下肢骨折术后早期康复锻炼、下肢残疾、肌肉萎缩、下肢创伤不适合负重的患者。

一、目的

(1)辅助下肢疾患患者恢复行走功能,改善生活质量。

(2)预防不正确使用拐杖的安全隐患。

二、适应症

任何需要辅助力量才能站立或行走的患者。

三、操作步骤

(一)操作前准备

1.患者准备

核对患者(至少同时使用2种患者身份识别方法,如姓名、年月、年龄、病历号、床号等),评估患者,向患者及家属解释此操作的目的,取得配合。

操作要点:评估患者病情及配合程度。

2.环境准备

安静、整洁,温湿度适宜,光线明亮,行走路面平整。

操作要点:注意保暖及保护患者的隐私,保证路面干燥平整、无障碍物,光线充足,防止患者行走时跌倒。

3.用物准备

可调节式腋杖(根据患者身高选择)一副、软垫、皮尺。

4.护士准备

衣帽整洁,洗手及修剪指甲。

操作要点:遵守医院感染控制要求。

(二)操作过程

(1)核对医嘱。操作要点:经双人核对无误。

(2)核对患者信息(至少同时使用两种患者身份识别方法,如姓名、出生年月、年龄、病历号、床号等);评估患者病情、伤口及引流情况;向患者解释操作的目的。

操作要点:①评估患者病情及配合程度;②伤口敷料有无渗血、渗液;③引流液的颜色、性状、量;④引流管是否通畅;⑤标识是否脱落、字迹是否清晰;⑥评估环境光线是否明亮。

(3)洗手,戴口罩。准备用物,检查拐杖质量,携用物至患者床旁,再次核对患者信息,做好解释说明,取得配合。操作要点:①检查拐杖各部质量,防止行走时发生意外;②站立时腋窝到足底距离加3横指高度。平卧时腋窝到足底距离加2横指或者身高减16 cm。

(4)扶患者保持坐位,协助患者下床,双足着地,穿好衣裤鞋袜,调节好拐杖长度。操作要点:①全髋关节置换应从患侧下床,防止脱位。②注意保暖避免着凉,避免只穿袜子、穿拖鞋、穿高跟鞋或者不穿鞋,防止跌倒。③长期卧床者站立前先保持15～30分钟,防止直立性低血压。

(5)观察患者病情变化,保持患者的身体平衡。操作要点:注意患者平衡及行走耐受能力。

(6)使用:①双拐放置于双足外上方45°处,使双足与双拐头呈等腰三角形;②平地行走法。a.两点步态:先迈右拐杖和左足,再迈左拐杖和右足;b.三点步态:先迈患肢与两拐杖,再迈健肢;c.四点步态:先迈右拐杖,再迈左脚,接下来左拐杖向前一步,最后迈右脚;d.摇摆步态:健侧腿承担身体重量,然后拐杖举出,接着身体摇摆至拐杖处。③上楼梯法:患者站稳,健肢先上,将拐杖向上一步,然后患肢跟进,重复进行。④下楼梯法:患者站稳,先将拐杖向下一步,患肢跟下,最后健侧再下,重复进行。

操作要点:①注意观察患者有无不良反应,保持患者的身体平衡,使患肢行走不负重;②拐杖的把手不能以腋窝出力,必须用双手出力,否则会伤及臂丛神经;③迈患肢,足尖不超越双拐连线,同时提拐前移,再迈健肢;④观察患者的活动耐力及伤口情况;⑤注意腋窝下有无压疮发生。

(7)停止行走,协助患者取舒适体位。操作要点:疲劳时可稍作休息。

(8)向患者行健康指导。操作要点:告知患者行走以不疲劳为宜,注意伤口及防止跌倒。

(9)整理床单位,询问患者需要。

(10)处理用物。操作要点:按照医疗废物处理原则处理,拐杖清洁备用。

(11)洗手,取口罩,记录护理单。操作要点:记录患者功能锻炼的次数及时间,伤口及患者有无不适感。

四、注意事项

(1)使用前告知患者拐杖的意义和重要性,做好解释工作,取得患者配合。

(2)告知患者在使用拐杖时避免重心过于前倾或后仰,迈步时不要过大,否则易造成跌倒。

(3)步行时不要离拐杖太远,否则会引起拐杖侧滑。

(4)患者在使用拐杖后如有不适应及时告知医师,起始行走时间不宜过久,速度不宜过快。

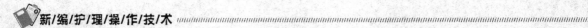

(5)患者在使用拐杖进行功能锻炼时,护理人员必须评估病情、是否具有行走能力,保证安全环境,确保患者安全和有效锻炼。

(周钦玲)

第十六节　步行器使用法

步行器也称助行器是一种三边形(前面和左边两侧)的金属框架,一般用铝合金材料制成,自身很轻,可将患者保护在其中。步行器可支撑体重,便于站立或步行,其支撑面积大,故稳定性好,使用步行辅助器辅助人体支撑体重、保持平衡、锻炼行走,在保障患者安全的情况下得到有效的康复锻炼的技术,适用于行动不便、弱视、盲人、老年人和残疾人。

一、目的

(1)完成日常生活和工作需要的行走辅助。
(2)分担体重,减轻下肢关节应力负荷。
(3)扩大下肢支撑面积,维持平衡,保证步行安全。
(4)锻炼上肢伸肌及有关肌肉,增强肌力和全身耐力,减轻并发症的发生,促进机体康复。

二、适应症

下肢无力或不能承力、步态不稳的患者,康复训练者。

三、操作步骤

(一)操作前准备

1.患者准备

核对患者(至少同时使用2种患者身份识别方法,如姓名、出生年月、年龄、病历号,床号等),评估患者,向患者及家属解释此操作目的,取得配合。

操作要点:评估患者病情及配合程度。

2.环节准备

安静,整洁,温湿度适宜,光线明亮,行走路面平整。

操作要点:注意保暖及保护患者隐私,保证路面干燥平整无障碍物,光线充足,防止患者行走时跌倒。

3.用物准备

助行器。

4.护士准备

衣帽整洁,洗手及剪指甲。

操作要点:遵守医院感染控制要求。

(二)操作过程

(1)核对医嘱。操作要点:经双人核对无误。

（2）核对患者信息；核对患者（至少同时使用两种患者身份识别方法,如姓名、出生年月、年龄、病历号、床号等）；评估患者病情、伤口及引流情况；向患者解释操作目的。操作要点：①评估患者病情及配合程度；②伤口敷料有无渗血、渗液；③引流液的颜色、性状、量；④引流管是否通畅；⑤标识是否脱落、字迹是否清晰；⑥评估环境光线是否明亮。

（3）洗手,戴口罩。检查步行器功能状态,携至患者床旁,再次核对患者信息,向患者解释此操作目的,取得配合。操作要点：检查步行器橡皮头及螺丝有无松动、变形及损坏,防止行走中发生意外。

（4）扶患者保持坐位,双足着地,患者穿好衣裤鞋袜。操作要点：①全身关节置换应从患侧下床,防止脱位；②注意保暖,避免着凉,避免只穿袜子或穿拖鞋高跟鞋甚至不穿鞋,防止跌倒；③长期卧床这站立前线保持坐位 15～30 分钟,防止直立性低血压。

（5）观察患者病情变化,保持患者的身体平衡。操作要点：注意患者平衡及行走耐受能力。

（6）协助患者站立并行走：①将步行器放于患者正前方扶患者站起,患者迈步向前,双足落助行器后腿连线水平位置；②迈另一条腿,使患者站稳协助患者双上肢落于步行器扶手上；③嘱患者慢慢将重心平稳落至步行器上；④协助患者调整步行器位置及高度；⑤指导患者慢慢行走；⑥随时注意观察患者病情。

操作要点：①注意观察患者有无不良反映,保持患者的身体平衡,使患肢行走不负重；②全体置换者保证患肢于肩平行；③调整高度：伸手握住步行器把手时,肘部屈曲 30°；④行走方法：患者身体站直,双眼平视前方,双手紧握把手,线将步行器前移一小步距离,然后患肢跟上,这时患者双手紧握把手,支撑身体重量,使重心前移,健肢跟上,重复小步距离行走锻炼；⑤观察患者的活动耐力及伤口情况。

（7）停止行走,协助患者取舒适卧位。

（8）向患者行健康指导。操作要点：告知患者行走以不疲劳为宜,注意保护伤口及防止跌倒。

（9）整理床单位,询问患者需要。

（10）处理用物。操作要点：按照医疗废物处理原则处理,步行器清洁备用。

（11）洗手,取口罩,记录护理单。操作要点：记录患者功能锻炼的次数及时间,伤口情况及患者有无不适应。

四、注意事项

（1）使用前告知患者步行器的意义和重要性,做好解释工作,取得患者的配合。

（2）患者在使用步行器进行功能锻炼时,护士必须评估病情,是否具有行走能力,保证安全环境,确保患者的安全和有效锻炼。

（3）告知患者在使用步行器时避免重心过于前倾或后仰,迈步时不要过于靠近步行器,否则易造成跌倒。

（4）步行时不要把步行器放置离患者太远,否则会扰乱平衡,使步行器的底部不能牢固的放在地面负重。

（5）告知患者在使用步行器后如有不适及时告知医护人员,起始行走时间不宜过久,速度不宜过快。

（6）使用轮式步行器要求路面要平整,上下坡时能灵活运用车闸以保证安全。

（7）上下肢衰弱、不协调或均受累而不能通过手、腕负重的患者不宜使用步行器。

（周钦玲）

第十七节　丁字鞋使用法

丁字鞋又称防旋鞋,为"丁"字形。髋关节置换术后应保持外展中立位,患肢外旋内收易导致脱位。股骨颈骨折、转子间骨折时患肢易外旋 30°到 40°,且易形成足下垂。为保持足部中立位,防止下肢并发症的发生,可穿丁字鞋予以预防。适用于股骨粗隆间骨折,股骨头、股骨颈骨折或合并腓总神经损伤者及人工髋关节、人工股骨头置换术后等需要患肢保持外展中立位的患者。

一、目的

保持患肢中立功能位,防止足下垂、髋关节置换后人工关节脱位等各种并发症的发生。

二、操作步骤

(一)操作前准备

1.患者准备

核对患者(至少同时使用两种患者身份识别方法,如姓名、出生年月、年龄、病历号、床号等),评估患者,向患者及家属解释此操作目的,取得配合。拉下床栏,取仰卧位。

操作要点:评估患者病情及配合程度。

2.环境准备

安静、整洁,温湿度适宜。

操作要点:注意保暖及保护患者的隐私,保证路面干燥平整、无障碍物,光线充足,防止患者行走时跌倒。

3.用物准备

棉袜或小毛巾、按摩乳、丁字鞋(根据患肢足部大小选择)。

操作要点:必要时备屏风。

4.护士准备

衣帽整洁,洗手及修剪指甲。

操作要点:遵守医院感染控制要求。

(二)操作过程

(1)核对医嘱。操作要点:经双人核对无误。

(2)核对患者信息(至少同时使用两种患者身份识别方法,如姓名、出生年月、年龄、病历号、床号等);评估患者病情、伤口及引流情况;向患者解释操作的目的。操作要点:①评估患者病情及配合程度;②伤口敷料有无渗血、渗液;③引流液的颜色、性状、量;④引流管是否通畅;⑤标识是否脱落、字迹是否清晰。

(3)洗手戴口罩。备齐用物,选择大小合适的丁字鞋,携至患者床旁,酌情关门窗,拉隔帘。操作要点:避免患者着凉,操作时注意保护患者隐私。

(4)再次核对并解释,取得配合,评估患者的肢体伤口及皮肤情况,协助患者摆好体位。操作要点:注意核对患肢。

（5）观察患肢血运,足背动脉搏动,皮温,足跟等皮肤受压状况,必要时给予按摩乳按摩。操作要点:注意观察病情及皮肤情况,做相应处理。

（6）指导患者行踝泵运动及股四头肌运动,防止肌肉萎缩。操作要点:告知患者及家属功能锻炼的方法及目的。

（7）协助患者穿好棉袜或裹好毛巾,穿好丁字鞋。操作要点:注意足部保暖及防止受压。

（8）协助患者取舒适体位。

（9）向患者行健康指导。操作要点:讲解佩戴丁字鞋的重要性,并且注意观察皮肤情况。

（10）整理床单位,询问患者的需要。

（11）处理用物。操作要点:按照医疗废物处理原则处理。

（12）洗手,取口罩,记录护理单。操作要点:记录丁字鞋佩戴情况。

（周钦玲）

第十八节　关节冰敷法

冰敷的生理功能是能降低身体局部组织的温度。皮肤对冷的感觉收纳器,其正常反应温度范围在10°~41°。当正常冰敷的过程中,皮肤温度持续下降至15°左右时,由于皮肤对冷的正常感觉,会促进交感神经的紧张,经过一连串的生理控制机制,进而达到血管收缩、降低血流的功能,降低组织新陈代谢率,控制炎症反应。因而关节手术后常规用冰袋敷患肢伤口,适用于全膝关节置换术后、膝关节镜术后、踝关节损伤等。

一、目的

（1）减少以及减缓组织胺的释放,降低关节疼痛的敏感性。

（2）减轻微循环及周围组织的渗出和肿胀。

（3）减少血管内皮细胞的作用和血栓的形成。

（4）减少氧自由基的释放,减轻组织继发性损伤。

二、操作步骤

（一）操作前准备

1.患者准备

核对患者(至少同时使用两种患者身份识别方法,如姓名、出生年月、年龄、病历号、床号等),评估患者,向患者及家属解释此操作目的,取得配合。拉下床栏,取仰卧位。

操作要点:评估患者病情及配合程度。

2.环境准备

安静、整洁,温湿度适宜。

操作要点:注意保暖及保护患者的隐私。

3.用物准备

冰敷袋、冰块、棉毯、中单。

操作要点:必要时备屏风。

4.护士准备

衣帽整洁,洗手及修剪指甲。

操作要点:遵守医院感染控制要求。

(二)操作过程

(1)核对医嘱。操作要点:经双人核对无误。

(2)核对患者信息(至少同时使用两种患者身份识别方法,如姓名、出生年月、年龄、病历号、床号等);评估患者病情、伤口及引流情况;向患者解释操作的目的。操作要点:①评估患者病情及配合程度;②伤口敷料有无渗血、渗液;③引流液的颜色、性状、量;④引流管是否畅通;⑤标识是否脱落字迹是否清晰。

(3)洗手,戴口罩。备齐用物,将冰块放入冰敷袋内,携至患者床旁,酌情关门窗。操作要点:注意冰袋完好无破损。

(4)再次核对患者信息并做好解释,取得配合,评估患者肢体伤口及皮肤情况,有无伤口出血、压疮及皮肤外伤,注意保暖及保护患者隐私。操作要点:注意核对患肢并观察患者伤口,如有出血情况应询问医师是否行功能锻炼,注意保护受压及破溃皮肤,注意保暖及保护患者隐私。

(5)患肢垫中单,协助患者摆好体位。患肢用软枕抬高 10°到 20°。将冰敷袋放入患肢处。操作要点:冰敷过程中要观察患肢的皮肤情况,有无发生冻疮。

(6)向患者再次解释目的及注意事项。操作要点:冰敷时间每次持续 2 个小时,每天 2 次,根据患肢情况可酌情增加。

(7)巡视患者,密切观察病情变化,伤口出血情况,皮肤情况及患者的舒适度,耐心解答患者的疑问。操作要点:冰敷时应加强巡视,观察伤口敷料是否干燥及伤口出血情况,询问患者感受,耐心解答患者的疑问。

(8)确认冰敷时间已到,向患者解释,取得患者配合。操作要点:查看患者皮肤有无冻伤。

(9)撤掉冰敷袋和中单,协助患者取舒适体位,再次核对患者信息。

(10)向患者行健康指导。操作要点:告知患者冰敷的重要性。

(11)整理床单位,询问患者需要。

(12)处理用物。操作要点:冰袋清洗消毒,冰块放入冰箱内冰冻以备用。

(13)洗手,取口罩,记录护理单。操作要点:记录患者冰敷的次数及时间,皮肤伤口情况及有无不适感。

三、注意事项

(1)敷前后,要注意观察冰敷部位的皮肤

(2)冰敷时间不宜过长,每次持续 1 小时,休息 1 小时。

(3)冰敷时,如果发现患者有不良反应,则立即停止,并通知医师。

(4)冰敷过程中要经常巡视患者,观察患者病情,伤口、皮肤情况。

(周钦玲)

第十九节 外固定架使用法

外固定架是用于固定上肢成一定外展角度的一种外固定装置。按人体解剖学及骨科临床的要求设计,有金属组件、PE板、软衬垫等材料制作而成。其功能原理是通过体侧胸板、腰板为支撑点,以金属组件为支架,达到外展并固定的目的。适用于肱骨骨折合并桡神经损伤,有延长移位的肱骨干骨折、臂丛神经牵拉伤,严重的上臂或前臂开放性骨折、肩胛骨骨折、肩关节化脓性关节炎和肩关节结核的患者。

一、目的

(1)可将肩关节固定在外展、前屈、内旋、肘关节屈曲、腕关节功能位。

(2)最大限度避免术后肩关节僵硬情况出现,保持功能位的同时确保患者术后功能锻炼,加快康复过程。

二、适应证

外固定器固定是介于内固定和外固定的一种方法,其适应证是相对的。一般最适用于下列情况。

(1)伴有严重软组织损伤的四肢骨折,需要牵伸固定维持肢体长度的骨折。

(2)局部严重烧伤的骨折。

(3)感染性骨折、骨折延迟愈合甚至不愈合。

(4)合并颅脑损伤的骨折、火器伤的骨折、不稳定型骨盆骨折。

(5)涉及关节面的不稳定或粉碎性桡骨下端骨折等。

(6)微小内固定的体外补充固定。

三、操作步骤

(一)操作前准备

1.患者准备

核对患者(至少同时使用两种患者身份识别方法,如姓名、出生年月、年龄、病历号、床号等),评估患者,向患者及家属解释此操作目的,取得配合。拉下床栏,取合适卧位。

操作要点:评估患者病情及配合程度。

2.环境准备

安静、整洁,温湿度适宜。

操作要点:注意保暖及保护患者的隐私。

3.用物准备

外展架(根据患者的上臂围由支具中心为患者制作)、软垫、减压贴、剪刀、绷带。

操作要点:必要时备屏风。

4.护士准备

衣帽整洁,洗手及修剪指甲。

操作要点:遵守医院感染控制要求。

(二)操作过程

(1)核对医嘱。操作要点:经双人核对无误。

(2)核对患者信息(至少同时使用两种患者身份识别方法,如姓名、出生年月、年龄、病历号、床号等);评估患者病情、伤口及引流情况;向患者解释操作的目的。操作要点:①评估患者病情及配合程度;②伤口敷料有无渗血、渗液;③引流液的颜色、性状、量;④引流管是否通畅;⑤标识是否脱落、字迹是否清晰。

(3)洗手,戴口罩,携用物至患者床旁,再次核对患者信息并做好解释,取得配合。操作要点:根据患者的上臂围选择合适的外展架,检查各关节处是否牢固,固定带的长度有无松动等。

(4)根据患者病情取合适体位,将患侧上臂呈外展90°,置于外展架上,保持肩外展90°,前屈35°至45°功能位。操作要点:保持上肢正确外展功能位。

(5)检查患侧腋下,胸壁,腹壁,髂嵴皮肤情况。操作要点:评估患者皮肤是否完整,如有压疮或破溃,应做好相应护理。

(6)在患侧胸壁,腹壁及髂嵴上方衬以软垫,绷带固定:①缠绕松紧适中,不影响呼吸功能;②注意骨突处及受力点给予减压贴保护,询问患者有无不适。

(7)根据上肢功能位,调节外展架角度至能和患肢腋下,胸壁,腹壁贴合。

(8)依次固定胸部,腹部,上肢外展架固定带,检查是否牢固:①外固定带固定松紧适中;②太松达不到固定效果,太紧影响肢体血液供应。

(9)检查患肢血运,感觉及运动情况。

(10)协助患者取舒适体位,再次核对患者信息。

(11)向患者行健康指导。操作要点:告知定期检查外展架各关节固定情况,根据医嘱调整外固定角度,可随意取下外展架。

(12)整理床单位,询问患者需要。

(13)处理用物。操作要点:按照医疗废物处理原则处理。

(14)洗手,取口罩,记录护理单。操作要点:记录佩戴后患者感受。

四、注意事项

(1)外展架穿戴时间的长短、途中取下时间应按医嘱执行。

(2)需要对外展架进行调整时,应在医师的指导下进行,患者不得擅自调整。

(3)保持外展架清洁无污染。

(周钦玲)

第二十节　下肢固定支具使用法

下肢固定支具是一种置于患者膝关节的用具,旨在限制膝关节的运动,从而辅助保证手术治疗的效果,或者直接用于非手术治疗的外固定。下肢固定支具适用于下肢骨折临时固定、下肢软组织损伤临时固定制动、下肢骨折术后固定等患者。

一、目的

(1)稳定膝关节、制动、减轻疼痛。

(2)可代替石膏固定,且易于检查伤口。

二、操作步骤

(一)操作步骤

1.患者准备

核对患者(至少同时使用两种患者身份识别方法,如姓名、出生年月、年龄、病历号、床号等),评估患者,向患者及家属解释此操作目的,取得配合。拉下床栏,取仰卧位。

操作要点:评估患者病情及配合程度。

2.环境准备

安静、整洁,温湿度适宜。

操作要点:注意保暖及保护患者的隐私,保持路面干燥平整、无障碍物,光线充足,防止患者跌倒。

3.用物准备

膝关节支具、棉签。按摩乳、减压贴、软枕。

操作要点:必要时备屏风。

4.护士准备

衣帽整洁,洗手及修剪指甲。

操作要点:遵守医院感染控制要求。

(二)操作过程

(1)核对医嘱。操作要点:经双人核对无误。

(2)核对患者信息(至少同时使用两种患者身份识别方法,如姓名、出生年月、年龄、病历号、床号等);评估患者病情、伤口及引流情况;向患者解释操作的目的。操作要点:①评估患者病情及配合程度;②伤口敷料有无渗血、渗液;③引流液的颜色、性状、量;④引流管是否畅通标识是否脱落字迹是否清晰。

(3)洗手,戴口罩。备齐用物,携用物至病人床旁,再次核对并解释,取得患者配合,酌情关门窗。操作要点:注意核对患肢。

(4)协助患者摆好体位,患肢外展10°到20°,足尖向上中立位。操作要点:保持功能体位。

(5)选择好支具的佩戴位置,佩戴后,支具卡盘中央对应膝关节髌骨中心。

(6)卡具的松紧绑带绑好后,以刚好可以插入两指为宜,佩戴后支具后用软枕将患肢抬高10°到20°。操作要点:支具固定不牢会影响患肢恢复效果,固定过紧会影响患肢血液循环。

(7)向患者行健康指导。操作要点:①向患者讲解膝关节支具要遵医嘱佩戴,不可随意取下;②询问患者有无不适。

(8)整理床单位,询问患者需要。

(9)处理用物。操作要点:按照医疗废物处理原则处理。

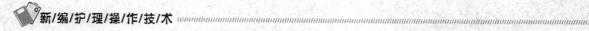

(10)洗手,取口罩,记录护理单。操作要点:记录患肢佩戴支具情况。

三、注意事项

(1)支具应遵医嘱佩戴,不可随意取下,否则将不能得到预期的效果。

(2)佩戴支具后观察皮肤情况及患肢血运,如有皮肤破溃、磨损等,以及患者有严重不适应者,应通知医师,配合处理。

(3)支具应保持清洁干燥。

(周钦玲)

第二十一节　负压封闭引流技术

负压封闭引流技术(vacuum sealing drainage,VSD)是指用内含有引流管的聚乙烯酒精水化海藻盐泡沫敷料,来覆盖或填充皮肤、软组织缺损的创面,再用生物半透膜对之进行封闭,使其成为一个密闭空间,最后把引流管接通负压源,通过可控制的负压来促进创面愈合的一种全新治疗方法。负压封闭引流技术主要适用于严重软组织损伤清创植皮术后、骨筋膜室综合征减压术后、骨髓炎清创术后等患者。

一、目的

(1)可控制的负压,促进血流量增长和蛋白合成,促进肉芽生长,加快创面愈合,同时为全方位的主动引流提供动力。

(2)生物半透膜的封闭,隔绝了创面和外环境接触的感染机会。

(3)全方位的引流,是将传统的点状或局部引流变为了面状引流,保证了能随时将创面的每一处坏死组织和渗出液及时排出体外。

二、适应证

(1)严重软组织缺损及挫裂伤。

(2)大面积血肿及积液。

(3)骨筋膜室综合征切开减压术后。

(4)开放性创面合并感染者。

(5)大面积溃疡及压疮。

(6)其他:包含体表脓肿及化脓性感染、植皮区术后感染、大面积糖尿病足溃疡等。

三、操作步骤

(一)操作前准备

1.患者准备

核对患者(至少同时使用两种患者身份识别方法,如姓名、出生年月、年龄、病历号、床号等),评估患者,向患者及家属解释此操作目的,取得配合。

操作要点:评估患者病情及配合程度。

2.环境准备

安静、整洁,温湿度适宜。

操作要点:注意保暖及保护患者的隐私。

3.用物准备

治疗盘、弯盘、0.5%活力碘、棉签、止血钳、系绳、一次性负压手机袋、一次性中单、乳胶手套。

操作要点:必要时备屏风及电动吸引装置,无菌物品保证在有效期内。

4.护士准备

衣帽整洁,洗手及修剪指甲。

操作要点:遵守医院感染控制要求。

(二)操作过程

(1)核对医嘱。操作要点:经双人核对无误。

(2)核对患者信息(至少同时使用两种患者身份识别方法,如姓名、出生年月、年龄、病历号、床号等);评估患者病情,伤口,VSD 敷料及引流情况,向患者解释操作目的。

操作要点:①评估患者病情及配合程度;②伤口敷料有无渗血、渗液;③引流液的颜色、性、状、量;④引流管是否通畅;⑤标识是否脱落、字迹是否清晰;⑥检查 VSD 敷料有无漏气漏液;⑦检查患肢的肿胀、皮温情况。

(3)洗手,戴口罩。备齐用物,携至病人床旁,酌情关门窗,拉隔帘。操作要点:将用物置于有负压吸引装置肢体一侧,检查引流器的有效期,有无漏气。

(4)再次核对患者信息并解释,摆好体位。操作要点:保护患者隐私、保暖。

(5)将中单垫于引流管接头处,置弯盘。

(6)戴手套。

(7)从上至下挤压引流管,用血管钳夹住引流管,分离引流管的接头处,换下的负压收集袋放于弯盘内。

(8)用 0.5%活力碘棉签从内向外消毒引流管的末端。操作要点:严格执行无菌操作。

(9)更换负压收集袋,松钳,向下挤压检查引流管是否通畅,妥善固定。操作要点:挤压引流管,检查管道是否通畅。

(10)调整负压至 0.017 至 0.06 kPa。

(11)引流液的颜色、性、状、量。操作要点:当发现有大量新鲜血液被吸出时,应及时报告医师。

(12)脱手套,再次核对患者信息。

(13)向患者行健康指导。操作要点:向患者做好宣教,防止患者翻身或活动时引流脱落或引流不畅。

(14)整理床单位,询问患者需要。

(15)处理用物。操作要点:按照医疗废物处理原则处理。

(16)洗手,取口罩,记录护理记录单。操作要点:记录引流量的颜色、性状及量。

四、注意事项

(1)操作过程需严格遵守三查七对及无菌操作原则。

（2）保持引流管通畅，随时注意观察，不要受压、扭曲或折转，妥善固定引流管，避免移位脱出，做好患者及家属的宣教。

（3）注意保暖，避免受凉。

（4）要注意引流瓶的位置不能高于患者插管口的平面，搬动患者时，应先夹住引流管，防止引流液倒流入体内。

（5）做好引流颜色、性状及量的记录，并及时报告医师。

（周钦玲）

第二十二节　更换高负压引流瓶

高负压封闭引流是通过高负压引流装置提供的充足负压，保证分泌物的充分引流；通过皮瓣紧贴的封闭，创造术后良好的愈合环境，从而预防感染和并发症的发生。通过负压瓶的持续高真空，伤口内外之间产生有效压力差，从而产生了一个相当于内部绷带压迫，伤口表面被很好的固定，伤口裂隙被缩小到最低限度。高负压封闭引流适用于膝关节置换术后、全髋关节置换术后的患者等，此处重点介绍更换高负压引流瓶的护理操作技术。

一、目的

（1）引流切口渗出液至体外，降低局部压力，减少粘连，促进愈合。

（2）观察引流液的颜色、性状、量，观察病情。

（3）可作为检测、治疗的途径。

二、操作步骤

（一）操作前准备

1.患者准备

核对患者（至少同时使用两种患者身份识别方法，如姓名、出生年月、年龄、病历号、床号等），评估患者，向患者及家属解释此操作目的，取得配合。拉下床栏，取合适卧位。

操作要点：评估患者病情及配合情况。

2.环境准备

安静、整洁，温湿度适宜。

操作要点：注意保暖及保护患者的隐私。

3.用物准备

治疗盘、弯盘、0.5%活力碘、棉签、血管钳、一次性高负压引流瓶、一次性治疗巾。

操作要点：必要时备屏风，无菌物品需在有效期内。

4.护士准备

衣帽整洁，洗手及修剪指甲。

操作要点：遵守医院感染控制要求。

（二）操作过程

（1）核对医嘱。操作要点：经双人核对无误。

（2）核对患者信息（至少同时使用两种患者身份识别方法，如姓名、出生年月、年龄、病历号、床号等）；评估患者患肢血运及皮肤情况；向患者解释操作的目的。操作要点：①评估患者病情及配合程度；②伤口敷料有无渗血、渗夜；③引流液的颜色、性、状、量；④引流管是否通畅；⑤标识是否脱落、字迹是否清晰。

（3）洗手，带口罩。备齐用物，无菌物品在有效期内，携至患者床旁酌情关门窗，拉隔帘。操作要点：①操作前检查物品是否符合要求；②避免患者着凉，操作时注意保护患者的隐私。

（4）再次解释并核对，摆好体位，再次评估患者的肢体伤口及皮肤情况。

（5）将治疗巾垫于引流管处，从上至下挤压引流管，用血管钳夹住引流管近心端，下端至弯盘。操作要点：注意固定好引流管，防止脱落。

（6）戴手套，分离高负压引流瓶，用0.5%活力碘棉签从内向外螺旋消毒引流管末端。操作要点：注意无菌操作原则。

（7）再次检查高负压引流瓶有无破损、裂缝等情况，连接高负压引流瓶，松止血钳，从上至下挤压，检查引流管是否通畅，并妥善固定。操作要点：注意更换时保持引流瓶的高负压状态并妥善固定。

（8）观察引流液的颜色、性状、量。操作要点：引流液有异常应及时向医师反应。

（9）向患者进行健康指导。操作要点：向患者做好宣传，防止患者翻身或者活动时引流管脱落或者引流不畅。

（10）整理床单位，询问患者的需要。

（11）处理用物。操作要点：按照医疗废物处理原则。

（12）洗手，去口罩，记录护理单。操作要点：记录伤口情况及引流液的颜色、性状、量。

三、注意事项

（1）操作过程需严格遵守三查七对及无菌操作原则。

（2）保持引流管通畅，随时注意观察，不要受压、扭曲或折转，妥善固定引流管，避免移位、脱落，做好患者及家属的宣教。

（3）注意保暖避免受凉。

（4）要注意引流瓶的位置不能高于患者插管口的平面，搬动患者时，应先夹住引流管，防止引流液倒流入体内。

（5）做好引流液颜色、性状、量的记录，并及时报告医师。

（周钦玲）

第/三/章
神经内科护理

第一节 偏 头 痛

偏头痛是一类发作性且常为单侧的搏动性头痛。发病率各家报告不一,Solomon 描述约 6%的男性,18%的女性患有偏头痛,男女之比为 1:3;Wilkinson 的数字为约 10%的英国人口患有偏头痛;Saper 报告在美国约有 2 300 万人患有偏头痛,其中男性占 6%,女性占 17%。偏头痛多开始于青春期或成年早期,约 25%的患者于 10 岁以前发病,55%的患者发生在 20 岁以前,90%以上的患者发生于 40 岁以前。在美国,偏头痛造成的社会经济负担为 10 亿~17 亿美元。在我国也有大量患者因偏头痛而影响工作、学习和生活。多数患者有家庭史。

一、病因与发病机制

偏头痛的确切病因及发病机制仍处于讨论之中。很多因素可诱发、加重或缓解偏头痛的发作。通过物理或化学的方法,学者们也提出了一些学说。

(一)激发或加重因素
对于某些个体而言,很多外部或内部环境的变化可激发或加重偏头痛发作。

(1)激素变化:口服避孕药可增加偏头痛发作的频度;月经是偏头痛常见的触发或加重因素(周期性头痛);妊娠、性交可触发偏头痛发作(性交性头痛)。

(2)某些药物:某些易感个体服用硝苯地平、硝酸异山梨酯或硝酸甘油后可出现典型的偏头痛发作。

(3)天气变化:特别是在天气转热、多云或天气潮湿时。

(4)某些食物添加剂和饮料:最常见的是酒精性饮料,如某些红葡萄酒;奶制品、奶酪,特别是硬奶酪;咖啡;含亚硝酸盐的食物,如汤、热狗;某些水果,如柑橘类水果;巧克力(巧克力性头痛);某些蔬菜;酵母;人工甜食;发酵的腌制品,如泡菜;味精。

(5)运动:头部的微小运动可诱发偏头痛发作或使之加重,有些患者因惧怕乘车引起偏头痛发作而不敢乘车;踢足球的人以头顶球可诱发头痛(足球运动员偏头痛);爬楼梯上楼可出现偏头痛。

(6)睡眠过多或过少。

(7)一顿饭漏吃或延后。

(8)抽烟或置身于烟中。

(9)闪光、灯光过强。

(10)紧张、生气、情绪低落、哭泣(哭泣性头痛);很多女性逛商场或到人多的场合可致偏头痛发作;国外有人骑马时尽管拥挤不到一分钟,也可使偏头痛加重。

在激发因素中,剂量、联合作用及个体差异尚应考虑。如对于敏感个体,吃一片橘子可能不会引起头痛,而吃数枚橘子则可引起头痛。有些情况下,吃数枚橘子也不引起头痛发作,但如同时有月经的影响,这种联合作用就可引起偏头痛发作。有的个体在商场中待一会儿即出现偏头痛,而有的个体仅于商场中久待才出现偏头痛。

偏头痛尚有很多改善因素。有人于偏头痛发作时静躺片刻,即可使头痛缓解。有人于光线较暗淡的房间闭目而使头痛缓解。有人于头痛发作时喜以双手压迫双颞侧,以期使头痛缓解,有人通过冷水洗头使头痛得以缓解。妇女绝经后及妊娠3个月后偏头痛趋于缓解。

(二)有关发病机制的几个学说

1.血管活性物质

在所有血管活性物质中,5-HT学说是学者们提及最多的一个。人们发现偏头痛发作期血小板中5-HT浓度下降,而尿中5-HT代谢物5-HT羟吲哚乙酸增加。脑干中5-HT能神经元及去甲肾上腺素能神经元可调节颅内血管舒缩。很多5-HT受体拮抗剂治疗偏头痛有效。

2.三叉神经血管脑膜反应

曾通过刺激啮齿动物的三叉神经,可使其脑膜产生炎性反应,而治疗偏头痛药物麦角胺、双氢麦角胺、舒马曲坦等可阻止这种神经源性炎症。在偏头痛患者体内可检测到由三叉神经所释放的降钙素基因相关肽(CGRP),而降钙素基因相关肽为强烈的血管扩张剂。双氢麦角胺、舒马曲坦既能缓解头痛,又能降低降钙素基因相关肽含量。因此,偏头痛的疼痛是由神经血管性炎症产生的无菌性脑膜炎。Wilkinson认为三叉神经分布于涉痛区域,偏头痛可能就是一种神经源性炎症。Solomon在复习儿童偏头痛的研究文献后指出,儿童眼肌瘫痪型偏头痛的复视源于海绵窦内颈内动脉的肿胀伴第Ⅲ对脑神经的损害。另一种解释是小脑上动脉和大脑后动脉肿胀造成的第Ⅲ对脑神经的损害,也可能为神经的炎症。

3.内源性疼痛控制系统障碍

中脑水管周围及第四脑室室底灰质含有大量与镇痛有关的内源性阿片肽类物质,如脑啡肽、β-内啡肽等。正常情况下,这些物质通过对疼痛传入的调节而起镇痛作用。虽然报告的结果不一,但多数报告显示偏头痛患者脑脊液或血浆中β-内啡肽或其类似物降低,提示偏头痛患者存在内源性疼痛控制系统障碍。这种障碍导致患者疼痛阈值降低,对疼痛感受性增强,易于发生疼痛。鲑钙紧张素治疗偏头痛的同时可引起患者血浆β-内啡肽水平升高。

4.自主功能障碍

自主功能障碍很早即引起了学者们的重视。瞬时心率变异及心血管反射研究显示,偏头痛患者存在交感功能低下。24小时动态心率变异研究提示,偏头痛患者存在交感、副交感功能平衡障碍。也有学者报道偏头痛患者存在瞳孔直径不均,提示这部分患者存在自主功能异常。有人认为在偏头痛患者中的猝死现象可能与自主功能障碍有关。

5.偏头痛的家族聚集性及基因研究

偏头痛患者具有肯定的家族聚集性倾向。遗传因素最明显,研究较多的是家族性偏瘫型偏头痛及基底型偏头痛。有先兆偏头痛比无先兆偏头痛具有更高的家族聚集性。有先兆偏头痛和偏瘫发作可在同一个体交替出现,并可同时出现于家族中,基于此,学者们认为家族性偏瘫型偏头痛和非复杂性偏头痛可能具有相同的病理生理和病因。Baloh 等报告了数个家族,其家族中多个成员出现偏头痛性质的头痛,并有眩晕发作或原发性眼震,有的晚年继发进行性周围性前庭功能丧失,有的家族成员发病年龄趋于一致,如均于 25 岁前出现症状发作。

有报告,偏瘫型偏头痛家族基因缺陷与 19 号染色体标志点有关,但也有发现有的偏瘫型偏头痛家族与 19 号染色体无关,提示家族性偏瘫型偏头痛存在基因的变异。与 19 号染色体有关的家族性偏瘫型偏头痛患者出现发作性意识障碍的频度较高,这提示在各种与 19 号染色体有关的偏头痛发作的外部诱发阈值较低是由遗传决定的。Ophoff 报告 34 例与 19 号染色体有关的家族性偏瘫型偏头痛家族,在电压闸门性钙通道 α_1 亚单位基因代码功能区域存在 4 种不同的错义突变。

有一种伴有发作间期眼震的家族性发作性共济失调,其特征是共济失调。眩晕伴以发作间期眼震,为显性遗传性神经功能障碍,这类患者约有 50% 出现无先兆偏头痛,临床症状与家族性偏瘫型偏头痛有重叠,二者亦均与基底型偏头痛的典型状态有关,且均可有原发性眼震及进行性共济失调。Ophoff 报告了 2 例伴有发作间期眼震的家族性共济失调家族,存在 19 号染色体电压依赖性钙通道基因的突变,这与在家族性偏瘫型偏头痛所探测到的一样。所不同的是其阅读框架被打断,并产生一种截断的 α_1 亚单位,这导致正常情况下可在小脑内大量表达的钙通道密度的减少,由此可能解释其发作性及进行性加重的共济失调。同样的错义突变如何导致家族性偏瘫型偏头痛中的偏瘫发作尚不明。

Baloh 报告了 3 个伴有双侧前庭病变的家族性偏头痛家族。家族中多个成员经历过偏头痛性头痛、眩晕发作(数分钟)、晚年继发前庭功能丧失。晚期,当眩晕发作停止,由于双侧前庭功能丧失导致平衡障碍及走路摆动。

6. 血管痉挛学说

颅外血管扩张可伴有典型的偏头痛性头痛发作。偏头痛患者是否存在颅内血管的痉挛尚有争议。以往认为偏头痛的视觉先兆是由血管痉挛引起的,现在有确切的证据表明,这种先兆是由于皮层神经元活动由枕叶向额叶的扩布抑制(3 mm/min)造成的。血管痉挛更像是视网膜性偏头痛的始动原因,一些患者经历短暂的单眼失明,于发作期检查,可发现视网膜动脉的痉挛。另外,这些患者对抗血管痉挛剂有反应。与偏头痛相关的听力丧失和/或眩晕可基于内听动脉耳蜗和/或前庭分支的血管痉挛来解释。血管痉挛可导致内淋巴管或囊的缺血性损害,引起淋巴液循环损害,并最终发展成为水肿。经颅多普勒(TCD)脑血流速度测定发现,不论是在偏头痛发作期还是发作间期,均存在血流速度的加快,提示这部分患者颅内血管紧张度升高。

7. 离子通道障碍

很多偏头痛综合征所共有的临床特征与遗传性离子通道障碍有关。偏头痛患者内耳存在局部细胞外钾的积聚。当钙进入神经元时钾退出。因为内耳的离子通道在维持富含钾的内淋巴和神经元兴奋功能方面是至关重要的,脑和内耳离子通道的缺陷可导致可逆性毛细胞除极及听觉和前庭症状。偏头痛中的头痛则是继发现象,这是细胞外钾浓度增加的结果。偏头痛综合征的很多诱发因素,包括紧张、月经,可能是激素对有缺陷的钙通道影响的结果。

8.其他学说

有人发现,偏头痛于发作期存在血小板自发聚集和黏度增加。另有人发现,偏头痛患者存在TXA_2、PGI_2平衡障碍、P物质及神经激肽的改变。

二、临床表现

(一)偏头痛发作

Saper在描述偏头痛发作时将其分为5期来叙述。需要指出的是,这5期并非每次发作所必备的,有的患者可能只表现其中的数期,大多数患者的发作表现为两期或两期以上,有的仅表现其中的一期。另一方面,每期特征可以存在很大不同,同一个体的发作也可不同。

1.前驱期

60%的偏头痛患者在头痛开始前数小时至数天出现前驱症状。前驱症状并非先兆,不论是有先兆偏头痛还是无先兆偏头痛均可出现前驱症状。可表现为精神、心理改变,如精神抑郁、疲乏无力、懒散、昏昏欲睡;也可情绪激动、易激惹、焦虑、心烦或欣快感等;尚可表现为自主神经症状,如面色苍白、发冷、厌食或明显的饥饿感、口渴、尿少、尿频、排尿费力、打哈欠、颈项强直、恶心、肠蠕动增加、腹痛、腹泻、心慌、气短、心率加快,对气味过度敏感等,不同患者前驱症状具有很大的差异,但每例患者每次发作的前驱症状具有相对稳定性。这些前驱症状可在前驱期出现,也可于头痛发作中,甚至持续到头痛发作后成为后续症状。

2.先兆

约有20%的偏头痛患者出现先兆症状。先兆多为局灶性神经症状,偶为全面性神经功能障碍。典型的先兆应符合下列4条特征中的3条,即重复出现,逐渐发展、持续时间不多于1小时,并跟随出现头痛。大多数病例先兆持续5～20分钟。极少数情况下先兆可突然发作,也有的患者于头痛期间出现先兆性症状,尚有伴迁延性先兆的偏头痛,其先兆不仅始于头痛之前,尚可持续到头痛后数小时至7天。

先兆可为视觉性的、运动性的、感觉性的,也可表现为脑干或小脑性功能障碍。最常见的先兆为视觉性先兆,约占先兆的90%。如闪电、暗点、单眼黑矇、双眼黑矇、视物变形、视野外空白等。闪光可为锯齿样或闪电样闪光、城垛样闪光。视网膜动脉型偏头痛患者眼底可见视网膜水肿,偶可见樱红色黄斑。仅次于视觉现象的常见先兆为麻痹。典型的是影响一侧手和面部,也可出现偏瘫。如果优势半球受累,可出现失语。数十分钟后出现对侧或同侧头痛,多在儿童期发病。这称为偏瘫型偏头痛。偏瘫型偏头痛患者的局灶性体征可持续7天以上,甚至在影像学上发现脑梗死。偏头痛伴迁延性先兆和偏头痛性偏瘫以前曾被划入"复杂性偏头痛"。偏头痛反复发作后出现眼球运动障碍称为眼肌瘫痪型偏头痛。多为动眼神经麻痹所致,其次为滑车神经和展神经麻痹。多有无先兆偏头痛病史,反复发作者麻痹可经久不愈。如果先兆涉及脑干或小脑,则这种状况被称为基底型偏头痛,又称基底动脉型偏头痛。可出现头昏、眩晕、耳鸣、听力障碍、共济失调、复视,视觉症状包括闪光、暗点、黑矇、视野缺损、视物变形。双侧损害可出现意识抑制,后者尤见于儿童。尚可出现感觉迟钝,偏侧感觉障碍等。

偏头痛先兆可不伴头痛出现,称为偏头痛等位症。多见于儿童偏头痛。有时见于中年以后,先兆可为偏头痛发作的主要临床表现而头痛很轻或无头痛。也可与头痛发作交替出现,可表现为闪光、暗点、腹痛、腹泻、恶心、呕吐、复发性眩晕、偏瘫、偏身麻木及精神心理改变。如儿童良性发作性眩晕、前庭性梅尼埃病、成人良性复发性眩晕。有跟踪研究显示,为数不少的以往诊断为梅尼埃病的患者,其症状大多数与偏头痛有关。有报告描述了一组成人良性复发性眩晕患者,年龄在7~55岁,晨起发病症状表现为反复发作的头晕、恶心、呕吐及大汗,持续数分钟至4天不等。发作开始及末期表现为位置性眩晕,发作期间无听觉症状。发作间期几乎所有患者均无症状,这些患者眩晕发作与偏头痛有着几个共同的特征,包括可因酒精、睡眠不足、情绪紧张造成及加重,女性多发,常见于经期。

3.头痛

头痛可出现于围绕头或颈部的任何部位,可位颞侧、额部、眶部。多为单侧痛,也可为双侧痛,甚至发展为全头痛,其中单侧痛者约占2/3。头痛性质往往为搏动性痛,但也有的患者描述为钻痛。疼痛程度往往为中、重度痛,甚至难以忍受。往往是晨起后发病,逐渐发展,达高峰后逐渐缓解。也有的患者于下午或晚上起病,成人头痛大多历时4小时至3天,而儿童头痛多历时2小时至2天。尚有持续时间更长者,可持续数周。有人将发作持续3天以上的偏头痛称为偏头痛持续状态。

头痛期间,不少患者伴随出现恶心、呕吐、视物不清、畏光、畏声等,喜独居。恶心为最常见伴随症状,达一半以上,且常为中、重度恶心。恶心可先于头痛发作,也可于头痛发作中或发作后出现。近一半的患者出现呕吐,有些患者的经验是呕吐后发作即明显缓解。其他自主功能障碍也可出现,如尿频、排尿障碍、鼻塞、心慌、高血压、低血压,甚至可出现心律失常。发作累及脑干或小脑者可出现眩晕、共济失调、复视、听力下降、耳鸣、意识障碍。

4.头痛终末期

此期为头痛开始减轻至最终停止这一阶段。

5.后续症状期

为数不少的患者于头痛缓解后出现一系列后续症状,表现为怠倦、困顿、昏昏欲睡。有的感到精疲力竭、饥饿感或厌食、多尿、头皮压痛、肌肉酸痛。也可出现精神心理改变,如烦躁、易怒、心境高涨或情绪低落、少语、少动等。

(二)儿童偏头痛

儿童偏头痛是儿童期头痛的常见类型。儿童偏头痛与成人偏头痛在一些方面有所不同。性别方面,发生于青春期以前的偏头痛,男女患者比例大致相等,而成人期偏头痛,女性比例大大增加,约为男性的3倍。

儿童偏头痛的诱发及加重因素有很多与成人偏头痛一致,如劳累和情绪紧张可诱发或加重头痛,为数不少的儿童可因运动而诱发头痛,儿童偏头痛患者可有睡眠障碍,而上呼吸道感染及其他发热性疾病在儿童比成人更易使头痛加重。

在症状方面,儿童偏头痛与成人偏头痛亦有区别。儿童偏头痛持续时间常较成人短。偏瘫型偏头痛多在儿童期发病,成年期停止,偏瘫发作可从一侧到另一侧,这种类型的偏头痛常较难控制。反复的偏头痛发作可造成永久性神经功能缺损,并可出现病理征,也可造成认知障碍。基底动脉型偏头痛,在儿童也比成人常见,表现闪光、暗点、视物模糊、视野缺损,也可出现脑干、小脑及耳症状,如眩晕、耳鸣、耳聋、眼球震颤。在儿童出现意识恍惚者比成人多,尚可出现跌倒发作。有些偏头痛儿童尚可仅出现反复发作性眩晕,而无头痛发作。一个平时表现完全正常的儿童可突然恐惧、大叫、面色苍白、大汗、步态蹒跚、眩晕、旋转感,并出现眼球震颤,数分钟后可完全缓解,恢复如常,称之为儿童良性发作性眩晕,属于一种偏头痛等位症。这种典型眩晕发作始于4岁以前,可每天数次发作,其后发作次数逐渐减少,多数于7~8岁以后不再发作。与成人不同,儿童偏头痛的前驱症状常为腹痛,有时可无偏头痛发作而代之以腹痛、恶心、呕吐、腹泻,称为腹型偏头痛等位症。在偏头痛的伴随症状中,儿童偏头痛出现呕吐较成人更加常见。

儿童偏头痛的预后较成人偏头痛好。6年后约有一半儿童不再经历偏头痛,约1/3的偏头痛得到改善。而始于青春期以后的成人偏头痛常持续几十年。

三、诊断与鉴别诊断

(一)诊断

偏头痛的诊断应根据详细的病史做出,特别是头痛的性质及相关的症状非常重要。如头痛的部位、性质、持续时间、疼痛严重程度、伴随症状及体征、既往发作的病史、诱发或加重因素等。

对于偏头痛患者应进行细致的一般内科查体及神经科检查,以除外症状与偏头痛有重叠、类似或同时存在的情况。诊断偏头痛虽然没有特异性的实验室指标,但有时给予患者必要的实验室检查非常重要,如血、尿、脑脊液及影像学检查,以排除器质性病变。特别是中年或老年期出现的头痛,更应排除器质性病变。当出现严重的先兆或先兆时间延长时,有学者建议行颅脑CT或MRI检查。也有学者提议当偏头痛发作每月超过2次时,应警惕偏头痛的原因。

国际头痛协会(IHS)头痛分类委员会制定了一套头痛分类和诊断标准,这个旧的分类与诊断标准在世界范围内应用了20余年,至今我国尚有部分学术专著仍在沿用或参考这个分类。此后,国际头痛协会头痛分类委员会制定了新的关于头痛、脑神经痛及面部痛的分类和诊断标准。目前临床及科研多采用这个标准。本标准将头痛分为13个主要类型,包括了总数129个头痛亚型。其中常见的头痛类型为偏头痛、紧张型头痛、丛集性头痛和慢性发作性偏头痛,而偏头痛又被分为7个亚型(表3-1～表3-4)。这7个亚型中,最主要的两个亚型是无先兆偏头痛和有先兆偏头痛,其中最常见的是无先兆偏头痛。

表 3-1 偏头痛分类

无先兆偏头痛
有先兆偏头痛
偏头痛伴典型先兆
偏头痛伴迁延性先兆
家族性偏瘫型偏头痛
基底动脉型偏头痛
偏头痛伴急性先兆发作
眼肌瘫痪型偏头痛
视网膜型偏头痛
可能为偏头痛前驱或与偏头痛相关联的儿童期综合征
儿童良性发作性眩晕
儿童交替性偏瘫
偏头痛并发症
偏头痛持续状态
偏头痛性偏瘫
不符合上述标准的偏头痛性障碍

表 3-2   国际头痛协会(1988)关于无先兆偏头痛的定义

无先兆偏头痛

诊断标准:

1.至少 5 次发作符合第 2~4 项标准

2.头痛持续 4~72 小时(未治疗或没有成功治疗)

3.头痛至少具备下列特征中的 2 条

(1)位于单侧

(2)搏动性质

(3)中度或重度(妨碍或不敢从事每天活动)

(4)因上楼梯或类似的日常体力活动而加重

4.头痛期间至少具备下列 1 条

(1)恶心和/或呕吐

(2)畏光和畏声

5.至少具备下列 1 条

(1)病史、体格检查和神经科检查不提示器质性障碍

(2)病史和/或体格检查和/或神经检查确实提示这种障碍(器质性障碍),但被适当的观察所排除

(3)这种障碍存在,但偏头痛发作并非在与这种障碍有密切的时间关系上首次出现

表 3-3   国际头痛协会(1988)关于有先兆偏头痛的定义

有先兆偏头痛

先前用过的术语:经典型偏头痛,典型偏头痛;眼肌瘫痪型、偏身麻木型、偏瘫型、失语型偏头痛

诊断标准:

1.至少 2 次发作符合第 2 项标准

2.至少符合下列 4 条特征中的 3 条

(1)1 个或 1 个以上提示局灶大脑皮质或脑干功能障碍的完全可逆性先兆症状

(2)至少 1 个先兆症状逐渐发展超过 4 分钟,或 2 个或 2 个以上的症状接着发生

(3)先兆症状持续时间不超过 60 分钟,如果出现 1 个以上先兆症状,持续时间可相应增加

(4)继先兆出现的头痛间隔期在 60 分钟之内(头痛尚可在先兆前或与先兆同时开始)

3.至少具备下列 1 条

(1)病史:体格检查及神经科检查不提示器质性障碍

(2)病史和/或体格检查和/或神经科检查确实提示这障碍,但通过适当的观察被排除

(3)这种障碍存在,但偏头痛发作并非在与这种障碍有密切的时间关系上首次出现

有典型先兆的偏头痛

诊断标准:

1.符合有先兆偏头痛诊断标准,包括第 2 项全部 4 条标准

2.有 1 条或 1 条以上下列类型的先兆症状

(1)视觉障碍

(2)单侧偏身感觉障碍和/或麻木

(3)单侧力弱

(4)失语或非典型言语困难

表 3-4　国际头痛协会(1988)关于儿童偏头痛的定义

1.至少 5 次发作符合第(1)、(2)项标准

　　(1)每次头痛发作持续 2～48 小时

　　(2)头痛至少具备下列特征中的 2 条

　　　　①位于单侧

　　　　②搏动性质

　　　　③中度或重度

　　　　④可因常规的体育活动而加重

2.头痛期间内至少具备下列 1 条

　　(1)恶心和/或呕吐

　　(2)畏光和畏声

国际头痛协会的诊断标准为偏头痛的诊断提供了一个可靠的、可量化的诊断标准,对于临床和科研的意义是显而易见的,有学者特别提到其对于临床试验及流行病学调查有重要意义。但临床上有时遇到患者并不能完全符合这个标准,对这种情况学者们建议随访及复查,以确定诊断。

由于国际头痛协会的诊断标准掌握起来比较复杂,为了便于临床应用,国际上一些知名的学者一直在探讨一种简单化的诊断标准。其中 Solomon 介绍了一套简单标准,符合这个标准的患者 99％符合国际头痛协会关于无先兆偏头痛的诊断标准。这套标准较易掌握,供参考。

(1)具备下列 4 条特征中的任何 2 条,即可诊断无先兆偏头痛:①疼痛位于单侧;②搏动性痛;③恶心;④畏光或畏声。

(2)另有 2 条附加说明:①首次发作者不应诊断;②应无器质性疾病的证据。

在临床工作中尚能遇到患者有时表现为紧张型头痛,有时表现为偏头痛性质的头痛,为此有学者查阅了国际上一些临床研究文献后得到的答案是,紧张型头痛和偏头痛并非是截然分开的,其临床上确实存在着重叠,故有学者提出二者可能是一个连续的统一体。有时遇到有先兆偏头痛患者可表现为无先兆偏头痛,同样,学者们认为二型之间既可能有不同的病理生理,又可能是一个连续的统一体。

(二)鉴别诊断

偏头痛应与下列疼痛相鉴别。

1.紧张型头痛

紧张型头痛又称肌收缩型头痛。其临床特点:头痛部位较弥散,可位于前额、双颞、顶、枕及颈部。头痛性质常呈钝痛,头部压迫感、紧箍感,患者常述犹如戴着一个帽子。头痛常呈持续性,可时轻时重。多有头皮、颈部压痛点,按摩头颈部可使头痛缓解,多有额、颈部肌肉紧张。多少伴有恶心、呕吐。

2.丛集性头痛

丛集性头痛又称组胺性头痛、Horton 综合征。表现为一系列密集的、短暂的、严重的单侧钻痛。与偏头痛不同,头痛部位多局限并固定于一侧眶部、球后和额颞部。发病时间常在夜间,并使患者痛醒。发病时间固定,起病突然而无先兆,开始可为一侧鼻部烧灼感或球后压迫感,继之出现特定部位的疼痛,常疼痛难忍,并出现面部潮红,结膜充血、流泪、流涕、鼻塞。为数不少的患

者出现 Horner 征，可出现畏光，不伴恶心、呕吐。诱因可为发作群集期饮酒、兴奋或服用扩血管药引起。发病年龄常较偏头痛晚，平均 25 岁，男女之比约 4：1，罕见家族史。治疗包括：非甾体抗炎药；激素治疗；睾丸素治疗；吸氧疗法（国外介绍为 100％氧，8～10 L/min，共 10～15 分钟，仅供参考）；麦角胺咖啡因或双氢麦角碱睡前应用，对夜间头痛特别有效；碳酸锂疗效尚有争议，但多数介绍其有效，但中毒剂量有时与治疗剂量很接近，曾有老年患者（精神患者）服一片致昏迷者，建议有条件者监测血锂水平，不良反应有胃肠道症状、肾功能改变、内分泌改变、震颤、眼球震颤、抽搐等；其他药物尚有钙通道阻滞剂、舒马曲坦等。

3.痛性眼肌麻痹

痛性眼肌麻痹又称 Tolosa-Hunt 综合征。是一种以头痛和眼肌麻痹为特征，涉及特发性眼眶和海绵窦的炎性疾病。病因可为颅内颈内动脉的非特异性炎症，也可能涉及海绵窦。常表现为球后及眶周的顽固性胀痛、刺痛，数天或数周后出现复视，并可有第Ⅲ、Ⅳ、Ⅵ脑神经受累表现，间隔数月数年后复发，需行血管造影以排除颈内动脉瘤。糖皮质激素治疗有效。

4.颅内占位所致头痛

占位早期，头痛可为间断性或晨起为重，但随着病情的发展，多成为持续性头痛，进行性加重，可出现颅内高压的症状与体征，如头痛、恶心、呕吐、视盘水肿，并可出现局灶症状与体征，如精神改变。偏瘫、失语、偏身感觉障碍、抽搐、偏盲、共济失调、眼球震颤等，典型者鉴别不难。但需注意，也有表现为十几年的偏头痛，最后被确诊为巨大血管瘤者。

四、防治

（一）一般原则

偏头痛的治疗策略包括两个方面：对症治疗和预防性治疗。对症治疗的目的在于消除、抑制或减轻疼痛及伴随症状。预防性治疗用来减少头痛发作的频度及减轻头痛严重性。对偏头痛患者是单用对症治疗还是同时采取对症治疗及预防性治疗，要具体分析。一般说来，如果头痛发作频度较小，疼痛程度较轻，持续时间较短，可考虑单纯选用对症治疗。如果头痛发作频度较大，疼痛程度较重，持续时间较长，对工作、学习、生活影响较明显，则在给予对症治疗的同时，给予适当的预防性治疗。总之，既要考虑到疼痛对患者的影响，又要考虑到药物不良反应对患者的影响，有时还要参考患者个人的意见。Saper 的建议是每周发作 2 次以下者单独给予药物性对症治疗，而发作频繁者应给予预防性治疗。

不论是对症治疗还是预防性治疗均包括两个方面，即药物干预和非药物干预。

非药物干预方面，强调患者自助。嘱患者详细记录前驱症状、头痛发作与持续时间及伴随症状，找出头痛诱发及缓解的因素，并尽可能避免。如避免某些食物，保持规律的作息时间、规律饮食。不论是在工作日，还是周末抑或假期，坚持这些方案对于减轻头痛发作非常重要，接受这些建议对 30％的患者有帮助。另有人倡导有规律的锻炼，如长跑等，可能有效地减少头痛发作。认知和行为治疗，如生物反馈治疗等，已被证明有效，另患者于头痛时进行痛点压迫，于凉爽、安静、暗淡的环境中独处，或以冰块冷敷均有一定效果。

（二）药物对症治疗

偏头痛对症治疗可选用非特异性药物治疗，包括简单的止痛药，非甾体抗炎药及麻醉剂。对于轻、中度头痛，简单的镇痛药及非甾体抗炎药常可缓解头痛的发作。常用的药物有脑清片、对乙酰氨基酚、阿司匹林、萘普生、吲哚美辛、布洛芬、罗通定等。麻醉药的应用是严格限制的，

Saper 提议主要用于严重发作，其他治疗不能缓解，或对偏头痛特异性治疗有禁忌或不能忍受的情况下应用。偏头痛特异性 5-HT 受体拮抗剂主要用于中、重度偏头痛。偏头痛特异性 5-HT 受体拮抗剂结合简单的止痛剂，大多数头痛可得到有效的治疗。

5-HT 受体拮抗剂治疗偏头痛的疗效是肯定的。麦角胺咖啡因既能抑制去甲肾上腺素的再摄取，又能拮抗其与 β 肾上腺素受体的结合，于先兆期或头痛开始后服用 1 片，常可使头痛发作终止或减轻。如效不显，于数小时后加服 1 片，每天不超过 4 片，每周用量不超过 10 片。该药缺点是不良反应较多，并且有成瘾性，有时剂量会越来越大。常见不良反应为消化道症状、心血管症状，如恶心、呕吐、胸闷、气短等。孕妇，有心肌缺血、高血压、肝肾疾病者等忌用。

麦角碱衍生物酒石酸麦角胺，舒马曲坦和双氢麦角胺为偏头痛特异性药物，均为 5-HT 受体拮抗剂。这些药物作用于中枢神经系统和三叉神经中受体介导的神经通路，通过阻断神经源性炎症而起到抗偏头痛作用。

酒石酸麦角胺主要用于中、重度偏头痛，特别是当简单的镇痛治疗效果不足或不能耐受时。其有多项作用：既是 $5-HT_{1A}$、$5-HT_{1B}$、$5-HT_{1D}$ 和 $5-HT_{1F}$ 受体拮抗剂，又是 α-肾上腺素受体拮抗剂，通过刺激动脉平滑肌细胞 5-HT 受体而产生血管收缩作用；它可收缩静脉容量性血管、抑制交感神经末端去甲肾上腺素再摄取。作为 $5-HT_1$ 受体拮抗剂，它可抑制三叉神经血管系统神经源性炎症，其抗偏头痛活性中最基础的机制可能在此，而非其血管收缩作用。其对中枢神经递质的作用对缓解偏头痛发作亦是重要的。给药途径有口服、舌下及直肠给药。生物利用度与给药途径关系密切。口服及舌下含化吸收不稳定，直肠给药起效快，吸收可靠。为了减少过多应用导致麦角胺依赖性或反跳性头痛，一般每周应用不超过 2 次，应避免大剂量连续用药。

Saper 总结酒石酸麦角胺在下列情况下慎用或禁用：年龄 55～60 岁（相对禁忌）；妊娠或哺乳；心动过缓（中至重度）；心室疾病（中至重度）；胶原-肌肉病；心肌炎；冠心病，包括血管痉挛性心绞痛；高血压（中至重度）；肝、肾损害（中至重度）；感染或高热，败血症；消化性溃疡性疾病；周围血管病；严重瘙痒。另外，该药可加重偏头痛造成的恶心、呕吐。

舒马曲坦亦适用于中、重度偏头痛发作。作用于神经血管系统和中枢神经系统，通过抑制或减轻神经源性炎症而发挥作用。曾有人称舒马曲坦为偏头痛治疗的里程碑。皮下用药 2 小时，约 80% 的急性偏头痛有效。尽管 48 小时内 40% 的患者重新出现头痛，这时给予第 2 剂仍可达到同样的有效率。口服制剂的疗效稍低于皮下给药，起效亦稍慢，通常在 4 小时内起效。皮下用药后 4 小时给予口吸制剂不能预防再出现头痛，但对皮下用药后 24 小时内出现的头痛有效。

舒马曲坦具有良好的耐受性，其不良反应通常较轻和短暂，持续时间常在 45 分钟以内。包括注射部位的疼痛、耳鸣、面红、烧灼感、热感、头晕、体重增加、颈痛及发音困难。少数患者于首剂时出现非心源性胸部压迫感，仅有很少患者于后续用药时再出现这些症状。罕见引起与其相关的心肌缺血。

Saper 总结应用舒马曲坦注意事项及禁忌证：年龄超过 60 岁（相对禁忌证）；妊娠或哺乳；缺血性心肌病（心绞痛、心肌梗死病史、记录到的无症状性缺血）；不稳定型心绞痛；高血压（未控制）；基底型或偏瘫型偏头痛；未识别的冠心病（绝经期妇女，男性＞40 岁，心脏病危险因素如高血压、高脂血症、肥胖、糖尿病、严重吸烟及强阳性家族史）；肝肾功能损害（重度）；同时应用单胺氧化酶抑制剂或单胺氧化酶抑制剂治疗终止后 2 周内；同时应用含麦角胺或麦角类制剂（24 小时内），首次剂量可能需要在医师监护下应用。

酒石酸双氢麦角胺的效果超过酒石酸麦角胺。大多数患者起效迅速，在中、重度发作特别有用,也可用于难治性偏头痛。与酒石酸麦角胺有共同的机制,但其动脉血管收缩作用较弱,有选择性收缩静脉血管的特性,可静脉注射、肌内注射及鼻腔吸入。静脉注射途径给药起效迅速。肌内注射生物利用度达 100%。鼻腔吸入的绝对生物利用度 40%,应用酒石酸双氢麦角胺后再出现头痛的频率较其他现有的抗偏头痛剂小,这可能与其半衰期长有关。

酒石酸双氢麦角胺较酒石酸麦角胺具有较好的耐受性、恶心和呕吐的发生率及程度非常低,静脉注射最高,肌内注射及鼻吸入给药低。极少成瘾和引起反跳性头痛。通常的不良反应包括胸痛、轻度肌痛、短暂的血压上升。不应给予有血管痉挛反应倾向的患者,包括已知的周围性动脉疾病,冠状动脉疾病(特别是不稳定性心绞痛或血管痉挛性心绞痛)或未控制的高血压。注意事项和禁忌证同酒石酸麦角胺。

(三)药物预防性治疗

偏头痛的预防性治疗应个体化,特别是剂量的个体化。可根据患者体重,一般身体情况、既往用药体验等选择初始剂量,逐渐加量,如无明显不良反应,可连续用药 2～3 天,无效时再接用其他药物。

1.抗组织胺药物

苯噻啶为一有效的偏头痛预防性药物。可每天 2 次,每次 0.5 mg 起,逐渐加量,一般可增加至每天3 次,每次 1.0 mg,最大量不超过 6 mg/d。不良反应为嗜睡、头晕、体重增加等。

2.钙通道阻滞剂

氟桂利嗪,每晚 1 次,每次 5～10 mg,不良反应有嗜睡、锥体外系反应、体重增加、抑郁等。

3.β受体阻滞剂

普萘洛尔,开始剂量 3 次/天,每次 10 mg,逐渐增加至 60 mg/d,也有介绍 120 mg/d,心率<60 次/分者停用。哮喘、严重房室传导阻滞者禁用。

4.抗抑郁剂

阿米替林每天 3 次,每次 25 mg,逐渐加量。可有嗜睡等不良反应,加量后不良反应明显。氟西汀每片 20 mg,每晨 1 片,饭后服,该药初始剂量及有效剂量相同,服用方便,不良反应有睡眠障碍、胃肠道症状等,常较轻。

5.其他

非甾体抗炎药,如萘普生;抗惊厥药,如卡马西平、丙戊酸钠等;舒必剂、硫必利;中医中药(辨证施治、辨经施治、成方加减、中成药)等皆可试用。

(四)关于特殊类型偏头痛

与偏头痛相关的先兆是否需要治疗及如何治疗,目前尚无定论。通常先兆为自限性的、短暂的,大多数患者于治疗尚未发挥作用时可自行缓解。如果患者经历复发性、严重的、明显的先兆,考虑舌下含化尼非地平,但头痛有可能加重,且疗效亦不肯定。给予舒马曲坦及酒石酸麦角胺的疗效亦尚处观察之中。

(五)关于难治性、严重偏头痛性头痛

这类头痛主要涉及偏头痛持续状态,头痛常不能为一般的门诊治疗所缓解。患者除持续的进展性头痛外尚有一系列生理及情感症状,如恶心、呕吐、腹泻、脱水、抑郁、绝望,甚至自杀倾向。用药过度及反跳性依赖、戒断症状常促发这些障碍。这类患者常需收入急症室观察或住院,以纠正患者存在的生理障碍,如脱水等;排除伴随偏头痛出现的严重的神经内科或内科疾病;治疗纠正药物依赖;预防患者于家中自杀等。应注意患者的生命体征,可做心电图检查。药物可选用酒

石酸双氢麦角胺、舒马曲坦、阿片类及止吐药,必要时亦可谨慎给予氯丙嗪等。可选用非肠道途径给药,如静脉用药或肌内注射给药。一旦发作控制,可逐渐加入预防性药物治疗。

(六)关于妊娠妇女的治疗

Schulman建议给予地美罗注射剂或片剂,并应限制剂量。还可应用泼尼松,其不易穿过胎盘,在妊娠早期不损害胎儿,但不宜应用太频繁。如欲怀孕,最好尽最大可能不用预防性药物并避免应用麦角类制剂。

(七)关于儿童偏头痛

儿童偏头痛用药的选择与成人有很多重叠,如止痛药物、钙通道阻滞剂、抗组胺药物等,但也有人质疑酒石酸双氢麦角胺药物的疗效。如能确诊,重要的是对儿童及其家长进行安慰,使其对本病有一个全面的认识,以缓解由此带来的焦虑,对治疗当属有益。

五、护理

(一)护理评估

1.健康史

(1)了解头痛的部位、性质和程度:询问是全头疼还是局部头疼,是搏动性头疼还是胀痛、钻痛,是轻微痛、剧烈痛还是无法忍受的疼痛。偏头疼常描述为双侧颞部的搏动性疼痛。

(2)头疼的规律:询问头疼发病的急缓,是持续性还是发作性,起始与持续时间,发作频率,激发或缓解的因素,与季节、气候、体位、饮食、情绪、睡眠、疲劳等的关系。

(3)有无先兆及伴发症状:如头晕、恶心、呕吐、面色苍白、潮红、视物不清、闪光、畏光、复视、耳鸣、失语、偏瘫、嗜睡、发热、晕厥等。典型偏头疼发作常有视觉先兆和伴有恶心、呕吐、畏光。

(4)既往史与心理社会状况:询问患者的情绪、睡眠、职业情况及服药史,了解头疼对日常生活、工作和社交的影响,患者是否因长期反复头疼而出现恐惧、忧郁或焦虑心理。大部分偏头疼患者有家族史。

2.身体状况

检查意识是否清楚,瞳孔是否等大等圆、对光反射是否灵敏;体温、脉搏、呼吸、血压是否正常;面部表情是否痛苦,精神状态怎样;眼睑是否下垂、有无脑膜刺激征。

3.主要护理问题及相关因素

(1)偏头疼:与发作性神经血管功能障碍有关。

(2)焦虑:与偏头疼长期、反复发作有关。

(3)睡眠形态紊乱:与头疼长期反复发作和/或焦虑等情绪改变有关。

(二)护理措施

1.避免诱因

告知患者可能诱发或加重头疼的因素,如情绪紧张、进食某些食物、饮酒、月经来潮、用力性动作等;保持环境安静、舒适、光线柔和。

2.指导减轻头疼的方法

如指导患者缓慢深呼吸,听音乐,练气功,生物反馈治疗,引导式想象,冷、热敷及理疗,按摩,指压止痛法等。

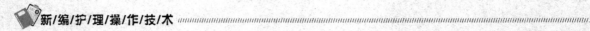

3.用药护理

告知患者止痛药物的作用与不良反应,让其了解药物依赖性或成瘾性的特点,如大量使用止痛剂,滥用麦角胺咖啡因可致药物依赖。指导患者遵医嘱正确服药。

(朱爱霞)

第二节　面神经炎

一、概念和特点

面神经炎是由茎乳孔内面神经非特异性炎症所致的周围性面瘫,又称为特发性面神经麻痹,或称贝尔麻痹,是一种最常见的面神经瘫痪疾病。

二、病理生理

其早期病理改变主要为神经水肿和脱髓鞘病变,严重者可出现轴突变性,以茎乳孔和面神经管内部分尤为显著。

三、病因与诱因

面神经炎的病因尚未完全阐明。受凉、感染、中耳炎、茎乳孔周围水肿及面神经在面神经管出口处受压、缺血、水肿等均可引起发病。

四、临床表现

(1)本病任何年龄、任何季节均可发病,男性比女性略多。一般为急性发病,常于数小时或1~3天症状达到高峰。

(2)主要表现为一侧面部表情肌瘫痪,额纹消失,不能皱额蹙眉;眼裂闭合不能或闭合不完全;病侧鼻唇沟变浅,口角歪向健侧(露齿时更明显);吹口哨及鼓腮不能等。

(3)病初可有侧耳后麻痹或下颌角后疼痛。少数人可有茎乳孔附近及乳突压痛。面神经病变在中耳鼓室段者可出现说话时回响过度和病侧舌前 2/3 味觉缺失。影响膝状神经节者,除上述表现外,还出现病侧乳突部疼痛,耳郭与外耳道感觉减退,外耳道或鼓膜出现疱疹,称为 Hunt 综合征。

五、辅助检查

面神经传导检查对早期(起病 5~7 天)完全瘫痪者的预后判断是一项有用的检查方法,肌电图(EMG)检查表现为病侧诱发的肌电动作电位 M 波波幅明显下降,如为正常的 30% 或以上者,则可望在 2 月内完全恢复。如为 10%~29% 者则需要 2~8 月才能恢复,且有一定程度的并发症;如仅为 10% 以下者则需要 6~12 月才有可能恢复,并常伴有并发症(面肌痉挛等);如病后10 天内出现失神经电位,恢复时间将延长。

六、治疗

改善局部血液循环,减轻面部神经水肿,促使功能恢复。

(1)急性期应尽早使用糖皮质激素,可用泼尼松 30 mg 口服,1 次/天,或地塞米松静脉滴注 10 mg/d,疗程 1 周左右,并用大剂量维生素 B_1、维生素 B_{12} 肌内注射,还可以采用红外线照射或超短波透热疗法。若为带状疱疹引起者,可口服阿昔洛韦 7~10 天。眼裂不能闭合者,可根据情况使用眼膏、眼罩,或缝合眼睑以保护角膜。

(2)恢复期可进行面肌的被动或主动运动训练,也可采用碘离子透入理疗、针灸、高压氧等治疗。

(3)2~3 个月后,对自愈较差的高危患者可行面神经减压手术,以争取恢复的机会。发病后 1 年以上仍未恢复者,可考虑整容手术或面-舌下神经或面-副神经吻合术。

七、护理评估

(一)一般评估

1.生命体征

一般无特殊。体温升高常见于感染。

2.患者的主诉

(1)诱因:发病前有无受凉、感染、中耳炎。

(2)发作症状:发作时有无侧耳后麻痹或下颌角后疼痛,一侧面部表情肌瘫痪,额纹消失,不能皱额蹙眉;眼裂闭合不能或闭合不完全;病侧鼻唇沟变浅,口角歪向健侧(露齿时更明显);不能吹口哨及鼓腮。

(3)发病形式:是否急性发病,持续时间,症状的部位、范围、性质、严重程度等。

(4)既往检查、治疗经过及效果,是否有遵医嘱治疗。目前情况包括使用药物的名称、剂量、用法和有无不良反应。

3.其他

体重与身高(BMI)、体位、皮肤黏膜、饮食状况及排便情况的评估和/或记录结果。口腔卫生评估:评估患者的口腔卫生清洁程度,患侧脸颊是否留有食物残渣。疼痛的评估:使用口诉言词评分法、数字等级评定量表、面部表情测量图对疼痛程度、疼痛控制及疼痛不良作用的评估。

(二)身体评估

1.头颈部

(1)外观评估:患侧额皱纹是否浅,眼裂是否增宽。鼻唇沟是否浅,口角是否低,口是否向健侧歪斜。

(2)运动评估:让患者做皱额、闭眼、吹哨、露齿、鼓气动作,比较两侧是否相等。

(3)味觉评估:让患者伸舌,检查者以棉签或毛笔蘸少许试液(醋、盐、糖等),轻擦于舌的前部,如有味觉可以手指预定符号表示,不能伸舌和讲话。先试可疑一侧再试健侧。每种味觉试验完毕时,需用温水漱口,一般舌尖对甜、咸味最敏感,舌后部对酸味最敏感。

2.胸部

无特殊。

3.腹部

无特殊。

4.四肢

无特殊。

(三)心理-社会评估

(1)了解患者对疾病知识(特别是预后)的了解。

(2)观察患者有无心理异常的表现,患者面部肌肉出现瘫痪,自身形象改变,容易导致其焦虑和急躁的情绪。

(3)了解其患者家庭经济状况,家属及社会支持程度。

(四)辅助检查结果的评估

1.常规检查

一般无特殊,注意监测体温、血常规有无异常。

2.面神经传导检查

有无异常。

(五)常用药物治疗效果的评估

以糖皮质激素为主要用药。

(1)服用药物的具体情况:是否餐后服用,主要剂型、剂量与持续用药时间。

(2)胃肠道反应评估:这是口服糖皮质激素最常见的不良反应,主要表现为上腹痛、恶心及呕吐等。

(3)出血评估:糖皮质激素可诱发或加剧胃和十二指肠溃疡的发生,严重时引起出血甚至穿孔。患者服药期间,应定期检测血常规和异常出血的情况。

(4)体温变化及其相关感染灶的表现:糖皮质激素对机体免疫反应有多个环节的抑制作用,削弱机体的抵抗力。容易诱发各种感染的发生,尤其是上呼吸道、泌尿道、皮肤(含肛周)的感染。

(5)神经、精神症状的评估:小剂量糖皮质激素可引起精神欣快感,而大剂量则出现兴奋、多语、烦躁不安、失眠、注意力不集中和易激动等精神症状,少数尚可出现幻觉、谵妄、昏睡等症状,也有企图自杀者,这种精神失常可迅速恶化。

八、主要护理诊断/问题

(1)身体意象紊乱:与面神经麻痹所致口角歪斜等有关。

(2)疼痛:下颌角或乳突部疼痛,与面神经病变累及膝状神经节有关。

九、护理措施

(一)心理护理

患者突然出现面部肌肉瘫痪,自身形象改变,害怕遇见熟人,不敢出现在公共场所。容易导致焦虑、急躁情绪。应观察有无心理异常的表现,鼓励患者表达对面部形象改变后的心理感受和对疾病预后担心的真实想法;告诉患者本病大多预后良好,并介绍治愈病例,指导克服焦躁情绪和害羞心理,正确对待疾病,积极配合治疗;同时护士在与患者谈话时应语言柔和、态度和蔼亲切,避免任何伤害患者自尊的言行。

（二）休息与修饰指导

急性期注意休息，防风、防寒，尤其患侧耳后茎乳孔周围应予保护，预防诱发。外出时可戴口罩，系围巾，或使用其他改善自身形象的恰当修饰。

（三）饮食护理

选择清淡饮食，避免粗糙、干硬、辛辣食物，有味觉障碍的患者应注意食物的冷热度，以防烫伤口腔黏膜；指导患者饭后及时漱口，清除口腔患侧滞留食物，保持口腔清洁，预防口腔感染。

（四）预防眼部并发症

眼睑不能闭合或闭合不全者予以眼罩、眼镜遮挡及点眼药等保护，防止角膜炎、溃疡。

（五）功能训练

指导患者尽早开始面肌的主动运动与被动运动。只要患侧面部能运动，就应进行面肌功能训练，可对着镜子做皱眉、举额、闭眼、露齿、鼓腮和吹口哨等运动，每天数次，每次5～15分钟，并辅以面肌按摩，以促进早日康复。

（六）就诊指标

受凉、感染、中耳炎后出现一侧面部表情肌瘫痪，额纹消失，不能皱额蹙眉；眼裂闭合不能或闭合不完全；病侧鼻唇沟变浅，口角歪向健侧（露齿时更明显）；不能吹口哨及鼓腮及侧耳后麻痹或下颌角后疼痛，及时就医。

十、护理效果评价

（1）患者能够正确对待疾病，积极配合治疗。

（2）患者能够掌握相关疾病知识，做好外出的自我防护。

（3）患者口腔清洁舒适，无口腔异物、异味及口臭，无烫伤。

（4）患者无角膜炎、溃疡的发生。

（5）患者积极参与康复锻炼，坚持自我面肌功能训练。

（6）患者对治疗效果满意。

（朱爱霞）

第三节　帕金森病

一、概念和特点

帕金森病（Parkinson's disease，PD）又称震颤麻痹，是中老年常见的神经系统变性疾病，以静止性震颤、运动减少、肌强直和体位不稳为临床特征，主要病理改变是黑质多巴胺能神经元变性和路易小体形成。

二、病理生理

黑质多巴胺能神经元通过黑质-纹状体通路将多巴胺输送到纹状体，参与基底节的运动调节。由于PD患者的黑质多巴胺能神经元显著变性丢失，黑质-纹状体多巴胺能通路变性，纹状体多巴胺递质浓度显著降低,出现临床症状时纹状体多巴胺浓度一般降低80%以上。多巴胺递质降低的程度与患者的症状严重程度相一致。

三、病因与发病机制

本病的病因未明,发病机制复杂。目前认为 PD 非单因素引起,可能为多因素共同参与所致,可能与以下因素有关。

(一)年龄老化

本病多见于中老年人,60 岁以上人口的患病率高达 1%,应用氟多巴显影的 PET 检查也显示多巴胺能神经元功能随年龄增长而降低,并与黑质细胞的死亡数成正比。

(二)环境因素

流行病学调查显示,长期接触杀虫剂、除草剂或某些工业化学品等可能是 PD 发病的危险因素。

(三)遗传因素

本病在一些家族中呈聚集现象,包括常染色体显性遗传或常染色体隐性遗传,细胞色素 $P450_2D_6$ 型基因可能是 PD 的易感基因之一。

高血压脑动脉硬化、脑炎、外伤、中毒、基底核附近肿瘤及吩噻嗪类药物等所产生的震颤、强直等症状,称为帕金森综合征。

四、临床表现

常为 60 岁以后发病,男性稍多,起病缓慢,进行性发展。首发症状多为震颤,其次为步行障碍、肌强直和运动迟缓。

(一)静止性震颤

静止性震多从一侧上肢开始,呈现有规律的拇指对掌和手指屈曲的不自主震颤。类似"搓丸"样动作。具有静止时明显震颤,动作时减轻,入睡后消失等特征,故称为"静止性震颤";随病程进展,震颤可逐步涉及下颌、唇、面和四肢。少数患者无震颤,尤其是发病年龄在 70 岁以上者。

(二)肌强直

肌强直多从一侧的上肢或下肢近端开始,逐渐蔓延至远端、对侧和全身的肌肉。肌强直与锥体束受损时的肌张力增高不同,后者被动运动关节时,阻力在开始时较明显,随后迅速减弱,呈所谓"折刀"现象,故称"折刀样肌强直"多伴有腱反射亢进和病理反射。

(三)运动迟缓

患者随意动作减少,减慢。多表现为开始的动作困难和缓慢,如行走时起动和终止均有困难。面肌强直使面部表情呆板,双眼凝视和瞬目动作减少,笑容出现和消失减慢,造成"面具脸"。手指精细动作很难完成,系裤带、鞋带等很难进行;有书写时字越写越小的倾向,称为"写字过小症"。

(四)姿势步态异常

早期走路拖步,迈步时身体前倾,行走时步距缩短,颈肌、躯干肌强直而使患者站立时呈特殊屈曲体姿,行走时上肢协同摆动的联合动作减少或消失;晚期由坐位、卧位起立困难。迈步后碎步、往前冲,越走越快,不能立刻停步,称为"慌张步态"。

五、辅助检查

(1)一般检查无异常。

（2）CT 检查：头颅 CT 可显示脑部不同程度的脑萎缩表现。

（3）功能性脑影像：采用 PET 或单光子发射计算机体层成像（SPECT）检查有辅助诊断价值。

（4）基因检测：DNA 印记技术、聚合酶链反应、DNA 序列分析等，在少数家族性 PD 患者中可能发现基因突变。

（5）生化检测：采用高效液相色谱（HPLC）可检测到脑脊液和尿中高香草酸含量降低。

六、治疗

（一）综合治疗

应采取综合治疗，包括药物治疗、手术治疗、康复治疗、心理治疗等，药物治疗是首选且主要的治疗手段。

（二）用药原则

药物治疗应从小剂量开始，缓慢递增，以较小剂量达到较满意疗效。达到延缓疾病进展、控制症状，尽可能延长症状控制的年限，同时尽量减少药物的不良反应和并发症。

（三）药物治疗

早期无须药物治疗，当疾病影响患者日常生活和工作能力时，适当的药物治疗可不同程度地减轻症状，并可因减少并发症而延长生命。以替代药物如复方左旋多巴、多巴受体激动剂等效果较好。

（四）外科治疗

采用立体定向手术破坏丘脑腹外侧核后部可以控制对侧肢体震颤；破坏其前部则可制止对侧肌强直。采用 γ 刀治疗本病近期疗效较满意，远期疗效待观察。

（五）康复治疗

进行肢体运动、语言、进食等训练和指导，可改善患者的生活质量，减少并发症。

（六）干细胞治疗

干细胞治疗是正在探索中的一种较有前景的新疗法。

七、护理评估

（一）一般评估

1.生命体征

一般无特殊。

2.患者主诉

（1）症状：有无静止性震颤，类似"搓丸"样动作；折刀样肌强直及铅管样肌强直；面具脸；写字过小症以及慌张步态。

（2）发病形式：何时发病，持续时间，症状的部位、范围、性质、严重程度等。

（3）既往检查、治疗经过及效果，是否有遵医嘱治疗。目前情况包括使用药物的名称、剂量、用法和有无不良反应。

3.相关记录

患者认知功能、日常生活能力、精神行为症状、年龄、性别、体重、体位、饮食、睡眠、皮肤、液体出入量、跌倒风险评估、吞咽功能障碍评定等记录结果。

（二）身体评估

1.头颈部

患者意识是否清楚,睁眼运动是否正常。两侧瞳孔是否等大、等圆、瞳孔对光反射是否灵敏;角膜反射是否正常。头颅大小、形状,注意有无头颅畸形。面部表情是否淡漠、颜色是否正常,有无畸形、面肌抽动、眼睑水肿、眼球突出、眼球震颤、巩膜黄染、结膜充血,额纹及鼻唇沟是否对称或变浅,鼓腮、示齿动作能否完成,伸舌是否居中,舌肌有无萎缩。有无吞咽困难、饮水呛咳,有无声音嘶哑或其他语言障碍。咽反射是否存在或消失。有无头部活动受限、不自主活动及抬头无力;颈动脉搏动是否对称。颈椎、脊柱、肌肉有无压痛。颈动脉听诊是否闻及血管杂音。

2.胸部

无特殊。

3.腹部

无特殊。

4.四肢

四肢有无震颤、肌阵挛等不自主运动,患者站立和行走时步态是否正常。肱二、肱三头肌反射,桡反射、膝腱反射、跟腱反射是否阳性。

（三）心理-社会评估

1.疾病知识

患者对疾病的性质、过程、防治及预后知识的了解程度。

2.心理状况

了解疾病对其日常生活、学习和工作的影响,患者能否面对现实、适应角色转变,有无人格改变、反应迟钝、记忆力及计算力下降或丧失等精神症状。

3.社会支持系统

了解家庭的组成、经济状况、文化教育背景;家属对患者的关心、支持及对患者所患疾病的认识程度;了解患者的工作单位或医疗保险机构所能承担的帮助和支持情况;患者出院后的继续就医条件,居住地的社区保健资源或继续康复治疗的可能性。评估患者居住的环境舒适程度及其安全性;评估患者的决策能力,决定患者是否需要代理人;评估服药情况和护理评测需求,是否需要制订临终护理计划;确认患者的主要照料者,并对照料者的心理和生理健康也予以评价。

（四）辅助检查结果的评估

（1）常规检查:一般无特殊。

（2）头颅 CT:脑部有无脑萎缩表现。

（3）功能性脑影像、基因检测、生化检测有无异常。

（五）常用药物治疗效果的评估

1.应用抗胆碱能药物评估

（1）用药剂量、时间、方法的评估与记录

（2）不良反应的评估:观察并询问患者有无头晕、视物模糊、口干、便秘、尿潴留、情绪不安、抽搐症状。

（3）精神症状的评估:有无出现幻觉等。

2.应用金刚烷胺药物评估

（1）用药剂量、时间、方法的评估与记录。

(2)不良反应的评估:有无神志模糊、下肢网状青斑、踝部水肿。

(3)精神症状的评估:有无出现幻觉等。

3.应用左旋多巴制剂评估

(1)用药剂量、时间、方法的评估与记录。

(2)有无"开-关"现象、异动症及剂末现象。

(3)有无胃肠道症状:初期可出现胃肠不适,表现为恶心、呕吐等。

八、主要护理诊断/问题

(1)躯体活动障碍:与黑质病变、锥体外系功能障碍所致震颤、肌强直、体位不稳、随意运动异常有关。

(2)长期自尊低下:与震颤、流涎、面肌强直等身体形象改变和言语障碍及生活依赖他人有关。

(3)知识缺乏:缺乏本病相关知识与药物治疗知识。

(4)营养失调:低于机体需要量,与吞咽困难、饮食减少和肌强直、震颤所致机体消耗量增加等有关。

(5)便秘:与消化功能障碍或活动量减少等有关。

(6)语言沟通障碍:与咽喉部、面部肌肉强直,运动减少、减慢有关。

(7)无能性家庭应对:与疾病进行性加重,患者长期需要照顾、经济或人力困难有关。

(8)潜在并发症:外伤、压疮、感染。

九、护理措施

(一)生活护理

加强巡视,主动了解患者的需要,既要指导和鼓励患者自我护理,做自己力所能及的事情,又要协助患者洗漱、进食、淋浴、大小便料理和做好安全防护,增进患者的舒适,预防并发症。主要是个人卫生、皮肤护理、提供生活方便、采取有效沟通方式、保持大小便通畅。

(二)运动护理

告知患者运动锻炼的目的在于防止和推迟关节强直与肢体挛缩,与患者和家属共同制订切实可行的具体锻炼计划。

1.疾病早期

应指导患者维持和增加业余爱好,鼓励患者尽量参加有益的社交活动,坚持适当运动锻炼,注意保持身体和各关节的活动强度与最大活动范围。

2.疾病中期

告诉患者知难而退或简单的家人包办只会加速其功能衰退。平时注意做力所能及的家务,尽量做到自己的事情自己做。起步困难和步行时突然僵住不能动时,应思想放松,尽量跨大步伐;向前走时脚要抬高,双臂要摆动,目视前方,不要目视地面;转弯时,不要碎步移动,否则易失去平衡;护士或家人在协助患者行走时,不要强行拉着走;当患者感到脚粘在地上时,可告诉患者先向后退一步,再往前走,这样会比直接向前容易得多。

3.疾病晚期

应帮助患者采取舒适体位,被动活动关节,按摩四肢肌肉,注意动作轻柔,勿造成患者疼痛和骨折。

(三)安全护理

(1)对于上肢震颤未能控制、日常生活动作笨拙的患者,应谨防烧伤、烫伤等。为端碗持筷困难者准备带有大把手的餐具,选用不易打碎的不锈钢饭碗、水杯和汤勺,避免玻璃和陶瓷制品等。

(2)对有幻觉、错觉、欣快、抑郁、精神错乱、意识模糊或智能障碍的患者应特别强调专人陪护。护士应该认真查对患者是否按时服药,有无错服或误服,药物代为保管,每次送服到口;严格交接班制度,禁止患者自行使用锐利器械和危险品;智能障碍患者应安置在有严密监控区域,避免自伤、坠床、坠楼、走失、伤人等意外发生。

(四)心理护理

护士应细心观察患者的心理反应,鼓励患者表达并注意倾听他们的心理感受,与患者讨论身体健康状况改变所造成的影响、不利于应对的因素,及时给予正确的信息和引导,使其能够接受和适应自己目前的状态并能设法改善。鼓励患者尽量维持过去的兴趣与爱好,多与他人交往;指导家属关心体贴患者,为患者创造好的亲情氛围,减轻他们心理压力。告诉患者本病病程长、进展缓慢、治疗周期长,而疗效的好坏常与患者精神情绪有关,鼓励他们保持良好心态。

(五)用药指导

告知患者本病需要长期或终身服药治疗,让患者了解常用的药物种类、用法、服药注意事项、疗效及不良反应的观察和处理。告诉患者长期服药过程中可能会突然出现某些症状加重或疗效减退,让患者了解用药过程可能出现的"开-关现象""剂末现象"以及应对方法。

(六)饮食指导

告知患者及家属导致营养低下的原因、饮食治疗的原则与目的,指导合理选择饮食和正确进食。给予高热量、高维生素、高纤维素、低盐、低脂适量优质蛋白的易消化饮食,并根据病情变化及时调整和补充各种营养素,戒烟、酒。

(七)健康教育

(1)对于被迫退休或失去工作的患者,应指导或协助其培养新的嗜好。

(2)教会家属协助患者计划每天的益智活动及参与社会活动。

(3)就诊指标:症状加重或者出现精神症状及时就诊。

十、护理效果评价

(1)患者能够接受和适应目前的状态并能设法改善。

(2)患者积极参与康复锻炼,尽量能够坚持自我护理。

(3)患者坚持按时服药,无错服、误服及漏服。

(4)患者未发生跌倒或跌倒次数减少。

(5)患者及家属合理选择饮食和正确进食,进食水时不发生呛咳。

(6)患者大便能维持正常。

(7)患者及家属的焦虑症状减轻。

(于岩伟)

第四节 脑 卒 中

脑卒中又称中风或脑血管意外,是一组以急性起病、局灶性或弥漫性脑功能缺失为共同特征的脑血管病,通常指脑出血、脑梗死、蛛网膜下腔出血。脑卒中主要由于血管壁异常、血栓、栓塞以及血管破裂等所造成的神经功能障碍性疾病。我国脑卒中呈现高发病率、高复发率、高致残率、高死亡率的特点。据世界卫生组织调查结果显示,我国脑卒中发病率高于世界平均水平。世界卫生组织 MONICA 研究表明,我国的脑卒中发生率正以每年 8.7% 的速率上升。我国居民第三次死因调查报告显示,脑血管病已成为国民第一位的死因。我国脑卒中的死亡率高于欧美国家 4~5 倍,是日本的 3.5 倍,甚至高于泰国、印度等发展中国家。MONICA 研究也表明,脑卒中病死率为 20%~30%。世界卫生组织对中国脑卒中死亡的人数进行了预测,如果死亡率维持不变,到 2030 年,我国每年将有近 400 万人口死于脑卒中;如果死亡率增长 1%,到 2030 年,我国每年将有近 600 万人口死于脑卒中。我国现幸存脑卒中患者近 700 万,其中致残率高达 75%,约有 450 万患者不同程度地丧失了劳动能力或生活不能自理。脑卒中复发率超过 30%,5 年内再次发生率达 54%。

一、脑出血的护理评估

脑出血(intra cerebral hemorrhage,ICH)是指原发于脑内动脉、静脉和毛细血管的病变出血,以动脉出血为多见,血液在脑实质内积聚形成脑内血肿。脑内出血临床病理过程与出血量和部位有关。小量出血时,血液仅渗透在神经纤维之间,对脑组织破坏较少;出血量较大时,血液在脑组织内积聚形成血肿,血肿的占位效应压迫外周脑组织,撕裂神经纤维间的横静脉使血肿进一步增大,血液成分特别是凝血酶、细胞因子 IL-1、TNF-α、血红蛋白的溶出等致使血肿外周的脑组织可在数小时内形成明显脑水肿、缺血和点状的微出血,血肿进一步扩大,导致邻近组织受压移位以致形成脑疝。脑内血肿和脑水肿可向内压迫脑室使之移位,向下压迫丘脑、下丘脑,引起严重的自主神经功能失调症状。幕上血肿时,中脑受压的危险性很大;小脑血肿时,延髓易于受下疝的小脑扁桃体压迫。脑内血肿可破入脑室或蛛网膜下腔,形成继发性脑室出血和继发性蛛网膜下腔出血。

(一)病因分析

高血压动脉硬化是自发性脑出血的主要病因,高血压患者约有 1/3 的概率发生脑出血,而93.91%脑出血患者中有高血压病史。其他还包括脑淀粉样血管病、动脉瘤、动脉-静脉畸形、动脉炎、血液病等。

(二)临床观察

高血压性脑出血以 50 岁左右高血压患者发病最多。由于与高血压的密切关系以致在年轻高血压患者中,个别甚至仅 30 余岁也可发生。脑出血虽然在休息或睡眠中也会发生,但通常是在白天情绪激动、过度用力等体力或脑力活动紧张时即刻发病。除有头昏、头痛、工作效率差、鼻出血等高血压症状外,平时身体一般情况常无特殊。脑出血发生前常无预感。极个别患者在出血前数小时或数天诉有瞬时或短暂意识模糊、手脚动作不便或说话含糊不清等脑部症状。高血压性脑出血常突然发生,起病急骤,往往在数分钟到数小时内病情发展到高峰(图 3-1)。

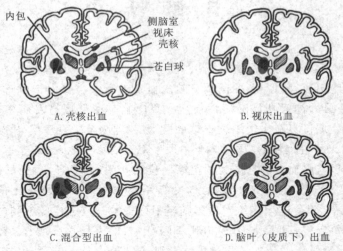

图 3-1　高血压性脑出血

1.壳核出血

大脑基底节为最常见的出血部位,约占脑出血的 60%。由于损伤到内囊故称为内囊出血。除具有脑出血的一般症状外,内囊出血的患者常有头和眼转向出血病灶侧,呈"凝视病灶"状和"三偏"症状,即偏瘫、偏身感觉障碍和偏盲。

(1)偏瘫:出血病灶对侧的肢体偏瘫,瘫痪侧鼻唇沟较浅,呼气时瘫侧面颊鼓起较高。瘫痪肢体由弛缓性瘫痪逐渐转为痉挛性瘫痪,上肢呈屈曲内收,下肢强直,腱反射转为亢进,可出现踝阵挛,病理反射阳性,呈典型上运动神经元性偏瘫。

(2)偏身感觉障碍:出血灶对侧偏身感觉减退,用针刺激肢体、面部时无反应或反应较另一侧迟钝。

(3)偏盲:在患者意识状态能配合检查时还可发现病灶对侧同向偏盲,主要是由于经过内囊的视放射受累所致。

另外,主侧大脑半球出血可伴有失语症,脑出血患者亦可发生顶叶综合征,如体象障碍(偏瘫无知症、幻多肢、错觉性肢体移位等)、结构性失用症、地理定向障碍等。记忆力、分析理解、计算等智能活动往往在脑出血后明显减退。

2.脑桥出血

常突然起病,出现剧烈头痛、头晕、眼花、坠地、呕吐、复视、讷吃、吞咽困难、一侧面部发麻等症状。起病初意识可部分保留,但常在数分钟内进入深度昏迷。出血往往先自一侧脑桥开始,表现为交叉性瘫痪,即出血侧面部瘫痪和对侧上下肢弛缓性瘫痪。头和两眼转向非出血侧,呈"凝视瘫肢"状。脑桥出血常迅速波及两侧,出现两侧面部和肢体均瘫痪,肢瘫大多呈弛缓性。少数呈痉挛性或呈去脑强直。双侧病理反射呈阳性。头和两眼位置回到正中,两侧瞳孔极度缩小。这种"针尖样"瞳孔见于 1/3 的脑桥出血患者,为特征性症状,系由于脑桥内交感神经纤维受损所致。脑桥出血常阻断下丘脑对体温的正常调节而使体温急剧上升,呈持续高热状态。由于受脑干呼吸中枢的影响常出现不规则呼吸,可于早期就出现呼吸困难。脑桥出血后,如两侧瞳孔散大、对光反射消失、呼吸不规则、脉搏和血压失调、体温不断上升或突然下降,则提示病情危重。

3.小脑出血

小脑出血多发生在一侧小脑半球,可导致急性颅内压增高,脑干受压,甚至发生枕大孔疝。起病急骤,少数病情凶险异常,可即刻出现神志深度昏迷,短时间内呼吸停止;多数患者于起病时神志清楚,常诉一侧后枕部剧烈头痛和眩晕,呕吐频繁,发音含糊;瞳孔往往缩小,两眼球向病变对侧同向凝视,病变侧肢体动作共济失调,但瘫痪可不明显,可有脑神经麻痹症状、颈项强直等。病情逐渐加重,意识渐趋模糊或昏迷,呼吸不规则。

4.脑室出血

脑室出血(intraventricular hemorrhage,IVH)多由于大脑基底节处出血后破入侧脑室,以致血液充满整个脑室和蛛网膜下腔系统。小脑出血和脑桥出血也可破入第四脑室,这种情况极其严重。意识往往在1~2小时陷入深度昏迷,出现四肢抽搐发作或四肢瘫痪。双侧病理反射呈阳性。四肢常呈弛缓性瘫痪,所有腱反射均引不出,可阵发出现强直性痉挛或去脑强直状态。呕吐咖啡色残渣样液体,高热、多汗和瞳孔极度缩小,呼吸深沉带有鼾声,后转为浅速和不规则。

(三)辅助检查

1.CT 检查

CT 检查可显示血肿部位、大小、形态,是否破入脑室,血肿外周有无低密度水肿带及占位效应、脑组织移位等。24 小时内出血灶表现为高密度,边界清楚(图 3-2)。48 小时以后,出血灶高密度影外周出现低密度水肿带。

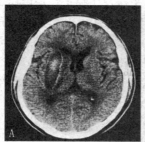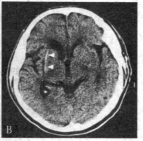

图 3-2　壳核外囊型脑出血的演变 CT

注:脑出血发病 40 天后 CT 平扫(图 3-2A)显示右侧壳核外囊区有一个卵圆形低密度病灶,其中心密度略高,同侧侧脑室较对侧略小。2.5 个月后复查 CT(图 3-2B)平扫可见原病灶部位呈裂隙状低密度,为后遗脑软化灶,并行伴有条状血肿壁纤维化高密度(白箭头),同侧侧脑室扩大

2.DSA

脑血管 DSA 对颅内动脉瘤、脑血管畸形等的诊断均有重要价值(图 3-3)。颈内动脉造影正位像可见大脑前、中动脉间距在正常范围,豆纹动脉外移(黑箭头)。

3.MRI

MRI 具有比 CT 更高的组织分辨率,且可直接多方位成像,无颅骨伪影干扰,又具有血管流空效应等特点,使对脑血管疾病的显示率及诊断准确性,比 CT 更胜一筹。CT 能诊断的脑血管疾病,MRI 均能做到;而对发生于脑干、颞叶和小脑等的血管性疾病,MRI 比 CT 更佳;对脑出血、脑梗死的演变过程,MRI 比 CT 显示更完整;对 CT 较难判断的脑血管畸形、烟雾病等,MRI 比 CT 更敏感。

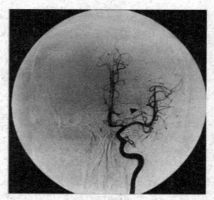

图 3-3　内囊出血 DSA

4.TCD

多普勒超声检查最基本的参数为血流速度与频谱形态。血流速度增加可表示高血流量、动脉痉挛或动脉狭窄;血流速度减慢则可能是动脉近端狭窄或循环远端阻力增高的结果。

(四)内科治疗

(1)静脉补液:静脉给予生理盐水或乳酸 Ringer 溶液静脉滴注,维持正常的血容量。

(2)控制血糖:既往有糖尿病病史和血糖＞200 mg/L 者应给予胰岛素。低血糖者最好给予 10％～20％葡萄糖静脉输液,或静脉推注 50％葡萄糖溶液纠正。

(3)血压的管理:有高血压病史的患者,血压水平应控制在平均动脉压 17.3 kPa(130 mmHg)以下。颅内压(ICP)监测增高的患者,脑灌注压[CPP＝(MAP−ICP)]应保持＞9.3 kPa(70 mmHg)。刚手术后的患者应避免平均动脉压＞14.7 kPa(110 mmHg)。心力衰竭、心肌缺血或动脉内膜剥脱,血压＞26.7/14.7 kPa(200/110 mmHg)者,应控制平均动脉压在 17.3 kPa(130 mmHg)以下。

(4)控制体温:体温＞38.5 ℃的患者及细菌感染者,给予退烧药及早期使用抗生素。

(5)维持体液平衡。

(6)禁用抗血小板和抗凝治疗。

(7)降颅压治疗:甘露醇(0.25～0.5 g/kg 静脉滴注),每隔 6 小时给药 1 次。通常每天的最大量是 2 g/kg。

(8)纠正凝血异常:常用药物如华法林、鱼精蛋白、6-氨基己酸、凝血因子Ⅷ和新鲜血小板。

(五)手术治疗

1.开颅血肿清除术

对基底节区出血和皮层下出血,传统手术为开颅血肿清除。壳核出血一般经颞叶中回切开入路。1972 年 Suzuki 提倡经侧裂入路,以减少颞叶损害。对脑室积血较多者可经额叶前角或经侧脑室三角区入路清除血肿,并行脑室外引流术。传统开颅术因时间较长,出血较多,手术常需全麻,术后并发症较多,易发生肺部感染及上消化道出血,而使年龄较大、心肺功能较差的患者失去手术治疗的机会。其优点在于颅压高、有脑疝的患者可同时行去骨片减压术。

2.颅骨开窗血肿清除术

用于壳核出血、皮层下出血及小脑出血。壳核出血在患侧颞部做一向前的弧形皮肤切口,分开颞肌,颅骨钻孔后扩大骨窗至 3 cm×3 cm 大小,以星形剪开脑膜,手术宜在显微镜下进行,既可减小皮层切开以及脑组织切除的范围,还能窥清出血点。在颞中回做 1.5 cm 皮层切开,用窄脑压板轻轻牵开脑组织,见血肿后用吸引器小心吸除血块,其内侧壁为内囊方向不易出血,应避免压迫或电灼,而血肿底部外侧常见豆纹动脉出血点,用银夹夹闭或用双极电凝止血,其余地方出血常为静脉渗血,用吸收性明胶海绵片压迫即可止血。小脑出血如血肿不大,无扁桃体疝者也可在患侧枕外隆凸水平下 2 cm,正中旁开 3 cm 为中心做皮肤切口,钻颅后咬除枕鳞部成 3 cm 直径骨窗即可清除小脑出血。该手术方法简单、快捷、失血较少,在局麻下也可完成,所以术后意识恢复较快,并发症特别是肺部感染相对减少,即使高龄、一般情况差的患者也可承受该手术。

3.钻颅血肿穿刺引流术

多采用 CT 引导下立体定向穿刺加引流术。现主要有 3 种方法:以 CT 示血肿中心为靶点,局麻下颅骨钻孔行血肿穿刺,首次抽吸量一般达血肿量的 1/3~1/2,然后注入尿激酶 6 000 U,6~12 小时后再次穿刺及注药,或同时置入硅胶引流管做引流,以避免反复穿刺而损伤脑组织。Niizuma 用此方法治疗除脑干外的其他各部位出血 175 例,半年后随访优良率达 86%,死亡率11%。优点在于操作简单、安全、局麻下能完成,同时应用尿激酶可较全清除血肿,高龄或危重患者均可采用,但在出血早期因血肿无液化效果不好。

4.椎颅血肿碎吸引流术

以 CT 示血肿中心为靶点,局麻下行椎颅血肿穿刺,置入带螺旋绞丝的穿刺针于血肿中心,在负压吸引下将血块粉碎吸出,根据吸除量及 CT 复查结果,血肿清出量平均可达 70%。此法简单易行,在急诊室和病床旁均可施行,高龄及危重患者也可应用。但有碎吸过度损伤脑组织及再出血的危险,一般吸出量达血肿量的 50%~70% 即应终止手术。

5.微创穿刺冲洗尿激酶引流术

是使用带锥颅、穿刺、冲洗引流为一体的穿刺管,将其置入血肿中心后用含尿激酶、肝素的生理盐水每天冲洗 1 次的引流术,现已有许多医院应用。

6.脑室外引流术

单纯脑室出血和脑内出血破入脑室无开颅指征者,可行脑室外引流术。一般行双额部钻孔引流,1980 年 Suzuki 提出在双侧眶上缘、中线旁开 3 cm 处分别钻孔,置管行外引流,因放入引流管与侧脑室体部大致平行,可引流出后角积血。也有人主张双侧置管,一管做冲洗另一管用于引流,或注入尿激酶加速血块的溶解。

7.脑内镜辅助血肿清除术

颅骨钻孔或小骨窗借助脑内镜在直视下清除血肿,其对脑组织的创伤小,清除血肿后可以从不同角度窥清血肿壁。

二、蛛网膜下腔出血的护理评估

颅内血管破裂后血液流入蛛网膜下腔时,称为蛛网膜下腔出血(subarachnoid hemorrhage,SAH)。自发性蛛网膜下腔出血可由多种病因所致,临床表现为急骤起病的剧烈头痛、呕吐、意识障碍、脑膜刺激征和血性脑脊液,占脑卒中的 10%~15%。其中半数以上是先天性颅内动脉瘤破裂所致,其余是由各种其他的病因所造成的。

(一)病因分析

引起蛛网膜下腔出血的病因很多,在 SAH 的病因中以动脉瘤破裂占多数,达 76%,动-静脉畸形占 6%~9%,动-静脉畸形合并动脉瘤占 2.7%~22.8%。较常见的为:①颅内动脉瘤及动-静脉畸形的破裂。②高血压、动脉硬化引起的动脉破裂。③血液病,如白血病、血友病、恶性贫血等。④颅内肿瘤,原发者有胶质瘤、脑膜瘤等;转移者有支气管性肺癌等。⑤血管性变态反应,如多发性结节性动脉炎、系统性红斑狼疮等。⑥脑与脑膜炎症,包括化脓性、细菌性、病毒性、结核性等。⑦抗凝治疗的并发症。⑧脑血管闭塞性疾病引起的出血性脑梗死。烟雾病常以蛛网膜下腔出血为主要表现。⑨颅内静脉的血栓形成。⑩妊娠并发症。

(二)临床观察

蛛网膜下腔出血任何年龄均可发病,以青壮年多见,最常见的表现为颅内压增高症状、意识障碍、脑膜刺激征、脑神经损伤症状、肢体活动障碍或癫痫等。

1.出血前症状及诱因

部分患者于数天或数周前出现头痛、头昏、动眼神经麻痹或颈强直等先驱症状,又称前兆渗漏。其产生与动脉瘤扩大压迫邻近结构有关(图3-4)。只有1/3的患者是在活动状态下发病,如解大小便、弯腰、举重、咳嗽、生气等。

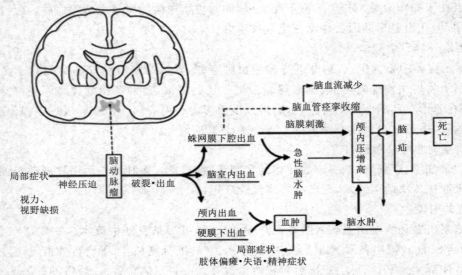

图3-4　动脉瘤破裂

2.出血后观察

由于脑血管突然破裂,起病多很急骤。患者突感头部劈裂样剧痛,分布于前额、后枕或整个头部,并可延及颈、肩、背、腰及两腿部。伴有面色苍白、全身出冷汗、恶心、呕吐。半数以上的患者出现不同程度的意识障碍。轻者有短暂的神志模糊,重者则昏迷逐渐加深。有的患者意识始终清醒,但表现为淡漠、嗜睡,并有畏光、胆小、怕响、拒动,有的患者出现谵妄、木僵、定向及记忆障碍、幻觉及其他精神症状。有的患者伴有部分性或全身性癫痫发作。起病初期,患者血压上升,1～2天后逐渐恢复至原有水平,脉搏明显加快,有时节律不齐,呼吸无显著改变。起病24小时后可逐渐出现发热、脉搏不稳、血压波动、多汗、皮肤黏膜充血、腹胀等。重症患者立即陷入深昏迷,伴有去大脑强直发作及脑疝形成,可很快导致死亡。老年患者临床表现常不典型,头痛多不明显,而精神症状和意识障碍则较多见。

3.护理查体

颈项强直明显,凯尔尼格征及布鲁津斯基征阳性。往往发病1～2天出现,是蛛网膜下腔出血最常见的体征。眼底检查可见视盘外周、视网膜前的玻璃体下出血。

(三)辅助检查

1.CT 检查

利用血液浓缩区判定动脉瘤的部位。急性期(1 周内)多数可见脑沟、脑池或外侧裂中有高密度影。在蛛网膜下腔高密度区中出现局部特高密度影者,可能为破裂的动脉瘤。脑表面出现局部团块影像者,可能为脑血管畸形。

2.DSA 检查

脑血管 DSA 是确定颅内动脉瘤、脑血管畸形等的"金标准"。一般选在发病后 3 天内或 3 周后。

3.脑脊液检查

脑脊液压力一般均增高,多为均匀一致血性。

4.血液检查

监测血糖、血脂等化验检查。

5.MRI 检查

急性期不宜显示病变,亚急性期 T_1 加权像上蛛网膜下腔呈高信号,MRI 对超过 1 周的蛛网膜下腔出血有重要价值。

三、脑梗死的护理评估

(一)疾病概述

脑梗死是指局部脑组织(包括神经细胞、胶质细胞和血管)由于血液供应缺乏而发生的坏死。引起脑梗死的根本原因是:供应脑部血液的颅外或颅内动脉中发生闭塞性病变而未能获得及时、充分的侧支循环,使局部脑组织的代谢需要与可能得到的血液供应之间发生超过一定限度的供不应求现象所致。

血液供应障碍的原因,有以下 3 个方面。

1.血管病变

最重要而常见的血管病变是动脉粥样硬化和在此基础上发生的血栓形成。其次是高血压病伴发的脑小动脉硬化。其他还有血管发育异常,如先天性动脉瘤和脑血管畸形可发生血栓形成,或出血后导致邻近区域的血供障碍、脉管炎,如感染性的风湿热、结核病和国内已极罕见的梅毒等所致的动脉内膜炎等。

2.血液成分改变

血管病变处内膜粗糙,使血液中的血小板易于附着、积聚以及释放更多的五羟色胺等化学物质;血液成分中脂蛋白、胆固醇、纤维蛋白原等含量的增高,可使血液黏度增高和红细胞表面负电荷降低,致血流速度减慢;以及血液病如白血病、红细胞增多症、严重贫血等和各种影响血液凝固性增高的因素均使血栓形成易于发生。

3.血流速度改变

脑血流量的调节受到多种因素的影响。血压的改变是影响局部血流量的重要因素。当平均动脉压低于 9.3 kPa(70 mmHg)和高于 24.0 kPa(180 mmHg)时,由于血管本身存在的病变,血管狭窄,自动调节功能失调,局部脑组织的血供即将发生障碍。

一些全身性疾病如高血压、糖尿病等可加速或加重脑动脉粥样硬化,亦与脑梗死的发生密切相关。通常临床上诊断为脑梗死或脑血栓形成的患者中,大多数是动脉粥样硬化血栓形成性脑梗死,简称为动脉硬化性脑梗死。

此外,导致脑梗死的另一类重要病因是脑动脉的栓塞即脑动脉栓塞性脑梗死,简称为脑栓塞。脑栓塞患者供应脑部的血管本身多无病变,绝大多数的栓子来源于心脏。

(二)动脉硬化性脑梗死的护理评估

动脉粥样硬化血栓形成性脑梗死,简称动脉硬化性脑梗死,是供应脑部的动脉系统中的粥样硬化和血栓形成使动脉管腔狭窄、闭塞,导致急性脑供血不足所引起的局部脑组织坏死。临床上常表现为偏瘫、失语等突然发生的局灶性神经功能缺失。

1.病因分析

动脉硬化性脑梗死的基本病因是动脉粥样硬化,最常见的伴发病是高血压,两者之间虽无直接的病因联系,但高血压常使动脉粥样硬化的发展加速、加重。动脉粥样硬化是可以发生在全身各处动脉管壁的非炎症性病变。其发病原因与脂质代谢障碍和内分泌改变有关,确切原因尚未阐明。

脑动脉的粥样硬化和全身各处的动脉粥样硬化相同,主要改变是动脉内膜深层的脂肪变性和胆固醇沉积,形成粥样硬化斑块及各种继发病变,使管腔狭窄甚至闭塞。管腔狭窄需达 80%～90%方才影响脑血流量。硬化斑块本身并不引起症状。如病变逐渐发展,则内膜分裂、内膜下出血(动脉本身的营养血管破裂所致)和形成内膜溃疡。内膜溃疡处易发生血栓形成,使管腔进一步变狭窄或闭塞;硬化斑块内容物或血栓的碎屑可脱入血流形成栓子。

2.临床观察

脑动脉粥样硬化性发展,较同样程度的冠状动脉粥样硬化一般在年龄方面晚 10 年。60 岁以后动脉硬化性脑梗死发病率增高。男性较女性稍多。高脂肪饮食者血胆固醇高而高密度脂蛋白胆固醇偏低时,易有动脉粥样硬化形成。在高血压、糖尿病、吸烟、红细胞增多症患者中,均有较高发病率。

动脉硬化性脑梗死占卒中的 60%～80%。本病起病较其他脑卒中稍慢些,常在数分钟到数小时、半天,甚至一两天达到高峰。数天到 1 周内逐渐加重到高峰极为少见。不少患者在睡眠中发生。约占小半数的患者以往经历过短暂脑缺血发作。

起病时患者可有轻度头痛,可能由于侧支循环血管代偿性扩张所致。头痛常以缺血侧头部为主,有时可伴眼球后部疼痛。动脉硬化性脑梗死发生偏瘫时意识常很清楚。如果起病时即有意识不清,要考虑椎-基底动脉系统脑梗死。大脑半球较大区域梗死、缺血、水肿可影响间脑和脑干的功能,而在起病后不久出现意识障碍。

脑的局灶损害症状主要根据受累血管的分布而定。如颈动脉系统动脉硬化性脑梗死的临床表现主要为病变对侧肢体瘫痪或感觉障碍;主侧半球病变常伴不同程度的失语、非主侧半球病变伴偏瘫无知症,患者的两眼向病灶侧凝视。如病灶侧单眼失明伴对侧肢体运动或感觉障碍,为颈内动脉病变无疑。颈内动脉狭窄或闭塞可使整个大脑半球缺血造成严重症状,也可仅表现为轻微症状。这种变异极大的病情取决于前、后交通动脉,眼动脉,脑浅表动脉等侧支循环的代偿功能状况。如瘫痪和感觉障碍限于面部和上肢,以大脑中动脉供应区缺血的可能性为大。大脑前动脉的脑梗死可引起对侧的下肢瘫痪,但由于大脑前交通动脉的侧支循环供应,这种瘫痪亦可不发生。大脑后动脉供应大脑半球后部、丘脑及上脑干,脑梗死可出现对侧同向偏盲,如病变在主侧半球时除皮质感觉障碍外还可出现失语、失读、失写、失认和顶叶综合征。椎-基底动脉系统动脉硬化性脑梗死主要表现为眩晕、眼球震颤、复视、同向偏盲、皮质性失明、眼肌麻痹、发音不清、吞咽困难、肢体共济失调、交叉性瘫痪或感觉障碍、四肢瘫痪。可有后枕部头痛和程度不等的意识障碍。

3.辅助检查

(1)血生化、血流变学检查、心电图等。

(2)CT检查:早期多正常,24～48小时后出现低密度灶(图3-5)。

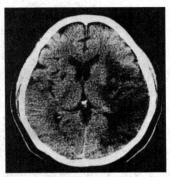

图3-5 CT左侧颞顶叶大片状低密度梗死灶

(3)MRI:急性脑梗死及伴发的脑水肿,在T_1加权像上均为低信号,T_2加权像上均为高信号,如伴出血,T_1加权像上可见高信号区(图3-6)。

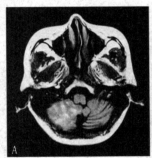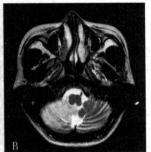

图3-6 小脑出血性梗死

注:小脑出血性梗死发病4天MRI平扫横断T_1加权像(A)可见右侧小脑半球脑沟消失,内部混杂斑点状高信号;T_2加权像(B)显示右侧小脑半球为均匀高信号

(4)TCD和颈动脉超声检查:发现有血管高度狭窄或局部血流异常。

(5)脑脊液检查多正常。

4.防治

患动脉粥样硬化者应摄取低脂饮食,多吃蔬菜和植物油,少吃胆固醇含量丰富的食物和动物内脏、蛋黄及动物油等。如伴有高血压、糖尿病等,应重视对该病的治疗。注意防止可能引起血压骤降的情况,如降压药物过量、严重腹泻、大出血等。生活要有规律。注意劳逸结合、避免身心过度疲劳。经常进行适当的保健体操,加强心血管的应激能力。对已有短暂性脑缺血发作者,应积极治疗。这是防止发生动脉硬化性脑梗死的重要环节。

(三)脑栓塞的护理评估

由于异常的物体(固体、液体、气体)沿血液循环进入脑动脉或供应脑的颈部动脉,造成血流阻塞而产生脑梗死,称为脑栓塞,亦属于缺血性卒中。脑栓塞占卒中发病率的10%～15%。

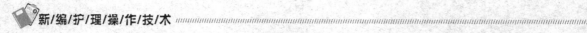

2/3 的患者的复发均发生在第一次发病后的 1 年之内。

1.病因分析

脑栓塞的栓子来源可分为心源性、非心源性、来源不明性三大类。

2.临床观察

脑栓塞的起病年龄不一。因多数与心脏病尤其是风湿性心脏病有关,所以发病年龄以中青年居多。起病急骤,大多数并无任何前驱症状。起病后常于数秒钟或很短时间内症状发展到高峰。个别患者可在数天内呈阶梯式进行性恶化,系由反复栓塞所致,脑栓塞可仅发生在单一动脉,也可广泛多发,因而临床表现不一。除颈内动脉栓塞外患者一般并不昏迷。一部分患者可在起病时有短暂的意识模糊、头痛或抽搐。神经系统局灶症状突然发生,并限于一个动脉支的分布区。约 4/5 的患者栓塞发生在脑底动脉环前半部的分布区,因而临床表现为面瘫、上肢单瘫、偏瘫、失语、局灶性抽搐等颈内动脉-大脑中动脉系统病变的表现。偏瘫也以面部和上肢为重,下肢较轻。感觉和视觉可能有轻度影响。但一般不明显。抽搐大多数为局限性,如为全身性大发作,则提示梗死范围广泛,病情较重。1/5 的患者脑栓塞发生在脑底部动脉环的后半部的分布区,可出现眩晕、复视、共济失调、交叉性瘫痪等椎-基底动脉系统病变的表现。

3.辅助检查

(1)血生化、血流变学检查等。

(2)CT 检查:一般于 24～48 小时后出现低密度灶。病程中如低密度区中有高密度影,则提示为出血性梗死。

(3)颈动脉和主动脉超声检查可发现有不稳定斑块。

(4)TCD 栓子检测可发现脑血流中有过量的栓子在。

(5)脑脊液检查:感染性梗死者脑脊液中的白细胞增加,出血性梗死者可见红细胞。脂肪栓塞时,可见脂肪球。

(6)心电图:有心房颤动。必要时做超声心动图检查。

4.治疗

防治心脏病是防治脑栓塞的一个重要环节。一旦发生脑栓塞,其治疗原则上与动脉硬化性脑梗死相同。患者应取左侧卧位。右旋糖酐、扩血管药物、激素均有一定作用。由于风湿性二尖瓣病变等心源性脑栓塞的充血性梗死区极易出血,故抗凝治疗必须慎用。

四、短暂性脑缺血发作的护理评估

短暂性脑缺血发作(transient ischemic attacks,TIA)是颈内动脉系统或椎-基底动脉系统的短暂性血液供应不足,表现为突然发作的局限性神经功能缺失,在数秒钟、数分钟及数小时,最长不超过 24 小时完全恢复,而不留任何症状和体征,常反复发作。该定义是在 20 世纪 50 年代提出来的。随着临床脑卒中的研究,尤其是缺血性卒中起病早期溶栓治疗的应用,国内外有关 TIA 的时限提出争议。最近美国 TIA 工作组推荐的定义为:TIA 是由于局部脑组织或者视网膜缺血,引起短暂的神经功能异常发作,典型的临床症状持续不超过 1 小时,没有临床急性梗死的证据。一旦出现持续的临床症状或者临床症状虽很短,但是已经出现典型的影像学异常就应该诊断为脑梗死而不是 TIA。

(一)病因分析

引起 TIA 动脉粥样硬化是最主要的原因。主动脉弓、颈总动脉和颅内大血管动脉粥样斑块脱落,是引起动脉至动脉微栓塞最常见的原因。余详见脑出血。

(二)临床观察

TIA 发作好发于中年以后,50～70 岁多见,男性多于女性。起病突然,历时短暂,症状和体征出现后迅速达高峰,持续时间为数秒至数分钟、数小时,24 小时内完全恢复正常而无后遗症。各个患者的局灶性神经功能缺失症状常按一定的血管支配区而反复刻板地出现,多则一天数次,少则数周、数月甚至数年才发作 1 次,椎-基底动脉系统 TIA 发作较频繁。根据受累的血管不同,临床上将 TIA 分为两大类:颈内动脉系统和椎-基底动脉系统 TIA。

1.颈内动脉系统 TIA

症状多样,以大脑中动脉支配区 TIA 最常见。常见的症状可有患侧上肢和/或下肢无力、麻木、感觉减退或消失,亦可有失语、失读、失算、书写障碍,偏盲较少见,瘫痪通常以上肢和面部较重。短暂的单眼失明是颈内动脉分支眼动脉缺血的特征性症状,为颈内动脉系统 TIA 所特有。如果发作性偏瘫伴有瘫痪对侧的短暂单眼失明或视觉障碍,则临床上可诊断为失明侧颈内动脉短暂性脑缺血发作。上述症状可单独或合并出现。

2.椎-基底动脉系统 TIA

有时仅表现为头昏、眼花、走路不稳等含糊症状而难以诊断,局灶性症状以眩晕为最常见,一般不伴有明显的耳鸣。若有脑干、小脑受累的症状如复视、构音障碍、吞咽困难、交叉性或双侧肢体瘫痪等感觉障碍、共济失调,则诊断较为明确,大脑后动脉供血不足可表现为皮质性盲和视野缺损。倾倒发作为椎-基底动脉系统 TIA 所特有,患者突然双下肢失去张力而跌倒,而无可觉察的意识障碍,患者可即刻站起,此乃双侧脑干网状结构缺血所致。枕后部头痛、猝倒,特别是在急剧转动头部或上肢运动后发作,上述症状均提示椎-基底动脉系统供血不足并有颈椎病、锁骨下动脉盗血征等存在的可能。

3.共同症状

症状既可见于颈内动脉系统,亦可见于椎-基底动脉系统。这些症状包括构音困难、同向偏盲等。发作时单独表现为眩晕(伴或不伴恶心、呕吐)、构音困难、吞咽困难、复视者,最好不要轻易诊断为 TIA,应结合其他临床检查寻找确切的病因。上述两种以上症状合并出现,或交叉性麻痹伴运动、感觉、视觉障碍及共济失调,即可诊断为椎-基底动脉系统 TIA 发作。

4.发作时间

TIA 的时限短暂,持续 15 分钟以下,一般不超过 30 分钟,少数也可达 12～24 小时。

(三)辅助检查

1.CT 和 MRI 检查

多数无阳性发现。恢复几天后,MRI 检查可有缺血改变。

2.TCD 检查

了解有无血管狭窄及动脉硬化程度。椎-基底动脉供血不足患者早期发现脑血流量异常。

3.单光子发射计算机断层扫描

单光子发射计算机断层扫描(singlephoton emission computed tomography,SPECT)脑血流灌注显像可显示血流灌注减低区。发作和缓解期均可发现异常。

4.其他

血生化检查血液成分或流变学检查等。

(四)临床治疗

1.抗血小板聚集治疗

阿司匹林是治疗 TIA 首选的抗血小板药物。对服用阿司匹林仍有 TIA 发作者,可改用噻氯匹定或氯吡格雷。

2.抗凝治疗

肝素或低分子肝素。

3.危险因素的干预

控制高血压、糖尿病;治疗冠状动脉性疾病和心律不齐、充血性心力衰竭、瓣膜性心脏病;控制高脂血症;停用口服避孕药;终止吸烟;减少饮酒;适量运动。

4.外科治疗

对于颈动脉狭窄达 70% 以上的患者可做颈动脉内膜剥脱术。颅内动脉狭窄的血管内支架治疗正受到重视,但对 TIA 预防效果正在评估中。

五、脑卒中的常见护理问题

(一)意识障碍

患者出现昏迷,说明患者病情危重,而正确判断患者意识状态,给予适当的护理,则可以防止不可逆的脑损伤。

(二)气道阻塞

分泌物及胃内容物的吸入造成气道阻塞或通气不足可引起低氧血症及高碳酸血症,导致心肺功能的不稳定,缺氧加重脑组织损伤。

(三)肢体麻痹或畸形

大脑半球受损时,对侧肢体的运动与感觉功能便发生了障碍,再加上脑血管疾病初期,肌肉呈现张力弛缓的现象,紧接着会发生肌肉痉挛,若发病初期未给予适当的良肢位摆放,则肢体关节会有僵硬、挛缩的现象,将导致肢体麻痹或畸形。

(四)语言沟通障碍

左侧大脑半球受损时,因语言中枢的受损部位不同而产生感觉性失语、表达性失语或两者兼有,因而与患者间会发生语言沟通障碍的问题。

(五)吞咽障碍

因口唇、颊肌、舌及软腭等肌肉的瘫痪,食物团块经口腔向咽部及食管入口部移动困难,食管入口部收缩肌不能松弛,食管入口处开大不全等阻碍食物团块进入食管,导致食物易逆流入鼻腔及误入气管。吞咽障碍可致营养摄入不足。

(六)恐惧、绝望、焦虑

脑卒中患者在卒中突然发生后处于急性心理应激状态,由于生理的、社会的、经济的多种因素,可引起患者一系列心理变化:害怕病治不好而恐惧;对疾病的治疗无信心,自己会成为一个残疾的人而绝望;来自对工作、家庭等的忧虑,担心自己并不会好,成为家庭和社会的负担。

(七)知觉刺激不足

由于中枢神经的受损,在神经传导上,可能在感觉刺激传入时会发生障碍,以致知觉刺激无法传达感受,尤其是感觉性失语症的患者,会失去语言讯息的刺激感受。此外,患者由于一侧肢体麻痹,因此所感受的触觉刺激也减少,常造成知觉刺激不足。

(八)并发症

1.神经源性肺水肿

脑卒中引起下丘脑功能紊乱,中枢交感神经兴奋,释放大量儿茶酚胺,使外周血管收缩,血液从高阻的体循环向低阻的肺循环转移,肺血容量增加,肺毛细血管压力升高而诱发肺水肿;中枢神经系统的损伤导致体内血管活性物质大量释放,使肺毛细血管内皮和肺泡上皮通透性增高,肺毛细血管流体静压增高,致使动-静脉分流,加重左心负担,出现左心功能衰竭而加重肺部淤血;颅内高压引起的频繁呕吐,患者昏迷状态下误吸入酸性胃液,可使肺组织发生急性损伤,引起急性肺水肿。由于脑卒中,呼吸中枢处于抑制状态,支气管敏感部位的神经反应性及敏感性降低,咳嗽能力下降,不能有效排出过多的分泌物而流入肺内造成肺部感染。平卧、床头角度过低增加向食管反流及分泌物逆流入呼吸道的机会。

2.发热

体温升高的原因包括体内产热增加、散热减少和下丘脑体温调节中枢功能异常。脑卒中患者发热的原因可分为感染性和非感染性。

3.压疮

由于脑卒中患者发生肢体瘫痪或长期卧床而容易发生压疮,临床又叫压迫性溃疡。它是脑卒中患者的严重并发症之一。

4.应激性溃疡

脑卒中患者常因颅内压增高,下丘脑及脑干受损而引起上消化道应激性溃疡出血。多在发病后 7~15 天,也有发病后数小时就发生大量呕血而致患者死亡者。

5.肾功能损害

由于脑损伤使肾血管收缩,肾血流减少,造成肾皮质损伤,肾小管坏死;另外脑损伤神经体液调节紊乱直接影响肾功能;脑损伤神经体液调节紊乱,心肺功能障碍,造成肾缺血、缺氧;脑损伤神经内分泌调节功能紊乱,肾素-血管紧张素分泌增加,肾缺血加重。加之使用脱水药,肾血管和肾小管的细胞膜通透性改变,易出现肾缺血、坏死。

6.便失禁

脑卒中引起上运动神经元或皮质损害,可出现粪嵌塞伴溢出性便失禁。长期粪嵌塞,直肠膨胀感消失和外括约肌收缩无力导致粪块外溢;昏迷、吞咽困难等原因导致营养不良及低蛋白血症,肠道黏膜水肿,容易发生腹泻。

7.便秘

便秘是由于排便反射被破坏、长期卧床、脱水治疗、摄食减少、排便动力不足、焦虑及抑郁所致。

8.尿失禁

脑卒中可直接导致高反射性膀胱或 48 小时内低张力性膀胱;当皮质排尿中枢损伤,不能接收和发出排尿信息,出现不择时间和地点的排尿,表现为尿失禁。由于脑桥水平以上的中枢抑制解除,膀胱表现为高反射性,或者脑休克导致膀胱表现为低反射性,引起膀胱-骶髓反射弧的自主控制功能丧失,导致尿失禁;长期卧床导致耻骨尾骨肌和尿道括约肌松弛,使者在没有尿意的情况下而发生尿液流出。

9.下肢深静脉血栓

下肢深静脉血栓(deepvein thrombosis,DVT)是指血液在下肢深静脉系统的不正常凝结若未得到及时诊治可导致下肢深静脉致残性功能障碍。有资料显示卧床 2 周的发病率明显高于卧

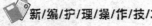

床 3 天的患者。严重者血栓脱落可继发致命性肺栓塞(pulmonary embolism,PE)。

六、脑卒中的护理目标

(1)抢救患者生命,保证气道通畅。

(2)摄取足够营养。

(3)预防并发症。

(4)帮助患者达到自我照顾。

(5)指导患者及家属共同参与。

(6)稳定患者的健康和保健。

(7)帮助患者达到期望。

七、脑卒中的护理措施

(一)脑卒中的院前救护

发生脑卒中时要启动急救医疗服务体系,以使患者得到快速救治,并能在关键的时间窗内获得有益的治疗。脑卒中处理的要点可记忆为 7"D":检诊(Detection)、派送(Dispatch)、转运(Delivery)、收入急诊(Door)、资料(Data)、决策(Decision)、药物(Drug)。前 3 个"D"是基本生命支持阶段,后 4 个"D"是进入医院脑卒中救护急诊绿色通道流程。在脑卒中紧急救护中护理人员起着重要的作用。

1.分诊护士职责

(1)鉴别下列症状、体征为脑血管常见症状,需分诊至神经内科:①身体一侧或双侧,上肢、下肢或面部出现无力、麻木或瘫痪。②单眼或双眼突发视物模糊,或视力下降,或视物成双。③言语表达困难或理解困难。④头晕目眩、失去平衡,或任何意外摔倒,或步态不稳。⑤头痛(通常是严重且突然发作)或头痛的方式意外改变。

(2)出现下列危及生命的情况时,迅速通知神经内科医师,并将患者护送至抢救室:①意识障碍。②呼吸、循环障碍。③脑疝。

(3)对极危重患者监测生命体征:意识、瞳孔、血压、呼吸、脉搏。

2.责任护士职责

(1)生命体征监测。

(2)开辟静脉通道,留置套管针。

(3)采集血标本:血常规、血生化(血糖、电解质、肝肾功能)、凝血四项。

(4)行心电图(ECG)检查。

(5)静脉输注第一瓶液体:生理盐水或林格液。

3.护理员职责

(1)对佩戴绿色通道卡片者,一对一地负责患者。

(2)运送患者行头颅 CT 检查。

(3)对无家属陪同者,必要时送血、尿标本。

(二)院中护理

1.观察病情变化,防止颅内压增高

(1)患者急性期要绝对卧床休息,避免不必要的搬动,保持环境安静。出血性卒中患者应将床头抬高 30°,缺血性卒中患者可平卧。意识障碍者头偏向一侧,如呼吸道有分泌物应立即协助吸出。

(2)评估颅内压变化,密切观察患者生命体征、意识和瞳孔等变化,评估患者吞咽、感觉、语言和运动等情况。

(3)了解患者思想情况,防止过度兴奋、情绪激动。对癫痫、偏瘫和有精神症状的患者,应加用床挡或适当约束,防止坠床发生意外。感觉障碍者,保暖时注意防止烫伤。患者应避免用力咳嗽、用力排便等,保持大便通畅。

(4)若有发热,应设法控制患者的体温。

2.评估吞咽情况,给予营养支持

(1)暂禁食:首先评价患者吞咽和胃肠功能情况,如是否有呕吐、腹胀、排便异常、未排气及肠鸣音异常、应激性溃疡出血量在 100 mL 以上者,必要时应暂禁食。

(2)观察脱水状态:很多患者往往会出现相对脱水状态,脱水所致血细胞比容和血液黏稠度增加,血液明显减少,使动脉血压降低。护理者可通过观察颈静脉搏动的强或弱、外周静脉的充盈度和末梢体温来判断患者是否出现脱水状态。

(3)营养支持:在补充营养时,应尽量避免静脉内输液,以免增加缺血性脑水肿的蓄积作用,最好的方法是鼻饲法。多数吞咽困难患者需要 2 周左右的营养支持。有误吸危险的患者,则需将管道末端置于十二指肠。有消化道出血的患者应暂停鼻饲,可改用胃肠外营养。经口腔进食的患者,要给予高蛋白、高维生素、低盐、低脂、富有纤维素的饮食,还可多吃含碘的食物。

(4)给予鼻饲喂养预防误吸护理:评估胃管的深度和胃潴留量。鼻饲前查看管道在鼻腔外端的长度,嘱患者张口查看鼻饲管是否盘卷在口中。用注射器注入 10 mL 空气,同时在腹部听诊,可听到气过水声;或鼻饲管中抽吸胃内容物,表明鼻饲管在胃内。无肠鸣音或胃潴留量过 100～150 mL 应停止鼻饲。抬高床头 30°呈半卧位减少反流,通常每天喂入总量以 2 000～2 500 mL为宜,天气炎热或患者发热和出汗多时可适当增加。可喂入流质饮食,如牛奶、米汤、菜汁、西瓜水、橘子水等,药品要研成粉末。在鼻饲前后和注药前后,应冲洗管道,以预防管道堵塞。对于鼻饲患者,要注意固定好鼻饲管。躁动患者的手要适当加以约束。

(5)喂食注意:对面肌麻痹的患者,喂食时应将食物送至口腔健侧近舌根处。进食时宜采用半卧位、颈部向前屈的姿势,这样既可以利用重力使食物容易吞咽,又可减少误吸。每口食物量要从少量开始,逐步增加,寻找合适的“一口量”。进食速度应适当放慢,出现食物残留口腔、咽部而不能完全吞咽情况时,应停止喂食并让患者重复多次吞咽动作或配合给予一些流质来促进残留食物吞入。

3.心脏损害的护理

心脏损害是脑卒中引起的循环系统并发症之一,大都在发病 1 周左右发生,如心电图显示心肌缺血、心律不齐和心力衰竭等,故护理者应经常观察心电图变化。在患者应用脱水剂时,应注意尿量和血容量,避免脱水造成血液浓缩或入量太多加重心脏负担。

4.应激性溃疡的护理

应注意患者的呕吐物和大便的性状,鼻饲患者于每天喂食前应先抽取胃液观察,同时定期检查胃中潜血及酸碱度。腹胀者应注意肠鸣音是否正常。

5.泌尿系统并发症的护理

对排尿困难的患者,尽可能避免导尿,可用诱导或按摩膀胱区的方法以助患者排尿。患者由于限制活动,处于某些妨碍排尿的位置;也可能是由于失语不能表达所致。护理者应细心观察,主动询问,定时给患者便器,在可能情况下尽量取直立姿势解除排尿困难。

(1)尿失禁的男患者可用阴茎套连接引流尿袋,每天清洁会阴部,以保持会阴部清洁舒适。

(2)女性尿失禁患者,留置导尿管虽然影响患者情绪,但在急性期内短期的应用是必要的,因为它明显增加了患者的舒适感并减少了压疮发生的机会。

(3)留置导尿管期间要每天进行会阴部护理。密闭式集尿系统除因阻塞需要冲洗外,集合系统的接头不可轻易打开。应定时查尿常规,必要时做尿培养。

6.压疮的护理

可因感染引起骨髓炎、化脓性关节炎、蜂窝织炎,甚至迅速通过表浅组织引起败血症等,这些并发症往往严重威胁患者的生命。

(1)压疮好发部位:多在受压和缺乏脂肪组织保护、无肌肉包裹或肌层较薄的骨骼隆突处,如枕骨粗隆、耳郭、肩胛部、肘部、脊椎体隆突处、髋部、骶尾部、膝关节的内外侧、内外踝、足跟部等处。

(2)压疮的预防措施:①压疮的预防要求做到"七勤",勤翻身、勤擦洗、勤按摩、勤换洗、勤整理、勤检查、勤交代。定时变换体位,1~2小时翻身1次。如皮肤干燥且有脱屑者,可涂少量润滑剂,以免干裂出血。另外还应监测患者的清蛋白指标。②患者如有大、小便失禁,呕吐及出汗等情况,应及时擦洗干净,保持干燥,及时更换衣服、床单,褥子应柔软、干燥、平整。③对肢体瘫痪的卧床患者,配备气垫床以达到对患者整体减压的目的,气垫床使用时应注意根据患者的体重调节气垫床充其量。骨骼隆突易受压处,放置海绵垫或棉圈、软枕、气圈等,以防受压水肿、肥胖者不宜用气圈,以软垫更好,或软枕置于腿下,并抬高肢体,变换体位,更为重要。可疑压疮部位使用减压贴保护。④护理患者时动作要轻柔,不可拖拽患者,以防止关节牵拉、脱位或外周组织损伤。翻身后要仔细观察受压部位的皮肤情况,有无将要发生压疮的迹象,如皮肤呈暗红色。检查鼻管、尿管、输液管等是否脱出、折曲或压在身下。取放便盆时,动作更轻巧,防止损伤皮肤。

7.下肢深静脉血栓的护理

长期卧床者,首先在护理中应帮助他们减少形成静脉血栓的因素,例如抬高下肢20°～30°,下肢远端高于近端,尽量避免膝下垫枕,过度屈髋,影响静脉回流。另外,肢体瘫痪者应增加患肢活动量,并督促患者在床上主动屈伸下肢做跖屈和背屈运动,内、外翻运动,足踝的"环转"运动;被动按摩下肢腿部比目鱼肌和腓肠肌,下肢应用弹力长袜,以防止血液滞留。还应减少在下肢输血、输液,并注意观察患肢皮温、皮色,倾听患者疼痛主诉,因为下肢深静脉是静脉血栓形成的好发部位,鼓励患者深呼吸及咳嗽和早期下床活动。

8.发热的护理

急性脑卒中患者常伴有发热,主要分为感染性发热、中枢性发热、吸收热和脱水热。

(1)感染性发热:多在急性脑卒中后数天开始,体温逐渐升高,常不规则,伴有呼吸、心率增快,白细胞总数升高。应做细菌培养,应用有效抗生素治疗。

(2)中枢性发热:是病变侵犯了下丘脑,患者的体温调节中枢失去调节功能,导致的发热。主要表现为两种情况:其一是持续性高热,发病数小时后体温升高至39～40 ℃,持续不退,躯干和肢体近端大血管处皮肤灼热,四肢远端厥冷,肤色灰暗,静脉塌陷等,患者表现深昏迷、去大脑强直(一种病理性体征)、阵挛性或强直性抽搐、无汗、肢体发凉,患者常在1～2天死亡。其二是持续性低热,患者表现为昏迷、阵发性大汗、血压不稳定、呼吸不规则、血糖升高、瞳孔大小多变,体温多在37～38 ℃。对中枢性发热患者的治疗主要是采用对病因进行治疗,同时给予物理降温,如乙醇擦浴、头置冰袋或冰帽等。但应注意缺血性脑卒中患者禁用物理降温法,可行人工冬眠疗法。

物理降温:①乙醇、温水擦浴。可通过在皮肤上蒸发,吸收而带走机体大量的热;②冰袋降温。冰袋可放置在前额或体表大血管处(如颈部、腋下、腹股沟、腘窝等处);③冰水灌肠。要保留30分钟后再排出,便后30分钟测量体温。

人工冬眠疗法:冬眠法分冬眠Ⅰ号和冬眠Ⅱ号,应用人工冬眠疗法可降低组织代谢,减少氧的消耗,并增强脑组织对创伤和缺氧的耐受力,减轻脑水肿和降低颅内压,改善脑缺氧,有利于损伤后的脑细胞功能恢复。

人工冬眠疗法的注意事项:①用药前应测量体温、脉搏、呼吸和血压。②注入冬眠药半小时内不宜翻身和搬动患者,防止直立性低血压。③用药半小时,患者进入冬眠状态后,方可行物理降温,因镇静降温作用较强。④冬眠期间,应严密观察生命体征变化及神经系统的变化,如有异常及时报告医师处理。冬眠期间每2小时测量生命体征1次,并详细记录,警惕颅内血肿引起脑疝。结束冬眠仍应每4小时测体温1次,保持观察体温的连贯性。⑤冬眠期间应加强基础护理,防止并发症发生。⑥减少输液量,并注意水、电解质和酸碱平衡。⑦停止冬眠药物和物理降温时,首先停止物理降温,然后逐渐停用冬眠药,以免引起寒战或体温升高,如有体温不升者要适当保暖,增加盖被和热水袋保温。

(3)吸收热:是脑出血或蛛网膜下腔出血时,红细胞分解后吸收而引起的反应热。常在患者发病后3~10天发生,体温多在37.5 ℃左右。吸收热一般不需特殊处理,但要观察记录液体出入量并加强生活护理。

(4)脱水热:是由于应用脱水剂或补水不足,使血浆渗透压明显升高,脑组织严重脱水,脑细胞和体温调节中枢受损导致的发热。患者表现体温升高,意识模糊,皮肤黏膜干燥,尿少或比重高,血清钠升高,血细胞比容增高。治疗给予补水或静脉输入5%葡萄糖溶液,待缺水症状消失后,根据情况补充电解质。

9.介入治疗的护理

神经介入治疗是指在X线下,经血管途径借助导引器械(针、导管、导丝)递送特殊材料进入中枢神经系统的血管病变部位,如各种颅内动脉瘤、颅内动静脉畸形、颈动脉狭窄、颈动脉海绵窦瘘、颅内血管狭窄及其他脑血管病。治疗技术分为血管成形术(血管狭窄的球囊扩张、支架植入)、血管栓塞术(固体材料栓塞术、液体材料栓塞术、可脱球囊栓塞术、弹簧圈栓塞术等)、血管内药物灌注(超选择性溶栓、超选择性化疗、局部止血)。广义的神经介入治疗还包括经皮椎间盘穿刺髓核抽吸术、经皮穿刺椎体成形术、微创穿刺电刺激等,以及在影像仪器定位下进行和神经功能治疗有关的各种穿刺、活检技术等。相比常规开颅手术的优点:血管内治疗技术具有创伤小,恢复快,疗效好的特点(图3-7)。

在护理上应做到如下。

(1)治疗前护理:①遵医嘱查血、尿、便常规,血型及生化,凝血四项和出、凝血时间等。②准备好物品。注射泵,监护仪器,药品如甘露醇、天普乐新等。③建立可靠的静脉通路(套管针),尽量减少患者的穿刺,防止出血及瘀斑。④须手术者术前手术区域备皮,沐浴,更衣。遵医嘱局麻4~6小时、全麻9~12小时前,需禁食、水、药。遵医嘱给予留置导尿。监测生命体征,遵医嘱给术前药。⑤心理护理。术前了解患者思想动态,减轻心理负担,创造安静的修养环境,使患者得到充分休息。

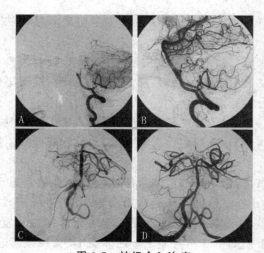

图 3-7　神经介入治疗

A.大脑后动脉栓塞;B.大脑后动脉栓塞溶栓治疗后;C.大脑基

底动脉不全栓塞;D.大脑基底动脉栓塞溶栓治疗后

(2)治疗中护理:①密切观察给药时间及患者的病情变化,遵医嘱调节好给药的速度及浓度,并做好详细记录,以利于了解病情。②注意血压的变化,溶栓过程中每 15 分钟测量 1 次,如出现异常应及时处理。③患者如在溶栓过程中出现烦躁、意识障碍加重、瞳孔异常等生命体征的改变,并伴有鼻出血和四肢肌力瘫痪加重等各种异常反应时,应及时通知医师停止溶栓。④患者如在用药过程中出现寒战、高热等不良反应时,应停止溶栓。⑤护理者应准确、熟练地遵医嘱给药。

(3)治疗后护理:①神经系统监测。严密观察病情变化,如意识、瞳孔、生命体征、感觉、运动、语言等。特别是血压、心率的异常变化。②行腹股沟穿刺者穿刺区加压包扎制动 24 小时,观察有无出血及血肿。避免增加腹压动作,咳嗽时用手压迫穿刺部位,防止出血。观察穿刺肢体皮肤的色泽、温度,15 分钟测量1次足背动脉搏动共 2 小时。保持动脉鞘通畅,防止脱落。鼓励患者多饮水,增加血容量,促进造影剂的排泄。③注意观察四肢的肌力,防止血栓再形成而引起的偏瘫、偏身感觉障碍。④24 小时监测出血时间、凝血时间、凝血酶原时间、纤维蛋白原,防止血栓再形成。⑤应用抗凝药前做出、凝血功能以及肝、肾功能测定。用肝素初期应每小时测定出、凝血时间,稳定后可适当延长。注意观察穿刺处、切口是否渗血过多或有无新的渗血,有无皮肤、黏膜、消化道、泌尿道出血,反复检查大便潜血及尿中有无红细胞。⑥用肝素时主要观察 APTT,为正常的 1.5～2.5 倍;用华法林时主要监测 AT,应降至正常的 20%～50%。注意观察药物的其他不良反应,肝素注意有无过敏如荨麻疹、哮喘、发热、鼻炎等;注意华法林有无皮肤坏死、有无脱发、皮疹、恶心、腹泻等不良反应。⑦使用速避凝皮下注射时应选择距肚脐 4.5～5 cm 处的皮下脂肪环行注射,并捏起局部垂直刺入,拔出后应按压片刻。注射前针头排气时要避免肝素挂在针头外面,造成皮下组织微小血管出血。⑧术后遵医嘱行颈动脉超声,观察支架的位置及血流情况。

10.患者早期康复训练,提高患者的生活质量

(1)早期康复的内容:①保持良好的肢体位置。②体位变换。③关节的被动活动。④预防吸入性肺炎。⑤床上移动训练。⑥床上动作训练。⑦起坐训练。⑧坐位平衡训练。⑨日常生活活动能力训练。⑩移动训练等。

(2)早期康复的时间:康复治疗开始的时间应为患者生命体征稳定,神经病学症状不再发展后48小时。有人认为,康复应从急性期开始,只要不妨碍治疗,康复训练越早,功能恢复的可能性越大,预后就越好。脑卒中后,只要不影响抢救,马上就可以康复治疗、保持良肢位、体位变换和适宜的肢体被动活动等,而主动训练则应在患者神志清醒、生命体征平稳且精神症状不再进展后48小时开始。由于SAH近期再发的可能性很大,故对未手术的患者,应观察1个月左右再谨慎地开始康复训练。

(3)影响脑卒中预后和康复的主要因素:①不利因素。影响脑卒中预后和康复的不利因素有发病至开始训练的时间较长;病灶较大;以前发生过脑血管意外;年龄较大;严重的持续性弛缓性瘫痪;严重的感觉障碍或失认症;二便障碍;完全失语;严重认知障碍或痴呆;抑郁症状明显;以往有全身性疾病,尤其是心脏病;缺乏家庭支持。②有利因素。对脑卒中患者预后和康复的有利因素有发病至开始训练的时间较短;病灶较小;年轻;轻偏瘫或纯运动性偏瘫;无感觉障碍或失认症;反射迅速恢复;随意运动有所恢复;能控制小便;无言语困难;认知功能完好或损害甚少;无抑郁症状;无明显复发性疾病;家庭支持。

(4)早期的康复治疗和训练:正确的床上卧位关系到康复预后的好坏。为预防并发症,应使患者肢体置于良好体位,即良肢位。这样既可使患者感觉舒适,又可使肢体处于功能位置,预防压疮和肢体挛缩,为进一步康复训练创造条件。

保持抗痉挛体位:其目的是预防或减轻以后易出现的痉挛模式。取仰卧位时,头枕枕头,不要有过伸、过屈和侧屈。患肩垫起防止肩后缩,患侧上肢伸展、稍外展,前臂旋后,拇指指向外方。患髋垫起以防止后缩,患腿股外侧垫枕头以防止大腿外旋。本体位是护理上最容易采取的体位,但容易引起紧张性迷路反射及紧张性颈反射所致的异常反射活动,为"应避免的体位"。"推荐体位"是侧卧位:取健侧侧卧位时,头用枕头支撑,不让其向后扭转;躯干大致垂直,患侧肩胛带充分前伸,肩屈曲90°~130°,肘和腕伸展,上肢置于前面的枕头上;患侧髋、膝屈曲似踏出一步置于身体前面的枕头上,足不要悬空。取患侧侧卧位时,头部用枕头舒适地支撑,躯干稍后仰,后方垫枕头,避免患肩被直接压于身体下,患侧肩胛带充分前伸,肩屈曲90°~130°,患肘伸展,前臂旋后,手自然地呈背屈位;患髋伸展,膝轻度屈曲;健肢上肢置于体上或稍后方,健腿屈曲置于前面的枕头上,注意足底不放任何支撑物,手不握任何物品(图3-8)。

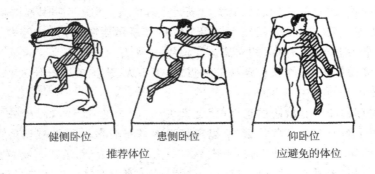

健侧卧位　　　　患侧卧位　　　　仰卧位

推荐体位　　　　　　　　应避免的体位

图 3-8　抗痉挛体位

体位变换:主要目的是预防褥疮和肺感染,另外由于仰卧位强化伸肌优势,健侧侧卧位强化患侧屈肌优势,患侧侧卧位强化患侧伸肌优势,不断变换体位可使肢体的伸屈肌张力达到平衡,预防痉挛模式出现。一般每60~120分钟变换体位一次。

关节被动运动:主要是为了预防关节活动受限(挛缩),另外可能有促进肢体血液循环和增加感觉输入的作用。先从健侧开始,然后参照健侧关节活动范围进行患侧运动。一般按从肢体近端到肢体远端的顺序进行,动作要轻柔缓慢。重点进行肩关节外旋、外展和屈曲,肘关节伸展,腕和手指伸展,髋关节外展和伸展,膝关节伸展,足背屈和外翻。在急性期每天做两次,每次每个关节做3～5遍,以后视肌张力情况确定被动运动次数,肌张力越高被动关节运动次数应越多。较长时间卧床者尤其要注意做此项活动。

11.心理护理措施

(1)护理者对患者要热情关心,多与患者交流,在病情允许的情况下,鼓励患者做自己力所能及的事情,减少过多、过细的照顾,给予患者心理上战胜疾病的信念。

(2)注意发挥药物的生理效应,在患病急性期要及时向患者通报疾病好转的消息,减少患者过分的担心和不必要、不准确的对自身疾病的猜疑等。

(3)鼓励患者参与治疗护理计划,教育患者重建生活、学习和工作内容,开始新的生活,使患者能早日回归家庭、回归社会。

12.语言沟通障碍的护理

(1)评估:失语的性质、理解能力,记录患者能表达的基本语言。观察患者手势、表情等,及时满足患者需要。向护理者和/或患者解释语言锻炼的目的、方法,促进语言功能恢复。如鼓励讲话、不耻笑患者,消除其羞怯心理,为患者提供练习机会。

(2)训练。①肌群运动:指进行唇、舌、齿、软腭、咽、喉与颌部肌群运动。包括缩唇、叩齿、卷舌、上下跳举舌、弹舌、鼓腮、吹气-叹气、咳嗽-清嗓子等活动。②发音训练:先练习易发或能够发的音,由无意义的词→有意义的词→短语→句子。举例:你→你好→你住院→你配合医师治疗。发单音后训练发复音,教患者先做吹的动作然后发 p 音。③复述训练:复述单字和词汇。命名训练让患者说出常用物品的名称。词句训练与会话训练,给患者一个字音,让其组成各种词汇造句并与其会话交流;听觉言语刺激训练,听语指图、指物、指字,并接触实物叫出物名。

(3)方法:①手势法。与患者共同约定手势意图,如上竖拇指表示大便,下竖拇指表示小便;张口是吃饭,手掌上、下翻动是翻身。手捂前额表示头痛,手在腹部移动表示腹部不适。除偏瘫或双侧肢体瘫者和听力或听理解力障碍患者不能应用外,其他失语患者均可应用。②实物图片法。利用一些实物图片,进行简单的思想交流以满足生理需要,解决实际困难。利用常用物品如茶杯、便器、碗、人头像、病床等,反复教患者使用。如茶杯表示要喝水,人头像表示头痛,病床表示翻身。此种方法最适合于听力障碍的交流。③文字书写法。适用于文化素质高,无机械书写障碍和视空间书写障碍的患者,在认识疾病的特点后,医护人员、护理者有什么要求,可用文字表达,根据病情和需要进行卫生知识宣教。

(4)沟通。①对理解能力有缺陷的患者(感觉性失语)的沟通:交谈时减少外来的干扰;若患者不注意,他将难以了解对方说了些什么,所以需将患者精神分散的情形减至最低;自患者视野中除去不必要的东西,关掉收音机或电视;一次只有一人对患者说话;若患者精神分散,则重复叫患者的名字或拍其肩膀,走进其视野,使其注意。②对表达能力有缺陷的患者(运动性失语)的沟通:用简短的"是""不是"的问题让患者回答;说话的时候缓慢,并给予患者充分的时间以回答问题;设法了解患者的某些需要,主动询问他们是否需要哪一件东西;若患者所说的话,我们听不懂,则应加以猜测予以澄清;让患者说有关熟悉的事物,例如,家人的名字、工作的性质,则患者较易表达;可教导患者用手势或用手指出其需要或身体的不适;利用所有的互动方式刺激患者说话;患者若对说出物体的名称有困难,则先对患者说一遍,例如,先对患者说出"水"这个字,然后写下"水",给患者看,让患者跟着念或拿实物给患者看。

13.控制危险因素,建立良好生活方式

(1)了解脑卒中的危险因素:其他危险因素包括不可改变的危险因素、明确且可以改变的危险因素、明确且潜在可改变的危险因素、较少证据的危险因素。

不可改变的危险因素。①年龄:是主要的危险因素,脑卒中发病率随年龄的升高而增高,55 岁以后每增加 10 年卒中危险加倍,60~65 岁后急剧增加,发病率和死亡率分别是 60 岁以前的2~5 倍。②性别:一般男性高于女性。③家族史:脑卒中家族史是易发生卒中的一个因素。父母双方直系亲属发生卒中或心脏病时年龄小于 60 岁即为有家族史。④种族:不同种族的卒中发病率不同,可能与遗传因素有关。社会因素如生活方式和环境,也可能起一部分作用。非洲裔的发病率大于亚洲裔。我国北方各少数民族卒中率水平高于南方。⑤出生低体重:出生体重<2 500 g者发生卒中的概率高于出生体重≥4 000 g 者两倍以上(中间出生体重者有显著的线性趋势)。

明确且可以改变的危险因素。①高血压:是脑卒中的主要危险因素,大量研究资料表明,90%的脑卒中归因于高血压,70%~80%的脑卒中患者都患有高血压,无论是缺血还是出血性脑卒中都与高血压密切相关。在有效控制高血压后,脑卒中的发病率和死亡率随之下降。②吸烟:是缺血性脑卒中独立的危险因素,长期吸烟者发生卒中的危险性是不吸烟者的 6 倍。戒烟者发生卒中的危险性可减少 50%。吸烟会促进狭窄动脉的血栓形成,加重动脉粥样硬化,可使不明原因卒中的发生风险提高将近 3 倍。③心房颤动:是发生缺血性脑卒中重要的危险因素,随年龄的增长,心房颤动患者血栓栓塞性脑卒中的发生率迅速增长。心房颤动可使缺血性脑卒中的年发病率增加 0.5%~12%。其他血管危险因素调整后单独心房颤动可以增加 3~4 倍的卒中风险。④冠心病:心肌梗死后卒中危险性为每年 1%~2%。心肌梗死后 1 个月内脑卒中危险性最高可达 31%。有冠心病史患者的脑卒中危险性增加 2~2.2 倍。⑤高脂血症:总胆固醇每升高1 mmol/L,脑卒中发生率就会增加 25%。⑥无症状颈动脉狭窄:50%~99%的无症状性颈动脉狭窄者脑卒中的年发病率在 1%~3.4%。⑦TIA 或卒中史:TIA 是早期脑卒中的危险因素,高达 10%的未经治疗的缺血性脑卒中患者将在 1 个月内发生再次脑卒中。高达 15%的未经治疗的缺血性脑卒中患者将在 1 年内发生再次脑卒中。高达 40%的未经治疗的缺血性脑卒中患者将在 5 年内发生再次脑卒中。⑧镰状细胞病:5%~25%镰状细胞性贫血患者有发生 TIA 或脑卒中的风险。

明确且潜在可改变的危险因素:①糖尿病是缺血性脑卒中独立的危险因素,2 型糖尿病患者发生卒中的危险性增加 2 倍;②高同型半胱氨酸血症,血浆同型半胱氨酸每升高 5 μmol/L,脑卒中风险增高1.5 倍。

较少证据的危险因素:肥胖、过度饮酒、凝血异常、缺乏体育锻炼、口服避孕药、激素替代治疗和口服替代治疗、呼吸暂停综合征。

(2)脑卒中危险因素干预建议:①控制高血压。定时测量血压,合理服用降压药,全面评估缺血性事件的病因后,高血压的治疗应以收缩压<18.7 kPa(140 mmHg),舒张压<12.0 kPa(90 mmHg)为目标。对于患有糖尿病的患者,建议血压小于 17.3/11.3 kPa(130/85 mmHg)。降压不能过快,选用平稳降压的降压药,降压药要长期规律服用;降压药最好在早晨起床后立即服用,不要在睡前服用。②冠状动脉疾病、心律失常、充血性心力衰竭及心脏瓣膜病应给予治疗。③严格戒烟。采取咨询专家、烟碱替代治疗及正规的戒烟计划等戒烟措施。④禁止酗酒,建议正

规的戒酒计划。轻到中度的酒精摄入(1~2 杯)可减少卒中的发生率。男性饮酒者每天饮酒的酒精含量不应超过 30 g(相当于葡萄酒 100~150 mL;啤酒250~500 mL;白酒 25~50 mL;果酒200 mL),女性不应超过 20 g。⑤治疗高脂血症。限制食物中的胆固醇量;减少饱和脂肪酸,增加多烯脂肪酸;适当增加食物中的混合碳水化合物、降低总热量,假如血脂维持较高水平(LDL>130 mg/dL),建议应用降脂药物。治疗的目标应使 LDL<100 mg/dL。⑥控制糖尿病。监测血糖,空腹血糖应<7 mmol/L,可通过控制饮食、口服降糖药物或使用胰岛素控制高血糖。⑦控制体重。适度锻炼,维持理想体重,成年人每周进行 3~4 次适度的体育锻炼活动,每次活动的时间不少于 30 分钟。运动后感觉自我良好,且保持理想体重,则表明运动量和运动方式合适。⑧合理膳食。根据卫健委发布的中国居民膳食指南及平衡膳食宝塔,建议每天食物以谷薯类及豆类为主,辅以蔬菜和水果,适当进食蛋类、鱼虾类、畜禽肉类及奶类,少食菜用油和盐。

(3)注意卒中先兆,及时就诊:卒中虽然多为突然发病,但有些脑卒中在发病前有先兆,生活中要多加注意,如发现一侧手脚麻木、无力、全身疲倦;头痛、头晕、颈部不适;恶心、剧烈呕吐;视物模糊;口眼喎斜要立即到医院就诊。

(于岩伟)

第五节　病毒性脑膜炎

病毒性脑膜炎是一组由各种病毒感染引起的脑膜急性炎症性疾病,临床以发热、头痛和脑膜刺激征为主要表现。本病大多呈良性过程。

一、病因及发病机制

多数的病毒性脑膜炎由肠道病毒引起。该病毒属于微小核糖核酸病毒科,有 60 多个不同亚型,包括脊髓灰质炎病毒、柯萨奇病毒 A 和 B、埃可病毒等,其次为流行性腮腺炎、单纯疱疹病毒和腺病毒。

肠道病毒主要经粪-口途径传播,少数通过呼吸道分泌物传播;大部分病毒在下消化道发生最初的感染,肠道细胞上有与肠道病毒结合的特殊受体,病毒经肠道入血,产生病毒血症,再经脉络丛侵犯脑膜,引发脑膜炎症改变。

二、临床表现

(1)本病以夏秋季为高发季节,在热带和亚热带地区可终年发病。儿童多见,成人也可罹患。多为急性起病,出现病毒感染的全身中毒症状如发热、头痛、畏光、肌痛、恶心、呕吐、食欲缺乏、腹泻和全身乏力等,并可有脑膜刺激征。病程在儿童常超过 1 周,成人病程可持续 2 周或更长时间。

(2)临床表现可因患者的年龄、免疫状态和病毒种类不同而异,如幼儿可出现发热、呕吐、皮疹等症状,而脑膜刺激征轻微甚至阙如;手-足-口综合征常发生于肠道病毒 71 型脑膜炎,非特异性皮疹常见于埃可病毒 9 型脑膜炎。

三、辅助检查

脑脊液压力正常或增高,白细胞数正常或增高,可达$(10\sim100)\times10^6$/L,早期可以多形核细胞为主,48小时后以淋巴细胞为主。蛋白质含量可轻度增高,糖和氯化物含量正常。

四、治疗

本病是一种自限性疾病,主要是对症治疗、支持治疗和防治并发症。对症治疗:如头痛严重者可用止痛药,癫痫发作可选用卡马西平或苯妥英钠等,脑水肿在病毒性脑膜炎不常见,可适当应用甘露醇。对于疱疹病毒引起的脑膜炎,应用阿昔洛韦抗病毒治疗可明显缩短病程和缓解症状,目前针对肠道病毒感染临床上使用或试验性使用的药物有人免疫球蛋白和抗微小核糖核酸病毒药物普来可那利。

五、护理评估

(一)健康史

发病前有无发热及感染史(呼吸道、消化道)。

(二)症状

发热、头痛、呕吐、食欲缺乏、腹泻、乏力、皮疹等。

(三)身体状况

(1)生命体征及意识,尤其是体温及意识状态。

(2)头痛:头痛部位、性质、有无逐渐加重及突然加重,脑膜刺激征是否阳性。

(3)呕吐:呕吐物性质、量、频率,是否为喷射样呕吐。

(4)其他症状:有无人格改变、共济失调、偏瘫、偏盲、皮疹。

(四)心理状况

(1)有无焦虑、恐惧等情绪。

(2)疾病对生活、工作有无影响。

六、护理诊断/问题

(一)体温过高

与感染的病原有关。

(二)意识障碍

与高热、颅内压升高引起的脑膜刺激征及脑疝形成有关。

(三)有误吸的危险

与脑部病变引起的脑膜刺激征及吞咽困难有关。

(四)有受伤的危险

与脑部皮质损伤引起的癫痫发作有关。

(五)营养失调,低于机体需要量

与高热、吞咽困难、脑膜刺激征所致的入量不足有关。

(六)生活自理能力缺陷

与昏迷有关。

(七)有皮肤完整性受损的危险

与昏迷、抽搐有关。

(八)语言沟通障碍

与脑部病变引起的失语、精神障碍有关。

(九)思维过程改变

与脑部损伤所致的智能改变、精神障碍有关。

七、护理措施

(一)高热的护理

(1)注意观察患者发热的热型及相伴的全身中毒症状的程度,根据体温高低定时监测其变化,并给予相应的护理。

(2)患者在寒战期及时给予增加衣被保暖;在高热期则给予减少衣被,增加其散热。患者的内衣以棉制品为宜,且不宜过紧,应勤洗勤换。

(3)在患者头、颈、腋窝、腹股沟等大血管走行处放置冰袋,及时给予物理降温,30分钟后测量降温后的效果。

(4)当物理降温无效、患者持续高热时,遵医嘱给予降温药物。给予药物降温后特别是昏迷的患者,要观察其神志、瞳孔、呼吸、血压的变化。

(5)做好基础护理,使患者身体舒适;做好皮肤护理,防止降温后大量出汗带来的不适;给予患者口腔护理,以减少高热导致口腔分泌物减少引起的口唇干裂、口干、舌苔,以及呕吐、口腔残留食物引起的口臭带来的不适感及舌尖、牙龈炎等感染;给予会阴部护理,保持其清洁,防止卧床所致的泌尿系统感染;床单清洁、干燥、无异味。

(6)患者的饮食应以清淡为宜,给予细软、易消化、高热量、高维生素、高蛋白、低脂肪饮食。鼓励患者多饮水、多吃水果和蔬菜。意识障碍不能经口进食者及时给予鼻饲,并计算患者每千克体重所需的热量,配置合适的鼻饲饮食。

(7)保持病室安静舒适,空气清新,室温 18～22 ℃,湿度 50％～60％适宜。避免噪声,以免加重患者因发热引起的躁动不安、头痛及精神方面的不适感。降低室内光线亮度或给患者戴眼罩,减轻因光线刺激引起的燥热感。

(二)病情观察

(1)严密观察患者的意识状态,维持患者的最佳意识水平。严密观察病情变化,包括意识、瞳孔、血压、呼吸、体温等生命体征的变化,结合其伴随症状,正确判断、准确识别因智能障碍引起的表情呆滞、反应迟钝,或因失语造成的不能应答,或因高热引起的精神萎靡,或因颅压高所致脑疝引起的嗜睡、昏睡、昏迷,应及时并准确地反馈给医师,以利于患者得到恰当的救治。

(2)按时给予脱水降颅压的药物,以减轻脑水肿引起的头痛、恶心、呕吐等脑膜刺激征,防止脑疝的发生。

(3)注意补充液体,准确记录 24 小时出入量,防止低血容量性休克而加重脑缺氧。

(4)定时翻身、叩背、吸痰,及时清理口鼻呼吸道分泌物,保持呼吸道通畅,防止肺部感染。

(5)给予鼻导管吸氧或储氧面罩吸氧,保证脑组织氧的供给,降低脑组织氧代谢。

(6)避免噪声、强光刺激,减少癫痫发作,减少脑组织损伤,维护患者意识的最佳状态。

(7)癫痫发作及癫痫持续状态的护理详见癫痫患者的护理。

（三）精神症状的护理

（1）密切观察患者的行为，每天主动与患者交谈，关心其情绪，及时发现有无暴力行为和自杀倾向。

（2）减少环境刺激，避免引起患者恐惧。

（3）注意与患者沟通交流和护理操作技巧，减少不良语言和护理行为的刺激，避免患者意外事件的发生：①在与患者接触时保持安全距离，以防有暴力行为患者的伤害。②在与患者交流时注意表情，声音要低，语速要慢，避免使患者感到恐惧，从而增加患者对护士的信任。③运用顺应性语言劝解患者接受治疗、护理，当患者焦虑或拒绝时，除特殊情况外，可等其情绪稳定后再处理。④每天集中进行护理操作，避免反复的操作引起患者的反感或激惹患者的情绪。⑤当遇到患者有暴力行为的倾向时，要保持沉着、冷静的态度，切勿大叫，以免患者受到惊吓后产生恐惧，引发攻击行为而伤害他人。

（4）当患者烦躁不安或暴力行为不可控时，及时给予适当约束，以协助患者缓和情绪，减轻或避免意外事件的发生。约束患者时应注意以下几点：①约束患者前一定要向患者家属讲明约束的必要性，医师病程和护理记录要详细记录，必要时签知情同意书，在患者情绪稳定的情况下也应向家属讲明约束原因。②约束带应固定在患者手不可触及的地方。约束时注意患者肢体的姿势，维持肢体功能性位置，约束带松紧度适宜，注意观察被约束肢体的肤色和活动度。③长时间约束至少每 2 小时松约束 5 分钟。必要时改变患者体位，协助肢体被动运动。若患者情况不允许，则每隔一段时间轮流松绑肢体。④患者在约束期间需要家属或专人陪伴，定时巡视病房，并保证患者在护理人员的视线之内。

（四）用药护理

（1）遵医嘱使用抗病毒药物，静脉给药注意保持静脉通路通畅，做好药物不良反应宣教，注意观察患者有无谵妄、震颤、皮疹、血尿，定期抽血监测肝、肾功能。

（2）使用甘露醇等脱水降颅压的药物，应保证输液快速滴注，并观察皮肤情况，药液有无外渗，准确记录液体出入量。

（3）使用镇静、抗癫痫药物，要观察药效及药物不良反应，定期抽血，监测血药浓度。

（4）使用退热药物，注意及时补充水分，观察血压情况，预防休克。

（五）心理护理

（1）要做好患者心理护理，介绍有关疾病知识，鼓励患者配合医护人员的治疗，树立战胜疾病的信心，减轻恐惧、焦虑、抑郁等不良情绪，以促进疾病康复。

（2）对有精神症状的患者，给予家属帮助，做好患者生活护理，减少家属的焦虑。

（六）健康教育

（1）指导患者和家属养成良好的卫生习惯。

（2）加强体质锻炼，增强抵抗疾病的能力。

（3）注意休息，避免感冒，定期复查。

（4）指导患者服药。

（于岩伟）

第六节　急性脊髓炎

一、概念和特点

急性脊髓炎是非特异性炎症引起脊髓白质脱髓鞘病变或坏死所致的急性横贯性脊髓损害。也称为急性横贯性脊髓炎,以胸3～5节段受累最为常见,其次是颈段和腰段。主要表现为病变水平以下肢体瘫痪、各种感觉缺失和自主神经功能障碍。本病可发生于任何年龄,但以青壮年较常见。

二、病因与发病机制

过度疲劳和外伤、受寒可能为其发病诱因。发病前1～2周常有病毒感染(如EB病毒)、疱疹、流感、风疹、流行性腮腺炎、水痘等常为其前驱症状,人类免疫缺陷病毒(HIV)感染也可伴脊髓炎。本病的可能发病机制为细胞介导的免疫反应、病毒直接侵犯脊髓及自身免疫性脉管炎。病理证实急性脊髓炎可累及脊髓的任何节段,以胸段最常见。

三、临床表现

(一)前驱症状

病前数天或1～2周常有上呼吸道感染、发热、腹泻等症状,或有疫苗接种史。伴或不伴有发热,少数患者可在数小时内发展为完全性横贯性脊髓损害。

(二)典型表现

起病急,多在数小时至3天内发展至高峰。首发症状多为双下肢麻木、无力,并可出现病变相应部位的背痛,病变节段有束带感,病损平面以下的运动障碍、感觉障碍和自主神经功能障碍。早期为双下肢弛缓性截瘫、肌张力降低、腱反射减弱或消失,感觉缺失,病理反射阴性,大、小便潴留。病变节段以下的皮肤干燥、不出汗,颈段脊髓受损可出现霍纳综合征。常见并发症有压疮、泌尿道感染和坠积性肺炎。2～3周后随着脊髓休克期的恢复,瘫痪肢体出现腱反射、病理反射阳性,肌张力逐渐增高,肌力逐渐恢复,感觉恢复较慢。

(三)特殊类型

上升性脊髓炎是本病的一种特殊类型,是病变迅速上升并波及高位颈段脊髓甚至延髓的结果。起病急骤,感觉障碍平面常于1～2天甚至数小时内上升至延髓,瘫痪也由下肢迅速波及上肢甚至延髓支配的肌群,出现吞咽困难,构音不清,呼吸肌瘫痪,常可引起死亡。

四、辅助检查

急性期周围血中白细胞数增多;脑脊液中白细胞数增多,蛋白含量明显增高。脊髓造影或MRI检查有助于脊髓水肿和脊髓腔不完全梗阻的判断。早期行MRI检查是较为可靠手段之一,但其病变范围与临床不完全一致,可能是由于MRI检查对反应脊髓内水分改变非常敏感。

五、治疗

本病无特效治疗,主要减轻脊髓损害、防治并发症、加强功能训练及促进功能恢复。治疗要点主要有以下 2 点。①药物治疗:急性脊髓炎急性期药物治疗应以糖皮质激素为主,糖皮质激素具有抗炎、抗水肿及免疫抑制作用。选用抗生素控制感染。②功能训练:促进功能恢复,减少并发症。早期康复训练,被动运动及主动运动。

六、护理评估

(一)一般评估

1.生命体征

患者因感染可引起体温升高和心率加快。疾病波及高段颈髓和延髓时,易致呼吸肌瘫痪,注意观察呼吸的频率和节律。延髓心血管中枢受影响时,患者心率和血压波动较大。

2.患者主诉

发病前数天或1~2周有无发热、全身不适或上呼吸道感染症状、促发脊髓炎的主要原因及诱因等。询问其首发症状和典型表现,肌无力的部位,感觉障碍的部位和性质,大、小便失禁或潴留等。

(二)身体评估

1.头颈部

评估患者的意识状态和面容、营养状态。面部表情是否淡漠、颜色是否正常,有无畸形、面肌抽动、眼睑水肿、眼球突出、眼球震颤、巩膜黄染、结膜充血。有无张口呼吸或鼻翼扇动,有无咳嗽无力。头颅大小、形状,注意有无头颅畸形。注意头颈部有无局部肿块或压痛;颈动脉搏动是否对称。有无头部活动受限、不自主活动及抬头无力。角膜反射、咽反射是否存在或消失,有无构音障碍或吞咽困难。脑膜刺激征是否阳性。

2.胸部

患者胸廓、脊柱有无畸形,有无呼吸困难。肺部感染者,可触及语音震颤。心脏及肺部叩诊和听诊是否异常,注意两侧对比。皮肤干燥和多汗的部位。注意感觉障碍的部位、性质、范围、感觉变化的平面及双侧对称性等。

(1)浅感觉。①痛觉:用针尖轻刺皮肤,确定痛觉减退、消失或过敏区域。检查时应掌握刺激强度,可从无痛觉区向正常区检查,自上而下,两侧对比。②温度觉:以盛有冷水(5～10 ℃)和热水(40～45 ℃)的两试管,分别接触患者皮肤,询问其感觉。③触觉:以棉花、棉签轻触患者皮肤,询问其感觉。

(2)深感觉。①位置觉:嘱患者闭目,检查者用手指从两侧轻轻夹住患者的手指或足趾,进行伸屈动作,询问其被夹手指/足趾的名称和活动的方向。②震动觉:将音叉震动后,放在患者的骨突起部的皮肤上,询问其有无震动、震动持续时间及对称情况。③实体感觉:嘱患者闭目,用手触摸分辨物体的大小、方圆、硬度。④两点分辨觉:以圆规的两个尖端,触及身体不同部位,测定患者分辨两点距离的能力。

3.腹部

患者腹部和膀胱区外形和膀胱区是否正常,触诊有无局部压痛、反跳痛,双侧感觉是否存在、对称,记录感觉变化的部位。腹壁反射、提睾反射是否存在、对称。肠鸣音是否减弱或消失,大便是否失禁或秘结。小便是否失禁或潴留。留置尿管者,观察尿道口有无发红、脓性分泌物,尿液的性质。

4.四肢

患者四肢外形有无畸形,判断四肢的肌力和肌张力。感觉障碍的部位和性质。四肢腱反射的强弱,是否存在病理反射等。

根据肌力的情况,一般均将肌力分为以下 0～5 级,共 6 个级别。

0 级:完全瘫痪,测不到肌肉收缩。

1 级:仅测到肌肉收缩,但不能产生动作。

2 级:肢体能在床上平行移动,但不能抵抗自身重力,即不能抬离床面。

3 级:肢体可以克服地心吸收力,能抬离床面,但不能抵抗阻力。

4 级:肢体能做对抗外界阻力的运动,但不完全。

5 级:肌力正常。

(三)心理-社会评估

主要了解患者患病后的情绪反应,及其学习、工作与家庭生活等情况,家庭成员的支持程度,家庭经济能力和社会支持资源。

(四)辅助检查结果评估

(1)实验室检查:急性期血常规可见白细胞计数升高,脑脊液白细胞计数增多,蛋白含量明显增高。

(2)磁共振检查:MRI 检查可在早期明确脊髓病变的性质、范围、程度,是确诊急性脊髓炎最可靠的措施。早期,脊髓病变段呈弥漫肿胀、增粗。病变脊髓和正常脊髓无明显界限。MRI 增强检查多数病例无强化,少数可呈弥漫性、周边性或斑片状强化。后期,脊髓不再肿胀,少部分患者出现脊髓萎缩。

(五)常用药物治疗效果的评估

严格按医嘱用药,严禁骤然停药,否则会加重病情。急性期大剂量应用糖皮质激素,注意观察患者症状是否改善及其不良反应。长期大量应用糖皮质激素还可引起物质代谢和水盐代谢紊乱,出现类肾上腺皮质功能亢进综合征,如水肿、低血钾、高血压、糖尿病、皮肤变薄、满月脸、水牛背、向心性肥胖、多毛、痤疮、肌无力和肌萎缩等症状,一般不需特殊治疗,停药后可自行消退。但肌无力恢复慢且不完全。低盐、低糖、高蛋白饮食及加用氯化钾等措施可减轻这些症状。骨质疏松及椎骨压迫性骨折是各种年龄患者应用糖皮质激素治疗中严重的并发症。

七、主要护理诊断/问题

(1)躯体移动障碍与脊髓病变有关。

(2)低效性呼吸形态与呼吸肌麻痹有关。

(3)尿潴留与膀胱自主神经功能障碍有关。

(4)生活自理缺陷与肢体瘫痪有关。

(5)潜在并发症:压疮、坠积性肺炎、泌尿道感染。

八、护理措施

(一)病情观察

监测生命体征,应严密观察有无呼吸困难、心率加快、血压升高、体温升高,有无发绀、吞咽及言语障碍等。定期监测血生化指标。判断瘫痪和感觉平面有无上升,疾病有无进展。上升性脊髓炎:应迅速吸氧,准备气管插管、气管切开,呼吸机等抢救物品。

（二）一般护理

1.休息与活动

急性期特别是并发心肌炎时应卧床休息。如有呼吸肌麻痹应取平卧位,头偏向一侧。恢复期可适当活动,但避免过度劳累。

2.吸氧

给予低流量吸氧。如出现呼吸无力、呼吸困难应及时通知医师,必要时给予气管插管或气管切开、呼吸机辅助呼吸。

3.合理饮食

保证机体足够的营养,进食高蛋白、高热量、高维生素、易消化、含钾丰富(如橘子、香蕉等)的食物。吞咽困难进食呛咳者,应给予鼻饲,切勿勉强进食,以免引起吸入性肺炎及窒息。口腔护理一天 2 次,根据患者的情况选择合适的漱口液,可以自理的患者尽量鼓励患者自己洗漱。

（三）皮肤护理

大小便失禁、腹泻、发热、出汗、自主神经功能紊乱等都会使皮肤处于潮湿环境中,易致失禁性皮炎的发生,同时也可增加发生压疮的风险,须加强皮肤护理。具体措施为:每次交接班时,检查全身皮肤,观察有无局部发红等情况,每天清洁皮肤,保持床单平整、清洁、干燥;对排便异常的患者及时清理排泄物,保持会阴、肛门周围皮肤清洁、干燥;每 1～2 小时翻身 1 次,对骨隆突或受压部位,如脚踝、足跟、骶尾部等部位常检查,并加强营养;使用一些护理用品和用具,如给予垫气垫床、涂抹润肤霜或用敷料、海绵垫保护等。但任何方法都不能替代定时翻身。输液以健侧、上肢为原则,输液前认真观察准备输液肢体一侧的皮肤情况,输液后随时观察输液肢体局部及皮肤情况,以免液体外渗造成皮肤红肿;给予洗漱、浸泡时水温勿过热以免造成烫伤,冰袋降温时间长可引起冻伤;自主神经功能障碍可致无外因肢体局部水肿,应注意对皮肤的观察及保护。

（四）康复训练

在脊髓受损初期,就应与康复师根据患者情况制订康复计划,康复的目的是保持各关节的正常功能位,每次翻身后将肢体位置摆放正确,做关节的被动或主动运动。给予日常生活活动训练,使患者能自行穿脱衣服、进食、盥洗、大小便、淋浴及开关门窗、电灯、水龙头等,增进患者的自我照顾能力。

（五）排泄异常的护理

1.尿失禁患者

护理人员要根据给患者输液或饮水的时间,给予排便用品,协助其排便,同时在患者小腹部加压,增加膀胱内压,锻炼恢复自主排尿功能。

2.尿潴留患者

应给予留置导尿,根据入量(输液、饮水)时间,适时、规律地夹闭、开放尿管,以维持膀胱充盈、收缩功能;同时在排放尿液时可采用一些方法刺激诱导膀胱收缩,如轻敲患者下腹部、听流水声和热敷膀胱区。留置导尿的患者应每天清洗、消毒尿道口,观察尿液的色、量是否正常,是否有沉淀,尿道口有无分泌物;患者病情允许的情况下,尽早拔除尿管。

3.大便秘结的患者

应保持适当的高纤维饮食与水分的摄取。餐后胃肠蠕动增强,当患者有便意感时,指导并协助患者增加腹压来引发排便。每天固定时间进行排便训练,养成排便规律。必要时肛门塞入开塞露,无效时可给予不保留灌肠。

4.大便失禁的患者

选择易消化、吸收的高营养、低排泄的要素饮食,同时指导患者练习腹肌加压与肛门括约肌收缩,掌握进食后的排便时间规律,协助放置排便用品(便盆、尿垫);随时清洁排便后肛门周围皮肤。

(六)心理护理

患者均为突然发病且伴有肢体瘫痪、排泄异常等,严重影响其正常生活,加之对疾病知识、治疗效果不了解容易产生恐惧感。本病病程较长,患者可出现不同程度的情绪低落,对治疗和康复缺乏信心,护理人员应及时向患者介绍疾病相关知识,动员和指导家人和朋友在各个方面关心、支持、帮助患者,减轻其思想负担,去除紧张情绪,鼓励患者表达自己的感受,倾听患者的诉说。帮助患者做肢体活动,给予精神上的鼓励及生活支持,树立战胜疾病的信心。

(七)健康教育

(1)瘫痪肢体应早期作被动运动、按摩,以改善血液循环,促进瘫痪肢体的恢复。保持肢体的功能位置,预防足下垂及畸形。同时可配合物理治疗、针灸治疗。

(2)训练患者正确的咳嗽、咳痰方法,变换体位方法。

(3)提出治疗与护理的配合及要求,包括休息与活动、饮食、类固醇皮质激素的应用及其注意事项。

(4)增加营养,增强体质,预防感冒。

(5)带尿管出院者,应指导留置尿管的护理及膀胱功能的训练。

(6)长期卧床者,应每2小时翻身、拍背1次,预防压疮及坠积性肺炎。

(7)就诊指标:出现生命体征改变、肢体感觉障碍、潜在并发症及时就诊。

九、护理效果评估

(1)自觉症状逐渐好转,生活基本自理。

(2)大、小便失禁逐渐控制。

(3)无泌尿道感染发生。

(4)皮肤完好,无压疮。

(5)大便秘结、小便潴留逐渐解除,大、小便通畅。

(于岩伟)

第七节　视神经脊髓炎

视神经脊髓炎(neuro myelitis optica,NMO)是免疫介导的主要累及视神经和脊髓的原发性中枢神经系统炎性脱髓鞘病。Devic(1849 年)首次描述了单相病程的 NMO,称为 Devic 病。视神经脊髓炎在中国、日本等亚洲人群的中枢神经系统脱髓鞘病中较多见,而在欧美西方人群中较少见。

一、病因及发病机制

NMO 的病因及发病机制尚不清楚。长期以来关于 NMO 是独立的疾病实体，还是 MS 的亚型一直存在争议。近年研究发现 CNS 水通道蛋白 4（aquaporin-4，AQP4）抗体，是 NMO 较为特异的免疫标志物，被称为 NMO-IgG。与 MS 不同，NMO 是以体液免疫为主，细胞免疫为辅的 CNS 炎性脱髓鞘病。由于 NMO 在免疫机制、病理改变、临床和影像改变、治疗和预后等方面均与 MS 有差异，故大部分学者认为 NMO 是不同于 MS 的疾病实体。

二、临床表现

（1）任何年龄均可发病，平均年龄 39 岁，女：男为（5～10）：1。

（2）单侧或双侧视神经炎（optic neuritis，ON）以及急性脊髓炎是本病主要表现，其初期可为单纯的视神经炎或脊髓炎，亦可两者同时出现，但多数先后出现，间隔时间不定。

（3）视神经炎可单眼、双眼间隔或同时发病。多起病急，进展快，视力下降可至失明，伴眶内疼痛，眼球运动或按压时明显。眼底可见视盘水肿，晚期可见视神经萎缩，多遗留显著视力障碍。

（4）脊髓炎可为横贯性或播散性，症状常在几天内加重或达到高峰，表现为双下肢瘫痪、双侧感觉障碍和尿潴留，且程度较重。累及脑干时可出现眩晕、眼震、复视、顽固性呃逆和呕吐、饮水呛咳和吞咽困难。根性神经痛、痛性肌痉挛和内侧纵束综合征也较为常见。

（5）部分 NMO 患者可伴有其他自身免疫性疾病，如系统性红斑狼疮、干燥综合征、混合结缔组织病、重症肌无力、甲状腺功能亢进、桥本甲状腺炎、结节性多动脉炎等，血清亦可检出抗核抗体、抗 SSA/SSB 抗体、抗心磷脂抗体等。

（6）经典 Devic 病为单时相病程，在西方多见。80%～90% 的 NMO 患者呈现反复发作病程，称为复发型 NMO，常见于亚洲人群。

三、辅助检查

（一）脑脊液

细胞数增多显著，约 1/3 的单相病程及复发型患者 MNC $>50×10^6/L$；复发型患者 CSF 蛋白含量增高明显，脑脊液蛋白电泳可检出寡克隆区带，但检出率较 MS 低。

（二）血清 NMO-IgG（AQP4 抗体）

NMO 血清 AQP4 抗体多为阳性，而 MS 多为阴性，为鉴别 NMO 与 MS 的依据之一。

（三）MRI 检查

NMO 患者脊髓 MRI 的特征性表现为脊髓长节段炎性脱髓鞘病灶，连续长度一般 ≥3 个椎体节段，轴位像上病灶多位于脊髓中央，累及大部分灰质和部分白质。病灶主要见于颈段、胸段，急性期病灶处脊髓肿胀，严重者可见空洞样改变，增强扫描后病灶可强化。

（四）视觉诱发电位

P100 潜伏期显著延长，有的波幅降低或引不出波形。在少数无视力障碍患者中也可见 P100 延长。

（五）血清其他自身免疫抗体

NMO 患者可出现血清 ANAs 阳性，包括 ANA、抗 dsDNA、抗着丝粒抗体（ACA）、抗 SSB 抗体等。

四、治疗原则

视神经脊髓炎的治疗包括急性发作期治疗、缓解期治疗和对症治疗。

(一)急性发作期治疗

首选大剂量甲泼尼龙琥珀酸钠(甲强龙)冲击疗法,能加速 NMO 病情缓解。从 1 g/d 开始,静脉滴注 3～4 小时,共 3 天,剂量阶梯依次减半,甲强龙停用后改为口服泼尼松 1 mg/(kg·d),逐渐减量。对激素有依赖性患者,激素减量过程要慢,每周减 5 mg,至维持量 15～20 mg/d,小剂量激素维持时间应较 MS 长一些。对甲强龙冲击疗法反应差的患者,应用血浆置换疗法可能有一定效果。一般建议置换 3～5 次,每次用血浆 2～3 L,多数置换 1～2 次后见效。无血浆置换条件者,使用静脉滴注免疫球蛋白(IVIG)可能有效,用量为 0.4 g/(kg·d),一般连续用 5 天为 1 个疗程。对合并其他自身免疫疾病的患者,可选择激素联合其他免疫抑制剂如环磷酰胺治疗。

(二)缓解期治疗

主要通过抑制免疫达到降低复发率、延缓残疾的目的,需长期治疗。一线药物方案包括硫唑嘌呤联用泼尼松或者利妥昔单抗。二线药物可选用环磷酰胺、米托蒽醌、吗替麦考酚酯等,定期使用 IVIG 或间断血浆交换也可用于 NMO 治疗。

(三)对症治疗

1.疲劳

药物治疗常用金刚烷胺或莫达非尼,用量均为 100～200 mg/d,早晨服用。职业治疗、物理治疗、心理干预及睡眠调节可能有一定作用。

2.行走困难

中枢性钾通道阻滞剂达方吡啶,是一种能阻断神经纤维表面的钾离子通道的缓释制剂,2010 年被美国 FDA 批准用来改善各种类型 MS 患者的行走能力。推荐剂量为 10 mg(一片)口服,2 次/天,间隔 12 小时服用,24 小时剂量不应超过 2 片。常见不良反应包括泌尿道感染、失眠、头痛、恶心、灼热感、消化不良、鼻部及喉部刺痛等。

3.膀胱功能障碍

可使用抗胆碱药物解除尿道痉挛、改善储尿功能,如索利那新、托特罗定、非索罗定、奥昔布宁,此外,行为干预亦有一定效果。尿液排空功能障碍患者,可间断导尿,3～4 次/天。混合型膀胱功能障碍患者,除间断导尿外,可联合抗胆碱药物或抗痉挛药物治疗,如巴氯芬、多沙唑嗪、坦索罗辛等。

4.疼痛

对急性疼痛如内侧纵束综合征,卡马西平或苯妥英钠可能有效。度洛西汀和普瑞巴林治疗。加巴喷丁和阿米替林对感觉异常如烧灼感、紧束感、瘙痒感可能有效。配穿加压长袜或手套对缓解感觉异常可能也有一定效果。

5.认知障碍

目前仍缺乏疗效肯定的治疗方法。可应用胆碱酯酶抑制剂如多奈哌齐。

6.抑郁

可应用选择性 5-羟色胺再摄取抑制剂(SSRI)类药物。心理治疗也有一定效果。

7.其他症状

如男性患者勃起功能障碍可选用西地那非治疗。眩晕症状可选择美克洛嗪、昂丹司琼或东莨菪碱治疗。

五、护理评估

(一)健康史

有无感染史(消化道、呼吸道),有无其他自身免疫性疾病如系统性红斑狼疮、干燥综合征、混合结缔组织病、重症肌无力、甲状腺功能亢进、桥本甲状腺炎、结节性多动脉炎等。

(二)症状

1.视神经损害

视力下降伴眼球胀痛,在眼部活动时明显。急性起病患者受累眼几小时或几天内部分或完全视力丧失。视野改变主要表现为中心暗点及视野向心性缩小,也可出现偏盲或象限盲;以视神经炎形式发病者,眼底早期有视盘水肿,晚期出现视神经萎缩。以球后视神经炎发病者早期眼底正常,晚期出现原发性视神经萎缩。

2.脊髓损害

为脊髓完全横贯性损害,症状常在几天内加重或达到高峰,表现为双下肢瘫痪、双侧感觉障碍和尿潴留,且程度较重。累及脑干时可出现眩晕、眼震、复视、顽固性呃逆和呕吐,饮水呛咳和吞咽困难。根性神经痛、痛性肌痉挛也较为常见。

(三)身体状况

1.生命体征

生命体征有无异常。

2.肢体活动障碍

受累部位肢体肌力、肌张力,有无感觉障碍。

3.吞咽困难

有无饮水呛咳,吞咽困难,洼田饮水试验分级。

4.二便障碍

有无尿失禁、尿潴留,便秘。

5.视力障碍

有无视力丧失、下降,视野缺损,偏盲,复视等。

(四)心理状况

(1)有无焦虑、恐惧、抑郁等情绪。

(2)疾病对生活、工作有无影响。

六、护理诊断/问题

(一)生活自理能力缺陷

与肢体无力有关。

(二)躯体移动障碍

与脊髓受损有关。

（三）有受伤的危险

与视神经受损有关。

（四）有皮肤完整性受损的危险

与瘫痪及大小便失禁有关。

（五）便秘

与脊髓受累有关。

（六）潜在的并发症

感染，与长期应用激素导致机体抵抗力下降有关。

（七）有泌尿系统感染的危险

与长期留置尿管及卧床有关。

（八）知识缺乏

与疾病相关知识缺乏有关。

（九）焦虑

与担心疾病预后及复发有关。

七、护理措施

（一）环境与休息

保持病室安静舒适，病房内空气清新，温湿度适宜。病情危重的患者应卧床休息。病情平稳时鼓励患者下床活动，注意预防跌倒、坠床等不良事件的发生。

（二）饮食护理

指导患者进高热量、高蛋白质、高维生素食物，少食多餐，多吃新鲜蔬菜和水果。出现吞咽困难等症状时，进食应抬高床头，速度宜慢，并观察进食情况，避免呛咳。必要时遵医嘱留置胃管，并进行吞咽康复锻炼。

（三）安全护理

（1）密切观察病情变化，视力、肌力如有下降，及时通知医师。视力下降、视野缺损的患者要注意用眼卫生，不用手揉眼，保持室内光线良好，环境简洁整齐。将呼叫器、水杯等必需品放在患者视力范围内，暖瓶等危险物品远离患者。复视患者活动时建议戴眼罩遮挡一侧眼部，以减轻头晕症状。

（2）感觉异常的患者，指导其选择宽松、棉质衣裤，以减轻束带感。洗漱时，以温水为宜，可以缓解疲劳。禁止给予患者使用热水袋，避免泡热水澡。避免因过热而导致症状波动。

（四）肠道护理

排泄异常的患者嘱其养成良好的排便习惯，定时排便。每天做腹部按摩，促进肠蠕动，排便困难时可使用开塞露等缓泻药物。平时多食含粗纤维食物，以保证大便通畅。留置尿管的患者，保持会阴部清洁、干燥。定时夹闭尿管，协助患者每天做膀胱、盆底肌肉训练，增强患者控制膀胱功能的能力。

（五）基础护理

保持床单清洁、干燥，保证患者"六洁四无"。定时翻身、拍背、吸痰，保持呼吸道通畅，保持皮肤完好。肢体处于功能位，每天进行肢体的被动活动及伸展运动训练。能行走的患者，鼓励其进行主动锻炼。锻炼要适度，并保证患者安全，避免外伤。

(六)用药护理

使用糖皮质激素应注意观察药物的不良反应及并发症,及时有效遵医嘱给予处理。注意观察生命体征、血糖变化。保护胃黏膜,避免进食坚硬、有刺激的食物。长期应用者,要注意避免感染。并向患者及家属进行药物宣教,以取得其配合。使用免疫抑制剂应向患者及家属做好药物知识宣教,使其了解药物的使用注意事项及不良反应,注意观察药物不良反应,预防感染,定期抽血,监测血常规及肝肾功能。

(七)心理护理

要做好患者心理护理,介绍有关疾病知识,鼓励患者配合医护人员的治疗,做好长期治疗的准备,树立战胜疾病的信心,减轻恐惧、焦虑、抑郁等不良情绪,以促进疾病康复。

八、健康指导

(1)合理安排工作、学习,生活有规律。

(2)保证充足睡眠,保持积极乐观的精神状态,增加自我照顾能力和应对疾病的信心。

(3)避免紧张和焦虑的情绪。

(4)进行康复锻炼,以保持活动能力,强度要适度。

(5)正确用药,合理饮食。

(邢琳琳)

第八节 结核性脑膜炎

结核性脑膜炎是神经系统结核病最常见的类型。发病特点:①儿童发病高于成人。这是由于儿童抵抗力相对较低,防御功能薄弱,增加了感染的概率。②农村高于城市。这是由于农村卫生条件差,诊断、治疗和预防条件差。③北方高于南方。这是由于北方气候寒冷,人们为了保持室内温度,居室很少开窗通风换气,造成相对密闭状态。如果家中有传染源存在,则被感染的危险性很大。又因冬季长,阳光不足,结核菌易于生存,导致结核性脑膜炎发病。

一、感染途径与发病机制

(1)结核菌侵入血流,经脑膜动脉到达脑膜称为真性血行感染,多见婴幼儿。由于肺内原发灶恶化,发生干酪样坏死、液化形成原发空洞,或肺门淋巴结发生干酪样坏死,干酪物破溃使大量结核菌随着侵入血流内,开成结核菌血症,经血循环播散至脑膜。

(2)结核菌经血行播散到脉络丛形成结核病灶,以后病灶破入脑室,累及脑室室管膜系统,引起室管膜炎、脉络丛炎导致脑脊液分泌增多,故结核性脑膜炎通常并发交通性脑积水。

(3)全身粟粒性结核,通过血循环直接播散到脑膜上。结核菌一旦在大脑皮质停留便有两种可能,一是不繁殖,故不产生活动性结核病变;二是繁殖,形成干酪样病变,侵犯脑室和蛛网膜下腔。该病变可突然排出干酪样物质和结核菌,引起急性结核性脑膜炎,而较多的情况是缓慢排出结核菌,引起亚急性或慢性结核性脑膜炎,临床以后者居多。

上述颅内结核病灶在某些诱因存在时,如高热、外伤、妊娠、传染病、营养缺乏、长期服用激素等都可使潜在病灶破溃,排出大量结核菌于蛛网膜下腔到脑基底池,直至全部脑膜感染。

(4)颅外感染灶以肺、纵隔内淋巴结为主,其次则为脊柱结核或椎旁脓肿、盆腔结核、肠系膜淋巴结结核及泌尿生殖系统结核并发结核性脑膜炎。这是因为人的机体所有部位的活动性或干酪性结核病变都可借助淋巴、血行播散而发生结核性脑膜炎。上述各部位只是发生的概率多少有所不同。肺内任何类型的病变都可并发结核性脑膜炎,但是慢性纤维空洞型肺结核、肺硬化、肺结核瘤、已钙化的局灶型结核等并发结核性脑膜炎的概率明显减少。全身急性肺结核并发结核性脑膜炎概率最多,其次为原发复合征后期。

脊柱结核、椎旁脓肿、慢性结核性脓胸、盆腔及泌尿生殖系统结核病灶中的结核菌都可借椎动脉系统进入脑底动脉环,从而形成脑底脑膜炎。而椎静脉无静脉瓣且又与肋间静脉相通,胸腔内的长期炎症与充血,使肋间静脉长期充盈扩张,血流量增加,由于阵咳肺急剧收缩与扩张,不论肺或胸壁来的结核菌或干酪样物质,都易于通过肋间静脉沿椎静脉系统逆行感染形成脑底脑膜炎。

腹腔脏器结核处的结核菌及干酪物质,可因病变侵蚀门静脉系统与下腔静脉,结核菌进入肺血循环,从而形成周身粟粒结核与结核性脑膜炎。

脑附近组织如中耳、乳突窦、颈椎或颅骨的结核病灶可能直接侵犯脑膜,但引起发病者为数较少。

二、病理改变

结核性脑膜炎是在血-脑屏障受到破坏,结核菌经血液循环侵入脑膜的基础上发生的。以脑膜病变为最突出,但实际上炎症常同时侵犯到脑实质或同时伴有结核瘤、结核性脑动脉炎并引起脑梗死,或脑血管炎坏死而破裂出血等病变。亦可侵犯脊髓蛛网膜。现将主重病理分述如下。

(一)脑膜病变

结核菌侵入血管,由脑膜动脉弥散而发生。因此最早期表现为血管的病变,血管的病理特点是以渗出和浸润性改变为主。脑膜血管充血、水肿,脑膜浑浊、粗糙、失去光泽、大量白色或灰黄色渗出物沿着脑基底、延髓、脑桥、脚间池、大脑外侧裂、视交叉等处蔓延,以底部与脑外侧裂最为显著。脑膜上有多数散在的粟粒样灰黄色或灰白色小结节。显微镜下见到软脑膜及蛛网膜下腔有弥散性细胞浸润。主要为单核细胞、淋巴细胞及少量中性粒细胞。血管周围也有单核细胞及淋巴细胞浸润。此时期如能得到及时治疗,脑膜渗出性病变可全部被吸收。如治疗不规则,病变可呈慢性经过,以增生性病变为主。此时颅底渗出物粘连、增厚、机化,出现较多的肉芽组织及干酪样坏死灶。

(二)脑实质病变

脑膜因炎症而产生渗出物,脑实质浅层可因脑膜炎而有脑炎改变,并发程度不等的脑水肿及脑肿胀。脑膜病变越重,在相近的脑实质病变越重。脑实质发生充血及不同程度的水肿。外观表现脑沟变浅,脑回变宽。严重者脑沟回消失而连成一片。在脑实质有结核结节、结核瘤的形成。显微镜下见到血管周围淋巴细胞炎性浸润,神经细胞有不同程度的退行性病变及胶质细胞增生,还有髓鞘脱失。脑实质可见出血性病变,多数为点状出血,少数呈弥漫甚至大片出血。

(三)脑血管病变

结核性脑膜炎时,由于炎症的渗出和增生,可产生动脉内膜炎或全动脉炎。在脑膜动脉的外膜、中层及在血管内膜都有炎症改变。这些血管的炎症变化可发展成类纤维性坏死或完全干酪样化,结果导致血栓形成梗死。这些情况在未经抗结核治疗的患者表现更为明显。梗死可以是表浅的,但当动脉被累及时,基底节动脉也往往发生梗死,从而导致脑组织软化。

(四)脑脊液通路阻塞及脑积水

结核性脑膜炎时,大量灰黄色或灰白色黏稠的渗出物蔓延到延髓、脑桥、脚间池、大脑外侧裂、视交叉等处蛛网膜。这些渗出物及水肿液包围、挤压颅底血管及神经引起第Ⅱ、Ⅲ、Ⅵ、Ⅶ对颅神经损害。随着病情迁延,聚集在脑底部的渗出物进而发生干酪样坏死及纤维蛋白增生机化,形成又硬又厚的结核肉芽组织,阻碍脑脊液的循环,继而发生交通性脑积水。

当结核性脑膜炎急性期,结核炎症侵及脑室内脉络丛及室管膜时,使之充血、水肿、浑浊、增厚,有结核结节和干酪坏死。当脑脊液循环通路发生阻塞时,如一侧或双侧室间孔狭窄,阻塞可出现一侧或双侧侧脑室扩张,如导水管狭窄或阻塞时可发生第三脑室以上的扩张。当第四脑室正中孔或外侧孔开口处被大量干酪物阻塞,可发生整个脑室扩张,称之为非交通性脑积水。在结核性脑膜炎晚期或慢性期因脑室极度扩大或结核瘤压迫脑血循环使回流受阻,或蛛网膜回吸收障碍,或因颅底渗出物机化,粘连堵塞,脑脊液部分或全部不能流入蛛网膜下腔,而形成慢性脑积水。

(五)脊髓和脊膜病变

结核性脑膜炎常伴有脊髓蛛网膜炎,脊髓早期以炎性渗出为主,脊髓各段脊膜肿胀、充血、水肿、粘连增厚,可见大量结核结节和干酪样坏死。粘连脊膜可以包绕成囊肿,或形成瘢痕将蛛网膜下腔完全闭塞。其病变可以弥散而不规则分布在颈、胸、腰段,也可只局限于1~2脊髓节段。如粘连严重,病变范围广泛,影响了脊髓腔脑脊液循环,或使脊髓的血管受压,脊髓发生软化或退化性变化。脊髓实质在显微镜下可见单核细胞浸润、髓鞘脱失,神经细胞出现退行性变化和坏死。

(六)脑结核瘤的形成

脑结核瘤来自血行播散,在脑内或脊髓内形成块状结核肉芽肿,多见于脑内,好发于小脑、大脑半球、脑皮质等各部位。少见于脊髓内。大小不一,一般以0.5 cm以上的结核结节称为结核瘤。其小如黄豆,大如栗子,可单个孤立存在,也有多个融合成团或串状。一旦结核瘤液化破溃入脑部或脊髓血管或直接侵入脑室及蛛网膜下腔则发生结核性脑膜炎或结核性脊膜炎。

三、临床表现

(一)临床症状与体征

1.一般症状

发病年龄多为儿童及少年,但成人也不少见,儿童以3岁以下居多,成人以18~30岁发病较多。男女发病无差异。四季均可发病,以春季较多。起病多缓慢或呈亚急性,但也有呈急性的。起病时有怕冷发热、全身过敏、畏光、周身疼痛、食欲缺乏、精神差、便秘、头痛、呕吐。有的呼吸道症状较为突出,如咳嗽、喘憋、缺氧等;有的消化道症状突出,以腹泻多见,便秘较少。

2.神经系统症状

(1)脑膜刺激征:颈和腰骶神经根受炎症渗出物刺激,多数患者出现颈部伸肌收缩,颈项强直,克尼格征阳性,布鲁辛斯基征阳性。但少数患者没有或仅晚期出现。婴儿及老年患者此征不甚典型。

(2)脑神经损害症状:结核性脑膜炎的病理变化主要为颅底炎症。脑神经通过颅底受到炎症渗出物的刺激、包埋、压迫；或结核性栓塞性动脉内膜炎，使脑实质缺血、软化；或脑结核瘤侵及脑神经核及其通路；以及颅内高压的影响均可导致脑神经损害。临床多见于面神经，次为展神经、动眼神经、视神经，可以是部分的或完全的，也可以是一侧的或双侧的，可以是结核性脑膜炎的首发症状，但多数于病象明显时出现。

（3）颅内压增高的症状：①头痛。由于颅内压增高，引起脑血管张力增高及脑膜紧张，或脑膜炎症刺激脑神经末梢而产生头痛。头痛为结核性脑膜炎首发症状，常较剧烈而持久，以枕后痛多见，因结核性脑膜炎的病变部位大多以脑底为主，不少也可出现额颞部痛。②呕吐。由于脑室内压力增高或结核炎症刺激迷走神经核及延髓网状结构导致呕吐，是颅内压增高、脑膜受刺激的一个常见症状，多发生于头痛剧烈时，有的呈喷射性呕吐，可伴或不伴恶心，若在晨间空腹出现，且无恶心先兆，则更有意义。③视盘水肿。由于颅内压增高，压迫其内通过的视网膜中央血管，妨碍来自视网膜中央血管周围与视神经周围间歇的液体流通，发生视盘水肿，进而萎缩而失明。④意识障碍。颅内压增高，炎症刺激引起脑皮质缺血、缺氧及脑干网状结构受损，导致意识障碍，可表现为嗜睡、昏睡、意识模糊、谵妄，甚至昏迷。⑤脑疝。颅内压进一步增高，脑组织向压力小的地方移动，形成脑疝。临床上常见小脑幕切迹疝（颞叶钩回疝）及枕骨大孔疝（小脑扁桃体疝）。小脑幕切迹疝表现为昏迷、一侧瞳孔散大、光反射消失、对侧肢体瘫痪、全身抽搐及生命体征改变。枕骨大孔疝表现为急性发生、突然呼吸停止、深昏迷、双侧瞳孔散大、光反射消失、四肢弛缓、血压下降、迅速死亡。

（4）脑实质损害症状：由于结核性脑膜炎可同时侵犯脑实质，或合并脑血管病变，脑组织缺血、缺氧、软化，导致脑实质损害，临床表现多种多样，常见有以下几种。①瘫痪：可出现偏瘫、单瘫、截瘫、四肢瘫，以偏瘫多见。②去大脑强直：临床呈现牙关紧闭，向后伸仰，双侧上下肢伸直，常伴呼吸不规则，肌肉颤搐。系中脑红核水平以下和脑桥上部的神经结构破坏或功能中断所致，常见于小脑幕切迹疝。③去皮质强直：表现为双上肢屈曲，双下肢强直性伸直。是中脑红核水平以上的双侧内囊及皮质损害所致。强痛刺激可诱出去大脑皮质强直反应。④四肢手足徐动、震颤，为基底神经损害所致。⑤舞蹈样运动：表现为极快的不规则和无意义的不自主运动如挤眉、弄眼、吐舌、耸肩等，是基底节、小脑、黑质病损所致。

（5）自主神经受损症状：表现为皮质-内脏联合损害，如呼吸异常、循环障碍、胃肠紊乱、体温调节障碍。还可表现肥胖、尿崩症和脑性耗盐综合征等。

（6）脊髓受损症状：结核性脑膜炎随病情的进展，病变可蔓延至脊髓膜、脊髓神经根和脊髓实质，临床上表现为脊神经受刺激和脊髓受压迫症状，椎管不通畅，脑脊液呈结核性脑膜炎改变等。结核性脊髓蛛网膜炎、椎管内结核瘤及脊柱结核均可伴发不同程度的脊髓损害。

（二）临床分型

目前国内大致把结核性脑膜炎分为以下几型。

1.单纯型结核性脑膜炎

这是临床上较常见的一种类型。病变主要限于脑膜，临床表现具有脑膜刺激症状和体征，以及典型的结核性脑膜炎脑脊液改变，无意识障碍、昏迷、抽搐等脑实质受损症状，若能早期诊断，及时治疗，则预后较好。

2.脑膜脑炎型

除脑膜炎症状外，同时出现脑实质弥散性或局限性受损表现如精神症状（精神运动性兴奋、幻觉）；不同程度的意识障碍，严重时昏迷、瘫痪抽搐、失语；少数可出现异常运动如偏侧舞蹈、手足徐动、震颤等以及自主神经功能紊乱症状如尿崩症、过度睡眠等。此型临床症状严重,一般预后较差。

3.结核性脑膜炎并发缺血性脑血管病

临床上也常见,表现为在清醒的发展过程中较快地(1～3天)出现或突然出现单瘫或偏瘫,以及其他神经系统局灶性症状和体征。如损害优势半球可伴有失语,此为大脑中动脉或颈内动脉发生闭塞。若四肢瘫伴小脑共济失调则为基底动脉闭塞。脑血管造影常显示管径变细、局部狭窄或闭塞。

4.浆液性结核性脑膜炎

婴幼儿、儿童较成人多见,常伴有活动性结核病灶,多由于结核病的中毒反应。浆液渗出物只限于脑底部,视交叉附近,临床表现为脑膜刺激征轻微,脑脊液压力增高,细胞(以淋巴细胞为主)和蛋白轻度增高或正常。可出现头痛、发热、盗汗、感觉过敏等结核中毒症状。经过治疗,可以很快恢复,预后良好。

5.脊髓型

幼儿及儿童多见,结核炎症侵犯脊髓导致脊髓压迫和软化。临床表现除脑膜刺激征外,还合并脊髓横贯性完全性或部分性损害,表现为病灶水平以下运动障碍,深浅感觉障碍及二便障碍。脑脊液可黄变,蛋白细胞分离,脑脊液动力学试验可不通或半通。此型恢复很慢,预后不良。

6.结核性慢性蛛网膜炎

不多见,主要是由于结核性脑膜炎病变局限于部分脑膜或脊膜,呈一种慢性炎症经过,引起软膜、蛛网膜增厚,形成粘连。粘连的脑膜或脊膜可以包绕形成囊肿或形成瘢痕将脑或脊髓的蛛网膜下腔部分压闭。前者如阻碍了脑脊液循环可出现严重的颅压增高症状;后者如影响了脊髓的脑脊液循环或供应脊髓的血管受压,脊髓发生软化,则临床出现脊髓受损症状。脊髓碘油造影见低动缓慢,分散呈点滴状或索条状,或出现不规则充盈缺损。

(三)临床分期

结核性脑膜炎发病过程一般比较缓慢,临床上可以分为早期、中期、晚期。此三期是结核性脑膜炎在无化疗前自然发展的临床表现。

1.早期(前驱期)

一般见于起病的1～2周,起病缓慢,多表现一般结核的中毒症状如发热、食欲缺乏、消瘦、精神差、感觉过敏。由于脑膜刺激征缺乏,造成早期诊断的困难。

2.中期(脑膜刺激期)

1～2周,表现为头痛、呕吐、颈项强直,此期可出现颅压增高症状及脑实质受损症状,脊髓受损症状及自主神经功能障碍。腰穿脑脊液呈典型结核性脑膜炎变化。

3.晚期(昏迷期)

1～3周,以上症状加重,意识障碍加深进入昏迷,临床出现频繁抽搐,弛张高热,呼吸不整,去脑或去皮质强直,可出现脑疝危象,多因呼吸和循环中枢麻痹而死亡。

4.慢性期(迁延期)

结核性脑膜炎经化疗后,特别是经不规则化疗后,使病情迁延达数月之久。头痛、呕吐轻微可间断出现,意识可以清楚,脑膜刺激征轻微或缺如,脑脊液基本正常或变化不大。这样既不能定为晚期,又不是早期或中期。属慢性迁延期即病程超过1个月而病情又不符合晚期者。如今在化疗时代,此型在临床上颇为多见。

四、实验室及辅助检查

(一)血液检查

少数伴有轻度贫血,与长期低热、食欲缺乏、呕吐及营养不良有关。白细胞数量大都正常或轻度升高,少数严重病例可有明显的中性粒细胞数量升高,个别可出现类白血病反应。血沉多升高,临床上一直将血沉升高作为判断结核病活动性的依据之一,但血沉并不能把结核病变的活动性部位反映出来。

(二)脑脊液检查

结核性脑膜炎脑脊液的变化出现较早,是诊断和鉴别诊断之一。

1.压力

一般都升高到 $1.765\sim1.961$ kPa($180\sim200$ mmH$_2$O)。外观:可为清亮或呈淡黄色,甚至呈草黄色,或稍浑浊或磨玻璃状。有时因纤维蛋白原含量过多,脑脊液放出后可立即凝固于试管内。有的静置数小时至 24 小时后液面可形成薄膜,对诊断结核性脑膜炎很有价值,但此现象并非结核性脑膜炎所特有。

2.脑脊液细胞学检查

结核性脑膜炎的脑脊液,绝大多数白细胞升高到($300\sim500$)$\times10^6$/L 甚至少数可达 1.5×10^9/L 以上,中性粒细胞的比例较高,60%~80%。

3.脑脊液生化改变

(1)糖含量降低,一般常低于 4.5 mmol/L。病程早期糖量可以不低。随着病程的进展出现糖降低。糖越低越有诊断价值。其机制在于炎症时,细菌及白细胞对葡萄糖的利用增加;细菌毒素引起神经系统代谢改变;脑膜炎症细胞的代谢产物抑制了膜携带运转功能,致使糖由血向脑脊液运转发生障碍,脑脊液内糖量减少。但单独糖量降低一项指标不能作为诊断结核性脑膜炎的依据。因为影响糖量降低的因素很多,如脑脊液置放过久、呕吐、进食过少以及化脓性脑膜炎、隐球菌性脑膜炎等都可以影响脑脊液中糖的含量,而使糖量降低。

(2)氯化物降低,一般低于 120 mmol/L。氯化物含量降低,比糖的指标灵敏,其诊断意义比糖量降低更大,可作为结核性脑膜炎诊断的重要参考。病程越长,氯化物含量越低,诊断价值越大。特别在氯化物含量降低与糖含量平行降低时,更有诊断价值。其机制与葡萄糖降低相同。也有人认为由于结核性脑膜炎患者频发呕吐,大量出汗,服盐过少,与血浆氯化物减少有直接关系。

(3)蛋白质含量增高,对诊断、处理和预后观察具有重要作用。一般在 450 mg/L 以上。后期若发生椎管内蛛网膜粘连,蛋白质含量可增至 10 000 mg/L 以上。但脑脊液蛋白变化没有葡萄糖、氯化物和细胞学检查敏感。如果结核性脑膜炎在治疗过程中,脑脊液蛋白含量持续增高或长期不能下降,则有可能成为慢性的危险,预后十分不良。同时,脑脊液蛋白含量增高不是结核性脑膜炎特有,只要脑膜及脉络丛有炎性改变或腰穿时外伤性出血,脑脊液蛋白含量就会增加甚至很高,且能持续很久不能吸收,故须结合葡萄糖及氯化物的变化综合分析判断。

4.脑脊液细菌学检查

细菌学检查为结核性脑膜炎的重要诊断依据,可用直接涂片,或用薄膜法找细菌,或培养结核菌生长。但目前无论集菌或培养阳性率均不很高,近年报道脑脊液 TB-PCR 及 TB-Ab 阳性率较高,对诊断有较高的意义。

5.脑脊液的实验室检查

近来,许多学者努力在免疫学方面进行研究,探索新的有效诊断方法,以解决结核性脑膜炎早期实验室诊断的问题。脑脊液中免疫球蛋白测定及淋巴细胞转化试验对结核性脑膜炎的诊断、鉴别诊断及预后判定上有一定意义。脑脊液中醛缩酶活性在结核性脑膜炎初期即显示升高,可作为早期诊断参考。溶菌酶的测定可作为结核性脑膜炎诊断及判定预后的参考。利用结核菌特异性免疫反应来检测脑脊液中结核菌可溶性抗原或特异性抗体,无疑会对确定诊断提供更有力的证据。此外,其他方法,如荧光素钠试验和溴化测定有助于结核性脑膜炎的早期诊断。色氨酸试验对结核性脑膜炎的诊断亦有一定意义。脑脊液中乳酸含量测定,可用于结核性脑膜炎的诊断和鉴别诊断的辅助方法。脑脊液中氨基酸的分析可作为早期诊断的参考。色谱仪的应用为近来诊断结核性脑膜炎提供了线索。

(三)CT 检查

结核性脑膜炎 CT 检查虽无特异性,但有其规律性变化。一般在 CT 检查上可显示直接及间接两方面的变化。直接变化主要有结核瘤、基底池渗出物及脑实质粟粒性结核;间接变化主要有脑积水、脑水肿及脑梗死等。CT 检查的主要表现如下。

1.脑实质粟粒性病灶

脑实质粟粒性病灶是结核性脑膜炎早期组织内形成的粟粒样肉芽肿。CT 表现为广泛分布于大脑皮质或脑组织内细小的密度均等的结节,强化扫描时密度增加。

2.脑膜密度增强

当位于大脑皮质或脑膜的粟粒样肉芽肿破入蛛网膜下腔后,脑膜产生大量渗出物,积聚于脑底各脑池内。早期病理变化以浆液性为主,此时 CT 检查无变化;当浆液渗出被纤维素性渗出代替,并有结核性肉芽肿形成时,CT 检查在脑底部可显示已有改变的各脑池轮廓及脑膜广泛密度增强。最常见的部位是鞍上池、环池、大脑外侧裂等。

3.环状、盘状、团块状和点状阴影

环状、盘状、团块状和点状阴影是结核瘤的 CT 表现。结核瘤可发生于大脑或小脑的任何部位,多位于小脑幕上,分布在额叶、颞叶、顶叶;小脑幕下多在小脑半球或蚓部。结核性脑膜炎早期有较多的炎性反应,边缘胶原组织较少,周围为程度不等的炎性水肿区,此时 CT 检查表现为高密度、等密度或低密度区,一般呈盘状或不规则团块状。等密度结核瘤平扫时仅可见一环形低密度带,即周围脑水肿区,如果没有周围脑水肿区,则等密度的结核瘤在平扫时不能辨认。平扫呈低密度的结核瘤不能与脑梗死鉴别,但强化扫描后结核瘤密度增强,脑梗死则不能增强。因此,强化扫描应视为确定结核瘤的必不可少的 CT 检查步骤。随病程延长,结核瘤边缘渐形成胶原组织,内部物质干酪化,周围组织水肿消失,平扫一般呈高密度盘状阴影,强化扫描表现中心密度较低,周边密度明显增强的环形影,少数可呈串珠样影,这是一种特征性表现。

4.脑室扩张和缩小

脑底部的渗出物阻塞脑脊液流通,导致脑脊液循环障碍,因而各脑室出现积水而扩张。CT 检查即可见各脑室有不同程度的扩张积水,其程度可随病程延长而加重,随抗结核治疗而减轻,直至恢复正常大小。但如脑池或其他梗阻部位形成纤维粘连时,则脑积水不能减轻甚至加重。在结核性脑膜炎的 CT 检查中,脑积水发生率最高,出现时间亦早,国内报道阳性率占52.38%。此外尚见有脑室缩小,为急性广泛性脑实质水肿或为低颅压综合征所致。

5.脑室周围密度减低

沿脑室周围分布的低密度带,强化扫描影像不增强,脑室周围密度减低与脑积水有密切关系。

6.局部或广泛低密度水肿区

结核性脑膜炎时因脑水肿程度不同,CT检查可有局部或广泛性低密度影或伴随中线移位。强化扫描影像不增强。

7.脑实质密度减低梗死区

这是脑软化的CT表现。系由于结核性脑膜炎时结核性动脉炎或动脉周围炎导致局部脑组织缺血、软化而形成,多见为大脑中动脉支配区受累。CT检查所见为脑实质局部或广泛性低密度区,形状不规则,范围大小不一,强化扫描不增强。

8.索状、结节状高密度影像

索状密度增高影像是由于结核性炎症累及动脉内膜及外壁所形成,强化扫描密度增强;结节状高密度影像是由结节性小肉芽肿所构成,强化扫描后密度增强。索状与结节混合高密度影像表明脑动脉、脑实质同时具有结核性改变强化,扫描后密度增强。索状与结节混合高密度影像表明脑动脉、脑实质同时具有结核性改变,强化扫描后密度增强。索状影像为早期结核性脑膜炎特征性表现,具有诊断上的意义。

此外,对于结核性脑膜炎各型,CT检查能显示的病变部位与临床表现基本一致,因此CT检查还可协助判断病变的部位和范围。为结核性脑膜炎的诊断提供了一种重要的检测手段。

五、诊断与鉴别诊断

(一)诊断

诊断结核性脑膜炎除脑脊液内结核菌检出阳性外,还没有其他特异性检查方法,从而在诊断方面还存在着一定的困难。但结核性脑膜炎脑脊液内结核菌的阳性率很低,因此单靠脑脊液结核菌检出以确定诊断是不明智的。综合判断是必需的,如症状的特征、颅内压高低;脑脊液氯化物、糖含量降低及蛋白含量的增多,脑脊液细胞学呈混合细胞反应;意识障碍与麻痹的出现;与临床表现一致的规律性CT变化等迄今是惯用的诊断手段,其中动态观察脑脊液的生化及细胞学检查具有重要诊断价值,特别强调如下数值界限:①颅内压增高在2.0 kPa(200 mmH$_2$O)以上。②脑脊液氯化物含量下降到65 mmol/L以下时,且有逐渐递减或持续的趋势。③脑脊液糖含量下降到4.5 mmol/L以下时,且有逐渐递减或持续的趋势。④脑脊液蛋白含量增高到450 mg/L以上,且有逐渐递增的趋势。⑤脑脊液白细胞总数局限于(300~500)×10^6/L,持续时间较长的以淋巴细胞、激活淋巴细胞为主混合细胞反应。⑥用玻片离心沉淀法收集脑脊液标本,发现结核菌,对诊断有重要意义。①~⑤项均超出正常数值对诊断有肯定意义;其中有4项异常对诊断有重要意义;②~③项异常仅具有参考意义。

为做到早期诊断,凡有以下情况者应高度怀疑结核性脑膜炎:①微热一周以上伴无症状者。②未查明原因的烦躁、嗜睡或哭闹、失眠等脑症状。③出现不明原因的神经定位症状。④癫痫样抽搐伴发热者。⑤呕吐伴有微热查不到原因者。⑥持续2周以上头痛查不到原因者。此时,需及时反复腰穿行脑脊液检查。

(二)鉴别诊断

典型的结核性脑膜炎临床诊断并不困难,但在结核性脑膜炎的早期或不典型病例,诊断不十分容易,常与结核性脑膜炎发生混淆而难于鉴别的疾病如下。

1.化脓性脑膜炎

起病急,除发热外很快出现呕吐、抽风、嗜睡、昏迷,早期即有脑膜刺激征,可伴感染性休克或全身败血症表现及硬膜下积液;白细胞计数高,中性粒细胞比例高,有核左移现象及中毒性颗粒;胸片可有肺炎、肺脓肿、脓胸;结核菌素试验多为阴性;脑脊液检查最为重要,化脓性脑膜炎时脑脊液外观早期仍清亮,稍后显浑浊或呈脓性。细胞数每立方毫米可达数千至数万;氯化物含量降低不如结核性脑膜炎明显,但糖含量降低更著,蛋白含量升高相似。离心后的脑脊液涂片及培养可找到化脓细菌。脑脊液细胞学检查在渗出期,以中性粒细胞反应为主。由于致病因素的持续作用,有些中性粒细胞胞体变小,染色变灰,核染色质浓密呈块状,胞质浑浊,颗粒消失,胞体破碎或轮廓模糊,而成为脓细胞,感染严重时中性粒细胞胞质内可见中毒性颗粒及相应的致病菌;增生期以单核-吞噬细胞反应为主,中性粒细胞数量急剧减少;修复期以淋巴细胞反应为主,直至中性粒细胞完全消失,小淋巴细胞和单核细胞比例正常化。

2.病毒性脑膜炎

发热、呕吐、抽风、意识障碍、精神症状发展较快,伴有各种病毒感染的特殊症状,有些显示季节性,结核菌素试验多阴性,胸部 X 线片多正常,血常规白细胞总数及中性粒细胞可正常或偏高,脑积水罕见。脑脊液检查对鉴别极其重要。外观五色透明,白细胞计数为$(50\sim500)\times10^6/L$,糖及氯化物含量正常,蛋白含量正常或轻度增高。脑脊液细胞学检查早期可有明显的中性粒细胞反应,但因持续时间短(可仅数小时,一般为24~48小时),又因患者往往来诊较迟,致使化验检查很难见到病毒性脑膜炎时脑脊液的中性粒细胞反应。而由淋巴细胞、激活淋巴细胞和浆细胞数量的增加所代替,形成病毒性脑膜炎的典型的脑脊液细胞学图像——淋巴样细胞反应。随着病情发展而进入修复阶段时,可出现单核细胞反应。在单纯疱疹病毒性脑膜炎的淋巴样细胞中常可见到特征性的胞质内包涵体。国内已有学者用单克隆抗体(McAb)酶联免疫吸附试验(ELISA)和免疫荧光快速诊断法检测脑脊液单纯病毒抗原和抗体,使早期诊断成为可能。

3.新型隐球菌性脑膜炎

与结核性脑膜炎的临床表现和脑脊液改变很相似,唯一可靠的鉴别方法,是脑脊液经细胞玻片离心后,对所收集物行 MGG 染色,常可在脑脊液标本中直接发现隐球菌,菌体圆形,直径5~15 μm,MGG 染色呈蓝色,无核,常于圆形菌体上长出有较小的芽孢,菌体中心折光性较强;或做墨汁染色黑底映光法可见圆形,具有厚荚膜折光的隐球菌孢子;脑脊液培养亦可发现隐球菌。脑脊液细胞学变化以激活淋巴细胞和单核-吞噬细胞反应为主,后者常可吞噬隐球菌,类似脂肪吞噬细胞和红细胞吞噬细胞。

4.癌性脑膜炎

有一些中枢神经系统转移癌为脑软膜的弥散性癌转移,而脑内并无肿块,称为癌性脑膜炎,多见于中年以上患者,是由肺癌或身体其他器官的恶性肿瘤转移到脑膜而引起,发病急,病程进展快,迅速恶化死亡。如为肺癌转移时,X 线检查可显示癌性病灶,且无临床结核病中毒症状。脑脊液细胞学检查常常发现有癌细胞。而对部分此类患者采用 CT 检查也常常难以发现。

5.淋巴细胞脉络丛脑膜炎

结核性脑膜炎的脑脊液除了细胞数增加外,还有糖、氯化物含量的减少。而本病脑脊液糖和氯化物含量一般少有改变;淋巴细胞数量增多并占绝对优势,无粒细胞反应期;预后良好。

六、治疗

结核性脑膜炎应采取综合治疗,治疗必须及时和彻底。

(一)抗结核药物治疗

结核性脑膜炎的抗结核药物治疗原则同肺结核一样,即早期、适量、联合、规律及全程用药。为了提高疗效,结核性脑膜炎化疗药物选择应考虑脑膜的结构,从药物动力学和药物的通透性来决定。此外,一般有炎症的脑膜,其血管的通透性是增加的,有利于抗生素及化疗药物进入脑脊液。

以药物通透性及总体有效性的标准选择结核性脑膜炎系统治疗的药物,首选五化治疗,强化期治疗方案为 INH、RFP、SM、PZA、EMB(PAS)使用 3～4 个月,在此期脑脊液基本恢复正常,然后转入巩固期治疗,INH、RFP、PZA 或 INH、RFP、EMB 使用 5～6 个月。脊髓型或部分危重者疗程适当延长到 12 个月。一般经 9～12 个月的治疗可取得良好的效果。

用药剂量:成人每天 INH 0.6～0.9 g,SM 0.75～1 g,PZA 1.5 g,PAS 8～12 g,EMB 0.75～1 g,RFP 0.45～0.6 g,儿童每天每千克体重 INH 15～30 mg,SM 15～30 mg,RFP 10～20 mg,PZA 20～30 mg,PAS 200～300 mg。

近年来,国内外有关耐药菌逐年增加的报道,如从患儿接触史中提示有原发耐药或通过治疗发生继发耐药时,应及时改用其他抗结核药,如氟氧沙星、卷曲霉素、利福喷丁、阿米卡星、帕司烟肼等。

对有下列情况之一者应考虑耐药的可能:①脑脊液培养出结核菌,并证实为耐药菌株。②不规则治疗超过 3 个月或中途自行停药者。③不规则化疗 6 个月疗效不佳者。④传染源是久治不愈的结核患者或不规则治疗者,复发的结核性脑膜炎患者。⑤肺结核或肺外结核合并结核性脑膜炎者。可根据药物敏感试验,治疗反应,必要时再改动治疗方案。

(二)激素治疗

激素具有抗炎、抗感染、抗纤维化、抗过敏的作用。激素与抗结核药物合用可提高结核性脑膜炎之疗效,对此目前认识基本一致。

1.应用激素的作用

减少脑膜的炎性渗出,促进脑和脑膜的炎症的消散和吸收,对防止纤维组织增生有良好的效果。减轻继发的动脉内膜炎和脑软化及神经根炎;减轻炎症反应,抑制结缔组织增生。

激素能防止患者在急性期死亡,有人解释急性期死亡是由于大量结核菌死亡,释放出大量结核蛋白引起反应所致;改善机体的应激能力和一般状态,促进食欲,增加消化液的分泌,有利于疾病的恢复,使患者较顺利地度过危险期;激素尚可补充某些严重的结核患者存在的肾上腺皮质功能不全,并可减少抗结核药物的毒性反应。

2.激素使用原则

(1)使用激素应有明确目的,一般是促使脑和脑膜的炎症消散和吸收,防止纤维组织增生和动脉炎等,它主要对渗出性病变疗效最好,因此,在急性期越早应用越好,急性期使用激素的剂量应该充分,以求迅速控制急性渗出性炎症。

(2)对于不同类型使用激素的原则也不尽相同,对脑膜炎型开始可用短期突击性的大剂量激素,以后维持时间也要长。此型不仅全身应用激素,还要积极配合鞘内注入激素,才能收到良好的效果。

（3）使用激素的具体剂量和时限根据机体的反应、病变的性质和轻重、体重大小等因素来确定，以达到上述临床效果为目的，经巩固一个阶段后应考虑及时减少激素的剂量和逐步停药的问题。

（4）对晚期患者虽疗效较差也可适当应用。因晚期者以增生的干酪性病变占优势，但仍有渗出性病变，其临床征象主要是由于脑水肿和脑膜渗出性病变引起的。

（5）使用激素静脉输注比口服效果好。

3.应用剂量及疗程

对急性期患者多用短期突击大剂量的激素，以求迅速控制炎性反应。因患者多有呕吐，服药后不能保证吸收，所以对重症患者常采用静脉输注给药。

用法：氢化可的松（亦可用地塞米松）静脉输注，成人剂量为 $150 \sim 200$ mg/d，小儿 $5 \sim 7$ mg/（kg·d），情况好转后改用口服泼尼松，成人口服 30 mg/d，儿童口服 15 mg/d。临床症状和脑脊液检查明显好转，病情稳定时开始减量，一般首次减量在用药后第 $3 \sim 5$ 周，以后每 $7 \sim 10$ 天减量一次，每次减量为 5 mg。总疗程为 $8 \sim 12$ 周（早期及部分患者 $8 \sim 10$ 周即可），总疗程不宜超过 3 个月，若病情实属需要而难以停药时，也可适当延长至半年，但用药时间超过 3 个月患者尸检证实，肾上腺皮质萎缩程度与激素应用时间长短成正比。

激素减量的时间不应呆板地确定，主要根据具体情况而定。在激素减量过程中，由于减量过快脑膜炎症状未得到控制或由于患者对激素形成了依赖，此时可重新出现脑膜刺激征或颅内高压的症状，脑脊液化验又出现反跳现象。这种情况观察数天后，如仍未消退，应增加激素的用量至最低有效量，待上述症状完全消失，脑脊液基本变到原来水平再缓慢减量。

（三）抗脑水肿治疗

无论急性期或慢性期出现颅内压增高时，采取适当措施来降低颅内压，控制脑水肿是结核性脑膜炎治疗极其重要的环节。

脱水疗法主要作用是利用高渗溶液提高血浆渗透压，使血与脑脊液和脑组织内不同浓度所造成的渗透压差异进行脱水，使脑组织及脑脊液中的部分液体通过血循环经肾脏排出，从而达到减轻脑水肿，降低颅内压的目的。

1.甘露醇

甘露醇是临床最常用的脱水药，广泛使用于结核性脑膜炎伴有颅压增高的患者。甘露醇通过血与脑和血与脑脊液间渗透压差而产生脱水作用。一般配成 20% 过饱和溶液，同时须加温使其溶解，否则可发生休克。每次 $1 \sim 2$ g/kg，于 15 分钟内静脉滴注。静脉给药后 20 分钟开始起作用，$2 \sim 3$ 小时作用最强，维持 $4 \sim 6$ 小时，一般每天用 $2 \sim 4$ 次。不良反应甚少，偶可引起一时性头痛和心律失常。

2.甘油

复方甘油注射液，是由甘油和氯化钠配制而成的灭菌水溶液。使脑脊液同血液间形成暂时性渗透压梯度，从而将细胞间及组织间隙中的水分吸入血中，使组织发生脱水状态。其优点：①降低颅内压迅速，且因进入脑组织的量不多，并参与代谢，故一般不伴"反跳"。②选择性地脱去脑组织中的水分，对身体其他组织中的水分影响不大。③不引起过多的水及电解质的丢失，可较长时间使用。④能改善脑代谢及脑血流量，可提供热量。成人，一次 500 mL，每天 $1 \sim 2$ 次，静脉滴注。也可口服，配成 50% 甘油盐水 60 mL，每天 4 次，适用于结核性脑膜炎所致慢性脑积水时，或甘露醇脱水后维持脱水。该药毒副作用甚少，偶出现血红蛋白尿，其发生率与滴注速度过

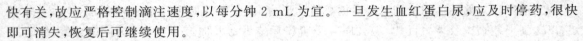

快有关,故应严格控制滴注速度,以每分钟 2 mL 为宜。一旦发生血红蛋白尿,应及时停药,很快即可消失,恢复后可继续使用。

3.葡萄糖

葡萄糖能提高血浆渗透压,具有脱水利尿作用,使颅压迅速降低,血容量改善,提高血糖,供给能量,促进神经细胞的氧化过程,改善脑细胞代谢,有利于脑功能的恢复,且无不良反应,故常用于不需强烈脱水或适用于其他脱水剂的 2 次用药之间,以防止"反跳"出现,一般用 50% 葡萄糖液 60 mL,静脉滴注,每天 2~4 次。

4.血清蛋白或浓缩血浆

直接使血胶体渗透压增高而引起脱水,降低颅内压;使抗利尿激素分泌减少而利尿;血黏度降低而有助于脑循环,还能补充蛋白质,参与氨基酸代谢,产生能量,故有其优点。一般用 20%~25% 人血清蛋白 50 mL,或浓缩血浆 100~200 mL,每天静脉滴注 1~2 次,适用于重症结核性脑膜炎且营养及免疫功能低下者。由于脱水作用较差且价格昂贵,故不作为常规脱水剂。

5.利尿药

主要通过增加肾小球滤过率,抑制肾小管对钠、钾及氯离子的重吸收,使肾小管内保持较高的渗透压,减少水的再吸收,使尿量显著增加,而造成机体脱水,从而间接使脑组织脱水,降低颅内压。利尿剂的脱水功效远不及高渗脱水药,先决条件是肾功能良好和血压正常,适用于结核性脑膜炎时与甘露醇、葡萄糖合并使用,以增加脱水效果。

常用药物:①呋塞米,20~40 mg,每天 3~4 次,也有主张用大剂量 250 mg,加入 500 mL 林格液,静脉滴注,1 小时内滴完。利尿作用持久,降低颅内压显著,可用于结核性脑膜炎急救。不良反应相对较少,偶见呕吐、皮疹、直立性低血压、粒细胞数量减少等。②乙酰唑胺,一般用量 0.25~0.5 g,每天 2~3 次,连服一周。不良反应较少,长期大剂量可发生代谢性酸中毒,少见血尿、腹痛。适用于结核性脑膜炎急性脑积水进行不甚急剧及慢性进行性脑积水者,或用于高渗液静脉滴注疗程之前后。

(四)脑代谢活化剂治疗

结核性脑膜炎炎症、水肿和充血可使脑细胞功能受到严重的损害。为积极改善脑代谢紊乱,促进脑功能恢复,防止和减少脑损害的后遗症,可在急性期已过,病情稳定后应用促进脑细胞代谢,改善脑功能的药物即脑代谢活化剂。

1.胞磷胆碱

可促进磷脂代谢,改善神经细胞功能;提高脑干网状结构上行激活系统的作用,促进意识恢复;改善脑血管运动张力,增加脑血流,提高脑内氧分压,改善脑缺氧。一般以 250~500 mg 加入 25%~50% 葡萄糖 20~40 mL 静脉注射或 10% 葡萄糖液 500 mL 静脉滴注,也可肌内注射 250 mg,每天 2 次。

2.细胞色素 C

细胞色素 C 对组织的氧化和还原起促进作用。可增加脑血流和脑氧代谢率,从而改善脑代谢,一般 15~30 mg 加入 25%~50% 葡萄糖液 20~40 mL 缓慢静脉推注或 10% 葡萄糖液 500 mL 静脉滴注,每天 1~2 次,连用 7~30 天。

3.三磷酸腺苷

三磷酸腺苷是机体能量的主要来源,可通过血-脑屏障,为脑细胞的主要能源,可增加脑血循环,且能直接作用于脑组织,激活脑细胞的代谢。每次 20 mg 肌内注射,每天 1~2 次,或每次

20～40 mg加入25％～50％葡萄糖液40 mL静脉注射,或加入5％～10％葡萄糖液500 mL静脉滴注,每天1次,2～3周。

4.辅酶A

辅酶A对糖、脂肪、蛋白质的代谢起重要作用,可促进受损细胞恢复功能,一般以50～100 U加25％～50％葡萄糖液40 mL静脉注射,或加入5％～10％葡萄糖液500 mL静脉滴注,每天1次,连用2～3周。常与三磷酸腺苷、细胞色素C合用可提高疗效。

(五)鞘内注射

目前临床上多采用INH＋地塞米松鞘内注射,这样既可减少抗结核药物的局部刺激作用,又可迅速地控制脑膜炎局部炎症反应。在实际工作中鞘内注射有如下优点。

(1)可提高脑脊液中INH和激素有效浓度,形成局部高浓度的杀灭结核菌的环境,有利于治疗。

(2)避免INH全身给药通过肝脏乙酰化形成乙酰异烟肼。

(3)迅速降低脑脊液中细胞数和蛋白含量,使脑脊液恢复正常时间快1/2。并有效地预防和治疗椎管内脑脊液的阻塞。

(4)腰穿后放脑脊液降低颅内压,减轻脑水肿,防止脑疝形成,降低病死率。

因此,在全身应用抗结核药物和激素基础上并用鞘内注射可大大缩短结核性脑膜炎的疗程。鞘内注药:INH 50～100 mg,地塞米松1～2 mg,一次注入。开始每天1次,3天后隔天1次,7次为1个疗程。待病情好转、脑脊液恢复正常,则逐渐停用。注药前要放脑脊液5～6 mL,如颅内压很高时放液要慎重,可将腰穿针芯不要全部拔出,以使脑脊液缓慢流出后再注药。患者昏迷前、晚期结核性脑膜炎是鞘内注射的最好适应证。

七、外科手术

侧脑室引流:适用于结核性脑膜炎所致急性脑积水,内科治疗无效者,特别是脑疝将要形成,或刚形成时,可起到抢救生命的明显效果;慢性脑积水急性发作时或慢性进行性脑积水用其他降颅压措施无效时也可考虑使用。不良反应是引流过速可致脑内静脉破裂,造成脑出血;引流过多可造成脑脊液分泌过多;引流过久可继发颅内细菌感染。在结核性脑膜炎治疗过程中,经常发生粘连梗阻而致难以控制的脑积水。可采用脑室、脑池分流术以达到持久性减低颅内压的作用。

八、预后与转归

结核性脑膜炎发病急慢不定,但病程都较长,自愈者少,恶化、死亡者较多。自化疗应用以来,不良的预后大有改善。结核性脑膜炎的预后取决于抗结核药物治疗的早晚,以及开始治疗的方法正确与否;所感染的结核菌是否为耐药菌株;患者的发病年龄;治疗时期的病期、病型;是否合并脑积水;初治或复治(恶化或复发);脑脊液生化和细胞学变化等都能影响治疗的效果。这些综合因素和预后都有密切的关系。

结核性脑膜炎早期,脑底渗出物可因及时治疗而完全吸收,临床可无症状或症状完全好转,治疗后可无任何后遗症。脑脊液恢复正常,结核菌转阴,中枢神经系统的病灶亦可完全吸收。但是如果诊断和治疗被延误,则结核性脑膜炎颅底炎症由脑膜延及脑实质,引起意识障碍和精神症状。累及脑血管,引起脑软化、偏瘫、癫痫发作、失语。炎症波及间脑,引起严重自主神经功能紊乱。累及锥体外系出现各种异常运动。累及脑桥及延髓引起吞咽、迷走和副神经损害。患者因渗出物的粘连和压迫引起呼吸不畅或出现陈-施呼吸,可因呼吸中枢麻痹而死亡。上述不同程度的临床征象既是造成死亡的原因,也是出现后遗症的主要原因。常见有肢体运动障碍、视听觉障碍、智力障碍。当发生后遗症时,根据病情,选择使用新针疗法、推拿按压、中医中药、康复锻炼。药物方面可根据病情选用脑细胞代谢活化剂、脱水药物、内分泌制剂及镇静安定剂型。

九、护理

(一)一般护理

(1)绝对卧床休息。卧床时间一般为半年,卧床给以头高位 15°～20°,颈项强直者去枕。

(2)保持病室安静,避免强光强声刺激。

(3)保持床单整齐、清洁、干燥,加强皮肤护理,防止压疮的发生。

(4)注意保持大便通畅:3 天无大便,遵医嘱给予缓泻剂,预防颅内压增高。

(5)如呕吐或惊厥时,将患者侧卧,以免呕吐物吸入气管。

(6)饮食护理:易进高蛋白、高热量、高维生素、高糖、低脂饮食,并做好口腔护理。

(7)心理护理:保持患者情绪稳定,避免精神紧张,帮助患者树立战胜疾病的信心,配合治疗。

(8)配合医师做好腰椎穿刺前、中、后的护理工作。

(9)密切观察神志、瞳孔、体温、脉搏、呼吸血压等变化,及时记录。瞳孔忽大忽小时提示中脑受损。注意颅内高压及肢体活动情况。观察药物的不良反应。

(10)遵医嘱给予持续低流量吸氧。

(11)发热患者遵医嘱给予降温。

(12)昏迷患者注意眼睛的保护,做好各种管道的护理,保持通畅;严格无菌操作,防感染。对烦躁不安、抽搐的患者,给以保护性措施。保持呼吸道通畅,头偏向一侧,定期翻身叩背防坠积性肺炎。

(13)加强肢体功能锻炼,制订有效的肢体训练计划。

(二)颅内高压的护理

(1)观察患者头痛的程度及持续时间,有无呕吐,呕吐是否为喷射性及呕吐物的性质,患者的呼吸情况,判断颅内压升高的程度,为降低颅内压的治疗提供依据。

(2)观察脱水剂的临床反应:①观察脱水前后患者头痛、呕吐物情况。②脱水剂快慢对病情的影响。③脱水剂间隔时间的影响。④严重颅内压增高的患者甘露醇与呋塞米间隔使用。⑤肾功能不全者应观察尿量变化,以防肾功能恶化。

(3)侧脑室引流的护理:①首先做好侧脑室引流术前准备、术中护理。②术后观察脑脊液颜色及每天脑脊液引流量。③正确判断脑室内压力。④观察脑室内压力与临床症状的关系。⑤注意引流后的消毒、无菌处理。

十、健康教育

(1)讲解结核性脑膜炎患者的早期症状及特点,以便早发现、早治疗。

(2)宣传结核病的传染传播途径、传染方式,注意个人卫生,杜绝随地吐痰,加强个人防护。

(3)讲解卧床休息的重要性,避免过早下床活动。

(4)坚持长期、规律服药原则。

(5)新生儿接种卡介苗是预防儿童结脑的有效措施。

（6）合理膳食,进高热量、高蛋白、高维生素、低脂、易消化的饮食。

（7）加强肢体功能锻炼。

（8）定期复查肝、肾功能,以及脑脊液、尿、痰、血常规。

（9）禁烟酒。

（邢琳琳）

第九节　脊髓压迫症

一、概念和特点

脊髓压迫症是一组椎管内占位性病变引起的脊髓受压综合征,随着病变进展出现脊髓半切和横贯性损害及椎管梗阻,脊神经根和血管可不同程度受累。

二、病因

脊髓是含水分丰富的柔软组织,对外来机械压力及缺血缺氧的耐受能力差,脊髓压迫症与机械压迫、血供障碍及占位病变直接浸润破坏有关。急性压迫型:多由急性硬膜外血肿、外伤后椎管内血肿、椎管内出血等引起,病变发展快,在较短时间内(1～3 天)迅速压迫脊髓,使脊髓动脉血供减少,静脉回流受阻,受损区神经细胞、胶质细胞及神经轴突水肿、变性,若不能及时解除病因,可出现脊髓坏死。慢性压迫型:常由先天性脊柱畸形和椎管内良性肿瘤引起,病变发展速度较慢,可在一定的时间内不表现出相应的临床症状。发病后期出现失代偿症状,机械压迫表现为神经根脊髓半切或横贯性损害。

三、临床表现

(一)急性脊髓压迫症

发病及进展迅速,常于数小时至数天内脊髓功能完全丧失,多表现为脊髓横贯性损害,出现脊髓休克,病变以下呈弛缓性瘫,各种反射消失。

(二)慢性脊髓压迫症

病情缓慢进展,早期症状体征可不明显。可分为 3 期。

1.根痛期(神经根刺激期)

出现神经根痛及脊膜刺激症状。晚间症状加重,白天减轻;咳嗽、排便和用力等加腹压动作可使疼痛加剧,改变体位也使症状减轻或加重。

2.脊髓部分受压期

表现脊髓半切综合征,同侧损害节段以下上运动神经元性瘫痪,腱反射亢进、病理征阳性,同侧深感觉障碍及病变对侧损害节段以下痛温觉减退或丧失,而触觉良好,病变侧损害节段以下血管舒缩功能障碍。

3.脊髓完全受压期

出现脊髓完全横贯性损害,表现的运动、感觉与自主神经功能障碍和急性脊髓炎一致。

四、辅助检查

(1)脑脊液检查:常规、生化检查及动力学变化对确定脊髓压迫症和程度很有价值。

(2)影像学检查:脊柱 X 线检查、CT 及 MRI 检查、脊髓造影等也可以确定病变的节段、性质及压迫程度。

五、治疗

(1)早期诊断,及早手术,尽快祛除病因。恶性肿瘤或转移瘤可酌情手术、放疗或化疗。

(2)急性脊髓压迫症需在 6 小时内减压,如硬脊膜外脓肿应紧急手术并给予足量抗生素,脊柱结核在根治术同时抗结核治疗。

(3)瘫痪肢体应积极进行康复治疗及功能训练,预防并发症。

六、护理评估

(一)病因和机制分析

1.病因

(1)肿瘤最常见,约占 1/3,起源于脊髓组织及邻近结构者占绝大多数,其次为来自肺、乳房、肾脏和胃肠道等的转移瘤,多为恶性肿瘤、淋巴瘤和白血病等。

(2)炎症化脓性、结核和寄生虫血行播散,邻近组织蔓延及直接种植(医源性)引起椎管或脊柱急性脓肿、慢性肉芽肿、脊髓蛛网膜炎及蛛网膜囊肿等。

(3)脊柱外伤如骨折、脱位及椎管内血肿形成。

(4)脊柱退行性病变如椎间盘脱出症、后纵韧带钙化和黄韧带肥厚等。

(5)先天性疾病如颅底凹陷症、寰椎枕化、颈椎融合畸形等,脊髓血管畸形可造成硬膜外及硬膜下血肿。

2.发病机制

脊髓压迫症可由机械压迫、血供障碍及占位性病变直接浸润破坏所引起。机械压迫是指由于肿瘤或其他占位性结构或慢性压迫脊髓血管所致。急性病变如急性硬脊膜外血肿、外伤后椎管内血肿、椎管内出血等,在短时间内增加占位并直接压迫脊髓,使脊髓水肿,其代偿机制不能充分发挥,血供障碍,神经细胞严重缺氧、软化。慢性压迫如椎管内良性肿瘤和先天性脊椎畸形等,早期表现为神经根受压的症状,发展缓慢,脊髓可获代偿或建立侧支循环以及局部骨质吸收,脂肪组织消失使椎管扩大以减少压迫,增加血氧供应等,所以早期脊髓损害的症状轻、体征不明显,后期失代偿时出现脊髓半侧或横贯性损害的表现。脊髓受压后脊髓表面静脉怒张,血液中蛋白渗出,脑脊液蛋白含量增高。脊髓受压的病因和速度影响其代偿机制的发挥,急性压迫通常无充分代偿的时机,静脉受压淤血引起脊髓水肿。

(二)临床观察

1.神经根症状

表现为根痛或局限性运动障碍。病变刺激引起后根分布区自发性疼痛,常如电击、烧灼、刀割或撕裂样;用力咳嗽、排便等增加胸、腹腔压力的动作可触发或加剧疼痛,体位改变可使症状减轻或加重,有时可表现为相应节段的"束带感",神经根症状可随病情进展由一侧性、间歇性变为两侧性、持续性。检查可发现感觉过敏带,后期为节段性感觉障碍。脊髓腹侧病变使前根受压,早期出现运动神经根刺激症状,表现为其支配肌群肌束颤动,以后出现肌无力或肌萎缩。

2.感觉障碍

脊髓丘脑束受压,产生对侧较病变水平低2～3个节段以下躯体的痛、温度觉减退或缺失,由于脊髓各节段感觉传导纤维在髓内有一定的排列顺序,故髓内、外病变感觉障碍的水平及发生次序不同,髓内病变早期为病变节段支配区分离性感觉障碍,累及脊髓丘脑束时感觉障碍自病变节段向下发展,鞍区感觉保留至最后才受累,称为"鞍区回避";髓外病变感觉障碍常自下肢远端开始向上发展至受压节段,此特征有助于髓内、外病变的鉴别。后索受压可产生病变水平以下同侧深感觉缺失。晚期出现脊髓横贯性损害,病变水平以下各种感觉缺失。

3.运动障碍

一侧或双侧锥体束受压引起病变以下同侧或双侧肢体痉挛性瘫痪,表现为肌张力增高、腱反射亢进及病理征阳性。初期双下肢呈伸展性瘫痪,晚期多呈屈曲样瘫痪。脊髓前角及前根受压可引起病变节段支配的肌肉弛缓性瘫痪,伴有肌束颤动、肌萎缩。急性脊髓受压致横贯性损害,早期表现为脊髓休克,病变水平以下肢体呈弛缓性瘫痪,以后变为痉挛性瘫痪。

4.反射异常

受压节段因后根、前根或前角受累而出现病变节段腱反射减弱或消失,锥体束受损则损害水平以下同侧腱反射亢进,病理反射阳性,腹壁反射和提睾反射消失。脊髓休克时各种反射均不能引出。

5.自主神经症状

髓内病变较早出现括约肌功能障碍,病变在圆锥以上早期出现尿潴留和便秘,晚期出现反射性膀胱;马尾、圆锥病变出现尿、便失禁。病变水平以下因血管运动和泌汗功能障碍,可见少汗、无汗、皮肤干燥及脱屑。

6.脊膜刺激症状

多由硬膜外病变引起,表现为脊柱局部自发痛、叩击痛,活动受限如颈部抵抗和直腿抬高试验阳性等。

(三)辅助检查

脊髓蛛网膜下腔梗阻时,在阻塞水平以下压力减低甚至测不出,部分性阻塞者一般压力正常。椎管严重梗阻时,脑脊液中蛋白含量明显增高而细胞数正常(即蛋白-细胞分离);脊柱 X 线检查对于椎管内良性肿瘤可见椎弓根间距增宽、椎弓根变形、椎间孔扩大;恶性肿瘤可见椎弓根和椎体骨质破坏。脊髓造影可显示脊髓梗阻界面,当完全梗阻时,上行造影只显示压迫性病变的下界;下行造影只显示病变的上界。脊髓 MRI 或 CT 检查能清晰地显示脊髓压迫的影像,尤其是 MRI 检查能很好地提供脊髓病变部位、上下界线等信息。

七、主要护理诊断/问题

(1)躯体移动障碍:与脊髓病变有关。

(2)低效性呼吸形态:与呼吸肌麻痹有关。

(3)尿潴留:与膀胱自主神经功能障碍有关。

(4)生活自理缺陷:与肢体瘫痪有关。

(5)潜在并发症:压疮、坠积性肺炎、尿路感染。

八、护理措施

(一)保持呼吸道通畅

(1)观察呼吸的频率、深度,判断呼吸无效的原因如是否有呼吸困难、咳嗽是否有力、听诊气管、肺部有无痰鸣音、血氧饱和度指标等,及胸部 X 线检查示肺部感染情况。

(2)脊髓高位损伤或出现呼吸困难时,可给予低流量吸氧(鼻导管、吸氧面罩)。

(3)呼吸道痰鸣音明显时,应鼓励、指导患者有效咳痰。如咳痰无力,可予以吸痰管吸痰,清除痰液。每天按时给予雾化吸入以稀释痰液,减轻或消除肺部感染,利于排痰,同时雾化后及时有效吸痰,减少痰液坠积、结痂。

(4)对于舌后坠者,给予口咽通气道固定后予以吸痰管吸痰,同时注意口腔清洁。

(5)患者出现呼吸困难且呼吸无效时准备好气管插管、呼吸机,并及时通知医师。

(二)排泄异常的护理

根据异常情况及程度,可予以不同的护理、指导。

(1)尿失禁:护理者要根据给患者输液或饮水的时间,给予排便用品(尿盆、尿壶、尿不湿)协助排便,并及时撤换,同时在患者小腹部加压,增加膀胱内压,锻炼恢复自主排尿功能。

(2)尿潴留:给予留置导尿,根据入量(输液、饮水)时间,适时、规律地夹闭、开放尿管,以维持膀胱充盈、收缩功能;同时在排放尿液时可采用一些方法刺激诱导膀胱收缩,如轻敲患者下腹部和听流水声。

(3)对留置导尿的患者,应每天清洁尿道口、更换尿袋,观察尿液的色、量是否正常;当尿常规化验有感染时,可予 0.9%生理盐水 500 mL 膀胱冲洗或遵医嘱,再留取化验至正常,注意操作时保持无菌规范。

(4)对大便秘结的患者,应保证适当的高纤维饮食与水分的摄取,依照患者的排便习惯,选择一天中的一餐前给缓泻剂,饭后因有胃结肠反射,当患者有便意感时,指导并协助患者增加腹压来引发排便,必要时肛门入开塞露 1～2 支,无效时可予不保留灌肠,每天固定时间进行,养成排便规律。同样,开塞露、不保留灌肠适用于便秘者。

(5)大便失禁:选择易消化、吸收的高营养、低排泄的要素饮食,同时指导患者练习腹肌加压与肛门括约肌收缩,掌握进食后的排便时间规律,协助放置排便用品(便盆、尿垫);随时清洁排便后肛门周围皮肤。

(三)做好皮肤护理,预防压疮、烫伤、冻伤,避免输液肿胀

(1)每次换班时认真床头交接、检查皮肤,观察有无发红等情况;每天清洁皮肤,随时保持床单位平整、干净、干燥。

(2)对排便异常患者,及时清理排泄物,温水擦洗,维持会阴、肛门周围皮肤清洁、干燥,观察皮肤有无淹红、破溃。出现臀红、肛门周围皮肤浸渍者,可予赛肤润喷涂后轻轻按摩一分钟。

(3)每 1～2 小时翻身一次,对骨凸或受压部位,如脚踝、足跟、膝部、股关节处、肘部等最易受压的部位常检查,予以按摩,促进皮肤的血液循环。

(4)使用一些护理用具,如给予气垫床、通过电动气泵自动交替冲气、改变全身受压点、减少压力集中于局部而造成的皮肤受损(注意气垫床并不能替代定时翻身);保护敷贴平敷于骨凸或受压发红部位或皮肤表浅破溃处,于 7～10 天更换一次,可防止局部摩擦、减少受压,保护外周皮肤;小垫圈置于骨隆突部位,使骨凸处半悬不受压(自制冲气橡胶手套也可);大垫圈放置于臀部

下方。

（5）了解患者是一侧痛、温度觉障碍，或病变节段以下感觉障碍或自主神经功能障碍。根据感觉障碍情况正确护理：输液以健侧、上肢原则，输液前认真观察准备输液肢体一侧的皮肤情况，输液后随时观察输液肢体局部及皮肤情况，以免输液外渗感觉减退造成损伤严重、自主神经功能障碍而皮肤红肿；给予洗漱、浸泡时，水温勿过热而造成烫伤（要比正常人感觉的温度低一些），冰袋降温时间长可引起冻伤。自主神经功能障碍可致无外因肢体局部水肿，应注意对皮肤的观察、保护。

（四）帮助瘫痪肢体的功能恢复

急性脊髓炎休克期过后，肌力恢复常自远端开始。屈曲性痉挛预后不佳，伸性痉挛性截瘫预后较好。在脊髓受损初期，就应与物理治疗师根据患者情况制订康复计划。

（1）每次翻身后将肢体位置摆放正确，做关节的被动或主动运动。

（2）物理治疗师施行物理治疗，以加强未麻痹肌肉的力量。指导训练仰卧时抬高臀部，以便在床上取放大、小便器。给予日常生活活动训练，使患者能自行穿脱衣服、进食、盥洗、大小便、淋浴及开关门窗、电灯、水龙头等，增进患者自我照顾的能力。

（3）当患者第一次坐起时，尤其是半身瘫痪者，应在起身之前穿着弹性袜，以增加静脉血回流，逐渐增加坐位的角度，以防产生低血压。

（4）鼓励患者持之以恒，循序渐进。

（五）用药护理

（1）皮质类固醇激素：急性期可采用大剂量甲基强的松龙短程冲击疗法，500～1 000 mg 静脉滴注，每天 1 次，连用 3～5 次，有可能控制病情发展，临床明显改善通常出现在 3 个月之后；也可用地塞米松 10～20 mg 静脉滴注，每天 1 次，10 天左右为 1 个疗程；使用上述两药之后可改用强的松口服，每天 40～60 mg，随病情好转可于 1～2 个月后逐步减量停用。

（2）免疫球蛋白：成人每次用量 15～20 g，静脉滴注，每天 1 次，连用 3～5 次为 1 个疗程。

（3）抗生素：可预防和治疗泌尿道或呼吸道感染。B 族维生素有助于神经功能恢复，血管扩张剂如烟酸、尼莫地平、丹参，神经营养药如三磷酸腺苷、细胞色素 C，可能对促进恢复有益。

（4）甲基酪氨酸（AMT）可对抗酪氨酸羟化酶，减少去甲肾上腺素（NE）的合成，预防出血性坏死的发生。

（5）了解患者使用激素治疗的时间，并观察应用激素治疗后原症状是否好转或加重，及时反馈给医师。用激素期间应注意补钾。

（6）将患者临床症状变化与脊髓损伤所致的症状进行比较、区分，激素大剂量、长时间治疗会出现相应的不良临床症状，如面色潮红、情绪激动、入睡困难甚至心率增快等，患者对此不能正确认识且不能耐受，对药物需要详细的指导以及通知医师给予必要的对症处理。向患者讲明原因是药物所致，而且随着药物减量症状也会减轻，停药后症状消失。药物必须按时使用，严禁骤然停药，否则会引发病情加重。

（六）健康教育

（1）告知患者和照顾者膀胱充盈及尿路感染的表现、感觉；鼓励患者多饮水，保持会阴部清洁。

（2）加强营养，适当进行体育锻炼，增强体质。

（3）加强肢体功能锻炼和日常生活动作训练，做力所能及的家务和工作。

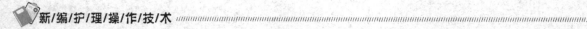

(4)注意安全,防止受伤,避免受凉、疲劳等诱因。

急性脊髓炎如无重要并发症,3～4 周进入恢复期,通常在发病后 3～6 个月可基本恢复,少数病例留有不同程度的后遗症。非横贯性损害、症状较轻、肢体瘫痪不完全者恢复较快;上升性脊髓炎起病急骤,感觉障碍平面于 1～2 天甚至数小时上升至高颈髓,常于短期内死于呼吸、循环衰竭。

九、护理效果评估

(1)患者自觉症状(肌力增强、感觉障碍减退)逐渐好转,生活基本自理。

(2)患者大、小便失禁,逐渐控制。

(3)患者无尿路感染。

(4)患者皮肤完好,无压疮。

(5)患者大、小便潴留逐渐解除,大、小便通畅。

(邢琳琳)

第十节　吉兰-巴雷综合征

一、概述

吉兰-巴雷综合征(GBS)又称急性感染性脱髓鞘性多发性神经病,是可能与感染有关和免疫机制参与的急性特发性多发性神经病。临床上表现为四肢弛缓性瘫痪,末梢型感觉障碍和脑脊液蛋白细胞分离等。本病确切病因不清,可能与空肠弯曲菌感染有关;或是机体免疫发生紊乱,产生针对周围神经的免疫应答,引起周围神经脱髓鞘。本病年发病率为 0.6～1.9/10 万,我国尚无系统的流行病学资料。

二、诊断步骤

(一)病史采集要点

1.起病情况

以儿童或青少年多见,急性或亚急性起病,数天或 2 周内达高峰。需要耐心分析,争取掌握比较确切的起病时间,了解病情进展情况。

2.主要临床表现

主要临床表现为运动、感觉和自主神经损害。肢体弛缓性瘫痪,从下肢远端向上发展,至上肢并累及脑神经(也可以首发症状为双侧周围性面瘫)。感觉异常如烧灼感、麻木、疼痛等,以远端为主。自主神经紊乱症状明显,如心律失常、皮肤营养障碍等,但尿便障碍绝大多数患者不出现,严重患者可有。

3.既往史

若发现可能致病的原因有较大意义。如起病前 1～4 周有无胃肠或呼吸道感染症状,有无疫苗接种史,或者外科手术史,有无明显诱因。

(二)体格检查要点

1.一般情况

精神疲乏,若感染严重者,可有不同程度的发热。窦性心动过速,血压不稳定,出汗多,皮肤红肿及营养障碍。

2.神经系统检查

神志清,高级神经活动正常。脑神经以双侧周围性面瘫、延髓性麻痹为主,四肢呈弛缓性瘫痪,末梢型感觉障碍,大、小便功能障碍多不明显。

(三)门诊资料分析

1.血常规

白细胞数量轻度升高或正常。

2.生化

血钾含量正常。

3.病史和检查

可见患者有运动、感觉和自主神经障碍,因此,定位在周围神经病变。起病前有感染等病史,考虑为感染性或自身免疫性疾病,应进一步检查感染和免疫相关指标以确诊。

(四)进一步检查项目

1.腰穿

脑脊液蛋白细胞分离是本病特征性表现,蛋白含量增高而细胞数正常,出现在起病后2~3周,但在第1周正常。

2.肌电图

发现运动和感觉神经传导速度明显减慢,有失神经或轴索变性的肌电改变。脱髓鞘病变呈节段性和斑点状特点,可能某一神经感觉传导速度正常,另一神经异常,因此,早期要检查多根神经。发病早期可能只有F波或H反射延迟或消失。

三、诊断对策

(一)诊断要点

根据起病前有感染史,急性或亚急性起病,四肢对称性下运动神经元瘫痪,末梢型感觉减退及脑神经损害,脑脊液蛋白细胞分离,结合肌电图可以确诊。Asbury等的诊断标准:①多有病前感染或自身免疫反应。②急性或亚急性起病,进展不超过4周。③四肢瘫痪常自下肢开始,近端较明显。④可有呼吸肌麻痹。⑤可有脑神经受损。⑥可有末梢型感觉障碍或疼痛。⑦脑脊液蛋白细胞分离。⑧肌电图早期F波或H反射延迟,运动神经传导速度明显减慢。

(二)鉴别诊断要点

1.低血钾型周期性瘫痪

本病一般有甲状腺功能亢进、低血钾病史。起病快(数小时~1天),恢复也快(2~3天)。四肢弛缓性瘫痪,无呼吸肌麻痹和脑神经受损,无感觉障碍。脑脊液没有蛋白细胞分离。血钾低,补钾有效。既往有发作史。

2.脊髓灰质炎

本病为脊髓前角病变,没有感觉障碍和脑神经受损。多在发热数天后,体温未恢复正常时出现瘫痪,通常只累及一个肢体。但本病起病后3周也可见脑脊液蛋白细胞分离。

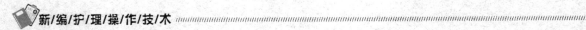

3.重症肌无力

本病为神经肌肉接头病变,主要累及骨骼肌,因此,没有感觉障碍和自主神经症状。症状呈波动性,晨轻暮重。疲劳试验和肌电图有助于诊断。

(三)吉兰-巴雷综合征

变异型根据临床、病理及电生理表现可分为以下类型。

1.急性运动轴索型神经病

其为纯运动型,特点是病情中多有呼吸肌受累,24～48小时迅速出现四肢瘫痪,肌萎缩出现早,病残率高,预后差。

2.急性运动感觉轴索型神经病发病

此型与前者相似,但病情更重,预后差。

3.弗希尔综合征

其表现为眼外肌麻痹、共济失调和腱反射消失三联征。

4.不能分类的吉兰-巴雷综合征

这包括"全自主神经功能不全"和极少数复发型吉兰-巴雷综合征。

四、治疗对策

(一)治疗原则

(1)尽早明确诊断,及时治疗。

(2)根据病情的严重情况进行分型,制订合理的治疗方案。

(3)治疗过程中应密切观察病情,注重药物毒副作用。

(4)积极预防和控制感染及消化道出血等。

(5)早期康复训练对功能恢复有重要意义,同时可提高患者自信心,观察效果。

(二)治疗计划

1.基础治疗(对症支持治疗)

(1)辅助呼吸:患者气促,血氧饱和度降低,动脉血氧分压下降至9.3 kPa(70 mmHg)以下,可进行气管插管,呼吸机辅助呼吸,必要时气管切开。加强护理,保持呼吸道通畅,定时翻身、拍背,雾化吸入,吸痰等。

(2)重症患者持续心电监护,窦性心动过速通常无须处理。血压高时可小剂量降压药,血压低时可予扩容等。

(3)穿长弹力袜预防深静脉血栓。

(4)保持床单平整,勤翻身,预防压疮。

(5)吞咽困难者可予鼻饲,以免食物误入气管窒息。

(6)尿潴留可加压按压腹部,无效时可留置尿管。便秘可用大黄苏打片、番泻叶等。出现肠梗阻时应禁食并请外科协助治疗。

(7)出现疼痛,可予非阿片类镇痛药或试用卡马西平。

(8)早期开始康复治疗,包括肢体被动和主动运动,防止挛缩,用夹板防止足下垂畸形,以及针灸、按压、理疗和步态训练等。

2.特异治疗(病因治疗)

(1)血浆置换:按每千克体重40 mL或1～1.5倍血浆容量计算每次交换血浆量,可用5%清蛋白复原血容量,减少使用血浆的并发症。轻、中、重患者每周应分别做 2 次、4 次和 6 次。主要禁忌证是严重感染、心律失常、心功能不全及凝血系统疾病等。

(2)免疫球蛋白静脉滴注(IVIG):成人按 0.4 g/(kg·d)剂量,连用 5 天,尽早使用或在呼吸肌麻痹之前使用。禁忌证是先天性 IgA 缺乏,因为免疫球蛋白制品含少量 IgA,此类患者使用后可导致 IgA 致敏,再次应用可发生变态反应。常见不良反应有发热、面红等,减慢输液速度即可减轻。引起肝功能损害者,停药 1 个月即可恢复。

(3)以上两种方法是治疗吉兰-巴雷综合征的首选方法,可消除外周血免疫活性细胞、细胞因子和抗体等,减轻神经损害。尽管两种治疗费用昂贵,但是严重病例或是进展快速病例,均应早期使用,可能减少辅助通气的费用和改变病程。

(4)激素通常认为对吉兰-巴雷综合征无效,并有不良反应。但是,在无经济能力或无血浆置换和 IVIG 医疗条件时,可试用甲泼尼龙 500 mg/d,静脉滴注,连用 5~7 天;或地塞米松 10 mg/d,静脉滴注,连用 7~10 天为 1 个疗程。

五、病程观察及处理

可以按照以下分型评估患者的临床状况。

轻型:四肢肌力Ⅲ级以上,可独立行走。

中型:四肢肌力Ⅲ级以下,不能独立行走。

重型:四肢无力或瘫痪,伴Ⅸ、Ⅹ对颅神经和其他神经麻痹,不能吞咽,活动时有轻微呼吸困难,但不需要气管切开人工辅助呼吸。

极重型:数小时或数天内发展为四肢瘫痪,吞咽不能,呼吸肌麻痹,需要气管切开人工辅助呼吸。

六、预后评估

本病为自限性,呈单相病程,多于发病后 4 周时症状和体征停止进展,经数周或数月恢复,恢复中可有短暂波动,极少复发。70%~75%的患者完全恢复,25%的患者遗留轻微神经功能缺损,5%的患者死亡,通常死于呼吸衰竭。前期有空肠弯曲菌感染证据者预后较差,病理以轴索变性为主者病程较迁延且恢复不完全。高龄、起病急骤或辅助通气者预后不良。早期有效治疗及支持疗法可降低重症病例的病死率。

七、护理

(一)主要护理问题

1.呼吸困难

呼吸困难与病变侵犯呼吸肌,引起呼吸肌麻痹有关。

2.有误吸的危险

这与病变侵犯脑神经,使得吞咽肌群无力有关。

3.生活自理能力缺陷

其与运动神经脱髓鞘改变引起的四肢瘫痪有关。

4.有失用综合征的危险

此与运动神经脱髓鞘改变引起的四肢瘫痪有关。

5.皮肤完整性受损

其与运动神经脱髓鞘改变引起的四肢瘫痪有关。

6.便秘

便秘与自主神经功能障碍及长期卧床有关。

7.恐惧

恐惧与运动障碍引起的快速进展性四肢瘫,或呼吸肌麻痹引起呼吸困难带来的濒死感有关。

(二)护理措施

1.严密观察病情变化

患者因四肢瘫痪,躯干、肋间肌和膈肌麻痹而致呼吸困难,甚至呼吸肌麻痹。因此,应重点观察患者呼吸情况。如果出现呼吸肌群无力,表现为呼吸困难、咳痰无力、烦躁不安及口唇发绀等缺氧症状,应及时给予吸氧。必要时进行气管切开,使用人工呼吸机辅助呼吸。

2.保持呼吸道通畅和防止并发症的发生

(1)能否保持患者呼吸道通畅是关系患者生命安危的关键问题。对已气管切开使用人工呼吸机的患者应采取保护性隔离。病室温度保持在22～24 ℃,避免空气干燥,定时通风,保持室内空气新鲜。

(2)吸痰时要严格执行无菌操作,使用一次性吸痰管,操作前后洗手,防止交叉感染。

(3)每2～3小时翻身、叩背1次,气管内滴药,如2%碳酸氢钠,促进痰液排出。预防发生肺不张。

(4)气管切开伤口每天换药,并观察伤口情况。

(5)减少探视。

3.防止压疮的发生

本病发病急骤,瘫痪肢体恢复缓慢,因此,久卧患者要每天擦洗1～2次,保持皮肤清洁干净。患者床褥整齐、干净、平整。每2～3小时翻身更换体位,以免局部受压过久。按压骨突处,促进局部血液循环。

4.加强对瘫痪肢体的护理

GBS患者瘫痪特点为四肢对称性瘫痪,患病早期应保持侧卧、仰卧时的良肢位,恢复期做好患者主动、被动训练,步态训练,以利于肢体功能恢复。

5.生活护理

患者四肢瘫痪,气管切开不能讲话。因此,护理人员必须深入细致地了解患者的各项要求,做好患者口腔、皮肤、会阴部的护理。

6.鼻饲护理

患者应进食营养丰富和易消化的食物。吞咽困难者可行鼻饲,以保证营养。鼻饲时应注意以下几点。

(1)鼻饲前将床头抬高30°。

(2)每次鼻饲前应回抽胃液,观察有无胃潴留、胃液颜色,并观察胃管有无脱出。

(3)每次鼻饲量不宜过多,在200～300 mL。

(4)鼻饲物的温度不宜过热,在38～40 ℃。

(5)速度不宜过快,15～20分钟,以防止呃逆。

(6)鼻饲之后,注入20 mL清水,清洗胃管。

7.肠道护理

患者长期卧床肠蠕动减慢,常有便秘,应多饮水、多吃粗纤维的食物。可做腹部按压,按顺时针方向,必要时服用缓泻药,使患者保持排便通畅。

8.心理护理

要做好患者心理护理,介绍有关疾病的知识,鼓励患者配合医护人员的治疗,树立战胜疾病的信心,早日康复。

9.健康指导

(1)指导患者养成良好的生活习惯,注意休息,保证充足的睡眠。

(2)指导患者坚持每天定时服药,不可随意更改药物剂量,定期复查。

(3)指导患者坚持活动和肢体功能锻炼,克服依赖心理,逐步做一些力所能及的事情。

(邢琳琳)

第十一节 重症肌无力

一、概念和特点

重症肌无力(myasthenia gravis,MG)由乙酰胆碱受体抗体介导的、细胞免疫依赖的及补体参与的一种神经-肌肉接头处传递障碍的自身免疫性疾病。任何年龄均可发病,40岁前女性患病率可为男性的2~3倍,中年以上发病者,则以男性为多。

二、病因与发病机制

其发病原因包括自身免疫、被动免疫(暂时性新生儿MG)、遗传性(先天性肌无力综合征)及药源性(D-青霉胺等)因素。多数患者伴有胸腺增生或胸腺肿瘤;感染、精神创伤、过度劳累、妊娠、分娩可诱发或加重病情。临床发现,某些环境因素如环境污染造成免疫力下降,过度劳累造成免疫功能紊乱,病毒感染或使用氨基糖苷类抗生素或D-青霉胺等药物诱发某些基因缺陷等。重症肌无力易患基因及基因多态性的原因非常复杂,不仅与主要组织相容性抗原复合物基因有关,而且与非相容性抗原复合物基因,如T细胞受体、免疫球蛋白、细胞因子、凋亡等基因有关。

三、临床表现

(一)临床特征

某些特定的骨骼肌群表现出具有波动性和易疲劳性的肌无力症状,晨轻暮重,持续活动后加重,休息后可缓解。眼外肌无力所致非对称性上睑下垂和双眼复视是MG最为常见的首发症状,还可出现交替性或双侧上睑下垂、眼球活动障碍,通常瞳孔大小正常。面肌无力可致鼓腮漏气、眼睑闭合不全、鼻唇沟变浅、苦笑或面具样面容。咀嚼肌无力可致咀嚼困难。咽喉肌无力可致构音障碍、吞咽困难、鼻音、饮水呛咳及声音嘶哑。颈部肌肉无力可致抬头困难。肢体各组肌群均可出现肌无力症状,以近端为著。呼吸肌无力可致呼吸困难、发绀。

（二）重症肌无力危象

重症肌无力危象是指重症肌无力患者急骤发生延髓肌和呼吸肌严重无力以至于不能排出分泌物和维持足够的通换气功能的情况，若不及时有效抢救，常可危及生命。其诱因和加重因素：除免疫力下降是其发病的内因，感染为重症肌无力危象发生最重要的诱因，劳累过度、激素不合理应用、胸腺瘤手术、药物滥用或误用、精神刺激、外伤、月经、怀孕、流产、其他疾病等。

四、辅助检查

（一）疲劳试验

令患者做受累肌群的持续运动或收缩，例如睁闭眼睑、眼球向上凝视、持续吸气、咀嚼或双臂侧平举等动作，常在持续数十秒后迅速出现眼睑下垂、复视明显、咀嚼无力或两臂下垂等症状，为肌疲劳试验阳性。

（二）抗胆碱酯酶药物试验

成人皮下注射胆碱酯酶抑制剂甲基硫酸新斯的明 $1.0\sim1.5$ mg，同时皮下注射阿托品消除其胆碱样不良反应；儿童可按体质量 $0.02\sim0.03$ mg/kg 进行皮下注射，最大剂量不超过 1 mg。注射前可参照 MG 临床绝对评分标准，记录一次单项肌力情况，注射后 10 分钟记录 1 次，持续记录 60 分钟。相对评分 $<25\%$ 为阴性，$25\%\sim60\%$ 为可疑阳性，$>60\%$ 为阳性。

（三）电生理检查

电生理检查包括低频重复电刺激和单纤维肌电图检查。RNS 常规检查的神经包括面神经、副神经、腋神经和尺神经。持续时间为 3 秒，结果判断用第 4 或第 5 波与第 1 波相比，当波幅衰竭 10% 或 15% 以上为异常，称为波幅递减。

（四）血清学检查

$30\%\sim50\%$ 的单纯眼肌型 MG 患者可检测到 AChR 抗体，$80\%\sim90\%$ 的全身型 MG 患者可检测到 AChR 抗体。抗体检测阴性者不能排除 MG 的诊断。

（五）胸腺影像学检查

约 15% 的 MG 患者同时伴有胸腺瘤，约 60% 的 MG 患者同时伴有胸腺增生，$20\%\sim25\%$ 的胸腺瘤患者可出现 MG 症状，纵隔 CT 检查胸腺瘤检出率可达 94%。

五、治疗

（一）一般治疗

适当休息与活动、加强营养、避免用和慎用可诱发本症的药物，如新霉素、多黏菌素、奎宁等。呼吸肌训练和轻型 MG 患者进行力量锻炼，可以改善肌力。

（二）药物治疗

（1）胆碱酯酶抑制剂：溴吡斯的明是最常用的胆碱酯酶抑制剂，用于改善临床症状，是所有类型 MG 的一线用药，其使用剂量应个体化，一般可配合其他免疫抑制药物联合治疗。

（2）激素或免疫抑制剂：如糖皮质激素、硫唑嘌呤和甲氨蝶呤等。

（3）静脉注射免疫球蛋白，可用于病情急性进展的 MG 患者、胸腺切除术前准备及辅助用药，与血浆置换疗效相同但不良反应更小。

（三）血浆置换

病情急性进展的 MG 患者、胸腺切除术前准备以及作为辅助用药也可应用血浆置换。

(四)外科治疗

确诊的胸腺肿瘤患者应行胸腺摘除手术,可不考虑 MG 的严重程度,早期手术治疗可以降低肿瘤扩散的风险。

(五)危象的处理

根据不同的危象进行救治,保持呼吸道通畅,积极控制肺部感染,必要时行气管切开,实施正压辅助通气。

六、护理评估

(一)一般评估

1.生命体征

患者可呈现体温升高,病毒感染时患者体温可不升高;呼吸肌受累时,引发呼吸困难,导致呼吸频率和节律的变化等,评估患者的血氧饱和度合并甲状腺功能亢进患者可出现怕热多汗,心率较快或心律失常,收缩压升高而舒张压下降,脉压增大,呼吸较快。

2.病史

询问患者有无反复发作的重症肌无力病史;重症肌无力起病的形式;主要症状和体征(首发症状,肌无力的部位,受累部位的前后顺序,肌无力的程度);了解病前有无诱因如感染、精神创伤、过度劳累、服药史、妊娠、月经等;疾病加重和缓解的因素。

3.相关记录

体重、体位、饮食、皮肤、出入量等记录结果。评估患者的营养状态。

(二)身体评估

1.头颈部

观察患者的面容表情及营养状态,判断起病的急缓;观察眼睑闭合的程度,眼球运动方向、面部表情肌及四肢肌肉的活动,如出现上睑下垂、斜视、眼球活动受限、表情淡漠、连续咀嚼无力、张口呼吸、吞咽困难等。检查眼肌和面部表情肌的肌力。肌力指肌肉主动运动时的力量、幅度和速度。检查方法:检查时令患者作肢体伸缩动作,检查者从相反方向给予阻力,测试患者对阻力的克服力量,并注意两侧比较。

2.胸部

检查躯干肌肌力。重症肌无力患者呼吸音可减弱或消失,由于吞咽困难导致误吸或咳痰无力及长期卧床患者可引发肺部感染等,可触诊语音震颤和听到呼吸音增强。

3.腹部

观察腹部和膀胱区外形,有无肠鸣音减弱和尿潴留。腹壁反射、提睾反射是否存在和对称。

4.四肢

检查肌肉容积(肌肉的外形和体积)是否出现肌萎缩。检查四肢骨骼肌的肌力,检查各个肌群的腱反射,如肱二头肌、肱三头肌、桡骨膜、膝反射和跟腱反射灯。是否存在病理反射。

(三)心理-社会评估

主要了解患者的文化背景,患病后的情绪反应及其学习、工作与家庭生活的情况,家庭成员的支持程度,家庭的经济能力等。

(四)辅助检查结果评估

抗胆碱酯酶药物试验涉及重症肌无力临床绝对评分标准如下。

1.上睑无力计分

患者平视正前方,观察上睑遮挡角膜的水平,以时钟位记录,左、右眼分别计分,共 8 分。0 分:11～1 点;1 分:10～2 点;2 分:9～3 点;3 分:8～4 点;4 分:7～5 点。

2.上睑疲劳试验

令患者持续睁眼向上方注视,记录诱发出眼睑下垂的时间(秒)。眼睑下垂:以上睑遮挡角膜9～3 点为标准,左、右眼分别计分,共 8 分。0 分:＞60 秒;1 分:31～60 秒;2 分:16～30 秒;3 分:6～15 秒;4 分≤5 秒。

3.眼球水平活动受限计分

患者向左、右侧注视,记录外展、内收露白的毫米数,同侧眼外展露白毫米数与内收露白毫米数相加,左、右眼分别计分,共 8 分。0 分:外展露白＋内收露白≤2 mm,无复视;1 分:外展露白＋内收露白≤4 mm,有复视;2 分:外展露白＋内收露白＞4 mm,≤8 mm;3 分:外展露白＋内收露白＞8 mm,≤12 mm;4 分:外展露白＋内收露白＞12 mm。

4.上肢疲劳试验

两臂侧平举,记录诱发出上肢疲劳的时间(秒),左、右侧分别计分,共 8 分。0 分:＞120 秒;1 分:61～120 秒;2 分:31～60 秒;3 分:11～30 秒;4 分:0～10 秒。

5.下肢疲劳试验

患者取仰卧位,双下肢同时屈髋、屈膝各 90°。记录诱发出下肢疲劳的时间(秒),左、右侧分别计分,共 8 分。0 分:＞120 秒;1 分:61～120 秒;2 分:31～60 秒;3 分:11～30 秒;4 分:0～10 秒。

6.面肌无力的计分

0 分:正常;1 分:闭目力稍差,埋睫征不全;2 分:闭目力差、能勉强合上眼睑、埋睫征消失;3 分:闭目不能、鼓腮漏气;4 分:嘬嘴不能、面具样面容。

7.咀嚼、吞咽功能的计分

0 分:能正常进食;2 分:进普食后疲劳、进食时间延长,但不影响每次进食量;4 分:进普食后疲劳、进食时间延长、已影响每次进食量;6 分:不能进普食,只能进半流质;8 分:鼻饲管进食。

8.呼吸肌功能的评分

0 分:正常;2 分:轻微活动时气短;4 分:平地行走时气短;6 分:静坐时气短;8 分:人工辅助呼吸。

七、主要护理诊断/问题

(1)有误吸的危险:与咽部、喉部肌肉无力、吞咽无力有关。

(2)低效型呼吸形态:与呼吸肌无力或胆碱能危象不能有效的呼吸有关。

(3)生活自理缺陷:与肌肉无力、吞咽无力、语言障碍等有关。

(4)语言沟通障碍:与肌无力及构音障碍有关。

(5)焦虑:与对疾病及其治疗、护理缺乏认识,担忧预后有关。

八、护理措施

(一)休息与活动

急性期,患者应卧床休息,限制活动;缓解期,适当休息与活动,避免劳累;避免到人多的地方,以防感染。

(二)饮食护理

给予低盐、高蛋白、富含钾、钙的饮食,切勿勉强进食。咀嚼无力或吞咽困难者,在药物生效后进食,以软食、半流、糊状物或流质(如肉汤、鸡汤、牛奶)为宜。吞咽困难、呛咳明显者,给予鼻饲。

(三)用药护理

1.药物配合

例如新斯的明、泼尼松、环磷酰胺等,注意调整剂量及给药次数及时间,观察药物不良反应。饮食和进水尽量安排在胆碱酯酶抑制剂服用起效之后,以防发生吞咽困难和呛咳。

2.并发症护理

吞咽困难患者易出现误吸甚至窒息,用药不足或过量易产生重症肌无力危象,及时报告医师并配合治疗与护理。

(四)重症肌无力危象的护理

1.保持呼吸道通畅

重症肌无力危象发生时常表现呼吸道分泌物增多、呼吸困难等,给予氧气吸入,加强呼吸道管理,注意呼吸道湿化,每 2 小时翻身、拍背 1 次,及时有效排痰,防止痰液堵塞,保持呼吸道通畅。

2.使用呼吸机患者的护理

严密观察病情变化,包括血氧、血压、心率、呼吸、痰液等指标的观察,定时做血气分析,根据血气分析调整呼吸机参数。加强呼吸道管理,预防肺部并发症;严密观察呼吸音变化,发现异常及时报告医师处理。

3.机械通气患者人机对抗的护理

人机对抗是重症肌无力危象机械通气患者最常见的问题之一。人机对抗的原因,主要有患者恐惧及过度紧张导致自主呼吸频率过快与机械通气不协调,呼吸机模式及参数设置不当,支气管痉挛和气道阻塞等。出现人机对抗现象,要评估患者的情况,分析人机对抗出现的原因,进行针对性处理,给予心理护理、使用镇静剂、调整呼吸机参数、解除支气管痉挛、吸痰、加强人工气道湿化等。

(五)心理护理

关心体贴患者、协助生活护理、多与其交谈,鼓励其保持乐观情绪,树立战胜疾病的信心,积极配合治疗及护理。

(六)健康教育

(1)定期复查治疗原发病,例如胸腺肿瘤、感染、精神创伤等。

(2)预防各种诱因,增强体质,避免呼吸道感染;保持居室通风良好,空气新鲜;生活有规律,劳逸结合,勿过劳累,保持充足睡眠。保持良好乐观情绪,避免精神紧张、焦虑、烦躁等不良情绪。

(3)遵医嘱用药;增加营养,合理饮食,进食高蛋白、高热量、富含维生素的食物;禁用和慎用对神经-肌肉传递阻滞的药物,注意药物治疗的注意事项。

(4)就诊指标:病情变化或加重需及时就诊,如活动后疲劳加重,休息后减轻,且晨轻暮重;出现上睑下垂、复视、吞咽困难、饮水反呛,发音困难、四肢无力、呼吸困难或咳嗽无力等现象及时就诊。

九、护理效果评估

(1)患者肌力逐渐恢复。

(2)患者呼吸困难减轻,脱离机械通气。

(3)患者眼部症状(眼睑下垂、斜视、复视等)减轻或消失。

(4)患者吞咽功能良好,无吞咽困难和饮水呛咳。

(邢琳琳)

第/四/章

呼吸内科护理

第一节　急性上呼吸道感染

一、概述

(一)疾病概述

急性上呼吸道感染简称上感,为外鼻孔至环状软骨下缘包括鼻腔、咽或喉部急性炎症的概称。主要病原体是病毒,少数是细菌,免疫功能低下者易感。通常病情较轻、病程短、可自愈,预后良好。但由于发病率高,不仅影响工作和生活,有时还可伴有严重并发症,并具有一定的传染性,应积极防治。

多发于冬春季节,多为散发,且可在气候突变时小规模流行。主要通过患者喷嚏和含有病毒的飞沫经空气传播,或经污染的手和用具接触传播。可引起上感的病原体大多为自然界中广泛存在的多种类型病毒,同时健康人群亦可携带,且人体对其感染后产生的免疫力较弱、短暂,病毒间也无交叉免疫,故可反复发病。

(二)相关病理生理

组织学上可无明显病理改变,亦可出现上皮细胞的破坏。可有炎症因子参与发病,使上呼吸道黏膜血管充血和分泌物增多,伴单核细胞浸润,浆液性及黏液性炎性渗出。继发细菌感染者可有中性粒细胞浸润及脓性分泌物。

(三)急性上呼吸道感染的病因与诱因

1.基本病因

急性上感有 $70\%\sim80\%$ 由病毒引起,包括鼻病毒、冠状病毒、腺病毒、流感和副流感病毒,以及呼吸道合胞病毒、埃可病毒和柯萨奇病毒等。另有 $20\%\sim30\%$ 的上感为细菌引起,可单纯发生或继发于病毒感染,以口腔定植菌溶血性链球菌为多见,其次为流感嗜血杆菌、肺炎链球菌和葡萄球菌等,偶见革兰阴性杆菌。

2.常见诱因

淋雨、受凉、气候突变、过度劳累等可降低呼吸道局部防御功能,致使原存的病毒或细菌迅速繁殖,或者直接接触含有病原体的患者喷嚏、空气、污染的手和用具诱发本病。老幼体弱,免疫功能低下或有慢性呼吸道疾病如鼻窦炎、扁桃体炎者更易发病。

（四）临床表现

临床表现有以下几种类型。

1.普通感冒

普通感冒俗称"伤风"，又称急性鼻炎或上呼吸道卡他，为病毒感染引起。起病较急，主要表现为鼻部症状，如喷嚏、鼻塞、流清水样鼻涕，也可表现为咳嗽、咽干、咽痒或烧灼感甚至鼻后滴漏感。咽干、咳嗽和鼻后滴漏与病毒诱发的炎症介质导致的上呼吸道传入神经高敏状态有关。2～3天后鼻涕变稠，可伴咽痛、头痛、流泪、味觉迟钝、呼吸不畅、声嘶等，有时由于咽鼓管炎致听力减退。严重者有发热、轻度畏寒和头痛等。体检可见鼻腔黏膜充血、水肿、有分泌物，咽部可为轻度充血。一般经5～7天痊愈，伴并发症者可致病程迁延。

2.急性病毒性咽炎和喉炎

急性病毒性咽炎和喉炎由鼻病毒、腺病毒、流感病毒、副流感病毒以及肠病毒、呼吸道合胞病毒等引起。临床表现为咽痒和灼热感，咽痛不明显，咳嗽少见。急性喉炎多为流感病毒、副流感病毒及腺病毒等引起，临床表现为明显声嘶、讲话困难，可有发热、咽痛或咳嗽，咳嗽时咽喉疼痛加重。体检可见喉部充血、水肿，局部淋巴结轻度肿大和触痛，有时可闻及喉部的喘息声。

3.急性疱疹性咽峡炎

急性疱疹性咽峡炎多由柯萨奇病毒A引起，表现为明显咽痛、发热，病程约为一周。查体可见咽部充血，软腭、腭垂、咽及扁桃体表面有灰白色疱疹及浅表溃疡，周围伴红晕。多发于夏季，多见于儿童，偶见于成人。

4.急性咽结膜炎

急性咽结膜炎主要由腺病毒、柯萨奇病毒等引起。表现为发热、咽痛、畏光、流泪、咽及结膜明显充血。病程4～6天，多发于夏季，由游泳传播，儿童多见。

5.急性咽扁桃体炎

病原体多为溶血性链球菌，其次为流感嗜血杆菌、肺炎链球菌、葡萄球菌等。起病急，咽痛明显，伴发热、畏寒，体温可达39℃以上。查体可发现咽部明显充血，扁桃体肿大、充血，表面有黄色脓性分泌物。有时伴有颌下淋巴结肿大、压痛，而肺部查体无异常体征。

（五）辅助检查

1.血液学检查

因多为病毒性感染，白细胞计数常正常或偏低，伴淋巴细胞比例升高。细菌感染者可有白细胞计数与中性粒细胞增多和核左移现象。

2.病原学检查

因病毒类型繁多，且明确类型对治疗无明显帮助，一般无须明确病原学检查。需要时可用免疫荧光法、酶联免疫吸附法、血清学诊断或病毒分离鉴定等方法确定病毒的类型。细菌培养可判断细菌类型并做药物敏感试验以指导临床用药。

（六）主要治疗原则

由于目前尚无特效抗病毒药物，以对症处理为主，同时戒烟、注意休息、多饮水、保持室内空气流通和防治继发细菌感染。对有急性咳嗽、鼻后滴漏和咽干的患者应给予伪麻黄碱治疗以减轻鼻部充血，亦可局部滴鼻应用。必要时适当加用解热镇痛类药物。

(七)药物治疗

1.抗菌药物治疗

目前已明确普通感冒无须使用抗菌药物。除非有白细胞计数升高、咽部脓苔、咳黄痰和流鼻涕等细菌感染证据,可根据当地流行病学史和经验用药,可选口服青霉素、第一代头孢菌素、大环内酯类或喹诺酮类。

2.抗病毒药物治疗

由于目前有滥用造成流感病毒耐药现象,所以如无发热,免疫功能正常,发病不超过 2 天一般无须应用。对于免疫缺陷患者,可早期常规使用。利巴韦林和奥司他韦有较广的抗病毒谱,对流感病毒、副流感病毒和呼吸道合胞病毒等有较强的抑制作用,可缩短病程。

二、护理评估

(一)病因评估

主要评估患者健康史和发病史,是否有受凉感冒史。对流行性感冒者,应详细询问患者及家属的流行病史,以有效控制疾病进展。

(二)一般评估

1.生命体征

患者体温可正常或发热;有无呼吸频率加快或节律异常。

2.患者主诉

有无鼻塞、流涕、咽干、咽痒、咽痛、畏寒、发热、咳嗽、咳痰、声嘶、畏光、流泪、眼痛等症状。

3.相关记录

体温,痰液颜色、性状和量等记录结果。

(三)身体评估

1.视诊

咽喉部有无充血;鼻腔黏膜有无充血、水肿及分泌物情况;扁桃体有无充血、肿大(肿大扁桃体的分度),有无黄色脓性分泌物;眼结膜有无充血等情况。

2.触诊

有无颌下、耳后等头颈部浅表淋巴结肿大,肿大淋巴结有无触痛。

3.听诊

有无异常呼吸音;双肺有无干、湿啰音。

(四)心理-社会评估

患者在疾病治疗过程中的心理反应与需求,家庭及社会支持情况,引导患者正确配合疾病的治疗与护理。

(五)辅助检查结果评估

1.血常规检查

有无白细胞计数降低或升高、有无淋巴细胞比值升高、有无中性粒细胞增多及核左移等。

2.胸部 X 线检查

有无肺纹理增粗、炎性浸润影等。

3.痰培养

有无细菌生长,药敏试验结果如何。

(六)治疗常用药效果的评估

对于呼吸道病毒感染,尚无特异的治疗药物。一般以对症处理为主,辅以中医治疗,并防治继发细菌感染。

三、主要护理诊断/问题

(一)舒适受损

鼻塞、流涕、咽痛、头痛与病毒、细菌感染有关。

(二)体温过高

体温过高与病毒、细菌感染有关。

四、护理措施

(一)病情观察

观察生命体征及主要症状,尤其是体温、咽痛、咳嗽等的变化。高热者联合使用物理降温与药物降温,并及时更换汗湿衣物。

(二)环境与休息

保持室内温、湿度适宜和空气流通,症状轻者应适当休息,病情重者或年老者卧床休息为主。

(三)饮食

选择清淡、富含维生素、易消化的食物,并保证足够热量。发热者应适当增加饮水量。

(四)口腔护理

进食后漱口或按时给予口腔护理,防止口腔感染。

(五)防止交叉感染

注意隔离患者,减少探视,以避免交叉感染。指导患者咳嗽时应避免对着他人。患者使用过的餐具、痰盂等用品应按规定及时消毒。

(六)用药护理

遵医嘱用药且注意观察药物的不良反应。为减轻马来酸氯苯那敏或苯海拉明等抗过敏药的头晕、嗜睡等不良反应,宜指导患者在临睡前服用,并告知驾驶员和高空作业者应避免使用。

(七)健康教育

1.疾病预防指导

生活规律、劳逸结合、坚持规律且适当的体育运动,以增强体质,提高抗寒能力和机体的抵抗力。保持室内空气流通,避免受凉、过度疲劳等感染的诱发因素。在高发季节少去人群密集的公共场所。

2.疾病知识指导

指导患者采取适当的措施避免疾病传播,防止交叉感染。患病期间注意休息,多饮水并遵医嘱用药。

3.预防感染的措施

注意保暖,防止受凉,尤其是要避免呼吸道感染。

4.就诊的指标

告诉患者如果出现下列情况应及时到医院就诊。

(1)经药物治疗症状不缓解。

（2）出现耳鸣、耳痛、外耳道流脓等中耳炎症状。

（3）恢复期出现胸闷、心悸、眼睑水肿、腰酸或关节疼痛。

五、护理效果评估

（1）患者自觉症状好转（鼻塞、流涕、咽部不适感、发热、咳嗽咳痰等症状减轻）。

（2）患者体温恢复正常。

（3）身体评估。①视诊：患者咽喉部充血减轻；鼻腔黏膜充血、水肿减轻情况；扁桃体无充血，肿大程度减轻，无脓性分泌物；眼结膜无充血等情况。②听诊：患者无异常呼吸音；双肺无干、湿啰音。

（焦国岩）

第二节　急性气管-支气管炎

一、概述

（一）疾病概述

急性气管-支气管炎是由生物、物理、化学刺激或过敏等因素引起的急性气管-支气管黏膜炎症。多为散发，无流行倾向，年老体弱者易感。临床症状主要为咳嗽和咳痰。常发生于寒冷季节或气候突变时，也可由急性上呼吸道感染迁延不愈所致。

（二）相关病理生理

由病原体或吸入冷空气、粉尘、刺激性气体或因吸入变应原引起气管-支气管急性炎症反应。其共同的病理表现为气管、支气管黏膜充血水肿，淋巴细胞和中性粒细胞浸润；同时可伴纤毛上皮细胞损伤、脱落；黏液腺体肥大增生。合并细菌感染时，分泌物呈脓性。

（三）急性气管-支气管炎的病因与诱因

病原体导致的感染是最主要病因，过度劳累、受凉、年老体弱是常见诱因。

1.病原体

病原体与上呼吸道感染类似。常见病毒为腺病毒、流感病毒（甲、乙）、冠状病毒、鼻病毒、单纯疱疹病毒、呼吸道合胞病毒和副流感病毒。常见细菌为流感嗜血杆菌、肺炎链球菌、卡他莫拉菌等，近年来衣原体和支原体感染明显增加，在病毒感染的基础上继发细菌感染亦较多见。

2.物理、化学因素

冷空气、粉尘、刺激性气体或烟雾（如二氧化硫、二氧化氮、氨气、氯气等）的吸入，均可刺激气管-支气管黏膜引起急性损伤和炎症反应。

3.变态反应

常见的吸入变应原包括花粉、有机粉尘、真菌孢子、动物毛皮及排泄物；或对细菌蛋白质的变态反应，钩虫、蛔虫的幼虫在肺内的移行均可引起气管-支气管急性炎症反应。

（四）临床表现

临床主要表现为咳嗽咳痰。一般起病较急，通常全身症状较轻，可有发热。初为干咳或少量

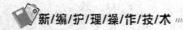

黏液痰,随后痰量增多,咳嗽加剧,偶伴血痰。咳嗽、咳痰可延续2～3周,如迁延不愈,可演变成慢性支气管炎。伴支气管痉挛时,可出现程度不等的胸闷气促。

(五)辅助检查

1.血液检查

病毒感染时,血常规检查白细胞计数多正常;细菌感染较重时,白细胞计数和中性粒细胞计数增高。血沉检查可有血沉快。

2.胸部 X 线检查

多无异常,或仅有肺纹理的增粗。

3.痰培养

细菌或支原体、衣原体感染时,可明确病原体;药物敏感试验可指导临床用药。

(六)治疗要点

1.对症治疗

咳嗽无痰或少痰,可用右美沙芬、喷托维林(咳必清)镇咳。咳嗽有痰而不易咳出,可选用盐酸氨溴索、溴己新(必嗽平)、桃金娘油提取物化痰,也可雾化帮助祛痰。较为常用的为兼顾止咳和化痰的棕色合剂,也可选用中成药止咳祛痰。发生支气管痉挛时,可用平喘药如茶碱类、β_2 受体激动剂等。发热可用解热镇痛药对症处理。

2.抗菌药物治疗

有细菌感染证据时应及时使用。可以首选新大环内酯类、青霉素类,亦可选用头孢菌素类或喹诺酮类等药物。多数患者口服抗菌药物即可,症状较重者可经肌内注射或静脉滴注给药,少数患者需要根据病原体培养结果指导用药。

3.一般治疗

多休息,多饮水,避免劳累。

二、护理评估

(一)病因评估

主要评估患者健康史和发病史,近期是否有受凉、劳累,是否有粉尘过敏史,是否有吸入冷空气或刺激性气体史。

(二)一般评估

1.生命体征

患者体温可正常或发热;有无呼吸频率加快或节律异常。

2.患者主诉

有无发热、咳嗽、咳痰、喘息等症状。

3.相关记录

体温,痰液颜色、性状和量等情况。

(三)身体评估

听诊有无异常呼吸音;有无双肺呼吸音变粗,两肺可否闻及散在的干、湿啰音,湿啰音部位是否固定,咳嗽后湿啰音是否减少或消失;有无闻及哮鸣音。

(四)心理-社会评估

患者在疾病治疗过程中的心理反应与需求,家庭及社会支持情况,引导患者正确配合疾病的治疗与护理。

(五)辅助检查结果评估

1.血液检查

有无白细胞总数和中性粒细胞百分比升高,有无血沉加快。

2.胸部 X 线检查

有无肺纹理增粗。

3.痰培养

有无致病菌生长,药敏试验结果如何。

(六)治疗常用药效果的评估

1.应用抗生素的评估要点

(1)记录每次给药的时间与次数,评估有无按时、按量给药,是否足疗程。

(2)评估用药后患者发热、咳嗽、咳痰等症状是否缓解。

(3)评估用药后患者是否出现皮疹、呼吸困难等变态反应。

(4)评估用药后患者有无较明显的恶心、呕吐、腹泻等不良反应。

2.应用止咳祛痰剂效果的评估

(1)记录每次给药的时间与药量。

(2)评估用祛痰剂后患者痰液是否变稀,是否较易咳出。

(3)评估用止咳药后,患者咳嗽频繁是否减轻,夜间睡眠是否改善。

3.应用平喘药后效果的评估

(1)记录每次给药的时间与量。

(2)评估用药后,患者呼吸困难是否减轻,听诊哮鸣音是否消失。

(3)如应用氨茶碱时间较长,需评估有无茶碱中毒表现。

三、主要护理诊断/问题

(一)清理呼吸道无效

清理呼吸道无效与呼吸道感染、痰液黏稠有关。

(二)气体交换受损

气体交换受损与过敏、炎症引起支气管痉挛有关。

四、护理措施

(一)病情观察

观察生命体征及主要症状,尤其咳嗽,痰液的颜色、性质、量等的变化;有无呼吸困难与喘息等表现;监测体温情况。

(二)休息与保暖

急性期应减少活动,增加休息时间,室内空气新鲜,保持适宜的温度和湿度。

(三)保证充足的水分及营养

鼓励患者多饮水,必要时由静脉补充。给予营养丰富易消化的饮食,发热期间进食流质或半流质食物为宜。

(四)保持口腔清洁

由于患者发热、咳嗽、痰多且黏稠,咳嗽剧烈时可引起呕吐,故要保持口腔卫生,以增加舒适感,增进食欲,促进毒素的排泄。

(五)发热护理

热度不高不需特殊处理,高热时要采取物理降温或药物降温措施。

(六)保持呼吸道通畅

观察呼吸道分泌物的性质及能否有效地咳出痰液,指导并鼓励患者有效咳嗽;若为细菌感染所致,按医嘱使用敏感的抗生素。若痰液黏稠,可采用超声雾化吸入或蒸气吸入稀释分泌物;对于咳嗽无力的患者,宜经常更换体位,拍背,使呼吸道分泌物易于排出,促进炎症消散。

(七)给氧与解痉平喘

有咳喘症状者可给予氧气吸入或按医嘱采用雾化吸入平喘解痉剂,严重者可口服。

(八)健康教育

1.疾病预防指导

预防急性上呼吸道感染的诱发因素。增强体质,可选择合适的体育活动,如健康操、太极拳、跑步等,可进行耐寒训练,如冷水洗脸、冬泳等。

2.疾病知识指导

患病期间增加休息时间,避免劳累;饮食宜清淡、富含营养;按医嘱用药。

3.就诊指标

如 2 周后症状仍持续应及时就诊。

五、护理效果评估

(1)患者自觉症状好转(咳嗽咳痰、喘息、发热等症状减轻)。

(2)患者体温恢复正常。

(3)患者听诊时双肺有无闻及干、湿啰音。

(焦国岩)

第三节　慢性支气管炎

慢性支气管炎是由于感染或非感染因素引起气管、支气管黏膜及其周围组织的慢性非特异性炎症。临床以咳嗽、咳痰或伴有喘息反复发作为特征,每年持续 3 个月以上,且连续 2 年以上。

一、病因和发病机制

慢性支气管炎的病因极为复杂,迄今尚有许多因素不够明确,往往是多种因素长期相互作用的综合结果。

(一)感染

病毒、支原体和细菌感染是本病急性发作的主要原因。病毒感染以流感病毒、鼻病毒、腺病毒和呼吸道合胞病毒常见;细菌感染以肺炎链球菌、流感嗜血杆菌和卡他莫拉菌及葡萄球菌常见。

(二)大气污染

化学气体如氯气、二氧化氮、二氧化硫等刺激性烟雾,空气中的粉尘等均可刺激支气管黏膜,使呼吸道清除功能受损,为细菌入侵创造条件。

(三)吸烟

吸烟为本病发病的主要因素。吸烟时间的长短与吸烟量决定发病率的高低,吸烟者的患病率较不吸烟者高 2～8 倍。

(四)过敏因素

喘息型支气管炎患者多有过敏史。患者痰中嗜酸性粒细胞和组胺的含量及血中 IgE 明显高于正常。此类患者实际上应属慢性支气管炎合并哮喘。

(五)其他因素

气候变化,特别是寒冷空气与慢性支气管炎的病情加重有密切关系。自主神经功能失调,副交感神经功能亢进,老年人肾上腺皮质功能减退,慢性支气管炎的发病率增加。维生素 C 缺乏,维生素 A 缺乏,易患慢性支气管炎。

二、临床表现

(一)症状

患者常在寒冷季节发病,出现咳嗽、咳痰,尤以晨起显著,白天多于夜间。病毒感染痰液为白色黏液泡沫状,继发细菌感染,痰液转为黄色或黄绿色黏液脓性,偶可带血。慢性支气管炎反复发作后,支气管黏膜的迷走神经感受器反应性增高,副交感神经功能亢进,可出现过敏现象而发生喘息。

(二)体征

早期多无体征。急性发作期可有肺底部闻及干、湿性啰音。喘息型支气管炎在咳嗽或深吸气后可闻及哮鸣音,发作时有广泛哮鸣音。

(三)并发症

(1)阻塞性肺气肿:为慢性支气管炎最常见的并发症。

(2)支气管肺炎:慢性支气管炎蔓延至支气管周围肺组织中,患者表现寒战、发热、咳嗽加剧、痰量增多且呈脓性;白细胞总数及中性粒细胞增多;X 线胸片显示双下肺野有斑点状或小片阴影。

(3)支气管扩张症。

三、诊断

(一)辅助检查

1.血常规

白细胞总数及中性粒细胞数可升高。

2.胸部 X 线

单纯型慢性支气管炎,X 线片检查阴性或仅见双下肺纹理增多、增粗、模糊、呈条索状或网状。继发感染时为支气管周围炎症改变,表现为不规则斑点状阴影,重叠于肺纹理之上。

3.肺功能检查

早期病变多在小气道,常规肺功能检查多无异常。

(二)诊断要点

凡咳嗽、咳痰或伴有喘息,每年发作持续 3 个月,连续 2 年或 2 年以上者,并排除其他心肺疾病(如肺结核、肺尘埃沉着病、支气管哮喘、支气管扩张症、肺癌、肺脓肿、心脏病、心功能不全等)、慢性鼻咽疾病后,即可诊断。如每年发病不足 3 个月,但有明确的客观检查依据(如胸部 X 线片、肺功能等)亦可诊断。

(三)鉴别诊断

1.支气管扩张

多于儿童或青年期发病,常继发于麻疹、肺炎或百日咳后,并有咳嗽、咳痰反复发作的病史,合并感染时痰量增多,并呈脓性或伴有发热,病程中常反复咯血。在肺下部周围可闻及不易消散的湿性啰音。晚期重症患者可出现杵状指(趾)。胸部 X 线上可见双肺下野纹理粗乱或呈卷发状。薄层高分辨 CT(HRCT)检查有助于确诊。

2.肺结核

活动性肺结核患者多有午后低热、消瘦、乏力、盗汗等中毒症状。咳嗽痰量不多,常有咯血。老年肺结核的中毒症状多不明显,常被慢性支气管炎的症状所掩盖而误诊。胸部 X 线上可发现结核病灶,部分患者痰结核菌检查可获阳性。

3.支气管哮喘

支气管哮喘常为特质性患者或有过敏性疾病家族史,多于幼年发病。一般无慢性咳嗽、咳痰史。哮喘多突然发作,且有季节性,血和痰中嗜酸性粒细胞常增多,治疗后可迅速缓解。发作时双肺布满哮鸣音,呼气延长,缓解后可消失,且无症状,但气道反应性仍增高。慢性支气管炎合并哮喘的患者,病史中咳嗽、咳痰多发生在喘息之前,迁延不愈较长时间后伴有喘息,且咳嗽、咳痰的症状多较喘息更为突出,平喘药物疗效不如哮喘等可资鉴别。

4.肺癌

肺癌多发生于 40 岁以上男性,并有多年吸烟史的患者,刺激性咳嗽常伴痰中带血和胸痛。X 线胸片检查肺部常有块影或反复发作的阻塞性肺炎。痰脱落细胞及支气管镜等检查,可明确诊断。

5.慢性肺间质纤维化

慢性咳嗽,咳少量黏液性非脓性痰,进行性呼吸困难,双肺底可闻及爆裂音(Velcro 啰音),严重者发绀并有杵状指。X 线胸片见中下肺野及肺周边部纹理增多紊乱呈网状结构,其间见弥漫性细小斑点阴影。肺功能检查呈限制性通气功能障碍,弥散功能减低,动脉血氧分压(PaO_2)下降。肺活检是确诊的手段。

四、治疗

(一)急性发作期及慢性迁延期的治疗

以控制感染、祛痰、镇咳为主,同时解痉平喘。

1.抗感染药物

及时、有效、足量,感染控制后及时停用,以免产生细菌耐药或二重感染。一般患者可按常见致病菌用药。可选用青霉素 G $80×10^4$ U 肌内注射;复方磺胺甲噁唑,每次 2 片,2 次/天;阿莫西林 2~4 g/d,3~4 次口服;氨苄西林 2~4 g/d,分 4 次口服;头孢氨苄 2~4 g/d 或头孢拉定 1~2 g/d,分 4 次口服;头孢呋辛 2 g/d 或头孢克洛 0.5~1.0 g/d,分 2~3 次口服。亦可选择新一代大环内酯类抗生素,如罗红霉素,0.3 g/d,2 次口服。抗菌治疗疗程一般 7~10 天,反复感染病例可适当延长。严重感染时,可选用氨苄西林、环丙沙星、氧氟沙星、阿米卡星、奈替米星或头孢菌素类联合静脉滴注给药。

2.祛痰镇咳药

刺激性干咳者不宜单用镇咳药物,否则痰液不易咳出。可给盐酸溴环己胺醇 30 mg 或羧甲基半胱氨酸 500 mg,3 次/天,口服。乙酰半胱氨酸(富露施)及氯化铵甘草合剂均有一定的疗效。α-糜蛋白酶雾化吸入亦有消炎祛痰的作用。

3.解痉平喘

解痉平喘主要为解除支气管痉挛,利于痰液排出。常用药物为氨茶碱 0.1～0.2 g,8 次/小时口服;丙卡特罗 50 mg,2 次/天;特布他林 2.5 mg,2～3 次/天。慢性支气管炎有可逆性气道阻塞者应常规应用支气管舒张剂,如异丙托溴铵(异丙阿托品)气雾剂、特布他林等吸入治疗。阵发性咳嗽常伴不同程度的支气管痉挛,应用支气管扩张药后可改善症状,并有利于痰液的排出。

(二)缓解期的治疗

应以增强体质、提高机体抗病能力和预防发作为主。

(三)中药治疗

采取扶正固本原则,按肺、脾、肾的虚实辨证施治。

五、护理措施

(一)常规护理

1.环境

保持室内空气新鲜、流通,安静,舒适,温湿度适宜。

2.休息

急性发作期应卧床休息,取半卧位。

3.给氧

持续低流量吸氧。

4.饮食

给予高热量、高蛋白、高维生素易消化饮食。

(二)专科护理

(1)解除气道阻塞,改善肺泡通气。及时清除痰液,神志清醒患者应鼓励咳嗽,痰稠不易咳出时,给予雾化吸入或雾化泵药物喷入,减少局部淤血水肿,以利痰液排出。危重体弱患者,定时更换体位,叩击背部,使痰易于咳出,餐前应给予胸部叩击或胸壁震荡。方法:患者取侧卧位,护士两手手指并拢,手背隆起,指关节微屈,自肺底由下向上,由外向内叩拍胸壁,震动气管,边拍边鼓励患者咳嗽,以促进痰液的排出,每侧肺叶叩击 3～5 分钟。对神志不清者,可进行机械吸痰,需注意无菌操作,抽吸压力要适当,动作轻柔,每次抽吸时间不超过 15 秒,以免加重缺氧。

(2)合理用氧,减轻呼吸困难。根据缺氧和二氧化碳潴留的程度不同,合理用氧,一般给予低流量、低浓度、持续吸氧,如病情需要提高氧浓度,应辅以呼吸兴奋剂刺激通气或使用呼吸机改善通气,吸氧后如呼吸困难缓解、呼吸频率减慢、节律正常、血压上升、心率减慢、心律正常、发绀减轻、皮肤转暖、神志转清、尿量增加等,表示氧疗有效。若呼吸过缓,意识障碍加深,需考虑二氧化碳潴留加重,必要时采取增加通气量措施。

(焦国岩)

第/五/章

消化内科护理

第一节 消化性溃疡

消化性溃疡是一种常见的胃肠道疾病,简称溃疡病,通常指发生在胃或十二指肠球部的溃疡,并分别称之为胃溃疡或十二指肠溃疡。事实上,本病可以发生在与酸性胃液相接触的其他胃肠道部位,包括食管下端、胃肠吻合术后的吻合口及其附近的肠袢,以及含有异位胃黏膜的Meckel憩室。

消化性溃疡是一组常见病、多发病,人群中患病率达5%~10%,严重危害人们的健康。本病可见于任何年龄,以20~50岁为多,占80%,10岁以下或60岁以上者较少。胃溃疡(GU)常见于中年和老年人,男性多于女性,两者之比约为3∶1。十二指肠球部溃疡(DU)多于胃溃疡,患病率是胃溃疡的5倍。

一、病因及发病机制

消化性溃疡病因和发病机制尚不十分明确,学说甚多,归纳起来有3个方面:损害因素的作用,即化学性、药物性等因素的直接破坏作用;保护因素的减弱;易感及诱发因素(遗传、性激素、工作负荷等)。目前认为胃溃疡多以保护因素减弱为主,而十二指肠球部溃疡则以损害因素的作用为主。

(一)损害因素作用

1.胃酸及胃蛋白酶分泌异常

31%~46%的DU患者胃酸分泌率高于正常上限(正常男11.6~60.6 mmol/h,女8.0~40.1 mmol/h)。因胃蛋白酶原随胃酸分泌,故患者中胃蛋白酶原分泌增加的百分比大致与胃酸分泌增加的百分比相同。

多数GU患者胃酸分泌率正常或低于正常,仅少数患者(如卓-艾综合征)胃酸分泌率高于正常。虽然如此,并不能排除胃酸及胃蛋白酶是某些GU的病因。通常认为在胃酸分泌高的溃疡患者中,胃酸和胃蛋白酶是导致发病的重要因素。

基础胃酸分泌增加可由下列因素所致:①胃泌素分泌增加(卓-艾综合征等)。②乙酰胆碱刺激增加(迷走神经功能亢进)。③组织胺刺激增加(系统性肥大细胞病或嗜碱性粒细胞白血病)。

2.药物性因素

阿司匹林、糖皮质激素、非甾体抗炎药等可直接破坏胃黏膜屏障,被认为与消化性溃疡的发病有关。

3.胆汁及胰液反流

胆酸、溶血磷脂酰胆碱及胰酶是引起一些消化性溃疡的致病因素,尤其见于某些 GU。这些 GU 患者幽门括约肌功能不全,胆汁和/或胰酶反流入胃造成胃炎,继发 GU。

胆汁及胰液损伤胃黏膜的机制可能是改变覆盖上皮细胞表面的黏液,损伤胃黏膜屏障,使黏膜更易受胃酸和胃蛋白酶的损害。

(二)保护因素减弱

1.黏膜防护异常

胃黏膜屏障由黏膜上皮细胞顶端的一层脂蛋白膜所组成,使黏膜免受胃内容损伤或在损伤后迅速地修复。黏液的分泌减少或结构异常均能使凝胶层黏液抵抗力减弱。胃黏膜血流减少导致细胞损伤与溃疡。胃黏膜缺血是严重内、外科疾病患者发生急性胃黏膜损伤的直接原因。胃小弯处易发溃疡可能与其侧支血管较少有关。黏膜碳酸氢盐和前列腺素分泌减少亦可使黏膜防御功能降低。

2.胃肠道激素

胃肠道黏膜与胰腺的内分泌细胞分泌多种肽类和胺类胃肠道激素(胰泌素、胆囊收缩素、血管活性肠肽、高血糖素、肠抑胃肽、生长抑素、前列腺素等)。它们具有一定生理作用,主要参与食物消化过程,调节胃酸/胃蛋白酶分泌,并能营养和保护胃肠黏膜,一旦这些激素分泌和调节失衡,即易产生溃疡。

(三)易感及诱发因素

1.遗传倾向

消化性溃疡有相当高的家族发病率。曾有报告 20%～50% 的患者有家族史,而一般人群的发病率仅为 5%～10%。许多临床调查研究表明,DU 患者的血型以"O"型多见,消化性溃疡伴并发症者也以"O"型多见,这与 50%DU 患者和 40%GU 患者不分泌 ABH 血型物质有关。DU 与 GU 的遗传易感基因不同。提示 GU 与 DU 是两种不同的疾病。GU 患者的子女患 GU 风险为一般人群的 3 倍,而 DU 患者的子女的风险则并不比一般人群高。曾有报道 62% 的儿童 DU 患者有家族史。消化性溃疡的遗传因素还直接表现为某些少见的遗传综合征。

2.性腺激素因素

国内报道消化性溃疡的男女性别比为(3.9～8.5)∶1,这种差异被认为与性激素作用有关。女性激素对消化道黏膜具有保护作用。生育期妇女罹患消化性溃疡明显少于绝经期后妇女,妊娠期妇女的发病率亦明显低于非妊娠期。现认为女性性腺激素,特别是黄体酮,能阻止溃疡病的发生。

3.心理社会因素

研究认为,消化性溃疡属于心理生理疾病的范畴,特别是 DU 与心理社会因素的关系尤为密切。与溃疡病的发生有关的心理社会因素主要有以下几方面。

(1)长期的精神紧张:不良的工作环境和劳动条件,长期的脑力活动造成的精神疲劳,加之睡眠不足,缺乏应有的休息和调节导致精神过度紧张。

(2)强烈的精神刺激:重大的生活事件,生活情景的突然改变,社会环境的变迁,如丧偶、离婚、自然灾害、战争动乱等造成的心理应激。

(3)不良的情绪反应:指不协调的人际关系,工作生活中的挫折,无所依靠而产生的心理上的"失落感"和愤怒、抑郁、忧虑、沮丧等不良情绪。消化系统是情绪反应的敏感器官系统,所以这些心理社会因素就会在其他一些内外致病因素的综合作用下,促使溃疡病的发生。

4.个性和行为方式

个性特点和行为方式与本病的发生也有一定关系,它既可作为本病的发病基础,又可改变疾病的过程,影响疾病的转归。溃疡病患者的个性和行为方式有以下几个特点。

(1)竞争性强,雄心勃勃。有的人在事业上虽取得了一定成就,但其精神生活往往过于紧张,即使在休息时,也不能取得良好的精神松弛。

(2)独立和依赖之间的矛盾,生活中希望独立,但行动上又不愿吃苦,因循守旧、被动、顺从、缺乏创造性、依赖性强,因而引起心理冲突。

(3)情绪不稳定,遇到刺激,内心情感反应强烈,易产生挫折感。

(4)惯于自我克制。情绪虽易波动,但往往喜怒不形于色,即使在愤怒时,也常常是"怒而不发",情绪反应被阻抑,导致更为强烈的自主神经系统功能紊乱。

(5)其他,性格内向、孤僻、过分关注自己、不好交往、自负、焦虑、易抑郁、事无巨细、刻求井井有条等。

5.吸烟

吸烟与溃疡发病是否有关,尚不明确。但流行病学研究发现溃疡患者中吸烟比例较对照组高;吸烟量与溃疡病流行率呈正相关;吸烟者死于溃疡病者比不吸烟者多;吸烟者的 DU 较不吸烟者难愈合;吸烟者的 DU 复发率比不吸烟者高。吸烟与 GU 的发病关系则不清楚。

6.酒精及咖啡饮料

两者都能刺激胃酸分泌,但缺乏引起胃、十二指肠溃疡的确定依据。

二、症状和体征

(一)疼痛

溃疡疼痛的确切机制尚不明确。较早曾提出胃酸刺激是溃疡疼痛的直接原因。因溃疡疼痛发生于进餐后一段时期,此时胃内胃酸浓度达到最高水平。然而,以酸灌注溃疡病患者却不能诱发疼痛;"酸理论"也不能解释十二指肠溃疡疼痛。由于溃疡痛与胃内压力的升高同步,故胃壁肌紧张度增高与十二指肠球部痉挛均被认为是溃疡痛的原因。溃疡周围水肿与炎症区域的肌痉挛,或溃疡基底部与胃酸接触可引起持续烧灼样痛。给溃疡病患者服用安慰剂,发现其具有与抗酸剂同样的缓解疼痛疗效,进食在有些患者反而会加重疼痛,因此溃疡疼痛的另一种机制可能与胃、十二指肠运动功能异常有关。

1.疼痛的性质与强度

溃疡痛常为绞痛、针刺样痛、烧灼样痛和钻痛,也可仅为烧灼样感或类似饥饿性胃收缩感以至难与饥饿感相区别。疼痛的程度因人而异,多数呈钝痛,可忍受,无须立即停止工作。老年人感觉迟钝,疼痛往往较轻。少数则剧痛,需使用止痛剂才可缓解。约 10%的患者在病程中不觉疼痛,直至出现并发症时才被诊断,故被称之为无痛性溃疡。

2.疼痛的部位和放射

无并发症的 GU 的疼痛部位常在剑突下或上腹中线偏左;DU 多在剑突下偏右,范围较局限。疼痛常不放射。一旦发生穿透性溃疡或溃疡穿孔,则疼痛向背部、腹部其他部位,甚至肩部放射。有报道在一些吸烟的溃疡病患者,疼痛可向左下胸放射,类似心绞痛,称为胃心综合征。患者戒烟和溃疡治愈后,左下胸痛即消失。

3.疼痛的节律性

消化性溃疡病中一项最特别的表现是疼痛的出现与消失呈节律性,这与胃的充盈和排空有关。疼痛常与进食有明显关系。GU 疼痛多在餐后 0.5～2 小时出现,至下餐前消失,即有"进食→疼痛→舒适"的规律。DU 疼痛多在餐后 3～4 小时出现,进食后可缓解,即有"进食→舒适→疼痛"的规律。疼痛还可出现在晚间睡前或半夜痛醒,称为夜间痛。

4.疼痛的周期性

消化性溃疡的疼痛发作可延续数天或数周后自行缓解,称为溃疡痛小周期。每逢深秋至冬春季节交替时疼痛发作,构成溃疡痛的大周期。溃疡病病程的周期性原因不明,可能与机体全身反应,特别是神经系统兴奋性的改变有关,也与气候变化和饮食失调有关。一般饮食不当,情绪波动,气候突变等可加重疼痛;进食、饮牛奶、休息、局部热敷、服制酸药物可缓解疼痛。

(二)胃肠道症状

1.恶心、呕吐

溃疡病的呕吐为胃性呕吐,属反射性呕吐。呕吐前常有恶心且与进食有关。但恶心与呕吐并非是单纯性胃、十二指肠溃疡的症状。消化性溃疡患者发生呕吐很可能伴有胃潴留或与幽门附近溃疡刺激有关。刺激性呕吐于进食后迅速发生,患者在呕吐大量胃内容物后感觉轻松。幽门梗阻胃潴留所致呕吐很可能发生于清晨,呕吐物中含有隔宿的食物,并带有酸馊气味。

2.嗳气与胃灼热

(1)嗳气可见于溃疡病患者,此症状无特殊意义。多见于年轻的 DU 患者,可伴有幽门痉挛。

(2)胃灼热(也称烧心)是位于心窝部或剑突后的发热感,见于 60％～80％溃疡病患者,患者多有高胃酸分泌。可在消化性溃疡发病之前多年发生。胃灼热与溃疡痛相似,有在饥饿时与夜间发生的特点,且同样具有节律性与周期性。胃灼热发病机制仍有争论,目前多认为是由于反流的酸性胃内容物刺激下段食管的黏膜引起。

3.其他消化系统症状

消化性溃疡患者食欲一般无明显改变,少数有食欲亢进。由于疼痛常与进食有关,往往不敢多食。有些患者因长期疼痛或并发慢性胃、十二指肠炎,胃分泌与运动功能减退,导致食欲减退,这较多见于慢性 GU。有些 DU 患者有周期性唾液分泌增多,可能与迷走神经功能亢进有关。

痉挛性便秘是消化性溃疡常见症状之一,但其原因与溃疡病无关,而与迷走神经功能亢进,严重偏食使纤维食物摄取过少及药物(铝盐、铋盐、钙盐、抗胆碱能药)的不良反应有关。

(三)全身性症状

除胃肠道症状外,患者可有自主神经功能紊乱的症状,如缓脉、多汗等。久病更易出现焦虑、抑郁和失眠等精神症状。疼痛剧烈影响进食者可有消瘦及贫血。

三、并发症

约 1/3 的消化性溃疡患者病程中出现出血、穿孔或梗阻等并发症。

(一)出血

出血是消化性溃疡最常见的并发症,见于 15％～20％的 DU 和 10％～15％ GU 患者。它标志着溃疡病变处于高度活动期。发生出血的危险率与病期长短无关,1/3～1/4 患者发生出血时无溃疡病史。出血多见于寒冷季节。

出血是溃疡腐蚀血管所致。急性出血最常见现象为黑便和呕血。仅 50～75 mL 的少量出血即可表现为黑便。GU 者大量出血时有呕血伴黑便。DU 则多为黑便,量多时反流入胃也可表现为呕血。如大量血流快速通过胃肠道,粪色则为暗红或酱色。大量出血导致急性循环血量下降,出现体位性心动过速、血压脉压减小和直立性低血压,严重者发生休克。

（二）穿孔

溃疡严重,穿破浆膜层可致:十二指肠内容物经过溃疡穿孔进入腹膜腔即游离穿孔;溃疡侵蚀穿透胃、十二指肠壁,但被胰、肝、脾等实质器官所封闭而不形成游离穿孔;溃疡扩展至空腔脏器如胆总管、胰管、胆囊或肠腔形成瘘管。

6%～11% 的 DU 和 2%～5% 的 GU 患者发生游离穿孔,甚至以游离穿孔为起病方式。老年男性及服用非甾体抗炎药者较易发生游离穿孔。十二指肠前壁溃疡容易穿孔,偶有十二指肠后壁溃疡穿孔至小网膜囊引起背痛而非弥漫性腹膜炎症。GU 穿孔多位于小弯处。

游离穿孔的特点为突然出现、发展很快,有持续的剧烈疼痛。痛始于上腹部,很快发展为全腹痛,活动可加剧,患者多取仰卧不动的体位。腹部触诊压痛明显,腹肌广泛板样强直。由于体液向腹膜腔内渗出,常有血压降低、心率加快、血液浓缩及白细胞计数增高,而少有发热。16% 患者血清淀粉酶轻度升高。75% 患者的直立位胸腹部 X 线可见游离气体。经鼻胃管注入 400～500 mL 空气或碘造影剂后摄片,更易发现穿孔。

有时,游离穿孔的临床表现可不典型:如穿孔很快闭合,腹腔细菌污染很轻,临床症状可很快自动改善;老年或有神经精神障碍者,腹痛及腹部体征不明显,仅表现为原因不明的休克;体液缓慢渗漏入腹膜腔而集积于右结肠旁沟,临床表现似急性阑尾炎。

溃疡穿孔至胰腺者通常有难治性溃疡疼痛。十二指肠后壁穿透者血清淀粉酶及脂酶水平可升高。偶尔,穿孔可引起瘘管,如十二指肠穿孔至胆总管瘘管,胃溃疡穿通至结肠或十二指肠瘘管。

穿孔病死率为 5%～15%,而靠近贲门的高位胃溃疡的病死率更高。

（三）幽门梗阻

约 5% DU 和幽门溃疡患者出现幽门梗阻。梗阻由水肿、平滑肌痉挛、纤维化或诸种因素合并所致,梗阻多为溃疡病后期表现。消化性溃疡并发梗阻的病死率为 7%～26%。

由于梗阻使胃排空延缓,患者常出现恶心、呕吐、上腹部饱满、胀气、食欲缺乏、早饱、畏食和体重明显下降。上腹痛经呕吐后可暂时缓解。呕吐多在进食后 1 小时或更长时间后出现,吐出量大,为不含胆汁的未消化食物,此种症状可持续数周至数月。体格检查可见血容量不足征象(低血压、心动过速、皮肤黏膜干燥),上腹部蠕动波及胃部振水音。

实验室检查常有血液浓缩、肾前性氮质血症等血容量不足征象及呕吐引起的低钾低氯代谢性碱中毒。若体重丧失明显,可出现低蛋白血症。

（四）癌变

少数 GU 发生癌变,发生率不详。凡 45 岁以上患者,内科积极治疗无效者及营养状态差、贫血、粪便隐血试验持续阳性者均应做钡餐、纤维胃镜检查及活组织病理检查,以尽早发现癌变。

四、检查

(一)血清胃泌素含量

放射免疫分析法检测胃泌素可检出卓-艾综合征及其他高胃酸分泌性消化性溃疡。未服过大剂量的抗酸剂、H_2 受体拮抗剂或质子泵抑制剂等药者,如空腹血清胃泌素水平 >200 pg/mL,应测定胃酸分泌量,以明确是否由于恶性贫血、萎缩性胃炎、胃癌或迷走神经切除等因素胃泌素反馈性增高。血清促胃液素(胃泌素)含量及基础酸排量均增加仅见于少数疾病。测定静脉注射胰泌素后的血清促胃液素(胃泌素)浓度,有助于确诊诊断不明的卓-艾综合征。

(二)胃酸分泌试验方法

胃酸分泌试验方法是在透视下将胃管置入胃内,管端位于胃窦,以吸引器吸取胃液,测定每次吸取的胃液量及酸浓度。健康人胃酸分泌量见表 5-1。GU 的酸排量与正常人相似,而 DU 则空腹和夜间均维持较高水平。胃酸分泌幅度在正常人和消化性溃疡患者之间重叠,GU 与 DU 之间亦有重叠,故胃酸分泌检查对溃疡病的定性诊断意义不大。对缺乏胃酸的溃疡病,应疑有癌变;胃酸很高,基础酸排量和最高酸排量明显增高,则提示胃泌素瘤可能。

表 5-1　健康男女性正常胃酸分泌的高限及低限值

项目	基础(mmol/h)	最高(mmol/h)	最大(mmol/h)	基础/最大(mmol/h)
男性($N=172$)高限值	10.5	60.6	47.7	0.31
男性($N=172$)低限值	0	11.6	9.3	0
女性($N=76$)高限值	5.6	40.1	31.2	0.29
女性($N=76$)低限值	0	8.0	5.6	0

(三)X 线钡餐检查

X 线钡餐检查是确定诊断的有效方法,尤其对临床表现不典型者。消化性溃疡在 X 线征象上出现形态和功能的改变,即直接征象与间接征象。由钡剂充填溃疡形成龛影为直接征象,是最可靠的诊断依据。溃疡病周围组织的炎性病变与局部痉挛产生钡餐检查时的局部压痛或激惹现象及溃疡愈合形成瘢痕收缩使局部变形均属于间接征象。

(四)纤维胃镜检查

胃镜检查对消化性溃疡的诊断和鉴别诊断有很大价值。该检查可以发现 X 线所难以发现的浅小溃疡,确切地判断溃疡的部位、数目、大小、深浅、形态及病期(活动期、愈合期、瘢痕期),对随访溃疡的过程和判定治疗的效果有价值。胃镜检查还可在直视下作胃黏膜活组织检查等,故对溃疡良性、恶性的鉴别价值较大。

(五)粪便隐血试验

溃疡活动期,溃疡面有微量出血,粪隐血试验大都阳性,治疗 1~2 周后多转为阴性。如持续阳性,则疑有癌变。

(六)幽门螺杆菌(HP)感染检查

近来 HP 在消化性溃疡发病中的重要作用备受重视。我国人群中 HP 感染率为 40%~60%。HP 在 GU 和 DU 中的检出率更是分别达 70%~80% 和 90%~100%。诊断 HP 方法有多种:①直接从活检胃黏膜中细菌培养、组织涂片或切片染色查 HP。②用尿素酶试验、^{14}C 尿素呼吸试验、胃液尿素氮检测等方法测定胃内尿素酶活性。③血清学查抗 HP 抗体。④聚合酶链式反应技术查 HP。

五、护理

(一)护理观察

1.腹痛

观察腹痛的部位、性质、强度,有无放射痛,与进食、服药的关系,腹痛有无周期性。

2.呕吐

观察呕吐物性质、气味、量、颜色,呕吐次数及与进食关系,注意有无因呕吐而致脱水和低钾、低钠血症及低氯性碱中毒。

3.呕血和黑便

观察呕血、便血的量、次数和性质。注意出血前有无恶心、呕吐、上腹不适,血中是否混有食物,以便与咯血相区别。半数以上溃疡出血者有 38.5 ℃ 以下的低热,持续时间与出血时间一致,可作为出血活动的一个标志,故应每天多次测体温。

4.穿孔

由于老年人常有其他慢性病,穿孔时腹痛、腹肌紧张不明显,可无显著压痛和反跳痛,常易误诊,病死率高,应予密切观察生命体征和腹部情况。

5.幽门梗阻

观察以下情况可了解胃潴留程度:餐后 4 小时后胃液量(正常＜300 mL),禁食 12 小时后胃液量(正常＜200 mL),空腹胃注入750 mL生理盐水 30 分钟后胃液量(正常＜400 mL)。

6.其他

注意观察有无影响溃疡愈合的焦虑和忧郁、饮食不节、熬夜、过度劳累、服药不正规,服用阿司匹林和肾上腺皮质激素、吸烟等。

(二)常规护理

1.休息

消化性溃疡属于典型的身心疾病,心理-社会因素对发病起着重要作用。因此,规律的生活和劳逸结合的工作安排,无论在本病的发作期或缓解期都十分重要。休息是消化性溃疡基本和重要的护理。休息包括精神休息和躯体休息。病情轻者可边工作边治疗,较重者应卧床数天至2周,继之休息1～2月。平卧休息时胆汁反流明显减少,对胃溃疡患者有利。另外应保证充足的睡眠,服用适量镇静剂。

2.戒烟、酒及其他嗜好

吸烟者消化性溃疡的发病率较不吸烟者多。吸烟可使溃疡恶化或延迟溃疡愈合。吸烟会削弱十二指肠液中和胃酸的能力,还能引起十二指肠液反流入胃。患者戒烟后溃疡症状明显改善。有研究认为就 DU 患者而言,戒烟比服西咪替丁更重要。

酒精能损坏胃黏膜屏障引起胃炎而加重症状,延迟愈合。此外,还能减弱胰泌素对胰外分泌腺分泌水和碳酸氢根的作用,降低了胰液中和胃酸的能力。临床观察也显示消化性溃疡患者停止饮酒后症状减轻,故应劝患者戒酒。

咖啡等物质能刺激胃酸与胃蛋白酶分泌,还可使胃黏膜充血,加剧溃疡病症状。故应不饮或少饮咖啡、可口可乐、茶、啤酒等。

3.饮食

饮食护理是消化性溃疡病治疗的重要组成部分。饮食护理的目的是减轻机械性和化学性刺激、缓解和减轻疼痛。合理营养有利改善营养状况、纠正贫血,促进溃疡愈合,避免发生并发症。

(三)饮食护理原则

1.宜少量多餐,定时、定量进餐

每天5～7餐,每餐量不宜过饱,约为正常量的2/3。因少量多餐可中和胃酸,减少胃酸对溃疡面的刺激,又可供给足够营养。少量多餐在急性消化性溃疡时更为适宜。

2.宜选择营养价值高、质软而易于消化的食物

如牛奶、鸡蛋、豆浆、鱼、嫩的瘦猪肉等食物,经加工烹调变得细软易消化,对胃肠无刺激。同时注意补充足够的热量及蛋白质和维生素。

3.蛋白质、脂肪、碳水化合物的供给要求

蛋白质按每天每千克体重1～1.5 g供给;脂肪按每天70～90 g供给,选择易消化吸收的乳融状脂肪(如奶油、牛奶、蛋黄、黄油、奶酪等),也可用适量的植物油,碳水化合物按每天300～350 g供给。选择易消化的糖类如粥、面条、馄饨等,但蔗糖不宜供给过多,否则可使胃酸增加,且易胀气。

4.避免化学性和机械性刺激的食物

化学刺激性的食物有咖啡、浓茶、可可、巧克力等这些食物可刺激胃酸分泌增加;机械性刺激的食物有油炸猪排、花生米、粗粮、芹菜、韭菜、黄豆芽等,这些食物可刺激胃黏膜表面血管和溃疡面。总之溃疡病患者不宜吃过咸、过甜、过酸、过鲜、过冷、过热及过硬的食物。

5.食物烹调必须切碎

可选用蒸、煮、氽、烧、烩、焖等的烹调方法。不宜采用爆炒、滑溜、干炸、油炸、生拌、烟熏、腌腊等烹调方法。

6.必须预防便秘

溃疡病饮食中含粗纤维少,食物细软,易引起便秘,宜经常吃些润肠通便的食物如果子冻、果汁、菜汁等,可预防便秘。

溃疡病急性发作或出血刚停止后,进流质饮食,每天6～7餐。无消化道出血且疼痛较轻者宜进厚流质或少渣半流质饮食,每天6餐。病情稳定、自觉症状明显减轻或基本消失者,每天6餐细软半流质。基本愈合者每天3餐普食加2餐点心,不宜进食油煎、炸和粗纤维多的食物。

出现呕血、幽门梗阻严重或急性穿孔均应禁食。

(四)心理护理

在治疗护理过程中应注重教育,应把防病治病的基本知识介绍给患者,如让患者注意避免精神紧张和不良情绪的刺激,注意精神卫生,注意锻炼身体、增强体质、培养良好的生活习惯,生活有规律,注意劳逸结合,节制烟酒,慎用对胃黏膜有损害的药物等,使患者了解本病的规律性、治疗原则和方法,从而坚定战胜疾病的信心,自觉配合治疗和护理。在心理护理过程中,护士应当了解患者在疾病的不同时期所出现的心理反应,如否认、焦虑、抑郁、孤独感、依赖心理等心理反应,护理上重点要给患者以心理支持,特别帮助他们克服紧张、焦虑、抑郁等常见的心理问题,帮助他们进行认识重建,即认识个人、认识社会,调整和处理好人与人、个人与社会之间的关系,重新找到自己新的起点,减少疾病造成的痛苦和不安。心理护理中,护士应当实施针对性、个性化的心理护理。如对那些具有明显心理素质上弱点的患者,有易暴怒、抑郁、孤僻及多疑倾向者应

及早通过心理指导加强其个性的培养,对那些有明显行为问题者,如酗酒、吸烟、多食、缺少运动及 A 型行为等,应用心理学技术指导其进行矫正;对那些工作和生活环境里存在明显应激源的人,应及时帮助其进行适当的调整,减少不必要的心理刺激。

(五)药物治疗护理

1.制酸剂

胃酸、胃蛋白酶对消化性溃疡的发病有重要作用。制酸药能中和胃酸从而缓解疼痛并降低胃蛋白酶的活性。常用的制酸药分可溶性和不溶性两种。可溶性抗酸药主要为碳酸氢钠,该药止痛效果快,但自肠道吸收迅速,大量及长期应用可引起钠潴留和代谢性碱中毒,且与胃酸相遇可产生 CO_2,引起腹胀和继发胃酸增高,故不宜单独使用,而应小剂量与其他抗酸药混合服用。不溶性抗酸药有氢氧化铝、碳酸铝、氧化铝、三硅酸镁等,作用缓慢而持久,肠道不吸收,可单独或联合用药。各种抗酸剂均有其特点,临床上常联合应用,以提高疗效,减少不良反应。抗酸药对缓解溃疡疼痛十分有效,是否能促进溃疡愈合,尚无肯定结论。

使用抗酸药应注意:①在饭后 1～2 小时服,可延长中和作用时间,而不可在餐前或就餐时服药。睡前加服 1 次,可中和夜间所分泌的大量酸。②片剂嚼碎后服用效果较好,因药物颗粒愈小溶解愈快,中和酸的作用愈大,因此凝胶或溶液的效果最好,粉剂次之,片剂较差。③抗酸药除可引起便秘、腹泻外,尚可引起一些其他不良反应,特别是当患者有肾功能不全或心力衰竭时,如碳酸氢钠可造成钠潴留和碱中毒;碳酸钙剂量过大时,高血钙可刺激 G 细胞分泌大量促胃液素(胃泌素),引起胃酸分泌反跳而加重上腹痛;长期大量服用氢氧化铝后,因铝结合饮食中的磷,使肠道对磷的吸收减少,严重缺磷可引起食欲缺乏、软弱无力等,甚至导致软骨病或骨质疏松。

2.抗胆碱能药

这类药物可抑制迷走神经功能,因而具有减少胃酸分泌、解除平滑肌和血管痉挛、改善局部营养和延缓胃排空等作用,后者有利于延长抗酸药和食物对胃酸的中和,达到止痛目的。但其延缓胃排空引起胃窦部潴留,可促使胃酸分泌,所以认为不宜用于胃溃疡。抗胆碱能药服后 2 小时出现最大药理作用,故常于餐后 6 小时及睡前服用。抗胆碱能药物最大缺点是不但能抑制胃酸分泌,也抑制乙酰胆碱在全身的生理作用,故有口干、视力模糊、心动过速、汗闭、便秘和尿潴留等副反应,故溃疡出血、幽门梗阻、反流性食管炎、青光眼、前列腺肥大等患者均不宜使用。常用的药物有溴丙胺太林(普鲁苯辛)、溴甲阿托品、贝那替秦(胃复康)、山莨菪碱、阿托品等。

3.H_2 受体阻滞剂

组织胺通过两种受体而产生效应,其中与胃酸分泌有关的是 H_2 受体。阻滞 H_2 受体能抑制胃酸的分泌。代表药是西咪替丁,它对胃酸的分泌具有强大抑制作用。口服后很快被小肠所吸收,在 1～2 小时内血液浓度达高峰,可完全抑制由饮食或胃泌素所引起的胃酸分泌达 6～7 小时。该药常于进餐时与食物同服。年龄大,伴有肾功能和其他疾病者易发生不良反应。常见的不良反应有头痛、腹泻、嗜睡、疲劳、肌痛、便秘等。其他常用的药物还有雷尼替丁、法莫替丁等。西咪替丁会影响华法林、茶碱或苯妥英的药物代谢,与抗酸剂合用时,间隔时间不小于2 小时。

4.丙谷胺及其他减少胃酸分泌药

丙谷胺的分子结构与胃泌素的末端相似,能抑制基础酸排量和最大酸排量,竞争性抑制胃泌素受体,并对胃黏膜有保护和促进愈合作用,其抑酸和缓解症状的作用较西咪替丁弱。该药常于饭前 15 分钟服,无明显不良反应。哌仑西平能选择性拮抗乙酰胆碱的促胃分泌效应而不拮抗其他效应,很少有不良反应,宜餐前 90 分钟服用。甲氧氯普胺(胃复安)为胃运动促进剂,能增强胃窦蠕动加速胃排空,减少食糜等对胃窦部的刺激而使胃酸分泌减少,还可减少胆汁反流,减轻胆汁对胃黏膜的损害。一般用药后 60～90 分钟可达作用高峰,故宜在餐前 30 分钟服用,严重的不良反应为锥体外系反应。

5.细胞保护剂

临床常用的细胞保护剂有多种。甘珀酸能加强胃黏液分泌,强固胃黏膜屏障,促进胃黏膜再生。但具有醛固酮样效应,可引起高血压、水肿、水钠潴留、低血钾等不良反应,故高血压、心脏病、肾脏病和肝脏病患者慎用。服药的最佳时间为餐前 15～30 分钟和睡前服。胶态次枸橼酸铋在酸性胃液中与溃疡坏死组织螯合,形成保护性铋蛋白凝固物,使溃疡面与胃酸、胃蛋白酶隔离。宜在餐前 1 小时和睡前服。严重肾功能不全者忌用,少数人服药后便秘、转氨酶升高。硫糖铝可与胃蛋白酶直接络合或结合,使酶失去活性而发挥作用,宜餐前 30 分钟及睡前服,偶见口干、便秘、恶心等不良反应。米索前列醇(喜克溃)抑制胃酸分泌,保护黏膜屏障,主要用于非甾体抗炎药合用者,最常见不良反应是腹泻和腹痛,孕妇忌用。

6.质子泵抑制剂

奥美拉唑直接抑制质子泵,有强烈的抑酸能力,疗效明显起效快,不良反应少而轻,无严重不良反应。

(六)急性大量出血的护理

1.急诊处理

首先按医嘱插入鼻胃管,建立静脉通道,输液开始宜快,可选用等渗盐水、林格液、右旋糖酐或其他血浆代用品,一般不用高渗溶液。观察意识、血压、脉搏、体温、面色、鼻胃管引出胃液量和颜色、皮肤(干、湿、温度)、肠鸣、上腹压痛、出入量。

2.重症监护

急诊处理后,患者应予重症监护。除密切观察生命体征和出血情况外,应抽血查血红蛋白、血球压积(出血 4～6 小时后才开始变化)、血型和交叉反应、凝血酶原时间、部分凝血酶原时间或激活部分凝血酶原时间、血钠(开始代偿性升高,补液后降低)、血钾(大量呕吐后降低,多次输液后可增高)、尿素氮(急性出血后 24～48 小时内升高,一般丢失 1 000 mL 血,尿素氮升高为正常值的2～5倍)、肌酐(肾灌注不足致肌酐升高)。向患者介绍为了确诊可能需做的钡餐、纤维胃镜、胃液分析等检查的过程,使患者受检时更好地合作。告知患者检查时体位,术前服镇静药可能会产生昏睡感,喉部喷局麻药会引起不适。及时了解胃镜检查结果,如无严重再出血应拔除鼻胃管以减少机械刺激。在恶心反射出现前,仍予禁食。

3.再出血

首先观察鼻胃管引出血量、颜色、患者生命体征。再次确定鼻胃管位置是否正确、引流瓶处于低位持续吸引、压力为 10.7 kPa(80 mmHg)。如明确再次出血,安慰患者不必紧张,使患者相信医护人员是可以很好地处理再次出血。

4.胃管灌注

为使血管收缩,减少黏膜血流量,达到一过性止血效果,常经胃管灌注冰生理盐水或冷开水。灌注时抬高头位 30°～45°,关闭吸引管。灌注时应加快滴注速度,观察血压、体温、脉搏、寒战。发生寒战可多盖被,给患者解释不必紧张。注意寒战易诱发心律失常。灌注后注意有无输液过多的症状(呼吸困难)和体征(脉搏快,颈静脉怒张,肺部捻发音)。

(七)急性穿孔的护理

任何消化性溃疡均可发生穿孔,穿孔前常无明显诱因,有些可能由服肾上腺皮质激素、阿司匹林、饮酒和过度劳累诱发。上腹部难以忍受的剧痛及恶心呕吐,常是穿孔引起腹膜炎的症状。患者两腿卷曲,腹肌强直伴反跳痛,甚至出现面色苍白、出冷汗、脉搏细速、血压下降、休克。一般在穿孔后 6 小时内及时治疗,疗效较佳,若不及时抢救可危及生命。一经确诊,患者就应绝对卧床休息,禁食并留置胃管抽吸胃内容物进行胃肠减压。补液、应用抗生素控制腹腔感染。密切观察生命体征,及时发现和纠正休克,迅速做好各种术前准备。

(八)幽门梗阻的护理

功能性或器质性幽门梗阻的早期处理基本相同,包括:①纠正体液和电解质紊乱,严格正确记录每天出入量,抽血测定血清钾、钠、氯及血气分析,了解电解质及酸碱失衡情况,及时补充液体和电解质。②胃肠减压,幽门梗阻者每天清晨和睡前用 3% 盐水或苏打水洗胃,保留 1 小时后排出。必要时行胃肠减压,连续 72 小时吸引胃内容物,可解除胃扩张和恢复胃张力,抽出胃液也可减轻溃疡周围的炎症和水肿。若对梗阻的性质不明,应作上消化道内镜或钡餐检查,同时也可估计治疗效果。病情好转给流质饮食,每晚餐后4 小时洗胃 1 次,测胃内潴留量,准确记录颜色、气味、性质。临床操作过程中常遇胃管不畅的情况,通常原因是胃管扭曲在口腔或咽部;胃管置入深度不够;胃管置入过深至幽门部或十二指肠内;胃管侧孔紧贴胃壁;食物残渣或凝血块阻塞。有报道胃肠减压过程中发生少见的并发症,如下胃管困难致环杓关节脱位,减压器故障,大量气体入胃致腹膜炎,蛔虫堵塞致无效减压,胃管结扎致拔管困难等。③能进流质时,同时服用抗酸剂、西咪替丁等药物治疗。禁用抗胆碱能药物。

对并发症观察经处理后病情是否好转,若未见改善,做好手术准备,考虑外科手术。

(焦国岩)

第二节 反流性食管炎

反流性食管炎(reflux esophagitis,RE)是指胃十二指肠内容物反流入食管所引起的食管黏膜炎症、糜烂、溃疡和纤维化等病变,甚至引起咽喉、气道等食管以外的组织损害。其发病男性多于女性,男女比例为(2~3):1,发病率为 1.92%。随着年龄的增长,食管下段括约肌收缩力的下降,胃十二指肠内容物自发性反流,而使老年人反流性食管炎的发病率有所增加。

一、病因与发病机制

(一)抗反流屏障削弱

食管下括约肌是指食管末端 3~4 cm 长的环形肌束。正常人静息时压力为 1.3~4.0 kPa (10~30 mmHg),为一高压带,防止胃内容物反流入食管。由于年龄的增长,机体老化导致食管下括约肌的收缩力下降引起食物反流。一过性食管下括约肌松弛也是反流性食管炎的主要发病机制。

(二)食管清除作用减弱

正常情况下,一旦发生食物的反流,大部分反流物通过 1~2 次食管自发和继发性的蠕动性收缩将食管内容物排入胃内,即容量清除,剩余的部分则由唾液缓慢地中和。老年人食管蠕动缓慢和唾液产生减少,影响了食管的清除作用。

(三)食管黏膜屏障作用下降

反流物进入食管后,可以凭借食管上皮表面黏液、不移动水层和表面 HCO_3^-、复层鳞状上皮等构成上皮屏障,及黏膜下丰富的血液供应构成的后上皮屏障,发挥其抗反流物对食管黏膜损伤的作用。随着机体老化,食管黏膜逐渐萎缩,黏膜屏障作用下降。

二、护理评估

(一)健康史

询问患者的饮食结构及习惯、有无长期服用药物史。

(二)身体评估

1.反流症状

反酸、反食、反胃(指胃内容物在无恶心和不用力的情况下涌入口腔)、嗳气等,多在餐后明显或加重,平卧或躯体前屈时易出现。

2.反流物引起的刺激症状

胸骨后或剑突下烧灼感、胸痛、吞咽困难等。常由胸骨下段向上伸延,常在餐后 1 小时出现,平卧、弯腰或腹压增高时可加重。反流物刺激食管痉挛导致胸痛,常发生在胸骨后或剑突下。严重时可为剧烈刺痛,可放射到后背、胸部、肩部、颈部、耳后,有的酷似心绞痛的特点。

3.其他症状

咽部不适,有异物感、棉团感或堵塞感,可能与胃酸反流引起食管上段括约肌压力升高有关。

4.并发症

(1)上消化道出血:因食管黏膜炎症、糜烂及溃疡可以导致上消化道出血。

(2)食管狭窄:食管炎反复发作致使纤维组织增生,最终导致瘢痕性狭窄。

(3)Barrett 食管:在食管黏膜的修复过程中,食管-贲门交界处 2 cm 以上的食管鳞状上皮被特殊的柱状上皮取代,称之为 Barrett 食管。Barrett 食管发生溃疡时,又称 Barrett 溃疡。Barrett食管是食管癌的主要癌前病变,其腺癌的发生率较正常人高 30～50 倍。

(三)辅助检查

1.内镜检查

内镜检查是反流性食管炎最准确、最可靠的诊断方法,能判断其严重程度和有无并发症,结合活检可与其他疾病相鉴别。

2. 24 小时食管 pH 监测

应用便携式 pH 记录仪在生理状态下对患者进行 24 小时食管 pH 连续监测,可提供食管是否存在过度胃酸反流的客观依据。在进行该项检查前 3 天,应停用抑酸药与促胃肠动力的药物。

3.食管吞钡 X 线检查

对不愿意接受或不能耐受内镜检查者行该检查。严重患者可发现阳性 X 线征。

(四)心理社会状况

反流性食管炎长期持续存在,病情反复、病程迁延,因此患者会出现食欲减退,体重下降,导致患者心情烦躁、焦虑;合并消化道出血时会使患者紧张、恐惧。应注意评估患者的情绪状态及对本病的认知程度。

三、常见护理诊断及问题

(一)疼痛
疼痛与胃食管黏膜炎性病变有关。

(二)营养失调
营养失调与害怕进食、消化吸收不良等有关。

(三)有体液不足的危险
有体液不足的危险与合并消化道出血引起活动性体液丢失、呕吐及液体摄入量不足有关。

(四)焦虑
焦虑与病情反复、病程迁延有关。

(五)知识缺乏
缺乏对反流性食管炎病因和预防知识的了解。

四、诊断要点与治疗原则

(一)诊断要点
临床上有明显的反流症状,内镜下有反流性食管炎的表现,食管过度胃酸反流的客观依据即可做出诊断。

(二)治疗原则
以药物治疗为主,对药物治疗无效或发生并发症者可做手术治疗。

1.药物治疗

目前多主张采用递减法,即开始使用质子泵抑制剂加促胃肠动力药,迅速控制症状,待症状控制后再减量维持。

(1)促胃肠动力药:目前主要常用的药物是西沙必利。常用量为每次 5～15 mg,每天 3～4 次,疗程 8～12 周。

(2)抑酸药:①H_2 受体拮抗剂(H_2RA),西咪替丁 400 mg、雷尼替丁 150 mg、法莫替丁 20 mg,每天 2 次,疗程 8～12 周。②质子泵抑制剂(PPI),奥美拉唑 20 mg、兰索拉唑 30 mg、泮托拉唑 40 mg、雷贝拉唑 10 mg 和埃索美拉唑 20 mg,一天 1 次,疗程 4～8 周。③抗酸药,仅用于症状轻、间歇发作的患者作为临时缓解症状用。反流性食管炎有并发症或停药后很快复发者,需要长期维持治疗。H_2RA、西沙必利、PPI 均可用于维持治疗,其中以 PPI 效果最好。维持治疗的剂量因患者而异,以调整至患者无症状的最低剂量为合适剂量。

2.手术治疗

手术为不同术式的胃底折叠术。手术指征:①严格内科治疗无效。②虽经内科治疗有效,但患者不能忍受长期服药。③经反复扩张治疗后仍反复发作的食管狭窄。④确诊为由反流性食管炎引起的严重呼吸道疾病。

3.并发症的治疗

(1)食管狭窄:大部分狭窄可行内镜下食管扩张术治疗。扩张后予以长程 PPI 维持治疗可防止狭窄复发。少数严重瘢痕性狭窄需行手术切除。

(2)Barrett 食管:药物治疗是预防 Barrett 食管发生和发展的重要措施,必须使用 PPI 治疗及长期维持。

五、护理措施

（一）一般护理

为减少平卧时及夜间反流可将床头抬高 15～20 cm。避免睡前 2 小时内进食，白天进餐后亦不宜立即卧床。应避免食用使食管下括约肌压力降低的食物和药物，如高脂肪、巧克力、咖啡、浓茶及硝酸甘油、钙通道阻滞剂等。应戒烟及禁酒。减少一切影响腹压增高的因素，如肥胖、便秘、紧束腰带等。

（二）用药护理

遵医嘱给予药物治疗，注意观察药物的疗效及不良反应。

1.H_2 受体拮抗剂

药物应在餐中或餐后即刻服用，若需同时服用抗酸药，则两药应间隔 1 小时以上。若静脉给药应注意控制速度，过快可引起低血压和心律失常。西咪替丁对雄性激素受体有亲和力，可导致男性乳腺发育、阳痿及性功能紊乱，应做好解释工作。该药物主要通过肾排泄，用药期间应监测肾功能。

2.质子泵抑制剂

奥美拉唑可引起头晕，应嘱患者用药期间避免开车或做其他必须高度集中注意力的工作。兰索拉唑的不良反应包括荨麻疹、皮疹、瘙痒、头痛、口苦、肝功能异常等，轻度不良反应不影响继续用药，较严重时应及时停药。泮托拉唑的不良反应较少，偶可引起头痛和腹泻。

3.抗酸药

该药在饭后 1 小时和睡前服用。服用片剂时应嚼服，乳剂给药前应充分摇匀。

抗酸剂应避免与奶制品、酸性饮料及食物同时服用。

（三）饮食护理

(1)指导患者有规律地定时进餐，饮食不宜过饱，选择营养丰富，易消化的食物。避免摄入过咸、过甜、过辣的刺激性食物。

（2)制订饮食计划：与患者共同制订饮食计划，指导患者及家属改进烹饪技巧，增加食物的色、香、味，刺激患者食欲。

（3)观察并记录患者每天进餐次数、量、种类，以了解其摄入营养素的情况。

六、健康指导

（一）疾病知识的指导

向患者及家属介绍本病的有关病因，避免诱发因素。保持良好的心理状态，平时生活要有规律，合理安排工作和休息时间，注意劳逸结合，积极配合治疗。

（二）饮食指导

指导患者加强饮食卫生和饮食营养，养成有规律的饮食习惯；避免过冷、过热、辛辣等刺激性食物及浓茶、咖啡等饮料；嗜酒者应戒酒。

（三）用药指导

根据病因及病情进行指导，嘱患者长期维持治疗，介绍药物的不良反应，如有异常及时复诊。

（焦国岩）

第三节 慢 性 胃 炎

慢性胃炎是指由多种原因引起的胃黏膜慢性炎症。其发病率在各种胃病中居首位,男性多于女性,各个年龄段均可发病,且随年龄增长发病率逐渐增高。慢性胃炎的分类方法很多,2000年全国慢性胃炎研讨会共识意见中采纳了国际上新悉尼系统的分类方法,将慢性胃炎分为浅表性(又称非萎缩性)、萎缩性和特殊类型3大类。慢性浅表性胃炎是指不伴有胃黏膜萎缩性改变的慢性炎症,幽门螺杆菌感染是其主要病因;慢性萎缩性胃炎是指胃黏膜已经发生了萎缩性改变,常伴有肠上皮化生,又分为多灶萎缩性胃炎和自身免疫性胃炎两大类;特殊类型胃炎种类很多,临床上较少见。

一、病因及诊断检查

(一)致病因素

1.幽门螺杆菌感染

幽门螺杆菌感染是慢性浅表性胃炎最主要的病因。幽门螺杆菌具有鞭毛,其分泌的黏液素可直接侵袭胃黏膜,释放的尿素酶可分解尿素产生 NH_3 中和胃酸,使幽门螺杆菌在胃黏膜定居和繁殖,同时可损伤上皮细胞膜;幽门螺杆菌产生的细胞毒素还可引起炎症反应和菌体壁诱导自身免疫反应的发生,导致胃黏膜慢性炎症。

2.饮食因素

高盐饮食,长期饮烈酒、浓茶、咖啡,摄取过热、过冷、过于粗糙的食物等,均易引起慢性胃炎。

3.自身免疫

患者血液中存在自身抗体,如抗壁细胞抗体和抗内因子抗体,可使壁细胞数目减少,胃酸分泌减少或缺失,还可使维生素 B_{12} 吸收障碍导致恶性贫血。

4.其他因素

各种原因引起的十二指肠液反流入胃,削弱或破坏胃黏膜的屏障功能;老年胃黏膜退行性病变;胃黏膜营养因子缺乏,如胃泌素缺乏;服用非甾体抗炎药等,均可引起慢性胃炎。

(二)身体状况

慢性胃炎起病缓慢,病程迁延,常反复发作,缺乏特异性症状。由幽门螺杆菌感染引起的慢性胃炎患者多数无症状;部分患者有上腹不适、腹部隐痛、腹胀、食欲减退、恶心和呕吐等消化不良的表现;少数患者可有少量上消化道出血;自身免疫性胃炎患者可出现明显厌食、体重减轻和贫血。体格检查可有上腹部轻压痛。

(三)心理社会状况

病情反复、病程迁延不愈可使患者出现烦躁、焦虑等不良情绪。

(四)实验室及其他检查

1.胃镜及活组织检查

胃镜及活组织检查是诊断慢性胃炎最可靠的方法。慢性浅表性胃炎可见红斑(点、片状或条状)、黏膜粗糙不平、出血点或出血斑;慢性萎缩性胃炎可见黏膜呈颗粒状、黏膜血管显露、色泽灰暗、皱襞细小。

2.幽门螺杆菌检测

可通过侵入性(如快速尿素酶试验、组织学检查和幽门螺杆菌培养等)和非侵入性(如 ^{13}C 或 ^{14}C 尿素呼气试验、粪便幽门螺杆菌抗原检测和血清学检查等)方法检测幽门螺杆菌。

3.胃液分析

自身免疫性胃炎时,胃酸缺乏;多灶萎缩性胃炎时,胃酸分泌正常或偏低。

4.血清学检查

自身免疫性胃炎时,血清抗壁细胞抗体和抗内因子抗体可呈阳性,血清胃泌素水平明显升高;多灶萎缩性胃炎时,血清胃泌素水平正常或偏低。

二、护理诊断及医护合作性问题

(一)疼痛

腹痛与胃黏膜炎性病变有关。

(二)营养失调,低于机体需要量

营养失调与厌食、消化吸收不良等有关。

(三)焦虑

焦虑与病情反复、病程迁延有关。

(四)潜在并发症

癌变。

(五)知识缺乏

缺乏对慢性胃炎病因和预防知识的了解。

三、治疗及护理措施

(一)治疗要点

治疗原则是积极祛除病因,根除幽门螺杆菌感染,对症处理,防治癌前病变。

1.病因治疗

根除幽门螺杆菌感染:目前多采用的治疗方案是以胶体铋剂或质子泵抑制药为基础加上两种抗生素的三联治疗方案。如常用奥美拉唑或枸橼酸铋钾,与阿莫西林及甲硝唑或克拉霉素3 种药物联用,2 周为 1 个疗程。治疗失败后再治疗比较困难,可换用两种抗生素,或采用胶体铋剂和质子泵抑制药合用的四联疗法。

其他病因治疗:因非甾体抗炎药引起者,应立即停药并给予制酸药或硫糖铝;因十二指肠液反流引起者,应用硫糖铝或氢氧化铝凝胶吸附胆汁;因胃动力学改变引起者,应给予多潘立酮或莫沙必利等。

2.对症处理

有胃酸缺乏和贫血者,可用胃蛋白酶合剂等以助消化;对于上腹胀满者,可选用胃动力药、理气类中药;有恶性贫血时可肌内注射维生素 B_{12}。

3.胃黏膜异型增生的治疗

异型增生是癌前病变,应定期随访,给予高度重视。对不典型增生者可给予维生素 C、维生素 E、β-胡萝卜素、叶酸和微量元素硒预防胃癌的发生;对已经明确的重度异型增生可手术治疗,目前多采用内镜下胃黏膜切除术。

(二)护理措施

1.病情观察

主要观察有无上腹不适、腹胀、食欲减退等消化不良的表现;观察腹痛的部位、性质,呕吐物与大便的颜色、量及性状;评估实验室及胃镜检查结果。

2.饮食护理

(1)营养状况评估:观察并记录患者每天进餐次数、量和品种,以了解机体的营养摄入状况。定期监测体重,监测血红蛋白浓度、血清蛋白等有关营养指标的变化。

(2)制订饮食计划:①与患者及其家属共同制订饮食计划,以营养丰富、易消化、少刺激为原则。②胃酸低者可适当食用刺激胃酸分泌或酸性的食物,如浓肉汤、鸡汤、山楂、食醋等;胃酸高者应指导患者避免食用酸性和多脂肪食物,可进食牛奶、菜泥、面包等。③鼓励患者养成良好的饮食习惯,进食应规律,少食多餐,细嚼慢咽。④避免摄入过冷、过热、过咸、过甜、辛辣和粗糙的食物,戒除烟酒。⑤提供舒适的进餐环境,改进烹饪技巧,保持口腔清洁卫生,以促进患者的食欲。

3.药物治疗的护理

(1)严格遵医嘱用药,注意观察药物的疗效及不良反应。

(2)枸橼酸铋钾:宜在餐前半小时服用,因其在酸性环境中方起作用;服药时要用吸管直接吸入,防止将牙齿、舌染黑;部分患者服药后出现便秘或黑便,少数患者有恶心、一过性血清转氨酶升高,停药后可自行消失,极少数患者可能出现急性肾衰竭。

(3)抗菌药物:服用阿莫西林前应详细询问患者有无青霉素过敏史,用药过程中要注意观察有无变态反应的发生;服用甲硝唑可引起恶心、呕吐等胃肠道反应及口腔金属味、舌炎、排尿困难等不良反应,宜在餐后半小时服用。

(4)多潘立酮及西沙必利:应在餐前服用,不宜与阿托品等解痉药合用。

4.心理护理

护理人员应主动安慰、关心患者,向患者说明不良情绪会诱发和加重病情,经过正规的治疗和护理慢性胃炎可以康复。

5.健康指导

向患者及家属介绍本病的有关知识、预防措施等;指导患者避免诱发因素,保持愉快的心情,生活规律,养成良好的饮食习惯,戒除烟酒;向患者介绍服用药物后可能出现的不良反应,指导患者按医嘱坚持用药,定期复查,如有异常及时复诊。

(焦国岩)

第/六/章

肿瘤内科护理

第一节 肺 癌

一、概述

肺癌大多数起源于支气管黏膜上皮,因此也称支气管肺癌,是肺部最常见的恶性肿瘤。肺癌的发生与环境的污染及吸烟密切相关,肺部慢性疾病、人体免疫功能低下、遗传因素等对肺癌的发生也有一定影响。根据肺癌的生物学行为及治疗特点,将肺癌分为小细胞肺癌、鳞癌、腺癌、大细胞癌。根据肿瘤的位置分为中心型肺癌及周边型肺癌。肺癌转移途径有直接蔓延、淋巴结转移、血行转移及种植性转移。

二、诊断

(一)症状

肺癌的临床症状根据病变的部位、肿瘤侵犯的范围、是否有转移及肺癌副癌综合征全身表现不同而异,最常见的症状是咳嗽、咯血、气短、胸痛和消瘦,其中以咳嗽和咯血最常见,咳嗽的特征往往为刺激性咳嗽、无痰;咯血以痰中夹血丝或混有粉红色的血性痰液为特征,少数患者咯血可出现整口的鲜血,肺癌在胸腔内扩散侵犯周围结构可引起声音嘶哑、Hornet综合征、吞咽困难和肩部疼痛。当肺癌侵犯胸膜和心包时可能表现为胸腔积液和心包积液,肿瘤阻塞支气管可引起阻塞性肺炎而发热,上腔静脉综合征往往是肿瘤或转移的淋巴结压迫上腔静脉所致。小细胞肺癌常见的副癌综合征主要表现恶病质、高血钙和肺性骨关节病或非恶病质患者清/球蛋白倒置、高血糖和肌肉分解代谢增加等。

(二)体征

1.一般情况

以消瘦和低热为常见。

2.专科检查

如前所述,肺癌的体征根据其病变的部位、肿瘤侵犯的范围、是否有转移及副癌综合征全身表现不同而异。肿瘤阻塞支气管可致一侧或叶肺不张而使该侧肺呼吸音消失或减弱,肿瘤阻塞支气管可继发肺炎出现发热和肺部啰音,肿瘤侵犯胸膜或心包造成胸腔或心包积液出现相应的体征,肿瘤淋巴转移可出现锁骨上、腋下淋巴结增大。

(三)检查

1.实验室检查

痰涂片检查找癌细胞是肺癌诊断最简单、最经济、最安全的检查,由于肺癌细胞的检出阳性率较低,因此往往需要反复多次的检查,并且标本最好是清晨首次痰液立即检查。肺癌的其他实验室检查往往是非特异性的。

2.特殊检查

(1)X线摄片:可见肺内球形灶,有分叶征、边缘毛刺状,密度不均匀,部分患者见胸膜凹陷征(兔耳征),厚壁偏心空洞,肺内感染、肺不张等。

(2)CT检查:已成为常规诊断手段,特别是对位于肺尖部、心后区、脊柱旁、纵隔后等隐蔽部位的肿瘤的发现有益。

(3)MRI检查:在于分辨纵隔及肺门血管,显示隐蔽部的淋巴结,但不作为首选。

(4)痰细胞学:痰细胞学检查阳性率可达80%,一般早晨血性痰涂片阳性率高,至少需连查3次以上。

(5)支气管镜检查:可直接观察气管、主支气管、各叶、段管壁及开口处病变,可活检或刷检取分泌物进行病理学诊断,对手术范围及术式的确定有帮助。

(6)其他:①经皮肺穿刺活检,适用于周围型肺内占位性病变的诊断,可引起血胸、气胸等并发症;②对于有胸腔积液者,可经胸穿刺抽液离心检查,寻找癌细胞;③PET对于肺癌鉴别诊断及有无远处转移的判断准确率可达90%,但目前价格昂贵。

其他诊断方法如放射性核素扫描、淋巴结活检、胸腔镜下活检术等,可根据病情及条件酌情采用。

(四)诊断要点

(1)有咳嗽、咯血、低热和消瘦的病史和长期吸烟史;晚期患者可出现声音嘶哑、胸腔积液及锁骨淋巴结肿大。

(2)影像学检查有肺部肿块并具有恶性肿瘤的影像学特征。

(3)病理学检查发现癌细胞。

(五)鉴别诊断

1.肺结核

(1)肺结核球:易与周围型肺癌混淆。肺结核球多见于青年,一般病程较长,发展缓慢。病变常位于上叶尖后段或下叶背段。在X线片上肿块影密度不均匀,可见到稀疏透光区和钙化点,肺内常另有散在性结核病灶。

(2)粟粒型肺结核:易与弥漫型细支气管肺泡癌混淆。粟粒型肺结核常见于青年,全身毒性症状明显,抗结核药物治疗可改善症状,病灶逐渐吸收。

(3)肺门淋巴结结核:在X线片上肺门肿块影可能误诊为中心型肺癌。肺门淋巴结结核多见于青少年,常有结核感染症状,很少有咯血。

2.肺部炎症

(1)支气管肺炎:早期肺癌产生的阻塞性肺炎,易被误诊为支气管肺炎。支气管肺炎发病较急,感染症状比较明显。X线片上表现为边界模糊的片状或斑点状阴影,密度不均匀,且不局限于一个肺段或肺叶。经抗菌药物治疗后,症状迅速消失。肺部病变吸收也较快。

(2)肺脓肿:肺癌中央部分坏死液化形成癌性空洞时,X线片上表现易与肺脓肿混淆。肺脓肿在急性期有明显感染症状,痰量多,呈脓性,X线片上空洞壁较薄,内壁光滑,常有液平面,脓肿周围的肺组织或胸膜常有炎性变。支气管造影空洞多可充盈,并常伴有支气管扩张。

3.肺部其他肿瘤

(1)肺部良性肿瘤:如错构瘤、纤维瘤、软骨瘤等有时需与周围型肺癌鉴别。一般良性肿瘤病程较长,生长缓慢,临床上大多没有症状。X线片上呈现接近圆形的块影,密度均匀,可以有钙化点,轮廓整齐,多无分叶状。

(2)支气管腺瘤:一种低度恶性肿瘤。发病年龄比肺癌轻,女性发病率较高。临床表现与肺癌相似,常反复咯血。X线片表现有时也与肺癌相似。经支气管镜检查,诊断未能明确者宜尽早做剖胸探查术。

4.纵隔淋巴肉瘤

纵隔淋巴肉瘤可与中心型肺癌混淆。纵隔淋巴肉瘤生长迅速,临床上常有发热和其他部位浅表淋巴结肿大。在X线片上表现为两侧气管旁和肺门淋巴结肿大。对放射疗法高度敏感,小剂量照射后即可见到肿块影缩小。纵隔镜检查亦有助于明确诊断。

三、治疗

治疗肺癌的方法主要有外科手术治疗、放射治疗、化学治疗、中医中药治疗以及免疫治疗等。尽管80%的肺癌患者在明确诊断时已失去手术机会,但手术治疗仍然是肺癌最重要和最有效的治疗手段。然而,目前所有的各种治疗肺癌的方法效果均不能令人满意,必须适当地联合应用,进行综合治疗以提高肺癌的治疗效果。具体的治疗方案应根据肺癌的分级和TNM分期、病理细胞学类型、患者的心肺功能和全身情况以及其他有关因素等,进行认真详细地综合分析后再做决定。

(一)手术治疗

手术治疗的目的是彻底切除肺部原发癌肿病灶和局部及纵隔淋巴结,并尽可能保留健康的肺组织。

肺切除术的范围决定于病变的部位和大小。对周围型肺癌,一般施行肺叶切除术;对中心型肺癌,一般施行肺叶或一侧全肺切除术。有的病例,癌变位于一个肺叶内,但已侵及局部主支气管或中间支气管,为了保留正常的邻近肺叶,避免行一侧全肺切除术,可以切除病变的肺叶及一段受累的支气管,再吻合支气管上下切端,临床上称为支气管袖状肺叶切除术。如果相伴的肺动脉局部受侵,也可同时做部分切除,端-端吻合,此手术称为支气管袖状肺动脉袖状肺叶切除术。

手术治疗效果:非小细胞肺癌、T_1或$T_2N_0M_0$病例经手术治疗后,约有半数的患者能获得长期生存,有的报道其5年生存率可达70%以上。Ⅱ期及Ⅲ期病例生存率则较低。据统计,我国目前肺癌手术的切除率为85%~97%,术后30天病死率在2%以下,总的5年生存率为30%~40%。

手术禁忌证:①远处转移,如脑、骨、肝等器官转移(即M_1患者);②心、肺、肝、肾功能不全,全身情况差的患者;③广泛肺门、纵隔淋巴结转移,无法清除者;④严重侵犯周围器官及组织,估计切除困难者;⑤胸外淋巴结转移,如锁骨上(N_3)等,肺切除术应慎重考虑。

(二)放射治疗

放射治疗是局部消灭肺癌病灶的一种手段。临床上使用的主要放射治疗设备有^{60}Co治疗机和加速器等。

在各种类型的肺癌中,小细胞癌对放射疗法敏感性较高,鳞癌次之,腺癌和细支气管肺泡癌最低。通常是将放射疗法、手术与药物疗法综合应用,以提高治愈率。临床上常采用的是手术后放射疗法。对癌肿或肺门转移病灶未能彻底切除的患者,于手术中在残留癌灶区放置小的金属环或金属夹做标记,便于术后放射治疗时准确定位。一般在术后 1 个月左右患者健康状况改善后开始放射疗法,剂量为 40～60 Gy,疗程约 6 周。为了提高肺癌病灶的切除率,有的病例可手术前进行放射治疗。

晚期肺癌病例,并有阻塞性肺炎、肺不张、上腔静脉阻塞综合征或骨转移引起剧烈疼痛者以及癌肿复发的患者,也可进行姑息性放射疗法,以减轻症状。

放射疗法可引起倦乏、胃纳减退、低热、骨髓造血功能抑制、放射性肺炎、肺纤维化和癌肿坏死液化空洞形成等放射反应和并发症,应给予相应处理。

下列情况一般不宜施行放射治疗:①健康状况不佳,呈现恶病质者;②高度肺气肿放射治疗后将引起呼吸功能代偿不全者;③全身或胸膜、肺广泛转移者;④癌变范围广泛,放射治疗后将引起广泛肺纤维化和呼吸功能代偿不全者;⑤癌性空洞或巨大肿瘤,后者放射治疗将促进空洞形成。

对于肺癌脑转移患者,若颅内病灶较局限,可采用 γ 刀放射治疗,有一定的缓解率。

(三)化学治疗

有些分化程度低的肺癌,特别是小细胞癌,疗效较好。化学疗法作用遍及全身,临床上可以单独应用于晚期肺癌病例,以缓解症状,或与手术、放射等疗法综合应用,以防止癌肿转移复发,提高治愈率。

常用于治疗肺癌的化学药物有环磷酰胺、氟尿嘧啶、丝裂霉素、多柔比星、表柔比星、丙卡巴肼(甲基苄肼)、长春碱、甲氨蝶呤、洛莫司汀(环己亚硝脲)、顺铂、卡铂、紫杉醇等。应根据肺癌的类型和患者的全身情况合理选用药物,并根据单纯化学治疗还是辅助化学治疗选择给药方法、决定疗程的长短以及哪几种药物联合应用、间歇给药等,以提高化学治疗的疗效。

需要注意的是,目前化学药物对肺癌疗效仍然较低,症状缓解期较短,不良反应较多。临床应用时,要掌握药物的性能和剂量,并密切观察不良反应。出现骨髓造血功能抑制、严重胃肠道反应等情况时要及时调整药物剂量或暂缓给药。

(四)中医中药治疗

按患者临床症状、脉象、舌苔等表现,应用辨证论治法则治疗肺癌,一部分患者的症状得到改善,生存期延长。

(五)免疫治疗

近年来,通过实验研究和临床观察,发现人体的免疫功能状态与癌肿的生长发展有一定关系,从而促使免疫治疗的应用。免疫治疗的具体措施如下。

1.特异性免疫疗法

用经过处理的自体肿瘤细胞或加用佐剂后,皮下接种进行治疗。此外尚可应用各种白细胞介素、肿瘤坏死因子、肿瘤核糖核酸等生物制品。

2.非特异性免疫疗法

用卡介苗、短小棒状杆菌、转移因子、干扰素、胸腺素等生物制品,或左旋咪唑等药物以激发和增强人体免疫功能。

当前肺癌的治疗效果仍不能令人满意。由于治疗对象多属晚期,其远期生存率低,预后较差。因此,必须研究和开展以下几方面的工作,以提高肺癌治疗的总体效果:①积极宣传,普及肺癌知识,提高肺癌诊断的警惕性,研究和探索早期诊断方法,提高早期发现率和诊断率;②进一步研究和开发新的有效药物,改进综合治疗方法;③改进手术技术,进一步提高根治性切除的程度和同时最大范围地保存正常肺组织的技术;④研究和开发分子生物学技术,探索肺癌的基因治疗技术,使之能有效地为临床服务。

四、护理措施

(一)做好心理支持,克服恐惧绝望心理

当患者得知自己患肺癌时,会面临巨大的身心应激,而心理应对结果会对疾病产生明显的积极或消极影响,护士通过多种途径给患者及家属提供心理与社会支持。根据患者的性别、年龄、职业、文化程度、性格等,多与其交谈,耐心倾听患者诉说,尽量解答患者提出的问题和提供有益的信息,帮助患者正确估计所面临的情况,让其了解肺癌的有关知识及将接受的治疗、患者和家属应如何配合、在治疗过程中的注意事项,请治愈患者现身说法,增强对治疗的信心,积极应对癌症的挑战,与疾病做斗争。

(二)保持呼吸道通畅,做好咳嗽、咳痰的护理

分析患者病情,判断引起呼吸困难的原因,根据不同病因,采取不同的护理措施。

(1)如肿瘤转移至胸膜,可产生大量胸腔积液,导致气体交换面积减少,引起呼吸困难,要配合医师及时行胸腔穿刺置管引流术。

(2)若患者肺部感染痰液过多、纤毛功能受损、机体活动减少,或放射治疗、化学治疗导致肺纤维化,痰液黏稠,无力咳出而出现呼吸困难,应密切观察咳嗽、咳痰情况,详细记录痰液的色、量、质,正确收集痰标本,及时送检,为诊断和治疗提供可靠的依据,并采取以下护理措施。①提供整洁、舒适的环境,减少不良刺激,病室内维持适宜的温度(18～20 ℃)和相对湿度(50％～60％),以充分发挥呼吸道的自然防御功能;避免尘埃与烟雾等刺激,对吸烟的患者与其共同制订有效的戒烟计划;注意患者的饮食习惯,保持口腔清洁,避免油腻、辛辣等刺激性食物,一般每天饮水 1 500 mL 以上,可保证呼吸道黏膜的湿润和病变黏膜的修复,利于痰液稀释和排除。②促进有效排痰:指导患者掌握有效咳嗽的正确方法,患者坐位,双脚着地,身体稍前倾,双手环抱一个枕头。进行数次深而缓慢的腹式呼吸,深吸气末屏气,然后缩唇,缓慢地通过口腔尽可能呼气(降低肋弓、使腹部往下沉)。在深吸一口气后屏气 3～5 秒,身体前倾,从胸腔进行 2～3 次短促有力的咳嗽,张口咳出痰液,咳嗽时收缩腹肌,或用自己的手按压上腹部,帮助咳嗽,有效咳出痰液。湿化和雾化学治疗法,湿化学治疗法可达到湿化气道、稀释痰液的目的,适用于痰液黏稠和排痰困难者。常用湿化液有蒸馏水、生理盐水、低渗盐水。临床上常在湿化的同时加入药物以雾化方式吸入。可在雾化液中加入痰溶解剂、抗生素、平喘药等,达到祛痰、消炎、止咳、平喘的作用。胸部叩击与胸壁震荡,适用于肺癌晚期长期卧床、体弱、排痰无力者,禁用于肺癌伴肋骨转移、咯血、低血压、肺水肿等患者。操作前让患者了解操作的意义、过程、注意事项,以配合治疗,肺部听诊,明确病变部位。叩击时避开乳房、心脏和骨突出部位及拉链、纽扣部位。患者侧卧,叩击者两手手指并拢,使掌侧呈杯状,以手腕力量,从肺底自下而上、由外向内、迅速而有节律地叩击胸壁,震动气道,每一肺叶叩击 1～3 分钟,120～180 次/分,叩击时发出一种空而深的拍击音则表明手法正确。胸壁震荡法时,操作者双手掌重叠置于欲引流的胸壁部位,吸气时手掌随胸廓

扩张慢慢抬起,不施加压力,从吸气最高点开始,在整个呼气期手掌紧贴胸壁,施加一定的压力并做轻柔的上下抖动,即快速收缩和松弛手臂和肩膀,震荡胸壁5～7次,每一部位重复6～7个呼吸周期,震荡法在呼气期进行,且紧跟叩击后进行。叩击力量以患者不感到疼痛为宜,每次操作时间5～15分钟,应在餐后2小时至餐前30分钟完成,避免治疗中呕吐。操作后做好口腔护理,除去痰液气味,观察痰液情况,复查肺部呼吸音及啰音变化。③机械吸痰:适用于意识不清、痰液黏稠无力咳出、排痰困难者。可经患者的口、鼻腔、气管插管或气管切开处进行负压吸痰,也可配合医师用纤维支气管镜吸出痰液。

(三)咯血或痰中带血患者的护理

应予以耐心解释,消除其紧张情绪,嘱患者轻轻将气管内存留的积血咯出,以保持呼吸道通畅,咯血时不能屏气,以免诱发喉头痉挛,血液引流不畅导致窒息。小量咯血者宜进少量凉或温的流质饮食,多饮水,多食富含纤维素食物,以保持大便通畅,避免排便时腹压增加而咯血加重;密切观察咯血的量、色,大咯血时,护理方法见应急措施。大量咯血不止者,可采用丝线固定双腔球囊漂浮导管经纤支镜气道内置入治疗大咯血的方法;同时做好应用垂体后叶素的护理,静脉滴注速度勿过快,以免引起恶心、便意、心悸、面色苍白等不良反应,监测血压、血氧饱和度;冠心病患者、高血压病患者及孕妇忌用;配血备用,可酌情适量输血。

(四)疼痛的护理

(1)采取各种护理措施减轻疼痛。提供安静的环境,调整舒适的体位,小心搬动患者,避免拖、拉、拽动作,滚动式平缓地给患者变换体位,必要时支撑患者各肢体,指导、协助胸痛患者用手或枕头护住胸部,以减轻深呼吸、咳嗽或变换体位所引起的胸痛;胸腔积液引起的疼痛,可嘱患者患侧卧位,必要时用宽胶布固定胸壁,以减少胸部活动幅度,减轻疼痛;采用按摩、针灸、经皮肤电刺激止痛穴位或局部冷敷等,以降低疼痛的敏感性。

(2)药物止痛,按医嘱用药,根据患者疼痛再发时间,提前按时用药,在应用镇痛药期间,注意预防药物的不良反应,如便秘、恶心、呕吐、镇静和精神紊乱等,嘱患者多进食富含纤维素的蔬菜和水果,缓解和预防便秘。

(3)患者自控镇痛,可自行间歇性给药,做到个体化给药,增加了患者自我照顾和对疼痛的自主控制能力。

(五)饮食支持护理

根据患者的饮食习惯,给予高蛋白、高热量、高维生素、易消化饮食,调配好食物的色、香、味,以刺激食欲,创造清洁舒适、愉快的进餐环境,促进食欲。病情危重者应采取喂食、鼻饲或静脉输入脂肪乳、复方氨基酸和含电解质的液体。对于有大量胸腔积液的患者,应酌情输血、血浆或清蛋白,以减少胸腔积液的产生,补充癌肿或大量抽取胸腔积液等因素所引起的蛋白丢失,增强机体抗病能力。有吞咽困难者应给予流质饮食,进食宜慢,取半卧位以免发生吸入性肺炎或呛咳,甚至窒息。

(六)做好口腔护理

向患者讲解放射治疗、化学治疗后口腔唾液腺分泌减少,pH下降,易发生口腔真菌感染和牙周病,使其理解保持口腔卫生的重要性,以便主动配合。患者睡前及三餐后进行口腔护理;戒烟酒,以防刺激黏膜;忌食辛辣及可能引起黏膜创伤的食物,如带刺或碎骨头的食物,用软牙刷刷牙,勿用牙签剔牙,并延期牙科治疗,防止黏膜受损;进食后,用盐水或复方硼砂溶液漱口,控制真菌感染;口唇涂润滑剂,保持黏膜湿润,黏膜口腔溃疡,按医嘱应用表面麻醉剂止痛。

(七)化学治疗药物毒性反应的护理

1.骨髓抑制反应的护理

化学治疗后机体免疫力下降,发生感染、出血。护士接触患者之前要认真洗手,严格执行无菌操作,避免留置尿管或肛门指检,预防感染;告知患者不可到公共场所或接触感冒患者;在做全身卫生处置时,要特别注意易感染部位,如鼻腔、口腔、肛门、会阴等,各部位使用毛巾要分开,以免交叉感染;监测体温,观察皮肤温度、色泽、气味,早期发现感染征象;当白细胞总数降至 1×10^9/L 时,做好保护性隔离。对血小板计数<50×10^9/L 时,密切观察有无出血倾向,采取预防出血的措施,避免患者外出活动,防止身体受挤压或外伤,保持口腔、鼻腔清洁湿润,勿用手抠鼻痂、牙签剔牙,尽量减少穿刺次数,穿刺后应实施局部较长时间按压,必要时,遵医嘱输血小板控制出血。

2.恶心呕吐的护理

化学治疗期间如患者出现恶心呕吐,按医嘱给予止吐药,嘱患者深呼吸,勿大动作转动身体,给予高营养清淡易消化的饮食,少食多餐,不催促患者进食,忌食辛辣等刺激性食物,戒烟酒,不要摄入加香料、肉汁和油腻的食物,建议平时咀嚼口香糖或含糖果,加强口腔护理去除口腔异味。对已有呕吐患者灵活掌握进食时间,可在其间歇期进食,多饮清水,多食薄荷类食物及冷食等。

3.静脉血管的保护

在给化学治疗药时,要选择合适的静脉,给化学治疗药前,先观察是否有回血,强刺激性药物护士应在床旁监护,或采用静脉留置针及中小静脉插管;观察药物外渗的早期征象,如穿刺部位疼痛、烧灼感、输液速度减慢、无回血、药液外渗,应立即停止输注,应用地塞米松加利多卡因局部封闭,24 小时内给予冷敷,50%硫酸镁湿敷,24 小时后可给予热敷。

4.应用化学治疗药后的护理

应用化学治疗药后常出现脱发,影响患者形象,增加其心理压力,护士要告诉患者脱发是暂时的,停药后头发会再生,鼓励其诉说自己的感受,帮助其调整外观的变化,让患者戴假发或帽子、头巾遮挡,改善自我形象,夜间睡眠可佩戴发帽,减轻头发掉在床上而至的心理不适;指导患者头发的护理,如动作轻柔减少头发梳、刷、洗、烫、梳辫子等,可用中性洗发护发素。

五、健康教育

(1)宣传吸烟对健康的危害,提倡不吸烟或戒烟,并注意避免被动吸烟。

(2)对肺癌高危人群要定期进行体检,早期发现肿瘤,早期治疗。

(3)改善工作和生活环境,防止空气污染。

(4)给予患者和家属心理上的支持,使之正确认识肺癌,增强治疗信心,维持生命质量。

(5)督促患者坚持化学治疗或放射治疗,告诉患者出现呼吸困难、咯血或疼痛加重时应立即到医院就诊。

(6)指导患者加强营养支持,合理安排休息,适当活动,保持良好精神状态,避免呼吸道感染以调整机体免疫力,增强抗病能力。

(7)对晚期癌肿转移患者,要指导家属对患者临终前的护理,告知患者及家属对症处理的措施,使者平静地走完人生最后一程。

(孙　磊)

第二节 胃 癌

一、概述

胃癌是我国最常见的恶性肿瘤之一。胃癌的流行病学有明显的地理差别,日本、中国、智利、远东、欧洲和俄罗斯为高发地区,而美国、澳大利亚、丹麦和新西兰发病最低。2/3 的胃癌患者在发展中国家,其中中国占 42%。在我国,西北地区和东南沿海地区发病率较高,广西、广东、贵州发病率低。

(一)病因

1.亚硝基化合物

亚硝酸盐主要来自食物中的硝酸盐,特别是在大量使用氮肥后的蔬菜中,硝酸盐的含量极高。硝酸盐进入胃中经硝酸盐还原酶阳性菌将其还原成亚硝酸盐。亚硝酸盐的含量与胃内硝酸盐还原酶阳性菌的数量呈正相关。据报道,低胃酸患者中胃癌的发生率比正常胃酸者高出 4.7 倍,这与胃内亚硝胺类化合物合成增多有关。

2.幽门螺杆菌

幽门螺杆菌为带有鞭毛的革兰阴性菌,在胃黏膜生长。幽门螺杆菌在发达国家人群中感染率低于发展中国 30%~40%,在儿童期即可受到感染,如我国广东 1~5 岁儿童中,最高感染率可达 31%。幽门螺杆菌是胃黏膜肠上皮化生和异型性增生及癌变前期的主要危险因素。在正常胃黏膜中很少分离到幽门螺杆菌,而随胃黏膜病变加重,幽门螺杆菌感染率增高。

3.遗传因素

胃癌在少数家族中显示有聚集性。在胃癌患者调查中,一级亲属患胃癌比例明显高于二级、三级亲属。血型与胃癌存在一定关系,A 型血人群患胃癌的比例高于一般人群。

4.饮食因素

高浓度食盐可使胃黏膜屏障损伤,造成黏膜细胞水肿,腺体丢失。摄入亚硝基化合物的同时摄入高盐可增加胃癌诱发率,诱发时间也较短,有促进胃癌发生的作用。新鲜蔬菜、水果有预防胃癌的保护性作用。含有巯基类的新鲜蔬菜,如大蒜、大葱、韭菜、洋葱和蒜苗等也具有降低胃癌危险的作用。

5.其他因素

吸烟为胃癌的危险因素,吸烟量越大,患胃癌的危险性越高。烟雾中含有多种致癌物质,可溶于口腔唾液进入胃内。此外,吸烟者口腔中硫氰酸含量增高,可使经血液进入口腔的硝酸盐还原成亚硝酸盐。

6.慢性疾病

慢性萎缩性胃炎以胃黏膜腺体萎缩、减少为主要特征,常伴有不同程度的肠上皮化生。

(二)病理分型

1.大体形态

胃癌因生长方式的不同,致使其大体形态各异。向胃腔内生长者,呈蕈伞样外观;有的沿胃壁向深层浸润很明显,呈弥漫性生长。Borrmann分类主要根据肿瘤的外生性和内生性部分的相对比例来划分类型,侵至固有层以下的进展期胃癌分为4个类型。

(1)Ⅰ型息肉样型:肿瘤主要向胃腔内生长,隆起明显,呈息肉状,基底较宽,境界较清楚,可有小的糜烂,在进展期胃癌中占3%~5%。

(2)Ⅱ型局限溃疡型:肿瘤有较大溃疡形成,边缘隆起明显,境界比较清楚,向周围浸润不明显。占30%~40%。

(3)Ⅲ型浸润溃疡型:肿瘤有较大溃疡形成,边缘部分隆起,部分被浸润破坏,境界不清,向周围浸润较明显,癌组织在黏膜下的浸润范围超过肉眼所见的肿瘤边界。占半数左右。

(4)Ⅳ型弥漫浸润型:呈弥漫性浸润生长,触摸时难以界定肿瘤边界。由于癌细胞的弥漫浸润及纤维组织增生,可导致胃壁增厚、僵硬,形成"革袋胃"。

2.组织学分型

国内目前多采用世界卫生组织1990年的国际分类法,分为腺癌(乳头状腺癌、管状腺癌、黏液腺癌、印戒细胞癌)及其他组织学类型(腺鳞癌、鳞癌、肝样腺癌、壁细胞样腺癌、绒毛膜上皮癌、未分化癌)。有研究显示,在全部胃癌中,高、中分化腺癌占47%,低分化腺癌及印戒细胞癌占56.3%。

3.活检组织的病理诊断

胃癌活检病理诊断的准确率不可能达到100%。肿瘤的生长浸润方式(如主要在黏膜下浸润生长),肿瘤所在部位(如穹隆部取材困难),标本取材不当(如主要取到变形坏死组织)及病理漏诊(将高分化腺癌诊断为重度异型增生或漏掉小的癌灶)都可能致假阴性。

胃癌的前体可分为2个类别:癌前状态和癌前病变。癌前状态是一种临床状态,由此可导致胃癌的发病率较正常人群增高;癌前病变是经过病理检查诊断的特定的组织学改变,在此基础上可逐渐演变发展成胃癌。

(三)临床表现

1.症状

早期胃癌无特异性症状,甚至毫无症状。随着肿瘤的进展,影响胃的功能时才出现较明显的症状,但这种症状也并非胃癌所特有,常与胃炎、溃疡病等慢性胃部疾病相似。常见症状如下。

(1)胃部疼痛:是胃癌最常见的症状,即使是早期胃癌患者,除了少部分无症状的患者外,大部分均有胃部疼痛的症状。起初仅感上腹部不适,或有胀痛、沉重感,常被认为是胃炎、胃溃疡等,给予相应的治疗,症状也可暂时缓解。胃窦部胃癌可引起十二指肠功能改变,出现节律性疼痛,易被忽视,直至疼痛加重甚至黑便才引起重视,此时往往已是疾病的中晚期,治疗效果不佳。

(2)食欲缺乏、消瘦、乏力:这也是一组常见又不特异的胃恶性肿瘤症状,有可能是胃癌的首发症状。很多患者在饱餐后出现饱胀、嗳气而自动限制饮食,体重逐渐减轻。

(3)恶心、呕吐:早期可仅有进食后饱胀和轻度恶心感,常因肿瘤引起梗阻或胃功能紊乱所致。贲门部肿瘤开始可出现进食不顺利感,以后随病情进展而发生吞咽困难及食物反流。胃窦部癌引起幽门梗阻时可呕吐有腐败气味的隔夜饮食。

(4)出血和黑便:早期胃癌有出血黑便者约为20%。小量出血时仅有大便隐血阳性,当出血量较大时可有呕血及黑便。凡无胃病史的老年人出现黑便时必须警惕有胃癌的可能。

(5)其他患者可因为胃酸缺乏、胃排空加快而出现腹泻或便秘及下腹部不适。胃癌血行转移多发生于晚期,以转移至肝、肺最为多见。在腹腔种植转移中,女性患者易转移至卵巢,称为Krukenberg瘤。

2.体征

一般胃癌尤其是早期胃癌常无明显体征,可有上腹部深压痛,有时伴有轻度肌抵触感。上腹部肿块、直肠前触及肿物、脐部肿块、锁骨上淋巴结肿大等均是胃癌晚期或已出现转移的体征。

(四)诊断

胃癌的诊断和治疗需要多学科专家(肿瘤放射科专家、肿瘤外科专家、肿瘤内科专家、营养学专家及内镜专家)共同参与。

1.胃癌的 X 线检查法

X 线检查法主要用于观察胃腔在钡剂充盈下的自然伸展状态,胃的大体形态与位置的变化,胃壁的柔软度及获得病变的隆起高度等,有充盈法、黏膜法、压迫法、双对比法和薄层法。

2.胃癌的 CT 诊断

(1)胃壁增厚:癌肿沿胃壁浸润造成胃壁增厚,增厚的胃壁可为局限性或弥漫性,根据癌肿浸润深度不同,浆膜面可光滑或不光滑,但黏膜面均显示不同程度的凹凸不平是胃癌的特点之一。

(2)腔内肿块:癌肿向胃腔内生长,形成突起在胃腔内的肿块。肿块可为孤立的隆起,也可为增厚胃壁胃腔内明显突出的一部分。肿块的表面不光滑,可呈分叶、结节或菜花状,表面可伴有溃疡。

(3)溃疡:CT 图像可以更好地显示胃癌腔内形成的溃疡。溃疡所形成的凹陷的边缘不规则,底部多不光滑,周边的胃壁增厚较明显,并向胃腔内突出。

(4)环堤:环堤表现为环绕癌性溃疡周围的堤状隆起。环堤的外缘可锐利或不清楚。

(5)胃腔狭窄:CT 表现为胃壁增厚基础上的胃腔狭窄,狭窄的胃腔边缘较为僵硬并不规则,多呈非对称性向心狭窄,伴环形周围非对称性胃壁增厚。

(6)黏膜皱襞改变:黏膜皱襞在 CT 横断面图像上,表现为类似小山峰状的黏膜面突起,连续层面显示峰状隆起间距和形态出现变化,间距的逐渐变窄、融合、消失标志着黏膜皱襞的集中、中断和破坏等改变。

(7)对于女性患者需要进行盆腔 CT 扫描。

3.胃癌的内镜诊断

(1)早期胃癌:癌组织浸润深度仅限于黏膜层或黏膜下层,而不论有无淋巴结转移,也不论癌灶面积。符合以上条件癌灶面积 5.1~10 mm 为小胃癌;<5 mm 为微小胃癌。原位癌指癌灶仅限于腺管内,未突破腺管基底膜。

(2)进展期胃癌:癌组织已侵入胃壁肌层、浆膜层或浆膜外,不论癌灶大小或有无转移均称为进展期胃癌。

4.胃癌的超声诊断

水充盈胃腔法及超声显像液的应用,可显示胃壁蠕动状况。在 X 线及内镜的定位下,可以显示肿瘤的大小、形态、内部结构、生长方式、癌变范围。

5.实验室检查

对胃癌较早诊断有意义的检查是大便隐血试验。

(五)治疗

1.胃癌的治疗原则

经术前分期性检查,包括纤维内镜、腹部 CT、女性患者盆腔 CT 或 B 超、胸部 X 线等,根据检查结果,可考虑如下治疗原则:

(1)无远处转移的患者,临床评价为可手术切除的,首选手术治疗。对有高危因素如低分化腺癌、有脉管瘤栓、年轻(<35岁)患者应行术后含5-FU方案的化学治疗或同步化放射治疗。任何有淋巴结转移及局部晚期的患者,均应在术后进行化放射治疗。

(2)无远处转移的患者,临床评价为不可手术切除的,可行放射治疗同时5-FU增敏。治疗结束后评价疗效,如肿瘤完全或大部分缓解,可观察,或合适的患者行手术切除;如肿瘤残存或出现远处转移,考虑全身化学治疗,不能耐受化学治疗的给予最好的支持治疗。

(3)有远处转移的患者,考虑全身化学治疗为主,或参加临床试验。不能耐受化学治疗的,给予最好的支持治疗。

2.外科手术

手术方式分为内镜下黏膜切除术、腹腔镜下胃改良切除术、胃癌的根治性切除术、联合脏器切除术、姑息性手术。

3.化学治疗

迄今为止,胃癌的治疗仍以手术治疗为主,但是多数患者仅通过手术难以治愈。化学治疗在胃癌的治疗中占有重要地位,分为以下3种。

(1)术后辅助化学治疗:由于单纯的手术治疗疗效欠佳,也由于不少有效的化学治疗药物或联合化学治疗方案对胃癌的有效率常可达40%以上,因此,希望应用术后辅助化学治疗处理根治术后可能存在的转移灶,以达到防止复发、提高疗效的目的。有效的化学治疗药物仍以5-FU(或卡培他滨)+甲酰四氢叶酸(LV)为主。

(2)术前新辅助化学治疗:一般用于局部分期较晚的病例,该类患者不论能否手术切除,都有较高的局部复发率。术前化学治疗的目的是降低期别,便于切除及减少术后复发。常用的联合化学治疗方案有FUP方案(顺铂+5-FU),紫杉醇+顺铂+5-FU方案,FOLFOX4方案(奥沙利铂+顺铂+亚叶酸钙)。

(3)晚期或转移性胃癌的化学治疗:晚期胃癌不可治愈,但是化学治疗对有症状的患者有姑息性治疗效果。有几种单药对晚期胃癌有肯定的疗效,这些药物包括5-FU、丝裂霉素、依托泊苷和顺铂。有几种新药及其联合方案对胃癌有治疗活性,包括紫杉醇、多西他赛、伊立替康、表柔比星、奥沙利铂、口服依托泊苷和优福定(尿嘧啶和替加氟的复合物)。近年来常用的化学治疗方案有:FAM(5-FU、多柔比星、甲氨蝶呤)、ECF(表柔比星、顺铂、5-FU)、DCF(多西他赛、顺铂、5-FU)等。

(4)腹腔内化学治疗:由于绝大多数胃癌手术失败的病例均因腹膜或区域淋巴结等的腹腔内复发,现已知在浆膜有浸润的胃癌常可在腹腔内找到游离的癌细胞,甚至报告浸润性胃癌的腹腔内游离的癌细胞阳性率可达75%。对病期较晚已切除的胃癌,在术中进行腹腔温热灌注化学治疗,有可能提高疗效。

4.放射治疗

放射治疗包括术前、术后或姑息性放射治疗,是胃癌治疗中的一部分。外照射与5-FU联合应用于局部无法切除的胃癌的姑息治疗时,可以提高生存率。使用三维适形放射治疗和非常规照射野照射可以精确地对高危靶区进行照射且剂量分布更加均匀。

5.最佳支持治疗

目的是预防、降低和减轻患者的痛苦并改善其生活质量,是晚期及转移性胃癌患者完整治疗中的一部分。缓解晚期胃癌患者症状的治疗包括内镜下放置自扩性金属支架(SEMS)缓解食管梗阻症状,手术或外照射或内镜治疗可能对出血患者有效。疼痛控制可使用放射治疗或镇痛剂。

　　胃癌的预后取决于诊断时的肿瘤分期情况。国内胃癌根治术后的 5 年生存率在 30%。约有 50% 的患者在诊断时胃癌已经超过了局部范围,70%～80% 的胃癌切除标本中可以发现局部淋巴结转移。因此,晚期胃癌在临床更为常见。局部晚期和转移性胃食管癌的不良预后因素包括:体力状况(PS)评分不良(≥2),肝转移,腹腔转移和碱性磷酸酶≥100 U/L。

二、护理

(一)护理要点

1.术前护理

(1)心理支持:缓解患者的焦虑或恐惧,以增强患者对手术治疗的信心,使其积极配合治疗和护理。

(2)营养支持护理:胃癌患者往往由于食欲缺乏、摄入不足、消耗增加和恶心呕吐等原因导致不同程度的营养不良。为了改善患者的营养状态,提高其对手术的耐受性,对能进食者应根据患者的饮食习惯给予高蛋白、高热量、高维生素、低脂肪、易消化的饮食;对不能进食者遵医嘱予以静脉输液、静脉营养支持。

(3)特殊准备:胃癌伴有幽门梗阻者术前 3 天起每晚用 300～500 mL 温生理盐水洗胃,以减轻胃黏膜水肿和炎症,有利于术后吻合口愈合;如癌组织侵犯大肠则要做好肠道准备:术前 3 天口服肠道不易吸收的抗生素,清洁肠道。

2.术后护理

(1)病情观察:严密观察生命体征的变化,观察伤口情况、胃肠减压及腹腔引流情况等。准确记录 24 小时出入水量。

(2)体位:全麻清醒前去枕平卧,头偏向一侧,以免呕吐时发生误吸。麻醉清醒后若血压平稳取低半卧位,有利于呼吸和循环;减少切口张力,减轻疼痛与不适;有利于腹腔渗出液集聚于盆腔,便于引流。

(3)维持有效的胃肠减压和腹腔引流,观察引流液颜色、性状及量的变化。

(4)营养支持护理。①肠外营养支持:由于禁食、胃肠减压及手术的消耗,术后需及时输液补充水、电解质和营养素,必要时输清蛋白或全血,以改善患者的营养状况促进术后恢复。②早期肠内营养支持:早期肠内营养支持可改善患者的营养状况,维护肠道屏障结构和功能,促进肠道功能恢复,增强机体的免疫功能,促进伤口和肠吻合口的愈合。一般经鼻肠管或空肠造瘘管输注实施。护理上应注意:根据患者的个体情况,制定合理的营养支持方案;保持喂养管的功能状态,妥善固定,保持通畅,每次输注营养液前后用生理盐水或温开水 20～30 mL 冲管,持续输注过程中每 4～6 小时冲管一次;控制营养液的温度、浓度、输注速度和输注量,逐步过渡,观察有无恶心、呕吐、腹痛、腹胀、腹泻及水、电解质失衡等并发症的发生。③饮食护理:术后禁饮食,肠蠕动恢复后可拔除胃管,拔管当天可饮少量水或米汤;第 2 天进半量流质,每次 50～80 mL;第 3 天进全量流质,每次 100～150 mL,若无腹痛、腹胀等不适,第 4 天可进半流质饮食;第 10～14 天可进软食。注意少量多餐,避免生、冷、硬及刺激性饮食,少食易产气食物。

(5)活动:鼓励患者早期活动,定时做深呼吸,进行有效咳嗽和排痰。一般术后第 1 天即可协助患者坐起并做轻微的床上活动,第 2 天协助下床、床边活动,应根据患者的个体差异决定活动量。

（6）并发症的观察和护理。①术后出血：胃手术后可有暗红色或咖啡色液体自胃管引出，一般 24 小时内不超过 300 mL，并且颜色逐渐转清。若短时内从胃管或腹腔引流管内引出大量鲜红色液体，持续不止，应警惕术后出血，应及时报告医师，遵医嘱给予止血、输血等处理，必要时做好紧急术前准备。②感染：术前做好呼吸道准备，术后做好口腔护理，防止误吸，鼓励患者定时深呼吸，进行有效咳嗽和排痰等，以防止肺部感染；保持切口敷料干燥，注意无菌操作，保持尿管、腹腔引流管通畅，防止切口、腹腔及泌尿系等部位感染。③吻合口漏或十二指肠残端破裂：密切观察生命体征和腹腔引流情况，如术后数天腹腔引流量不减、伴有黄绿色胆汁或呈脓性、带臭味，伴腹痛，体温再次上升，则应警惕其发生。及时报告医师，遵医嘱给予抗感染、纠正水电解质紊乱和酸碱平衡失调、肠内外营养支持等护理，保护好瘘口周围皮肤。④消化道梗阻：如患者在术后短期内再次出现恶心、呕吐、腹胀，甚至腹痛和停止排便排气等症状，则应警惕是否有消化道梗阻的发生，遵医嘱予以禁食、胃肠减压、输液及营养支持等治疗。

3.饮食护理

（1）放射治疗期间的饮食护理：放射治疗后 1～2 小时，患者可能出现恶心、呕吐等不良反应，告知患者是由于射线致使胃黏膜充血水肿所致。指导患者放射治疗前避免进食，以减轻可能发生的消化道反应。鼓励患者进食富含维生素 B_{12} 和含铁、含钙丰富的食物。

（2）化学治疗期间的饮食护理：常出现的不良反应表现有恶心、畏食、腹痛、腹泻等。食欲缺乏时，可选用易消化、新鲜、芳香的食品；消化不良时，可选择粥作为主食，也可以吃助消化、开胃的食品。化学治疗前 0.5～1 小时和化学治疗后 4～6 小时给予镇吐剂，会有助于减轻恶心、呕吐。

4.倾倒综合征的护理

由于胃大部切除术后失去对胃排空的控制，导致胃排空过速所产生的一系列综合征。根据进食后症状出现的时间可分为早期与晚期两种。

（1）早期倾倒综合征：多发生在进食后半小时内，患者以循环系统和胃肠道症状为主要表现。应指导患者通过饮食调整来缓解症状，避免过浓、过甜、过咸的流质食物，宜进低碳水化合物、高蛋白饮食，餐时限制饮水喝汤，进餐后平卧 10～20 分钟。术后半年到 1 年内逐渐自愈，极少数症状严重而持久的患者需手术治疗。

（2）晚期倾倒综合征：餐后 2～4 小时患者出现头晕、心慌、出冷汗、脉搏细弱甚至虚脱等表现。主要因进食后，胃排空过快，含糖食物迅速进入小肠而刺激胰岛素大量释放，继之发生反应性低血糖，故晚期倾倒综合征又被称为低血糖综合征。指导患者出现症状时稍进饮食，尤其糖类即可缓解。

5.腹腔灌注热化学治疗的护理

腹腔化学治疗前常规检查血常规、肝肾功能、心电图；有腹水引流者充分补液，以防引流过程中或引流后发生低血容量性反应；指导患者排空膀胱，避免穿刺时误伤膀胱。灌注化学治疗药物前确认导管在腹腔内，防止化学治疗药物渗漏到皮下组织；灌注过程观察患者反应，每 15～20 分钟改变体位，使药物均匀的与腹腔组织和脏器接触。

6.静脉化学治疗的护理

观察药物特殊不良反应。

（1）氟尿嘧啶：观察有无心绞痛、心律失常，如有发生应立即停药，出现腹泻甚至血性腹泻时应立即停药，通知医师及时处理。静脉推注或静脉滴注可引起血栓性静脉炎，需经 PICC 或 CVC 输入。

(2)紫杉醇:可出现变态反应,多数为Ⅰ型变态反应,表现为支气管痉挛性呼吸困难、荨麻疹和低血压。大多数发生在用药 10 分钟以内。为防止发生变态反应,应在静脉滴注紫杉醇之前 12 小时、6 小时给予地塞米松 10～20 mg 口服。紫杉醇可发生神经系统毒性,多数为周围神经病变,表现为轻度麻木及感觉异常,可发生闪光暗点为特征的视神经障碍。

(3)奥沙利铂:有神经系统毒性,一般为蓄积的、可逆的周围神经毒性,停药后症状逐渐缓解。主要表现为手足末梢麻木感,甚至疼痛,影响到感觉、运动功能,遇冷加重。偶尔出现咽部异样感,甚至呼吸困难,可通过吸氧、地塞米松推注等缓解,必要时使用肾上腺素皮下注射;注射前应用还原型谷胱甘肽及每天口服 B 族维生素可能有减轻症状的作用。大约 3/4 患者的神经毒性在治疗结束 13 周后可逆转。在治疗期间应指导患者注意保暖。奥沙利铂只能用注射用水或 5% 葡萄糖稀释,不能用生理盐水或其他含氯的溶液稀释。每瓶 50 mg 加入稀释液 10～20 mL,在原包装内可于 2～8 ℃ 冰箱中保存 4～48 小时。加入 5% 葡萄糖 250～500 mL 稀释后的溶液应尽快滴注,在室温中只能保存 4～6 小时。禁止和碱性液体或碱性药物配伍输注,避免药物接触铝制品,否则会产生黑色沉淀和气体。

7.胃癌患者放射治疗的护理

(1)告知患者在模拟定位和治疗前 3 小时不要饱食。可使用口服或静脉造影剂进行 CT 模拟定位。

(2)胃的周围有对射线敏感的肾、肝、脾、小肠等器官,放射治疗前,技术人员应精确摆位,最好使用固定装置,以保证摆位的可重复性。指导患者采用仰卧位进行模拟定位和治疗。

(3)放射治疗中使用定制的挡块来减少正常组织不必要的照射剂量,包括肝脏(60% 肝脏 <30 Gy)、肾脏(至少一侧肾脏的 2/3<20 Gy)、脊髓(<45 Gy)、心脏(1/3 心脏<50 Gy,尽量降低肺和左心室的剂量,并使左心室的剂量降到最低)。指导患者稳定体位,以避免射线对周围组织和器官的损伤。放射治疗中需要暴露受照部位,需注意为患者肩部及上肢保暖,防止受凉。

(4)放射性胃炎的护理:遵医嘱预防性使用止吐剂,预防性使用保护胃黏膜的药物。食欲缺乏、恶心、呕吐及腹痛常发生于放射治疗后数天,对症处理即可缓解,一般患者可以耐受不影响放射治疗进行。

(5)放射性小肠炎的护理:多发生于放射治疗中或放射治疗后,可表现为高位不完全性肠梗阻。由于肠黏膜细胞早期更新受到抑制,以后小动脉壁肿胀、闭塞,引起肠壁缺血,黏膜糜烂。晚期肠壁引起纤维化,肠腔狭窄或穿孔,腹腔内形成脓肿、瘘管和肠粘连等。主要护理措施为遵医嘱给予解痉剂及止痛剂,给予易消化、清淡饮食。

(6)其他并发症的护理:胃癌放射治疗还可出现穿孔、出血与放射性胰腺炎,放射治疗期间应注意观察有无剧烈腹痛、腹胀、恶心、呕吐、呕血等表现。

(二)健康指导

1.注意饮食习惯

长期不良的饮食习惯很容易引起慢性胃病、胃溃疡甚至发生胃癌。经常吃过热的食物可破坏口腔和食管的黏膜,可导致细胞癌变。吃饭快,食物咀嚼不细易对消化道黏膜产生机械性损伤,产生慢性炎症,吃团块的食物易对贲门产生较强的机械刺激,久之会损伤甚至癌变。养成定时定量、细嚼慢咽的饮食习惯,避免进食生硬、过冷、过烫、过辣及油腻食物,戒烟、酒。少食含纤维较多的蔬菜、水果(橘子)或黏聚成团的食物(如糖葫芦、黏糕、糯米饭、柿饼),易发生肠梗阻。避免过浓、过甜、过咸的流质食物。宜进低碳水化合物、高蛋白饮食,餐时限制饮水喝汤。进餐后平卧 10～20 分钟,以预防倾倒综合征。维生素 C 具有较强阻断亚硝基化合物的能力,β-胡萝卜素具有抗氧化能力,可以在小肠转化成维生素 A,维持细胞生长和分化。可鼓励患者进食富含维生素 C 和 β-胡萝卜素的食品。

2.积极治疗胃病和幽门螺杆菌

长期慢性胃炎和长期不愈的溃疡均要考虑幽门螺杆菌的感染,要积极治疗。

3.避免高盐饮食

食盐中的氯离子能损伤胃黏膜细胞,破坏胃黏膜和黏膜保护层,使胃黏膜易受到致癌物质攻击,要减少食物中盐的摄入量。

4.避免进食污染食物

煎、烤、炸的食物含有大量致癌物质。我国胃癌高发区居民有食用储存的霉变食物的习惯,其胃液中真菌检出率明显高于低发区。

5.多食牛奶、奶制品和富含蛋白质的食物

良好的饮食构成有助于减少胃癌发生的危险性。食物应多样化和避免偏食,在满足热量需要和丰富副食供应的基础上,增加蛋白质的摄入水平。

6.经常食用富含维生素的新鲜蔬菜和水果

每天增加蔬菜和水果的摄入量可降低人类恶性肿瘤发生的危险性。蔬菜和水果含有防癌的抗氧化剂,食用黄绿色蔬菜可以明显降低胃癌的发生率。

7.戒烟与戒酒

饮酒加吸烟,两者有致癌的协同作用,患胃癌的危险更大。

8.告知患者用药禁忌

告知患者慎用阿司匹林、保泰松、肾上腺皮质激素类药物,因可引起胃黏膜损伤。

9.密切监视血清

监视血清维生素 B_{12}、铁和钙水平,尤其是术后患者可口服补充铁剂,同时应用酸性饮料如橙汁,可以维持血清铁水平。

10.如出现下列情况随时就诊

上腹部不适、疼痛、恶心、呕吐、呕血、黑便、体重减轻、疲乏无力、食欲缺乏等。

(孙 磊)

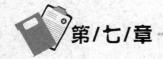# 第七章

泌尿外科护理

第一节　泌尿系统梗阻

尿路上任何部位发生梗阻都可导致肾积水、肾功能损害,重则肾衰竭。泌尿系统梗阻最基本的病理变化是尿路扩张,从代偿到失代偿,诱发肾积水、尿潴留、肾脏滤过率和浓缩能力受损,最终导致肾功能障碍。

一、前列腺增生症

良性前列腺增生症主要是前列腺组织及上皮增生,简称前列腺增生,是老年男性常见病,50岁以后发病,随着年龄增长发病率不断升高。

(一)病因

目前病因不十分清楚,研究认为前列腺增生与体内雄激素及雌激素的平衡失调关系密切,睾酮对细胞的分化、生长产生作用,雌激素对前列腺增生亦有一定影响。

(二)病理

前列腺分两组,外为前列腺组,内为尿道腺组。前列腺增生有两类结节,包括由增生的纤维和平滑肌细胞组成的基质型和由增生的腺组织组成的腺泡型。增生的最初部位多在尿道腺组,增生的结节挤压腺体形成外科包膜,是前列腺摘除术的标志。前列腺增生使尿道弯曲、受压、伸长、狭窄,出现尿道梗阻。

(三)临床表现

1.尿频

尿频是最常见的症状,夜间明显,逐渐加重。早期是由膀胱颈部充血引起。晚期是由增生前列腺引起尿道梗阻,膀胱内残余尿增多,膀胱有效容量减少所致。

2.进行性排尿困难

进行性排尿困难是最重要症状,表现为起尿缓慢,排尿费力,射尿无力,尿线细小,尿流滴沥,分段排尿及排尿不尽等。

3.尿潴留、尿失禁

前列腺增生晚期,膀胱残余尿增加,收缩无力,发生尿潴留,当膀胱内压力增高超过尿道阻力

后,发生充盈性尿失禁。前列腺增生常因受凉、劳累、饮酒等诱发急性尿潴留。

4.其他表现

常因局部充血、出血发生血尿。合并感染或结石,可有膀胱刺激症状。

（四）辅助检查

1.尿流动力学检查

尿道梗阻时,最大尿流率小于每秒 15 mL;当尿流率小于每秒 10 mL 时,表示梗阻严重。

2.残余尿测定

膀胱残余尿量反映膀胱代偿衰竭的严重程度,不仅是重要的诊断步骤之一,也是决定手术治疗的因素。

3.膀胱镜检查

膀胱镜检查直接观察前列腺各叶增生情况。

4.B 超

B 超测定前列腺的大小和结构,测量残余尿量。

（五）诊断要点

1.临床表现

老年男性出现夜尿频、进行性排尿困难表现就应考虑前列腺增生,排尿后直肠指检,可触及增大的腺体,光滑、质韧、中央沟变浅或消失。

2.辅助检查

尿动力学、膀胱镜、B 超等检查有助于确定前列腺增生程度及膀胱功能。

（六）诊疗要点

1.急性尿潴留的治疗

急性尿潴留是前列腺增生常见急症,需紧急治疗。选用肾上腺素受体阻滞剂、留置导尿管或耻骨上膀胱穿刺造瘘术等,解除潴留。

2.药物治疗

药物治疗适用于尿道梗阻较轻,或年老体弱、心肺功能不全等而不能耐受手术的患者。常用药物有特拉唑嗪、哌唑嗪等。

3.手术治疗

前列腺摘除术是理想的根治方法,手术方式有经尿道、经耻骨上、经耻骨后及经会阴四种,目前临床常用前 2 种。

4.其他治疗

尿道梗阻严重而不宜手术者,冷冻治疗、微波和射频治疗、激光治疗、体外超声、金属耐压气囊扩张术等都能产生一定疗效。

（七）护理评估

1.健康史

评估患者的年龄、诱因,既往病史。

2.目前的身体状况

（1）症状体征:是否有夜尿频、进行性排尿困难的表现,是否合并尿潴留、尿失禁。

（2）辅助检查:尿流动力学、膀胱镜、B 超检查结果。

3.心理、社会状况

评估患者对疾病和手术的心理反应及对并发症的认知程度,患者及家属对术后护理配合及有关康复知识的掌握程度。

(八)常见的护理诊断/问题

(1)恐惧/焦虑:与认识不足、角色改变、对手术和预后的担忧有关。

(2)排尿形态异常:与尿道梗阻、残余尿量增多、留置导管等有关。

(3)有感染的危险:与尿路梗阻、导尿、免疫力低下、伤口引流有关。

(4)潜在并发症:出血。

(九)护理目标

(1)患者的恐惧/焦虑减轻。

(2)患者能够正常排尿。

(3)患者感染危险性下降或未感染。

(4)患者术后未发生出血。

(十)护理措施

1.非手术治疗的护理

(1)饮食护理:为防止尿潴留,不可在短期内大量饮水,忌饮酒、辛辣食物,有尿意勤排尿,适当运动,预防便秘。

(2)观察疗效:药物治疗3个月之后前列腺缩小、排尿功能改善。

(3)适应环境:前列腺增生患者多为老年人,行动不便,对医院环境不熟悉,加之夜尿频,入院后帮助患者适应环境,确保舒适和安全。

2.术前护理

(1)观察生命体征,测量各项生理指标。

(2)做好重要脏器功能检查,了解患者能否耐受手术。

(3)术前已有造瘘管或留置导尿管的患者,保证引流通畅。

3.术后护理

(1)病情观察:观察记录24小时出入量,判断血容量有无不足。观察意识状态和生命体征。

(2)体位:平卧2天后改为半卧位,固定各种导管的肢体不得随意移动。

(3)饮食与输液:术后6小时无不适即可进流质饮食,鼓励多饮水,1~2天后无腹胀即可恢复饮食,以易消化、营养丰富、富含纤维素的食物为主,必要时静脉补液,但要注意输液速度。

(4)预防感染:早期预防性应用抗生素,保持切口敷料的清洁与干燥,置管引流者常规护理尿道外口。

(5)膀胱冲洗:术后用生理盐水持续冲洗膀胱3~7天。保持引流通畅,必要时高压冲洗抽吸血块。根据尿液颜色控制冲洗速度,色深则快、色浅则慢。

(6)不同手术方式的护理。①经尿道切除术(TUR):观察有无TUR综合征的发生,即术后几小时内出现恶心、呕吐、烦躁、抽搐、昏迷或严重的脑水肿、肺水肿、心力衰竭等。可能是冲洗液被吸收,血容量剧增,稀释性低钠血症所致,护理时应减慢输液速度,遵医嘱应用利尿剂、脱水剂,对症处理。②开放手术:固定各种引流管,观察记录引流液量、颜色,保持引流通畅。及时拔除引流管,如耻骨后引流管,术后3~4天拔除;耻骨上引流管,术后5~7天拔除;膀胱造瘘管多在术后10~14天排尿通畅后拔除,瘘口无菌堵塞或压迫,防止漏尿,一般2~3天愈合。③预防并发症:出血是常见并发症。术后 1 周,患者可逐渐离床活动,禁止灌肠、肛管排气,同时避免腹压增高的诱因。

(十一)护理评价

(1)患者的恐惧/焦虑是否减轻。

(2)患者能否正常排尿。

(3)患者感染未发生或得到及时治疗。

(4)患者术后是否出血,或出血后是否得到有效处理。

(十二)健康指导

(1)讲解手术、术式及手术前后护理的注意事项。

(2)术后 1～2 个月避免剧烈活动,忌烟酒,防感冒。

(3)指导患者学会提肛肌锻炼,以尽快恢复尿道括约肌的功能。

(4)指导患者定期复查尿流率及残余尿量。

二、肾积水

结石、肿瘤、结核等原因导致尿液排出受阻、肾内压力增高、肾盂肾盏扩张、肾实质萎缩、肾功能减退,称为肾积水。成人积水超过 1 000 mL,小儿超过 24 小时的正常尿量,为巨大肾积水。

(一)临床表现

1.腰痛

腰痛是重要症状。慢性梗阻仅为钝痛;急性梗阻出现明显腰痛或肾绞痛。

2.腰部肿块

慢性梗阻形成肾脏肿大,长期梗阻者在腹部可扪及囊性肿块。

3.多尿和无尿

慢性梗阻致肾功损害表现为多尿,而双侧完全梗阻、孤立肾完全梗阻可发生无尿。

4.其他表现

因结石、肿瘤、结核等继发肾积水时,原发病表现掩盖了肾积水征象。肾积水并发感染或肾积脓时,出现全身中毒症状。

(二)辅助检查

1.实验室检查

血尿常规,必要时做尿细菌检查,化验血生化、电解质等了解肾功能情况。

2.影像学检查

(1)B 超:是鉴别肾积水和腹部肿块的首选方法。

(2)X 线造影:排泄性尿路造影可了解肾积水程度和对侧肾功能。

(3)CT、MRI 检查:明确腰部肿块的性质,对确诊肾积水有重要价值。

(三)诊断要点

根据原发病史、典型症状、腰腹部肿块以及 B 超等辅助检查结果可明确诊断,确定原发病对诊断有重要意义。

(四)诊疗要点

1.病因治疗

最理想的治疗是根除肾积水的病因,保留患肾。

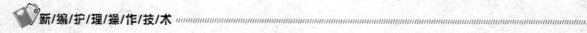

2.肾造瘘术

原发病严重或肾积水病因暂不能去除者,先行肾引流术,病情好转或稳定后行去除病因的手术。

3.肾切除术

肾积水后功能丧失或并发肾积脓,对侧肾功能良好者,可切除患肾。

(五)护理评估

1.健康史

评估患者是否有肾结石、肿瘤、结核等原发病史。

2.目前的身体状况

(1)症状体征:原发病基础上是否出现腰痛、腰腹部肿块,是否有肾功能减退表现。

(2)辅助检查:血、尿常规化验,B超、X线等影像学检查结果。

3.心理、社会状况

评估患者对肾积水及治疗的认知程度,对术后康复知识的掌握程度。家人及社会的心理和经济支持程度。

(六)常见的护理诊断/问题

1.排尿形态异常

排尿形态异常与尿路急慢性梗阻有关。

2.有感染的危险

感染与尿路梗阻、免疫低下、肾造瘘引流有关。

3.潜在并发症

潜在并发症为尿漏。

(七)护理目标

(1)患者排尿形态正常。

(2)患者感染危险性下降或未感染。

(3)患者未发生尿漏。

(八)护理措施

1.饮食

多食含纤维较高的食物,多饮水。

2.活动

鼓励患者加强床上活动,定时按序协助患者变换体位。

3.感染的护理

遵医嘱使用抗生素;用0.1%新苯扎氯铵清洗尿道口,每天2次;每天更换引流袋;及时更换浸湿的切口敷料。

4.引流管的护理

妥善固定,引流通畅,观察记录引流量与颜色,冲洗肾盂引流管,每天2次。若无尿漏,肾周围引流物一般术后3~4天拔除;肾盂输尿管支架引流管一般于术后3周拔除;肾造瘘管在吻合口通畅后拔除。

(九)护理评价

(1)患者排尿形态是否正常。

(2)患者感染是否得到治疗或术后有无感染发生。

(3)患者有无发生尿漏。

（十）健康指导

(1)向患者讲解手术及术后引流的重要性。

(2)指导患者养成良好的排便习惯。

(3)指导患者正确进行摄水、饮食搭配。

三、尿道狭窄

尿道因损伤、炎症使尿道壁形成瘢痕,瘢痕萎缩导致尿道扭曲、狭窄。

（一）病因及分类

1.先天性尿道狭窄

先天性尿道狭窄如尿道外口狭窄,尿道瓣膜狭窄等。

2.炎症性尿道狭窄

炎症性尿道狭窄如淋病性尿道狭窄,留置导尿管引起的尿道狭窄。

3.外伤性尿道狭窄

外伤性尿道狭窄最常见,尿道损伤严重,初期处理不当或不及时所致。

（二）病理生理

其与狭窄的程度、深度及长度有关。淋病性狭窄为多处狭窄,狭窄易继发感染,形成尿道憩室、周围炎、前列腺炎、附睾睾丸炎。尿道梗阻如长期不能解除,导致肾积水。肾功能损害,出现尿毒症。

（三）临床表现

1.排尿异常

最常见的是排尿困难,重者出现尿潴留。

2.继发疾病表现

尿道长期狭窄继发膀胱炎、睾丸附睾炎等,出现膀胱刺激征、血尿症状。

3.并发症表现

由于排尿困难而使腹内压长期增高,并发疝、痔、直肠脱垂等,并出现相应症状。

（四）辅助检查

1.尿道探子检查

尿道探子检查可确定狭窄部位,程度。

2.B超

B超明确尿道狭窄长度、程度及周围瘢痕组织的厚度。

3.膀胱尿道造影

膀胱尿道造影确定尿道狭窄的部位、程度、长度。

（五）诊断要点

根据尿道外伤史、感染史及典型的排尿困难,尿潴留表现,结合尿道探子检查、B超、膀胱尿道造影结果,诊断尿道狭窄一般不难。

（六）诊疗要点

1.尿道扩张术

尿道扩张术是防止和治疗尿道狭窄的有效措施。尿道狭窄的原因不同,扩张时间不同。

2.耻骨上膀胱造瘘术

耻骨上膀胱造瘘术适用于慢性尿潴留或已有肾功能损害的患者。

3.尿道内切开术

尿道内切开术是目前临床治疗的主要术式,术后放置网状合金支架管于狭窄部位扩张,一般放置4～8周,术后不需尿道扩张。

4.开放手术

切除尿道狭窄部及周围瘢痕后,行尿道端端吻合术。

(七)护理评价

1.健康史

儿童尿道狭窄多为先天性,成人有外伤、感染病史者,多为继发性狭窄。

2.目前的身体状况

(1)症状体征:原发病基础上是否出现排尿困难,尿潴留,是否继发感染、结石。

(2)辅助检查:尿道探子检查、B超、膀胱尿道造影的检查结果。

3.心理、社会状况

评估患者对尿道狭窄的严重性及手术治疗的认知程度,对术后康复知识的掌握程度。

(八)常见的护理诊断/问题

1.排尿形态异常

排尿形态异常与尿道狭窄、梗阻有关。

2.有感染的危险

感染与尿道梗阻、免疫力低下、膀胱造瘘引流、手术等有关。

3.潜在并发症

潜在并发症为尿失禁。

(九)护理目标

(1)患者排尿形态正常。

(2)患者感染危险性下降或未感染。

(3)患者未发生尿失禁。

(十)护理措施

1.尿道扩张术的护理

指导患者定时进行尿道扩张。术后观察尿量及颜色,有无尿道出血。患者疼痛明显者给予止痛处理。

2.尿道内切开术的护理

严密观察血尿转清情况。留置导尿管1个月左右,保持通畅,遵医嘱尿道冲洗,及时拔出尿管,防止狭窄复发。

3.开放手术的护理

遵医嘱应用抗生素。及时更换切口浸湿的敷料,确保各种引流导管通畅。

4.并发症护理

术后尿失禁常为暂时性,用较细导尿管引流数天后可恢复。如不能恢复,指导患者进行肛门括约肌收缩练习。

（十一）护理评价

（1）患者排尿形态是否正常。

（2）患者是否感染或感染后是否得到控制。

（3）患者是否发生尿失禁。

（十二）健康指导

（1）指导患者定时进行尿道扩张。

（2）讲解尿道扩张的意义及护理配合注意事项。

（3）鼓励患者多饮水。适当运动，进食纤维素高的食物，防止便秘。

（王长爱）

第二节　泌尿系统感染

泌尿系统感染一般又称为尿路感染（urinary tract infection，UTI）。泌尿生殖系统感染主要是由病原微生物侵入泌尿系统、男生殖系统内繁殖而引起的炎症。尿路感染是最常见的感染性疾病之一，目前已是仅次于呼吸道感染的第二大感染性疾病。病原微生物大多为革兰阴性杆菌。由于解剖学上的特点，泌尿道与生殖道关系密切，且尿道外口与外界相通，两者易同时引起感染或相互传播。

一、病因

尿路感染的病原微生物主要是细菌，极少数为厌氧菌、真菌、支原体、病毒和滴虫等。诱发感染的因素主要有以下四个方面。

（一）机体防御下降

局部抗感染能力及免疫功能下降都易诱发泌尿系统感染。如糖尿病、营养不良、肿瘤、妊娠及先天性免疫缺陷或长期应用免疫抑制剂治疗等。

（二）尿路结石及梗阻因素

结石、梗阻、感染三者常相互促发，互为因果。如先天性泌尿生殖系异常、结石导致尿液引流不畅，引起尿液滞留，降低尿路及生殖道上皮防御细菌的能力。

（三）医源性因素

如留置导尿管、造瘘管、尿道扩张、前列腺穿刺活检、膀胱镜检查等操作，都可能不同程度损害尿路上皮的完整性，易引入致病菌而诱发或扩散感染。

（四）女性易感因素

由于女性尿道较短，容易招致上行感染，特别是经期、更年期、性交时更易发生。

二、发病机制

正常人的尿道口皮肤和黏膜有一些正常菌群停留。在致病菌未达到一定数量及毒力时，正常菌群对于致病菌起到抑制平衡的作用，而膀胱的排尿活动又可以将细菌冲刷出去，所以正常人对感染具有防御功能。尿路感染主要是尿路病原体和宿主之间相互作用的结果，尿路感染在一定程度上是由细菌的毒力、接种量和宿主的防御机制不完全造成的,这些因素在最终决定细菌定植水平以及尿路损伤的程度也会起到一定作用。

三、感染途径

感染途径主要有四种,最常见为上行感染和血行感染。

(一)上行感染

致病菌经尿道进入膀胱,还可沿输尿管腔内播散至肾。占尿路感染的95%,大约50%下尿路感染病例会导致上尿路感染。病原菌也可沿男性生殖管道逆行感染引起细菌性前列腺炎、附睾睾丸炎。

(二)血行感染

较为少见,在机体免疫功能低下或某些因素促发下,某些感染病灶如皮肤疖、痈、扁桃体炎、龋齿等细菌直接由血行传播至泌尿生殖系统器官,常见为肾皮质感染。病原菌多为金黄色葡萄球菌、溶血性链球菌等革兰阳性菌。

(三)淋巴感染

致病菌从邻近器官的血行感染,较少见,致病菌多为金黄色葡萄球菌。

(四)直接感染

由于邻近器官的感染直接蔓延所致或外来的感染,致病菌经肾区瘘管和异物的感染等。

四、临床表现

临床表现以尿路及受累的器官为基础,重者出现全身感染表现。膀胱刺激症状是最常见的表现。

(一)症状

细菌性膀胱炎。

(二)急性肾盂肾炎

可有高热、寒战等全身症状。甚至双侧腰痛,多呈胀痛。有尿频、尿急、尿痛等膀胱刺激症状,多伴有急性期患侧肾区压痛、疼痛往往较为明显,可出现肌紧张。为病原菌入侵膀胱后引起,常伴尿道炎症。

(三)慢性肾盂肾炎

临床表现复杂,易反复发作。其与急性肾盂肾炎相似,症状相对较轻,有时可表现为无症状性菌尿和脓尿。

五、辅助检查

(一)实验室检查

1.尿常规

尿常规包括尿生化检查和尿沉渣检查。尿中白细胞显著增多,出现白细胞管型提示肾盂肾炎。

2.尿培养

临床根据标本采集方式不同而应用不同的"有意义的细菌"计数来表示尿路感染。同时治疗前的中段尿标本培养是诊断尿路感染最可靠的指标。

3.血液检查

上尿路感染多出现白细胞计数和中性粒细胞比值升高。

(二)影像学检查

影像学检查包括超声、尿路平片、静脉尿路造影、膀胱或尿道造影、CT、放射性核素和磁共振水成像(MRU)等。其中超声检查无创、简单可作为首选,CT 有助于确定感染诱因、尿路平片有助于发现结石。影像学检查在慢性泌尿系统感染和久治不愈的患者中有重要意义。

六、诊断要点

泌尿系统非特异性感染需与泌尿系统结核相鉴别,尤其是反复出现尿路感染症状者。另外关于有尿路感染症状时应考虑妇科疾病等。

七、治疗原则

(一)一般治疗

急性治疗期间注意休息、营养,避免性生活。给予饮食指导,多饮水,保持每天尿量在2 000 mL以上,有助于细菌的排出。

(二)抗感染治疗

选用适当抗生素。单纯性尿路感染者应持续使用敏感抗生素至症状消失,尿常规检查恢复正常,尿细菌培养转阴。

(三)对症治疗

使用解热镇痛药缓解高热、疼痛,使用碱性药物如碳酸氢钠降低尿液酸性,缓解膀胱刺激症状。

(四)纠正基础疾病

需积极纠正引起局部和全身免疫功能下降的疾病,如糖尿病、营养不良等。

(五)去除诱发因素

非单纯性尿路感染需针对合并的危险因素采取相应治疗措施。

八、临床护理

(一)评估要点

1.健康史

了解患者基本情况,包括年龄、职业、生活环境、饮食饮水习惯等。

2.相关因素

了解患者的既往史和家族史,包括每天排尿的次数、尿量,询问尿频、尿急、尿痛的起始时间,有无发热、腰痛等伴随症状,有无导尿、尿路器械检查等明显诱因,有无泌尿系统畸形、前列腺增生、妇科炎症等相关疾病病史;询问患病以来的治疗经过,药物使用情况,包括的名称、剂量、用法、疗程及其疗效。有无发生不良反应。

3.心理和社会支持状况

本病起病急,易反复发作,伴有尿路刺激征、血尿、乏力等不适的症状,应评估患者有无紧张、焦虑等不良心理反应。

（二）护理诊断/问题

1.排尿异常

与尿频、尿急、尿痛有关。

2.体温过高

与疾病炎症有关。

3.焦虑/恐惧

与患者疾病迁延不愈，担心预后有关。

4.舒适的改变

与疼痛有关。

5.睡眠形态紊乱

与焦虑、恐惧、疼痛不适、排尿异常等有关。

6.潜在并发症

精索静脉曲张、精索炎、前列腺炎、肾炎等肾脏疾病。

（三）护理目标

（1）患者自述减轻尿频、尿急、尿痛。

（2）患者恢复正常的体温。

（3）患者了解相关疾病知识及预防知识。

（4）患者减轻痛苦、舒适度增加。

（5）患者睡眠情况得到改善。

（6）积极预防潜在并发症发生。

（四）护理措施

1.疼痛护理

向患者解释疼痛的原因、机制，讲解有关疾病发展及预后的相关知识，缓解负面情绪及疼痛压力。遵医嘱使用止痛药物，或进行封闭治疗。合理运用冷、热疗法减轻局部疼痛。分散患者注意力。尽可能满足患者对舒适的需求，如变换体位，减少压迫等。用物放于患者易取用处。

2.发热护理

遵医嘱应用药物进行降温，可用温水擦浴、冰袋降温及乙醇擦浴等。维持水、电解质平衡，必要时静脉补充液体、电解质等。增进舒适，预防并发症，高热时绝对卧床休息，做好基础护理。

3.用药护理

联合用药时，注意药物配伍禁忌。遵医嘱正确选择抗生素，同时指导患者擅自停药。

4.心理护理

关心了解患者感受，给予患者心理上的安慰和支持，针对患者个体情况进行针对性心理护理。鼓励患者积极参与感兴趣的活动，学会自我放松法，保持乐观情绪。同时做好家属的工作，争取家属的支持和配合，鼓励家属及朋友给予患者心理上的支持。

（五）健康教育

1.疾病预防指导

多饮水、勤排尿是预防尿路感染最简便而有效的措施。另外保持规律生活，避免劳累，注意个人卫生，尤其女性在月经期、妊娠期、产褥期。学会正确清洁外阴部的方法。与性生活有关的反复发作者，应注意性生活后立即排尿。

2.疾病知识指导

告知患者疾病的病因、疾病特点和治愈标准,使其理解多饮水、保持个人卫生的重要性,确保其出院后仍能严格遵从。教会患者识别尿路感染的临床表现,一旦发生尽快到医院诊治。

3.用药指导

嘱患者按时、按量、按疗程服药,勿擅自停药并遵医嘱定期随访。

（王长爱）

第三节 肾 结 核

一、概述

在泌尿系统结核中肾结核最为常见、最早发生,以后由肾脏蔓延至整个泌尿系统。因此肾结核实际上具有代表泌尿系统结核的意义。肾结核多在成年人发生,我国综合统计75%的病例发生在20～40岁,但幼年和老年亦可发生。男性的发病率略高于女性。

二、诊断

（一）症状

1.膀胱刺激征

膀胱刺激症状是肾结核的最重要、最主要也是最早出现的症状。当结核杆菌对膀胱黏膜造成结核性炎症时,患者开始出现尿频,排尿次数在白天和晚上都逐渐增加,可以由每天数次增加到数十次,严重者每小时要排尿数次,直至可出现类似尿失禁现象。75%～80%都有尿频症状。在尿频的同时,可出现尿急、尿痛、排尿不能等待,必须立即排出,难以忍耐。排尿终末时在尿道或耻骨上膀胱区有灼痛感。膀胱病变日趋严重,这些症状也越显著。

2.血尿

血尿是肾结核的第二个重要症状,发生率为70%～80%。一般与尿频、尿急、尿痛等症状同时出现。血尿的来源大多来自膀胱病变,但也可来自肾脏本身。血尿的程度不等,多为轻度的肉眼血尿或为显微镜血尿,但有3%的病例为明显的肉眼血尿并且是眼血尿或为显微镜血尿,但有3%的病例为明显的肉眼血尿并且是唯一的首发症状。

血尿的出现多数为终末血尿,乃是膀胱的结核性炎症和在排尿时膀胱收缩引起溃疡出血。若血尿来自肾脏,则可为全程血尿。

3.脓尿

由于肾脏和膀胱的结核性炎症,造成组织破坏,尿液中可出现大量脓细胞,同时在尿液内亦可混有干酪样物质,使尿液浑浊不清,严重者呈米汤样脓尿。脓尿的发生率为20%左右。

4.腰痛

肾脏结核病变严重者可引起结核性脓肾,肾脏体积增大,在腰部存在肿块,出现腰痛。国内资料的发生率为10%。若有对侧肾盂积水,则在对侧可出现腰部症状。少数患者在血块、脓块通过输尿管时可引起肾部绞痛。

5.全身症状

由于肾结核是全身结核病中一个组成部分,因此可以出现一般结核病变的各种症状。如食欲减退、消瘦、乏力、盗汗、低热等,可在肾结核较严重时出现,或因其他器官结核而引起。

6.其他症状

由于肾结核继发于其他器官的结核或者并发其他器官结核,因此可出现一些其他器官结核的症状,如骨结核的冷脓肿,淋巴结核的窦道,肠结核的腹泻、腹痛,尤其是伴发男性生殖道结核时附睾有结节存在。

(二)体征

在体格检查时应注意全身的结核病灶,尤其是男性生殖道,检查前列腺、输精管、附睾有无结节。在泌尿系统方面应检查肾区有无肿块,肋脊角有无叩痛。

(三)检查

1.实验室检查

(1)尿常规:呈酸性尿,含少量蛋白,可见红细胞和白细胞。

(2)尿普通细菌培养:应为阴性,即所谓"无菌性脓尿",需进一步行肾结核的有关检查。

(3)结核杆菌检查:①尿沉渣涂片找抗酸杆菌,连续留 3 次 24 小时尿或晨尿,取沉渣涂片找抗酸杆菌,此方法简单,结果迅速,阳性率可达 50%～70%。②尿结核菌培养,阳性率可高达90%,但常规培养时间长。③尿结核菌动物接种,阳性率高达 90%以上,但费时更长,需 8 周才能得到结果。

(4)尿液结核 IgG 抗体测定:阳性率可达 90%,此项检查具有一定的特异性和敏感性。

(5)PCR 检测结核杆菌:具有快速、准确、灵敏度高等特点,但有一定的假阳性表现。

(6)血沉:血沉加快,据此可了解结核的活动情况。

2.特殊检查

(1)X 线检查:①KUB 可见肾脏输尿管钙化影。②IVU 典型的表现为肾盏破坏,边缘模糊不整如虫状,严重时形成空洞。如病变纤维化狭窄或完全堵塞时,可见空洞充盈不全或肾盏完全不显影;局限性结核脓肿可使肾盏、肾盂变形或出现压迹;输尿管结核溃疡和狭窄,表现为输尿管僵直、虫蛀样边缘、管腔狭窄呈串珠状。如全肾广泛破坏时,IVU 由于肾功能低下或完全丧失,常表现为不显影。③逆行性尿路造影显示空洞性破坏阴影。

(2)B 超、CT 检查:对肾结核早期诊断价值不大,但对中晚期病变可显示扩大的肾盏或肾盂呈空洞、钙化样改变,还可观察到肾实质的厚度和肾周围的病变,反映结核破坏的程度。

(3)放射性核素肾图检查:患侧肾破坏严重时,呈无功能低平线。肾结核导致对侧肾积水时,则呈梗阻曲线。

(4)膀胱镜检查:在直视下可见膀胱黏膜充血或结核结节、溃疡,严重者黏膜广泛充血、结构不清,可取活组织检查。晚期膀胱容量太小,不宜做此检查。

(四)诊断要点

(1)青壮年长期进行性尿频和慢性膀胱刺激症状,一般抗炎治疗无效。

(2)脓血尿、尿液中找结核杆菌。

(3)IVU、逆行性尿路造影及膀胱镜等辅助检查。

（五）鉴别诊断

1.慢性肾盂肾炎

尿频、尿急、尿痛等膀胱刺激症状，多呈间歇性发作，时轻时重，而肾结核所致的膀胱炎则是持续性进行性加重，抗菌药物治疗无明显疗效，结合尿液及血清学结核菌检查可鉴别。

2.肾或膀胱的肿瘤

主要特点是无痛性间歇性肉眼全程血尿，而肾结核为持续性尿频、尿急、尿痛及终末血尿，结合影像学检查可鉴别。

3.泌尿系统结石

血尿的出现多与患者的活动、疼痛相关联。结合病史，临床症状和影像学检查可鉴别。

4.急性前列腺炎

急性前列腺炎也表现为明显的尿频、尿急、尿痛，伴有发热。但常发病急促，有排尿困难或排尿淋漓，且直肠指检时前列腺有明显压痛。尿和前列腺液中有大量白细胞，用抗生素治疗后症状常迅速减轻。

5.肾积脓

慢性病程肾积脓表现为反复腰痛，常伴盗汗、贫血和消瘦。尿液中有大量脓细胞，但普通细菌培养呈阳性，尿中无抗酸杆菌。CT 肾扫描则可显示肾实质中有边缘模糊的混合密度肿块。

三、治疗

（一）药物治疗

诊断肯定、病变范围明确、肾功能以及是否存在尿路梗阻等情况已查明的患者应尽早给予抗结核药物治疗。其用药原则为早诊断、早用药、联合运用、持续足够疗程。

1.主要抗结核药物的特点

(1)链霉素(SM)：①对细胞外快速生长繁殖的结核菌杀灭作用较强，尤其在 pH 为 7.8 时作用最强，pH<6.0 时作用明显降低，故治疗时宜加服碳酸氢钠；②用药稍久(10～15 天)即易产生抗药性，如联合用药可稍改善；③易使病灶倾向纤维化，如病变在排尿系统则易造成局部梗阻，加重病情；④其毒性作用为前庭损害；⑤个别患者可出现过敏性休克，一旦发生，抢救较为困难，亦难以采用皮试预测；⑥每天 1 g 肌内注射，连续 30～60 g，后改为每 3 天 1 g，总量达 120 g 以上。

(2)异烟肼(INH)：①业已证明疗效与血清高峰浓度有关，而与持续浓度无关，故通常采用一次顿服为优；②INH 在细胞内外均可达到 MIC 的 10 倍以上因而可杀死细胞内外结核杆菌；③其神经方面的毒性作用可用较小剂量的维生素 B_6(每天 5～10 mg)加以防止，维生素 B_6 大剂量(每天 50 mg)可能中和 INH 的杀菌活性；④INH 与 RFP 合用较 INH 与 EMB 合用时肝功能障碍的发生率虽增加 3 倍，但考虑其疗效非常好，这种配伍仍多采用，在服用过程中要定期复查肝功能；⑤口服后吸收迅速并渗入组织，对纤维化甚至干酪化组织亦可透过；⑥每天 0.38 g 顿服。

(3)对氨基水杨酸钠(PAS)：①目前似有被 RFP、EMB 取代的趋势；②在每天 8～10 g 剂量下有一定疗效，但此药排泄快，故宜分次用；③单独应用疗效较差，联合应用可加强 Sm 及 INH 抗结核疗效并减少抗药性，故目前皆系联合用药；④可降低 RFP 的效价，不宜与 RFP 合用；⑤对胃肠道有刺激作用，即胃部不适和恶心，有时有腹泻，与碳酸氢钠同服或进餐时服用可减少反应；⑥每天 8～12 g，分 3～4 次口服，静脉滴注 PAS 可以提高血浓度，减轻胃肠道反应，方法是用

5‰～10‰葡萄糖,将 8～12 g PAS 稀释成 3‰～4‰的溶液,静脉滴注,在 3～5 小时内滴完,注意避光以防药物分解。药液变色则不能再继续使用。

(4)利福平(RFP):①在细胞内外均有杀菌效力,对静止期细菌也有较强作用,为 INH 所不及,故认为是最有效杀菌剂;②RFP 易与食物中蛋白质结合而降低疗效,故宜空腹服药,半小时后再进食;③使用中很少出现耐药性;④其毒性反应主要有肝脏功能损害和血小板减少症等,因此,在用药时每月需做血谷-丙转氨酶检查和血小板计数;⑤成人体重 50 kg 以下全天量 450 mg,50 kg 以上全天量 600 mg,分 1～2 次空腹服用。

(5)乙胺丁醇(EMB):①它的抗结核作用主要是抑菌,虽然过去主要用于对第一线药物有耐药性的患者,但近年来 EMB 越来越多地被用于初次治疗中,作为 PAS 的替代药物,常与 RFP 配伍;②在疗效上虽然略逊于 PAS,但不良反应较轻,主要可引起球后神经炎,若成人一天剂量为 15 mg/kg(一般每天 600～900 mg)可很少有上述不良反应;③一般治疗剂量每天 600～1 200 mg,分 3 次或 1 次服,治疗过程中应定期检查视野和辨色力。

(6)吡嗪酰胺(PZA):①PZA 是一种新用老药,20 世纪 70 年代后,发现口服 PZA 经吸收后产生嗪酸,可杀死深藏在细胞内的顽固菌;②联合应用此药,对巩固治疗、减少复发大有效用,所以 PZA 又得到了再度重视;③PZA 与 RFP、INH 合用可缩短疗程,故亦用于短程化疗;④主要毒性反应是肝脏损害,可引起黄疸和血谷-丙转氨酶升高和高尿酸血症,应定期复查肝功;⑤用量为 500 mg,每天 3 次口服。

除上述药物外,还有卷曲霉素、氨硫腺、卡那霉素等。这类药物的共同点是杀菌力较低或不良反应较大,故仅作为候选药物。选用上述药物时,必须坚持早期、足量、联合、足期和规律用药五项基本原则,才能获得最好的疗效,否则将功亏一篑。

2.配伍方案

(1)异烟肼每天 300 mg;利福平体重＜50 kg 者每天 450 mg,＞50 kg 者每天 600 mg;吡嗪酰胺25 mg/(kg·d),或＜50 kg 者每天 1.5 g,＞50 kg 者每天 2 g。2 个月后停用吡嗪酰胺,再服用异烟肼、利福平 4 个月,总疗程为 6 个月。

(2)异烟肼每天 300～600 mg,利福平每天 0.9 g,乙胺丁醇每天 0.9 g,连用 3 个月后停用乙胺丁醇,再服半年,如尿菌转阴、症状消失,继续服异烟肼 1 年以上。

现提倡药物为早饭前半小时顿服,可使药物在体内达到较高浓度,有较好的消灭结核菌和防止耐药菌株产生的作用。用药期间应定期做尿常规、结核菌培养、结核菌耐药试验及 IVU 检查,以观察疗效。如用药 6～9 个月仍不能控制者应手术治疗。

3.抗结核药物停药标准

(1)全身症状明显改善,血沉正常、体温正常。

(2)排尿症状完全消失。

(3)反复多次尿常规检查正常。

(4)尿浓缩法找抗酸杆菌长期多次阴性。

(5)IVU 示病灶稳定或已愈合。

(6)尿结核菌培养和动物接种阴性。

(7)全身无其他结核病灶。

(二)手术治疗

手术治疗的病例在手术前后均需配合药物治疗。肾切除前需用药物治疗 11 个月,至少 1 周以上;保留肾组织的手术,如肾病灶清除术、肾部分切除术、肾并发症的修复手术、输尿管梗阻的整形术、膀胱扩大术及膀胱瘘修复术等,术前需用药物治疗 3～6 个月。有急需情况时,方能例外处理。术后应继续药物治疗 1 年以上。

肾结核手术前应对整个泌尿生殖系统做全面检查,了解肾功能情况和并发症,以便拟订一个全面的治疗和手术计划。其手术方式包括肾切除术、肾部分切除术、肾病灶清除术和肾盂、输尿管狭窄整形术。手术方式的选择决定于病变范围、破坏程度和对药物的治疗反应。

1.肾切除术

适用于一侧肾结核已遭广泛破坏或已无功能,而对侧肾功能正常的病例。双侧肾结核一侧广泛破坏而另侧病变轻微,足以代偿时,可将重病侧肾切除。钙化无功能肾应切除,如无症状,也可在严密观察下必要时切除。

肾结核发展到晚期,结核病变可以蔓延到肾周围。在 X 线片上外形不清或肾蒂附近有钙化淋巴结阴影时,手术常较困难。对这种病例做肾切除术,应特别注意避免对肾附近脏器的损伤。右侧有可能损伤下腔静脉及十二指肠,左侧应注意脾脏和胰腺,因此在特殊情况下可采用肾包膜下切除术。肾蒂的处理有时也遇到困难,为此必须有良好的手术野显露。

输尿管残端的处理在进行患肾切除时,输尿管亦需切除,但切除的长度需视输尿管的病变程度及范围而定。①输尿管病变范围广泛而严重,如输尿管粗大如指,管壁甚厚,腔内有干酪样组织,估计在肾、输尿管部分切除后,残留在体内的输尿管残端在术后必定会导致重新发病,则应在肾切除的同时一并将输尿管全部切除,直至膀胱入口处。②输尿管病变不严重,术后不会重新致病,则做常规部分切除即可。但应注意,如果输尿管残端的腔内存在结核组织,则会影响肾脏切口的愈合造成切口感染,窦道形成。因此,术中应用碳酸烧灼残端,再以乙醇中和,生理盐水清洁,丝线结扎,然后用残端周围的后腹膜脂肪组织覆盖包埋,使残端与肾切口隔开,以减少对肾脏切口的影响。③从去除结核病灶方面考虑,输尿管切除的水平应越低越好,但一般的肾脏切除手术切口,不可能将输尿管全部切除。对于输尿管病变并不严重的病例,残留输尿管的长短关系并不很大;但对于节段病变且管口尚未闭锁的患者,则病肾切除后仍可长期出现下尿路症状和低热,因此需要第二次将残留的输尿管切除。在这种情况下,如在肾切除时将输尿管于较低水平切除,可给第二次手术带来方便。

2.肾部分切除术

适用于肾结核病灶局限在一极或双肾盂之一。这种手术较复杂,且易发生并发症,近年已很少应用。

3.肾病灶清除术

此手术是药物治疗的补充治疗手段,既可以最大限度保留肾组织,又能使药物治疗发挥最大作用。适用于闭合性的结核性脓肿,与肾盏不相通,有无钙化者均可手术,但病灶与肾盏相通或下尿路有梗阻者不宜做。手术去除脓肿顶部,除尽干枯坏死组织和有结核病变的肾组织,局部放入链霉素,术后伤口引流3～4天。此手术方法简单、安全、出血少。在唯一肾患有结核性脓肿时,切开空洞减压和病灶清除可使受压周围组织恢复功能。空洞与肾盂相通者易形成尿瘘。近年由于 X 线诊断技术改进,有可能在荧光屏观察下或超声指导下穿刺排脓,代替病灶清除术。

4.肾盂、输尿管狭窄整形术

此手术也是药物治疗的辅助手术。结核病灶引流不畅可影响药物治疗效果,而药物治疗又可以使病灶纤维愈合而加重梗阻。近年来结核病变有狭窄时,在狭窄部位行整形手术。狭窄多

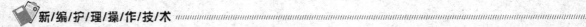

数在输尿管下端,肾盂输尿管连接部和中段输尿管狭窄较少见,输尿管下端狭窄可行输尿管膀胱再吻合术。

四、病情观察

(1)观察药物治疗效果,患者膀胱刺激症状有无改善,观察尿常规中 RBC、WBC 数量变化,晨尿找抗酸杆菌。

(2)观察抗结核药物的不良反应:视力、视野、食欲变化。

(3)观察术后引流情况、患者的生命体征及肺部情况。

五、护理措施

(一)术前护理

1.心理护理

与患者沟通交流,消除患者的焦虑情绪,树立战胜疾病的信心,保持良好的心理素质对结核病的康复有重要作用。

2.用药指导

坚持早期、联合、足量和规律用药的原则,向患者及其家属讲明坚持服药的意义,取得合作。

3.术前准备

(1)饮食,戒烟、酒及刺激性饮食,多饮水,多吃蔬菜及粗纤维素食物。

(2)防止受凉和呼吸道感染。

(3)根据医嘱做抗生素皮试、备皮、交叉配血。

(4)术前禁饮、禁食,常规禁食 10 小时,禁饮 4 小时。

(5)术前晚灌肠。

(二)术后护理

1.术后体位

肾切除患者术后取去枕平卧位,头偏向一侧,血压平稳 4~6 小时后取半卧位,床上活动,2~3 天即可下床活动。

2.吸氧

持续低流量吸氧 3 L/min,持续心电监测,每 30 分钟测量 1 次并做好护理记录。

3.病情观察

监测生命体征的变化,准确记录出入量。

4.伤口护理

保持切口敷料干燥。

5.管路护理

观察引流液的颜色、性状及量,定时挤管,预防堵塞,妥善固定,避免管道扭曲折压,防止脱落,保持引流通畅。应用抗反流引流袋每周更换 1 次。保持导尿管通畅,记录尿量及颜色、性状,并记录 24 小时尿量。

6.并发症的预防及护理

(1)坠积性肺炎:鼓励患者深呼吸,按时翻身、叩背每 2~4 小时 1 次,协助咳嗽咳痰,必要时雾化吸入。

（2）下肢静脉血栓、肺栓塞：鼓励早期下床活动，卧床期间加强双下肢的活动。

（3）泌尿系统感染：保持尿管通畅，外阴清洁，肛门排气后，鼓励大量饮水，每天 2 000 mL 以上，以增加尿量，达到内冲洗的作用。

（4）出血：若伤口引流管持续引流血性液体＞100 mL/h，连续 2 小时，应及时通知医师给予处理。

7.心理护理

多关心和体贴患者，采用安慰、鼓励、解释等语言，帮助患者减轻焦虑，使其在平静的心态下接受治疗。

（三）健康教育

1.休息与运动

适当活动和身体锻炼，增强机体抵抗力。

2.饮食指导

高蛋白质、高维生素饮食，适量脂肪，补充含钙、铁丰富的食物。

3.用药指导

（1）用药要坚持联合、规律、全程，不可随意间断或减量、减药。

（2）用药期间若出现恶心、呕吐、耳鸣、听力下降等症状，及时就诊。

（3）勿用和慎用对肾有害的药物。

4.心理指导

（1）向患者讲明全身治疗可增强抵抗力，合理的药物治疗及必要的手术治疗可消除病灶、缩短病程。

（2）消除患者的焦虑情绪，保持愉快心情对结核病的康复有重要意义。

5.康复指导

（1）加强营养、注意休息、适当活动、避免劳累，增强机体抵抗力，促进恢复。

（2）有肾造口者注意自身护理，防止继发感染。

6.复诊须知

（1）每个月检查尿常规和尿结核杆菌。

（2）连续 6 个月尿中无结核杆菌称为稳定阴转。

（3）5 年不复发可认为治愈。

（王长爱）

第四节　阴囊和睾丸损伤

一、概述

睾丸位于阴囊内、体表外，是男性最容易被攻击的部位。阴囊及睾丸损伤常同时存在。闭合性损伤较多见，如脚踢、手抓、挤压、骑跨等。开放性损伤除战争年代外，平时较少，如刀刺、枪弹伤等。睾丸损伤的程度可以是挫伤、破裂、扭转、脱位，严重时睾丸组织完全缺失。阴囊皮肤松弛,睾丸血液回流丰富,损伤后极易引起血肿、感染。此外睾丸或其供应血管的严重损伤可导致睾丸萎缩,坏死,可能并发阳痿或其他性功能障碍。有阴茎损伤时要注意有无合并尿道损伤,阴囊皮肤撕脱伤应尽早清创缝合,若缺损过大可行植皮术。阴茎、阴囊损伤的治疗原则与一般软组织的损伤相似。睾丸损伤最常见,本节主要介绍睾丸损伤的护理。

二、护理评估

(一)损伤的类型及临床表现

阴囊及睾丸损伤时常出现疼痛、肿胀,甚至晕厥、休克,有时可危及生命。

1.阴囊损伤

阴囊皮肤瘀斑、血肿,开放性损伤阴囊撕裂,睾丸外露。

2.睾丸损伤的类型及临床表现

(1)睾丸挫伤:睾丸肿胀、硬,剧痛与触痛。

(2)睾丸破裂:剧疼甚至昏厥,阴囊血肿,触痛明显,睾丸轮廓不清。

(3)睾丸脱位:指睾丸被挤压到阴囊以外的部位,如腹股沟管、股管、会阴等部位的皮下,局部剧痛、触痛,痛侧阴囊空虚。

(4)睾丸扭转:是指睾丸或精索发生扭转,造成睾丸急性缺血。近年报告此病在青少年中有逐渐增多趋势,睾丸下降不全或睾丸系带过长时容易发生扭转。临床表现为突然发作的局部疼痛,可以向腹股沟及下腹部放射,可伴有恶心及呕吐。其主要体征是阴囊皮肤局部水肿,患侧睾丸上缩至阴囊根部;睾丸轻度肿大并有触痛;附睾摸不清;体温轻度升高。不及时治疗,睾丸会发生缺血性坏死,颜色发黑,逐渐萎缩以致功能丧失。

(二)辅助检查

1.视诊

阴囊在体表外,损伤的部位、程度可以直接判断。

2.B超检查

彩色超声波检查可以判断睾丸及其血管损伤的程度,能鉴别睾丸破裂与睾丸挫伤,及睾丸内血肿的存在,因而可为手术探查提供客观的检查依据。

(三)护理问题

1.疼痛

疼痛与外伤有关。

2.舒适改变

舒适改变与疼痛及手术后卧床有关。

3.部分生活自理缺陷

部分生活自理缺陷与外伤及手术有关。

4.知识缺乏

缺乏疾病相关知识。

三、护理措施

(一)生活护理

(1)做好基础护理,协助患者完成"七洁"。

（2）保持会阴部皮肤的清洁，避免排尿、排便污染。

（3）满足患者的护理需求，让患者感到舒适，遵医嘱应用止痛剂。

（4）加强病房管理，创造整洁安静的休养环境。

（二）心理护理

巡视患者或做治疗时多与患者交流，用通俗易懂的语言向患者讲解损伤的治疗及保健知识，缓解患者对突如其来的损伤产生的恐惧和焦虑，认真倾听患者主诉，及时帮助患者解决问题，做好基础护理，满足患者的合理需求，向患者解释每项检查治疗的目的，使患者能积极配合治疗护理。

（三）治疗配合

1.阴囊闭合性损伤

阴囊无明显血肿时应动态观察，卧床休息，将阴囊悬吊，早期局部冷敷；血肿较大时应抽吸或切开引流，放置引流条以充分引流渗液、渗血，给予抗生素预防感染。

2.阴囊开放性损伤

局部彻底清创，除去异物还纳睾丸，注射破伤风抗毒素，给予抗生素预防感染。

3.睾丸损伤破裂

止痛，减轻睾丸张力，控制出血，当有精索动脉断裂或睾丸严重破裂无法修复时，可手术切除睾丸，阴囊放置引流条，减少局部感染。

4.睾丸扭转

睾丸固定术是可靠、有效的治疗方法，术中可将扭转的睾丸松解后，观察血液循环恢复情况，半小时以内，如果血液运行逐渐恢复，睾丸颜色逐渐变红，表示睾丸功能已经恢复，可以保留。如果手术中睾丸颜色呈黑紫色，则表示已经坏死，应该切除。

（四）护理措施

（1）患者卧床休息，注意观察伤口周围的渗出，及时更换敷料，防止感染。

（2）观察生命体征变化，及时发现出血倾向。

（3）遵医嘱给予止痛剂，缓解疼痛不适；给予抗生素治疗、预防感染。

（4）观察局部血运情况，保持尿管和引流管的通畅，多饮水。

四、健康教育

（1）手术近期避免剧烈活动，禁房事。

（2）按时复诊，有不适及时来医院，不能随便用药。

（王长爱）

第五节　包皮过长和包茎

包皮过长是指阴茎在非勃起状态下，包皮覆盖于整个龟头和尿道口，但包皮仍能上翻外露龟头。阴茎勃起时，需用手上推包皮才能完全露出阴茎头者，也被认为是包皮过长。

包茎是指包皮口狭窄，或包皮与龟头粘连，使包皮不能上翻外露龟头。可分为先天性包茎和后天性包茎。先天性包茎见于正常的新生儿及婴幼儿,出生后包皮内板与龟头之间即有粘连,数月后粘连被逐渐吸收,包皮内板与龟头可逐渐分离;随着年龄的增长、阴茎的生长和勃起,积聚在包皮内板与龟头之间的包皮垢可使包皮内板与龟头之间的粘连分离,包皮逐渐自行上退,至青春期前龟头自然露出,这是一种生理现象,也称为"生理性包茎"。后天性包茎多继发于阴茎包皮炎、包皮及龟头损伤者,其包皮口有瘢痕挛缩,无弹性和扩张能力,包皮不能向上退缩,可伴有尿道外口狭窄,这类包茎不会自愈,往往会引起炎症、排尿困难、甚至影响阴茎的生长发育。

一、治疗要点

包皮环切术是治疗包茎和包皮过长的主要手术方法,它是把过长的阴茎包皮切除。包皮口较紧,龟头、包皮反复发炎的包皮过长患者以及所有的包茎患者,均需行包皮环切术。

(一)有袖套式包皮环切术

具有损伤小、恢复快、术后并发症少的特点。

(二)环扎法

使用"商环"等环扎器械的包皮环切术更是优于传统的手术方法,具有微创、简便、不开刀、无缝合、生活影响小等特点。

(三)激光包皮环切术

用激光取代手术刀,术中出血少,但伤口仍需缝合,与开放手术相比无太多优势,开展较少。

二、"商环"包皮环扎术的护理

(一)术前护理

(1)按照泌尿外科一般护理常规护理。

(2)心理护理:讲解疾病病因和手术方式,手术中、术后可能发生的情况,减轻患者焦虑、恐惧和紧张的心理,使患者树立信心,积极配合治疗。

(3)术前一周停止服用抗凝药物。

(4)手术前1天,需沐浴,会阴部尤其是包皮要翻开清洗干净,更换干净的内衣裤。

(二)术后护理

(1)按局麻护理常规护理。

(2)活动和饮食指导:局麻术后即可进普通饮食,忌辛辣刺激性食物。3天内尽量卧床休息,宜穿宽松内裤,不宜做剧烈运动。

(3)预防感染:24小时内勿洗浴,24小时后可以淋浴,但注意保持创面清洁、干燥。带环7天内,用聚维酮碘溶液行局部浸泡,每次5分钟,每天2次,自然晾干,以减少伤口渗出。术后口服抗生素。

(4)伤口护理:保持伤口敷料的清洁、干燥,避免小便污染伤口。带环期间如患者出现脱环、伤口持续出血、有较大的皮下血肿、严重水肿或伤口分泌物增多等情况,应及时就诊。

(5)心理护理:告知患者伤口完全愈合需要1个月,要有适当的心理准备。手术后部分患者可能出现心理性ED,勃起信心下降,应消除患者对手术的误解和忧虑。

(6)拆环后的观察和护理:术后7天即可到医院拆环。拆环后,若出现伤口再度裂开和感染,应及时处理。①拆环后局部浸泡:拆环后,可使用聚维酮碘溶液浸泡,每天2次,每次5分钟,待自然晾干后用商环专用创可贴或纱布加压包扎,以减轻水肿。7~10 天水肿消退后,继续使用聚维酮碘溶液浸泡,每天 3 次,每次 5 分钟,直至痊愈。②拆环后换药:隔天 1 次。换药时,注意清理包皮内板分泌物,要用聚维酮碘溶液消毒创面,再用专用的包皮贴包裹创面。换药时,注意观察伤口的愈合情况,如果结痂处裂口较大或出血较多时,需立即给予处理。初期愈合阶段,痂面有少量的渗出物和液化的痂体会造成感染的假象,需要与感染相鉴别。③拆环后,如出现轻度水肿、少量分泌物、轻微疼痛、创面轻微开裂、结痂组织脱落都属于正常现象,患者无须紧张,伤口愈合时间因个人体质而定。

(7)排尿的观察:了解术后有无排尿异常,嘱患者多饮水,勤排尿。

(8)疼痛的护理:术后 4 小时是疼痛最敏感的时候,可口服非甾体抗炎药镇痛;如因夜间勃起造成剧烈疼痛而无法耐受,可口服雌激素类药物,以抑止勃起。夜间睡前少饮水,可减少因憋尿所致的睡眠勃起,对缓解疼痛有帮助。

(三)出院指导

(1)术后可以正常工作。术后 5 天内禁止骑自行车,避免剧烈活动 4~6 周。

(2)术后 6 周内避免性刺激,避免性交或手淫,防止勃起后伤口裂开。

(3)定期复诊。如出现伤口持续出血、阴茎部位皮下血肿、严重水肿、切口不愈合等情况,应及时就诊。

(王长爱)

第六节 输尿管肿瘤

输尿管肿瘤多为恶性,下 1/3 段输尿管肿瘤占 75%,与膀胱移行细胞癌和肾盂移行细胞癌的生物学特性相似。双侧相对少见,同时或先后出现尿路其他部位癌者可达 1/2 以上。输尿管肿瘤发病年龄可从 20~90 岁不等,好发于 20~50 岁,男性比女性为多,约为 4∶1 或 5∶1,仅占肾盂肿瘤的 1/3 左右,占整个上尿路肿瘤约 1%。

一、病因

输尿管肿瘤的病因尚未完全明了。一般认为与输尿管局部炎症、结石、化学致癌物质等刺激或诱发因素有密切关系,诸如外源性化学物质苯胺类、内在性色氨酸代谢的异常、输尿管炎、寄生虫感染等;吸烟、饮用咖啡及镇痛剂也是相关的危险因素。

二、临床表现

(一)症状

良性肿瘤可长期无症状。

1.血尿

血尿最常见,约占 75%。通常为间歇性、无痛性、肉眼全程血尿,并可出现条索状血块。

2.疼痛

60%左右的病例有患侧腹部疼痛,一方面与肿瘤周围组织浸润,侵犯附近的神经组织或骨转

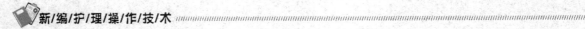

移有关,另一方面是因为肿瘤日渐增大导致输尿管梗阻。一般表现为腰部或沿输尿管方向的放射性钝痛或胀痛,血块阻塞会引起剧烈的绞痛。

(二)体征

(1)腹部肿块:多由继发肾积水所致。

(2)消瘦、骨痛等晚期症状。

三、辅助检查

(一)实验室检查

尿常规化验。

(二)尿细胞学检查

凡发现癌细胞者是诊断输尿管癌的重要线索。

(三)尿路造影

(1)在排泄性尿路造影检查中,常见的影像学表现为输尿管充盈缺损,可在 $50\%\sim75\%$ 的患者中观察到。如出现患侧梗阻,可以表现为近侧输尿管肾盂扩张、积水。如果患侧肾脏积水严重,导致该侧肾功能严重受损,也可表现为患侧肾集合系统不显影。

(2)输尿管逆行造影:可显示肿瘤下方输尿管呈“高脚杯”状,对诊断有重要意义。随着 CT 影像检查技术的进步,现在利用 CT 进行泌尿系造影,又称 CTU,可以大幅度提高检查的准确性,也可让患者免受逆行造影检查所带来的痛苦。

(四)膀胱镜检

因为输尿管癌的患者有很高的比例合并有膀胱肿瘤,因此,对于这类患者,术前均需要常规进行膀胱镜检查。膀胱镜有硬性和软性两种类型。在检查时,可以了解膀胱内是否合并有肿瘤病变,同时可以了解双侧输尿管是否有喷血,并可以在膀胱镜引导下行逆行造影检查。

(五)输尿管镜检查

输尿管镜下直视观察和活检可明确诊断。一般是在手术室麻醉状态下进行。

(六)B超

直接发现输尿管肿瘤较困难,一般只能发现肾积水和较大的转移灶。

(七)CT

目前对于上尿路肿瘤的诊断,CT 的敏感性优于静脉肾盂造影,无论是影像清晰度还是敏感性都很好,是现在尿路上皮肿瘤的首选检查。

四、治疗要点

(一)内镜治疗

内镜治疗输尿管肿瘤的基本原则与膀胱肿瘤相同。孤立肾、双侧尿路受累、既往肾功能不全或并发其他严重的疾病是内镜治疗的指征。对侧肾功能正常的患者,若肿瘤体积小、级别低,也可以考虑内镜治疗。

1.输尿管镜检

输尿管下段肿瘤可以通过硬镜逆行治疗;而上段肿瘤可以选择逆行或顺行,软镜更适合逆行治疗。

2.经皮肾镜

主要治疗输尿管上段肿瘤,可以切除较大的肿瘤,能够获得更多的标本以使分期更准确。

3.电灼术

经输尿管镜借助激光或电灼等技术,对输尿管息肉及部分局限高分化浅表输尿管癌进行腔内治疗。

(二)手术治疗

1.肾、输尿管全长包括输尿管膀胱入口袖状切除术

根治性肾输尿管全长切除术及膀胱袖状切除术仍然是上尿路肿瘤治疗的"金标准"。近年来,随着腔镜技术的发展,传统的开放手术治疗已经较少采用,多被腹腔镜手术所替代。

2.输尿管局部切除

输尿管癌症病变局限,细胞分化好或双侧输尿管病变或对侧肾功能严重受损,及全身情况不佳者,可行输尿管局部切除,并恢复其连续性(输尿管-输尿管吻合,输尿管-膀胱吻合,输尿管-肾盂吻合,必要时还要游离肾脏或自体肾移植,以达到无张力情况下吻合)。

(三)局部免疫治疗和化疗

局部免疫治疗或化疗可用来成功地治疗上尿路移行上皮细胞癌,可以降低复发率。

五、内镜治疗护理

(一)术前护理

(1)按泌尿外科一般护理常规护理。

(2)皮肤及肠道准备。

(二)术后护理

(1)按泌尿外科术后一般护理常规护理。

(2)病情观察:严密监测生命体征的变化。

(3)尿管护理:保持尿管通畅,观察尿液颜色,勿挤压、扭曲、打折引流管,保持引流袋低于耻骨联合的位置,防止逆行感染。每天进行尿道口护理,预防泌尿系感染。

(4)疼痛的护理:疼痛多由患者体内留置双J管所致。评估患者疼痛的程度,必要时遵医嘱给予解痉镇痛药。

(5)饮食护理:可进食后,应嘱患者多饮水,每天大于2 000 mL。

(6)活动指导:麻醉清醒6小时后,患者可取侧卧位休息,亦可取半卧位,双下肢可行屈伸活动。术后第1天,可以下床活动,活动量应循序渐进。

(7)术后第1天早晨,患者需行KUB检查,了解双J管的位置。检查要求患者禁食、禁饮。

(三)出院指导

(1)指导患者做好引流管的护理,确定体内双J管的拔除时间。

(2)嘱患者注意休息,适当运动,劳逸结合,生活规律。

(3)指导患者进食高蛋白、高粗纤维易消化食物,保持大便通畅。多饮水,每天饮水量大于2 000 mL。

(4)出院后遵医嘱定期复查,如果有不适及时就诊。

(5)遵医嘱口服药物。

六、腹腔镜输尿管部分切除术护理

(一)术前护理

(1)按泌尿外科一般护理常规护理。

(2)心理护理。

(3)皮肤及肠道准备。

(二)术后护理

(1)按泌尿外科术后一般护理常规护理。

(2)病情观察:严密监测生命体征的变化。

(3)管路护理。①导尿管护理:保持尿管通畅,并妥善固定,避免打折。每天记录尿量,每天进行尿道口护理,保持尿道口清洁,预防泌尿系统感染。定期更换尿袋。②伤口引流管护理:保持引流管引流通畅,并妥善固定。密切观察引流液的颜色、性质和量的变化,并做好记录,如有异常及时通知医师给予处理。在无菌操作下,定时更换引流袋。③双J管护理:术中会在输尿管内置入一个双J管,起支撑和引流的作用;留置双J管期间会有不适症状,需要患者多饮水,每天1 500~2 000 mL。

(4)疼痛护理:多由体内留置双J管引起,必要时遵医嘱给予解痉镇痛药。

(5)饮食护理:遵医嘱进食流食、半流食,逐渐过渡到普食。少食多餐,宜清淡易消化饮食,禁食辛辣食物,保持大便通畅。多饮水。

(6)活动指导:指导患者术后6小时床上适当活动。术后第1天,鼓励患者下床活动,注意先慢慢坐起,在床边稍休息,未出现头晕等不适症状后在床边站立,再在床边行走,循序渐进。下地活动时将引流袋置于低于引流管置管处。适当的活动有助于肠蠕动,促进胃肠功能恢复,预防下肢静脉血栓。

(7)并发症的观察。①术后出血:观察尿管和伤口引流液的颜色、性质和量的变化并做好记录,如有异常及时通知医师。②肺部感染:观察患者痰液情况,嘱患者有痰尽量咳出,如痰液黏稠,遵医嘱进行雾化吸入。③下肢静脉血栓形成:观察双下肢有无肿胀、疼痛感,腿围是否有变化。

(三)出院指导

(1)未拔除尿管者,指导患者做好尿管护理。遵医嘱定期拔除。

(2)体内置双J管者术后遵医嘱拔除或更换。

(3)嘱患者注意休息,适当运动,劳逸结合,生活规律。

(4)指导患者进食高蛋白、高粗纤维、易消化食物,保持大便通畅。多饮水,每天饮水量要大于2 000 mL。

(5)出院后遵医嘱定期复查,如果有不适及时就诊。

(6)遵医嘱口服药物。

(王长爱)

第七节 前 列 腺 癌

前列腺癌(prostate cancer,PC)发病率在男性所有恶性肿瘤中位居第二。发病率有明显差异,欧洲和北美发病率最高,已成为第一位危害男性健康的肿瘤。前列腺癌发病率呈明显的地理和种族差异,亚洲前列腺癌发病率远低于欧美国家,但是近年来呈上升趋势。

一、病因

前列腺癌的发病原因尚不完全清楚,但已知危险因素包括年龄、种族、遗传、饮食等。其中遗传因素决定了临床前列腺癌的发生发展,其他危险因素可能影响潜伏型前列腺癌发展至临床型前列腺癌的进程。

(一)年龄

前列腺癌流行病学研究表明,年龄是最明显的危险因子,随着年龄增长,前列腺癌发病率也明显升高。新诊断患者中位年龄为 72 岁,高峰年龄为 75~79 岁。随着人类寿命的不断延长,人口结构呈老龄化趋势,男性罹患前列腺癌的可能性不断增加,死于前列腺癌的可能性也不断增大。

(二)遗传

遗传是前列腺癌发病的重要危险因素,一个一级亲属(兄弟或父亲)为前列腺癌,其本人发生前列腺癌的风险是其他人的 2~3 倍;目前,许多有关基因多态性和前列腺癌遗传易感性的研究正在进行中,将为解释前列腺癌的发生提供遗传学证据。

(三)饮食

饮食的危险因素包括高动物脂肪饮食、饮酒和低植物摄入量等。这些危险因素并不能确定为存在因果关系的病因,不过,重视这些危险因素,在降低前列腺癌的发生率上是有一定效果的。另一方面,食用大豆制品、绿茶、番茄、红葡萄酒等有可能降低前列腺癌发病率。

(四)其他

前列腺癌发病危险因子还包括性活动和职业等社会因素。①性活动方面:首次遗精年龄越小,危险性越大;②职业方面:例如从事与镉相关职业的人,患前列腺癌的机会大;③输卵管结扎术:有研究表明输卵管结扎术可增大前列腺癌危险性 1.2~2 倍。

二、病理生理

病理学诊断包括定性、分级和分期,有助于治疗方案的制订和准确的预后。

(一)组织类型

98%的前列腺癌组织类型为腺癌,其他少见的组织类型有移行细胞癌、鳞癌、黏液腺癌、小细胞癌及导管腺癌等。

(二)病理分级

目前存在大量评估前列腺癌的组织学分级系统,最广泛应用的是 Gleason 分级系统。根据每个区腺体分化程度和肿瘤细胞的形态给予 1~5 分之间的 Gleason 分值,1 分组织细胞分化最好,5 分最差。两区的分值相加,形成前列腺癌组织的 Gleason 分级常数。Gleason 2~4 分属于分化良好,Gleason 5~7 分属于中等分化,Gleason 8~10 分为分化差或未分化癌(表 7-1)。

表 7-1 前列腺癌 Gleason 分级标准

级别	肿瘤边界	腺体结构	腺体排列
1 级	清	单个、分散圆形或卵圆形规则	密、背靠背
2 级	欠清	同上但稍不规则	分散
3 级	不清	形状大小不一,含筛状或乳头状改变	更分散,成团快边缘整齐
4 级	重度不清	小且融合,排列成条索状	融合成不规则团块
5 级	重度不清或团块	少有腺体形成,有小细胞或印戒细胞,包括粉刺癌	排列成实性片状或团块状、中心状坏死

(三)临床分期

前列腺癌分期对于治疗方案的选择和预后的评价都很重要。目前存在两种主要的临床分期方法:Whitmore-Jewett 法和 TNM 法,推荐应用的是美国癌症联合委员会(AJCC)的 TNM 法。T 分期表示原发肿瘤的情况,N 分期表示淋巴结情况,M 分期表示肿瘤远处转移的情况(表 7-2)。

表 7-2 前列腺癌临床分期

分期	表现
T_1	
T_{1a}	偶发肿瘤体积<所切除体积的 5%,直肠指检正常,PSA 正常
T_{1b}	偶发肿瘤体积>所切除体积的 5%,直肠指检正常,PSA 正常
T_{1c}	偶发肿瘤体积>所切除体积的 5%,直肠指检及经直肠超声检查正常,只是单纯 PSA 升高,穿刺活检发现肿瘤
T_2	
T_{2a}	直肠指检及经直肠超声检查能够发现肿瘤,肿瘤局限于并<单叶的 1/2,但仍局限在前列腺内
T_{2b}	直肠指检及经直肠超声检查能够发现肿瘤,肿瘤局限于并>单叶的 1/2,但仍局限在前列腺内
T_{2c}	肿瘤侵犯两叶,但仍局限在前列腺内
T_3	
T_{3a}	肿瘤侵犯并突破前列腺一叶或两叶包膜
T_{3b}	肿瘤侵犯精囊
T_4	肿瘤侵及膀胱颈、尿管括约肌、直肠、肛提肌和骨盆壁

三、临床表现

早期前列腺癌的临床症状多呈隐匿性,一部分患者甚至是在接受前列腺电切术或开放手术中才被发现。

(一)症状

1.排尿功能障碍症状

前列腺体积增大压迫尿道引起进行性排尿困难,表现为尿频、排尿费力、尿线变细、排尿不尽感、夜尿增多、排尿困难、充盈性尿失禁,甚至反复尿潴留。来自尿道周围腺体的前列腺癌患者可早期出现下尿路梗阻症状。当外周带前列腺患者出现排尿障碍时,预示前列腺癌已发展至晚期。

2.转移所致症状

前列腺癌首诊时可以是转移性症状,其中以转移性骨痛最为明显,而无下尿路梗阻症状。前列腺癌向直肠方向发展时,可以压迫直肠,出现便秘、腹痛、便血或间断性腹泻等异常表现,类似直肠癌的表现。其中最常见的转移部位是盆腔内淋巴结群及全身骨骼。骨骼转移表现为持续的、剧烈的腰背髋部疼痛及坐骨神经痛,疼痛严重程度可影响预后;淋巴结转移常无明显症状;内脏转移中,肝转移表现为肝大、黄疸、肝功能异常,肺转移表现为咳嗽、咯血、呼吸困难等。

(二)体征

早期无明显体征,直肠指检可触及前列腺结节、质硬。

四、辅助检查

(一)直肠指检

直肠指检对诊断具有重要价值,同时有助于前列腺癌的诊断和分期。需要注意前列腺的大小、形态、质地。但由于主观性强,对比性差。直肠指检对小于 0.5 cm 的肿瘤病灶,就难以触及;所以,现在不推荐直肠指检作为前列腺癌筛查方法。

(二)PSA 检查血清

PSA 是目前诊断前列腺癌、评估各种治疗效果和预测预后的一个重要且可靠的肿瘤标记物。直肠指诊异常、影像学检查异常或有临床征象(如骨痛、骨折等)的男性应行 PSA 检查。

(三)影像学检查

1.经直肠超声检查(transrectal ultrasonography,TRUS)

超声检查是前列腺癌影像学检查的首选方法,可初步判断肿瘤的大小。但需注意 TRUS 诊断前列腺癌特异性较低,前列腺低回声病灶需与其他疾病鉴别。

2.CT 和 MRI 检查

CT 和 MRI 对前列腺内癌灶的诊断率均不高,主要用于临床分期,了解邻近组。和器官有无肿瘤侵犯及盆腔内有无肿大淋巴结有关。

3.ECT

放射性核素骨扫描是一种无创伤性检查,可以发现前列腺癌患者的骨转移癌灶。敏感性较高但特异性较差。

4.放射免疫显像

放射免疫显像是以抗肿瘤抗体为载体,以放射性核素为"弹头",对肿瘤原发病灶和/或转移病灶进行显像的技术。

(四)经直肠前列腺穿刺活检

现在基本不采用经直肠前列腺随意穿刺活检,而是在 TRUS 引导下,不仅对明确或可疑病灶进行穿刺,还对前列腺进行分区,以便系统穿刺。检出率受前列腺体积、年龄等影响。

五、治疗原则

前列腺癌治疗方法繁多,具体选用单一治疗还是联合治疗,应根据前列腺癌发展不同阶段来制订个体化治疗方案,同时兼顾患者年龄、全身状况、经济条件、生存意愿等。

(一)局限性前列腺癌治疗方法

1.保守治疗

积极监测和观察等待。延期治疗一般用于预期寿命短于 10 年(Gleason 评分 2～5 分)的前列腺癌患者。

2.根治性前列腺切除术

根治性前列腺切除术是治愈局限性前列腺癌(T_1、T_2 期)最有效的方法之一,还可以更加准确地进行肿瘤分期,有利于肿瘤的进一步治疗和随访。

3.放射治疗

采用伽马射线(通常是质子射线)聚焦在前列腺及周围的组织,达到杀灭肿瘤的目的。

(二)进展期及转移性前列腺癌的治疗

1.激素治疗

正常或癌变的前列腺上皮细胞需在雄激素刺激下生长和增殖。在 T_3、T_4 期及转移性前列腺癌以激素治疗为主。

2.根治性前列腺切除术

根治性手术在 T_{3a} 期前列腺癌治疗中占有重要位置。术前或术后辅以激素治疗或放疗。

3.放疗和化疗

放疗是局部进展期前列腺癌患者的根治性治疗手段。转移性前列腺癌行姑息性放疗,也可延长生存时间,提高生活质量。对于前列腺癌晚期对雄激素治疗不敏感的去势抵抗前列腺癌,化疗是其重要治疗手段。

六、临床护理

(一)护理评估

1.健康史及相关因素

患者一般情况,家族中有无前列腺癌发病者,初步判断前列腺癌的发生时间,患者有无排尿困难、尿潴留、刺激症状,有无骨痛、排便失禁。本次发病是体检时无意发现还是因出现排尿困难、尿潴留而就医。不适是否影响患者的生活质量。

2.身体状况

肿块位置、大小,是否局限在前列腺内;有无骨转移;肿瘤是否浸润周围器官。

(二)护理诊断/问题

1.营养失调

低于机体需要量与癌肿消耗、手术创伤、早期骨转移有关。

2.舒适度改变

舒适度改变与手术活动受限有关。

3.睡眠形态紊乱

睡眠形态紊乱与尿频、尿失禁、疼痛有关。

4.自我形象紊乱

自我形象紊乱与手术治疗、尿失禁有关。

5.恐惧与焦虑

恐惧与焦虑与对癌症的恐惧、害怕手术等有关。

6.潜在并发症

出血、感染等。

（三）护理目标

（1）经治疗后肿瘤进展控制，消耗减少，营养状态好转。

（2）患者主诉不适感减轻，舒适度增加。

（3）患者睡眠得到改善。

（4）患者对自我形象有健康、正确的认识。

（5）患者恐惧与焦虑减轻或消除。

（6）如出血、感染未发生或得到及时发现和有效控制。

（四）护理措施

1.术前护理

（1）心理护理：前列腺癌患者早期多无症状，多数是体检时无意发现，患者多数难以接受，要多与患者沟通，解释病情，对患者给予同情、理解、关心、帮助，告诉患者前列腺癌恶性程度属中等，经有效治疗后疗效尚可，5 年生存率较高。减轻患者思想压力，稳定情绪，使之更好地配合治疗和护理。

（2）饮食护理：由于前列腺癌患者多为年老体弱者，且患者就医时多属中晚期，多有不同程度的机体消耗。对这类患者在有效治疗的同时，需给予营养支持，告知患者保持丰富的膳食营养，尤其多食富含多种维生素的食物，多饮绿茶。必要时给予肠外营养支持。

（3）术前准备：①备皮范围为上起脐部水平，下至大腿上 1/3，两侧至腋后线，包括外阴部；②根据医嘱做抗生素皮试、交叉配血；③术前禁饮、禁食，常规禁食 10 小时，禁饮 4～6 小时；④术前晚灌肠。

（4）手术日晨准备：测量生命体征；检查手术区皮肤准备情况；更换清洁病员服，取下活动性义齿、眼镜、首饰等物品，贵重物品交其家属保管；术前排空膀胱；按手术需要将病历、X 线片及术中用药等带入手术室，与手术室人员核对交接。

2.术后护理

（1）术后体位：行睾丸切除的患者待麻醉醒后，可取半卧位；根治性前列腺切除的患者取平卧位 5～7 天后改取半卧位。

（2）严密观察患者生命体征的变化，包括体温、血压、脉搏、呼吸。观察并记录生命体征 1/4 小时。

（3）切口引流管的护理：①引流期间保持引流通畅，定时挤压引流管，避免因引流不畅而造成感染、积液等并发症。活动、翻身时要避免引流管打折、受压、扭曲、脱出等。②维持引流装置无菌状态，防止污染，每天定时更换引流袋。③每天准确记录和观察引流液的颜色、性质和量，如在短时间内引流出大量血性液体（一般＞200 mL/h），应警惕发生继发性大出血的可能，同时密切观察血压和脉搏的变化，发现异常及时报告医师给予处理。前列腺癌根治术后患者会出现漏尿现象，表现为引流液突然增多，颜色为清亮的尿液颜色，此为正常现象，随术后恢复，会逐渐消失。

（4）尿管的护理：①术后患者留置尿管时间较长，留置尿管期间，每天用 0.05％复合碘消毒尿道外口，保持会阴部清洁，更换尿袋每周 2 次。②固定尿管，活动、翻身时要避免引流管打折、受压、扭曲、脱出等。③要及时排空尿液，并观察尿液的颜色。行前列腺癌根治术后患者尿色初为淡红色，数天后恢复为清亮。若尿色突然转为鲜红色，应警惕出血，需及时报告医师，并密切观察生命体征。

（5）胃管的护理：行机器人辅助腹腔镜下前列腺癌根治术后患者需胃肠减压1～3天,直到胃肠蠕动恢复,持续胃肠减压期间要保持胃管通畅,每天记录胃液的量、颜色和性质。

（6）基础护理：①患者术后清醒后,可改为半卧位,有利于伤口引流及减轻腹压,减轻疼痛。②患者卧床期间,应协助其保持床单位整洁和卧位舒适,定时翻身,按摩骨突处,防止皮肤发生压疮。③满足患者生活上的合理需求。④晨晚间护理。

（7）并发症观察与护理：①尿失禁为术后常见的并发症。大部分患者在1年内可改善。部分患者1年后仍会存在不同程度的尿失禁。指导患者积极处理尿失禁,坚持盆底肌肉训练及电刺激、生物反馈治疗等措施进行改善。②预防感染,密切监测体温变化,保持切口清洁,敷料渗湿及时更换,保持引流通畅。③勃起功能障碍也是术后常见的并发症,遵医嘱使用西地那非治疗,期间注意观察有无心血管并发症。

（五）健康教育

（1）出院前向患者及家属详细介绍出院后有关事项,并将有关资料交给患者或家属,告知患者出院后1个月来院复诊。

（2）行前列腺癌根治术后的患者,每月检测前列腺特异性抗原,预防生化复发,若有骨痛,应即查骨扫描。患者出院时通常未拔除尿管,指导患者学会尿管的护理,每天饮水需超过2 500 mL,每天做盆底肌功能锻炼30～45次,每次持续10秒左右,可以由每次2～3秒开始,逐步达到10秒。告知患者或家属拔尿管的时间。

（3）嘱患者避免高脂肪饮食,特别是动物脂肪,红色肉类是前列腺癌的危险因素;豆类、谷物、蔬菜、水果、绿茶对预防本病有一定作用。

（4）告知患者术后注意劳逸结合,避免过度劳累,适当进行户外活动及轻度体育锻炼,以增强体质,防止感冒及其他并发症的发生,戒烟、禁酒。

（5）告知患者如有异常情况应及时来院就诊。

（王长爱）

第八节 阴 茎 癌

阴茎癌是一种少见的恶性肿瘤,占男性恶性肿瘤的7%。其发病率因地区、宗教、卫生习惯等的不同而差异显著。欧美国家发病率较低,美国的发病率不足1/10万,巴西8.3/10万,乌干达等非洲国家发病率较高。20世纪50年代之前,阴茎癌曾是我国男性泌尿生殖系统常见的恶性肿瘤,新中国成立后,随着人民生活水平的提高以及卫生条件的改善,阴茎癌的发病率迅速下降。第十八届美国国家综合癌症网络（NCCN）年会推出了新的阴茎癌治疗指南,阴茎癌这个罕见的疾病得到越来越多的重视。

一、病因

阴茎癌的病因目前仍不明确。阴茎癌多数发生于包茎或包皮过长的患者,新生儿行包皮环切术能有效防止此病。人类乳头瘤病毒（HPV16型及18型）与阴茎癌发病密切相关。除此之外,吸烟、外生殖器疣、阴茎皮疹、阴茎裂伤、性伙伴多及卫生状况不良与阴茎癌的发病可能也有一定的关系。

二、临床表现

阴茎癌早期常隐藏在包皮内而被忽略。初起为丘疹、疣、溃疡或菜花状肿瘤,继而糜烂,边缘硬,不规则,有出血,分泌物有恶臭。疼痛不明显,一般无排尿障碍。虚弱、体重减轻、全身不适通常继发于慢性化脓性感染。极少数的阴茎病变和淋巴结转移会引起大量失血。

三、检查

(一)查体

以此了解病变或可疑病变的范围、肿瘤的位置、肿瘤的数目、病变形态、病变侵犯的程度、病变与尿道海绵体和阴茎海绵体的关系、病变的颜色和边界、阴茎长度。阴茎癌常见腹股沟淋巴结转移。查体时需要重点注意腹股沟淋巴结的大小、数量,是否活动、融合,表面是否有坏死、溃烂。腹股沟淋巴结切除及病理切片是判断有无淋巴结转移的金标准。

(二)人工勃起下超声

可提供肿瘤浸润程度的信息。

(三)MRI 和 CT

可提供肿瘤浸润程度的信息以及用于评估体重过高患者腹股沟区域情况,并且有助于判断是否合并有盆腔淋巴结转移。

(四)X 线胸片

用于怀疑有骨转移的患者。

四、治疗要点

阴茎癌治疗前应进行准确的肿瘤分期和分级,明确肿瘤的浸润范围和所属淋巴结是否转移,然后针对原发病灶、区域淋巴结以及转移性疾病,选择适宜的治疗方法。

(一)原发病灶的治疗

1.包皮环切术

对于局限于包皮或阴茎头的早期阴茎癌或深部没有浸润、没有淋巴结转移的 I 期或 T_1 期以前的肿瘤可行包皮环切术或局部切除术。

2.阴茎部分切除术

对于 I 期或 II 期肿瘤、局限于阴茎头或阴茎前段,无淋巴结转移者,可行阴茎局部切除术

3.阴茎全切术

对于浸润性阴茎癌,肿瘤累及阴茎 1/2 以上,若行阴茎部分切除术后不能保留有功能的阴茎残端,则应行阴茎全切除和会阴部尿道重建。对于阴茎部分切除术后复发、原发阴茎体恶性程度高的阴茎癌也应行阴茎全切除术。

(二)区域淋巴结的处理

腹股沟区有无淋巴结转移及其范围是影响阴茎癌患者预后的最重要的因素。该检查结果比肿瘤分级、大体观和原发肿瘤的形态和显微镜的结构更能影响疾病的预后。不同于泌尿系统的其他疾病,阴茎癌的淋巴结转移仅行淋巴结清扫就可以治愈。由于临床发现多数腹股沟肿大淋

巴结为炎性,故阴茎癌原发病灶切除后是否行区域淋巴结清扫术仍存在一定争议。

1.腹股沟淋巴结清扫术

腹股沟淋巴结清扫术包括标准腹股沟淋巴结清扫术和改良式腹股沟淋巴结清扫术两种常见术式。其手术适应证:①阴茎癌原发病灶去除后连续应用抗生素4周,腹股沟肿大淋巴结无明显改善。②腹股沟淋巴结活检组织学或细胞学证实为转移淋巴结。③原发病灶浸润海绵体,肿瘤细胞分化差。④Ⅱ期以上肿瘤,影像学检查怀疑淋巴结转移。

2.髂血管淋巴结清扫术

当腹股沟淋巴结转移时须行髂血管淋巴结清扫术,若证实髂血管淋巴结已转移,则不必行本术式,只行姑息性治疗。切除范围包括主动脉分叉、盆筋膜、髂总动脉和髂外血管鞘及周围淋巴脂肪组织。

(三)其他疗法

1.放疗

放疗用于局部切除的辅助治疗,也可用于晚期肿瘤的姑息性治疗。

2.化疗

阴茎癌对化疗不太敏感,多用于辅助治疗和联合治疗。

五、包皮环切术护理

(一)术前护理

(1)按泌尿外科一般护理常规护理。

(2)皮肤准备。

(二)术后护理

(1)按泌尿外科术后一般护理常规护理。

(2)按局部麻醉护理常规护理。

(3)术后即可进食。

(4)保持伤口敷料干燥,避免交叉感染。

(5)保持舒适卧位。

(三)出院指导

(1)注意休息,保持心情舒畅,避免疲劳,术后半年避免过度活动。

(2)1个月内避免性生活。

(3)禁烟、酒,忌刺激性食物。多饮水,多吃新鲜蔬菜、水果。

(4)注意会阴部清洁卫生,勤换内衣裤,防止逆行感染。

(5)包皮环切术后2~3天,遵医嘱口服己烯雌酚,防止阴茎勃起,影响伤口愈合。

六、阴茎部分切除术或阴茎全切术护理

(一)术前护理

(1)按泌尿外科一般护理常规护理。

(2)肠道及皮肤准备。

(3)心理护理:保护患者隐私。

(4)术前训练患者床上大小便,以免术后频繁下床而引起伤口疼痛和出血。

(二)术后护理

(1)按泌尿外科术后一般护理常规护理。

(2)局部护理:①以棉垫托起阴茎并使之固定于中立位,或用胶皮手套装上 2/3 容积的水,上面垫上棉垫,使患者感觉舒适,以减轻阴茎水肿引起的疼痛。②使用床上支架,防止盖被压迫阴茎引起疼痛。③水肿消退前禁止下床活动,术后平卧或平侧卧 3～5 天,以利阴茎水肿消退。④术后过于紧张,经常主诉伤口疼痛的患者,必要时遵医嘱给予镇痛剂。⑤保持伤口敷料干燥,避免交叉感染。

(3)心理护理:手术后患者生殖器的完整性遭到破坏,给身心健康带来很大的影响。术后护理过程中应加强沟通,注意保护患者的自尊心,营造良好的休养环境。加强家庭的干预,让家属了解阴茎癌的相关知识,明确负性情绪对机体免疫功能的影响,以正确的态度对待患者,让其感到亲人的关心和照顾。

(4)活动指导:患者卧床期间,指导患者床上翻身活动,防止压疮;双下肢做足背背伸动作,防止深静脉血栓。

(5)并发症的防治。①出血:严密观察有无皮肤瘀斑、皮下血肿或皮肤缝合处有无渗血。②感染:密切观察患者创口有无渗血、积血以及尿液感染伤口的情况。遵医嘱定期监测血常规、体温的变化,注意倾听患者主诉。若有不适,给予及时处理。③排尿困难或排尿不畅:可能为尿道外口狭窄,须定期行尿道扩张,严重狭窄可施行尿道外口切开或成形术。

(三)出院指导

(1)注意休息,保持心情舒畅,避免疲劳,术后半年避免过度活动。

(2)3 个月内避免性生活。

(3)禁烟、酒,忌刺激性食物。多饮水,多吃新鲜蔬菜、水果。

(4)注意会阴部清洁卫生,勤换内衣裤,防止逆行性感染。

(5)指导患者观察伤口局部情况和腹股沟有无不断增大的淋巴结,嘱患者定期复查。

七、阴茎全切加腹股沟淋巴结清扫术后护理

(一)术前护理

(1)按泌尿外科一般护理常规护理。

(2)肠道及皮肤准备。

(3)心理护理:保护患者隐私。

(二)术后护理

(1)按泌尿外科术后一般护理常规护理。

(2)管路护理。①导尿管:留置尿管期间(保留尿道者),保持尿管通畅,并妥善固定,避免打折,每天记录尿量,保持会阴部清洁,预防泌尿系统感染。定期更换尿袋。②膀胱造瘘管的护理(尿道切除者):保持通畅,妥善固定,避免打折,定期更换尿袋。③负压引流球的护理:保持引流通畅,并保持负压状态,妥善固定,避免打折,每天记录引流量。注意无菌操作,预防感染。④盆腔引流管的护理:保持引流管通畅,并妥善固定,避免打折,每天记录引流量。定期更换引流袋。注意无菌操作,防止感染。

(3)局部护理:①以棉垫托起阴囊并使之固定于中立位,或用胶皮手套装入 2/3 容积的水,上面垫上棉垫,使患者感觉舒适,以减轻阴囊水肿引起的疼痛。②使用床上支架,防止盖被压迫伤

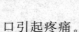

口引起疼痛。

（4）活动指导：患者绝对卧床 3～7 天，禁止髋关节外展、内收等活动，以防皮瓣滑动漂浮。协助患者床上轴线翻身，防止压疮；鼓励患者做足背的背伸动作，防止深静脉血栓。

（5）心理护理：见本节相关内容。

（6）排尿观察：拔除尿管后，观察有无排尿困难，若排尿不畅，可能为尿道外口狭窄，须定期行尿道扩张，严重狭窄可施行尿道外口切开或成形术。

（7）并发症的防治。①皮瓣坏死：严密观察加压包扎伤口处的皮肤颜色、温度，如发现颜色深紫，皮温低，及时通知医师处理。②阴囊及下肢水肿：卧床期间，抬高双下肢，促进静脉回流，下肢制动时，家属可帮助患者按摩双腿。③伤口感染：注意观察切口有无红肿，皮瓣温度、血运情况。伤口有渗液时及时换药，换药时严格执行无菌操作原则，防止切口感染。注意体温变化，如有发热，及时通知医师。④深静脉血栓：患者卧床时间较长，并且由于伤口位于腹股沟区域，行动不方便，因此容易引起深静脉血栓，可遵医嘱给予抗凝治疗，并指导患者多适量活动。

（三）出院指导

（1）注意休息，保持心情舒畅，避免疲劳，术后半年避免过度活动。

（2）禁烟、酒，忌刺激性食物。多饮水，多吃新鲜蔬菜、水果。

（3）注意会阴部清洁卫生，勤换内衣裤，防止逆行感染。

（4）定期复查，不适随诊。

（王长爱）

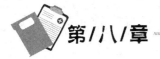

产 科 护 理

第一节 早 产

早产是指妊娠满 28 周至不足 37 周(196~258 天)间分娩者。此时娩出的新生儿称为早产儿,体重为 1 000~2 499 g。各器官发育尚不够健全,出生孕周越小,体重越轻,预后越差。国内早产占分娩总数的 5%~15%。约 15% 早产儿于新生儿期死亡。近年由于早产儿治疗学及监护手段的进步,其生存率明显提高,伤残率下降,国外学者建议将早产定义时间上限提前到妊娠 20 周。

一、病因

诱发早产的常见原因如下:①胎膜早破、绒毛膜羊膜炎最常见,30%~40% 早产与此有关;②下生殖道及泌尿道感染,如 B 族溶血性链球菌、沙眼衣原体、支原体感染、急性肾盂肾炎等;③妊娠合并症与并发症,如妊娠期高血压疾病、妊娠期肝内胆汁淤积症,妊娠合并心脏病、慢性肾炎、病毒性肝炎、急性肾盂肾炎、急性阑尾炎、严重贫血、重度营养不良等;④子宫过度膨胀及胎盘因素,如羊水过多、多胎妊娠、前置胎盘、胎盘早剥、胎盘功能减退等;⑤子宫畸形,如纵隔子宫、双角子宫等;⑥宫颈内口松弛;⑦每天吸烟>10 支,酗酒。

二、临床表现

早产的主要临床表现是子宫收缩,最初为不规则宫缩,常伴有少许阴道流血或血性分泌物,以后可发展为规则宫缩,其过程与足月临产相似,胎膜早破较足月临产多见。宫颈管先逐渐消退,然后扩张。妊娠满 28 周至不足 37 周出现至少 10 分钟 1 次的规则宫缩,伴宫颈管缩短,可诊断先兆早产。妊娠满 28 周至不足 37 周出现规则宫缩(20 分≥4 次,或 60 钟≥8 次,持续>30 秒),伴宫颈缩短≥80%,宫颈扩张1 cm 以上。诊断为早产临产。部分患者可伴有少量阴道流血或阴道流液。以往有晚期流产、早产史及产伤史的孕妇容易发生早产。诊断早产一般并不困难,但应与妊娠晚期出现的生理性子宫收缩相区别。生理性子宫收缩一般不规则、无痛感,且不伴有宫颈管消退和宫口扩张等改变。

三、处理原则

若胎膜未破,胎儿存活、无胎儿窘迫,无严重妊娠并发症时,应设法抑制宫缩,尽可能延长孕周;若胎膜已破,早产不可避免时,应设法提高早产儿存活率。

四、护理

(一)护理评估

1.病史

详细评估可致早产的高危因素,如孕妇以往有流产、早产史或本次妊娠期有阴道流血史,则发生早产的可能性大,应详细询问并记录患者既往出现的症状及接受治疗的情况。

2.身心诊断

妊娠晚期者子宫收缩规律(20分钟≥4次),伴以宫颈管消退≥75%,以及进行性宫颈扩张2 cm以上时,可诊断为早产者临产。

早产已不可避免时,孕妇常会不自觉地把一些相关的事情与早产联系起来而产生自责感;由于孕妇对结果的不可预知,恐惧、焦虑、猜测也是早产孕妇常见的情绪反应。

3.辅助检查

通过全身检查及产科检查,结合阴道分泌物的生化指标检测,核实孕周,评估胎儿成熟度、胎方位等;观察产程进展,确定早产的进程。

(二)可能的护理诊断

1.有新生儿受伤的危险

有新生儿受伤的危险与早产儿发育不成熟有关。

2.焦虑

焦虑与担心早产儿预后有关。

(三)预期目标

(1)新生儿不存在因护理不当而产生的并发症。

(2)患者能平静地面对事实,接受治疗及护理。

(四)护理措施

1.预防早产

孕妇良好的身心状况可减少早产的发生,突发的精神创伤亦可诱发早产。因此,应做好孕期保健工作,指导孕妇加强营养,保持平静心情。避免诱发宫缩的活动,如抬举重物、性生活等。高危孕妇必须多卧床休息,以左侧卧位为宜,以增加子宫血循环,改善胎儿供氧,慎做肛查和引导检查等,积极治疗并发症。宫颈内口松弛者应于孕14~18周或更早些时间做预防性宫颈环扎术,防止早产的产生。

2.药物治疗的护理

先兆早产的主要治疗为抑制宫缩,与此同时,还要积极控制感染治疗并发症。护理人员应能明确具体药物的作用和用法,并能识别药物的不良反应,以避免毒性作用的发生,同时,应对患者做相应的健康教育。常用抑制宫缩的药物有以下几类。

(1)β肾上腺素受体激动剂:其作用为激动子宫平滑肌β受体,从而抑制宫缩。此类药物的不良反应为心跳加快、血压下降、血糖增高、血钾降低、恶心、出汗、头痛等。常用药物有利托君、沙丁胺醇等。

(2)硫酸镁:镁离子直接作用于肌细胞,使平滑肌松弛,抑制子宫收缩。一般采用25%硫酸镁20 mL加于5%葡萄糖液100～250 mL中,在30～60分钟内缓慢静脉滴注,然后用25%硫酸镁20～10 mL加于5%葡萄糖液100～250 mL中,以每小时1～2 g的速度缓慢静脉滴注,直至宫缩停止。

(3)钙通道阻滞剂:阻滞钙离子进入细胞而抑制宫缩。常用硝苯地平5～10 mg,舌下含服,每天3次。用药时必须密切注意孕妇及血压的变化,若合并使用硫酸镁时更应慎重。

(4)前列腺素合成酶抑制剂:前列腺素有刺激子宫收缩和软化宫颈的作用,其抑制剂则有减少前列腺素合成的作用,从而抑制宫缩。常用药物有吲哚美辛及阿司匹林等。但此类药物可抑制胎儿前列腺素的合成和释放,使胎儿体内前列腺素减少,而前列腺素有维持胎儿动脉导管开放的作用,缺乏时导管可能过早关闭而致胎儿血循环障碍。因此,临床已较少应用,必要时仅能短期(不超过1周)服用。

3.预防新生儿并发症的发生

在保胎过程中,应每天行胎心监护,教会患者自数胎动,有异常时及时采用应对措施。在分娩前按医嘱给孕妇糖皮质激素如地塞米松、倍他米松等,可促胎肺成熟,是避免发生新生儿呼吸窘迫综合征的有效步骤。

4.为分娩做准备

如早产已不可避免,应尽早决定合理分娩的方式,如臀位、横位,估计胎儿成熟度低,而产程又需较长时间者,可选用剖宫产术结束分娩;经阴道分娩者,应考虑使用产钳和会阴切开术以缩短产程,从而减少分娩过程中对胎头的压迫。同时,充分做好早产儿保暖和复苏的准备,临产后慎用镇静剂,避免发生新生儿呼吸抑制的情况;产程中应给孕妇吸氧;新生儿出生后,立即结扎脐带,防止过多母血进入胎儿循环,造成循环系统负荷过载。

5.为孕妇提供心理支持

安排时间与孕妇进行开放式的讨论,让患者了解早产的发生并非她的过错,有时甚至是无缘由的。也要避免为减轻孕妇的负疚感而给予过于乐观的保证。由于早产是出乎意料的,孕妇多没有精神和物质准备,对产程的孤独无助感尤为敏感,因此,丈夫、家人和护士在身旁提供支持较足月分娩更显重要,并能帮助孕妇重建自尊,以良好的心态承担早产儿母亲的角色。

(五)护理评价

(1)患者能积极配合医护措施。

(2)母婴顺利经历全过程。

(张爱玲)

第二节 过 期 妊 娠

平时月经周期规则,妊娠达到或超过42周(>294天)尚未分娩者,称为过期妊娠。其发生率占妊娠总数的3%～15%。过期妊娠使胎儿窘迫、胎粪吸入综合征、过熟综合征、新生儿窒息、围生儿死亡、巨大儿,以及难产等不良结局发生率增高,并随妊娠期延长而增加。

一、病因

过期妊娠可能与下列因素有关。

(一)雌、孕激素比例失调

内源性前列腺素和雌二醇分泌不足而黄体酮水平增高,导致孕激素优势,抑制前列腺素和缩宫素的作用,延迟分娩发动,导致过期妊娠。

(二)头盆不称

部分过期妊娠胎儿较大,导致头盆不称和胎位异常,使胎先露部不能紧贴子宫下段及宫颈内口,反射性子宫收缩减少,容易发生过期妊娠。

(三)胎儿畸形

如无脑儿,由于无下丘脑,垂体肾上腺轴发育不良或缺如,促肾上腺皮质激素产生不足,胎儿肾上腺皮质萎缩,使雌激素的前身物质16α-羟基硫酸脱氢表雄酮不足,从而雌激素分泌减少;小而不规则的胎儿不能紧贴子宫下段及宫颈内口诱发宫缩,导致过期妊娠。

(四)遗传因素

某家族、某个体常反复发生过期妊娠,提示过期妊娠可能与遗传因素有关。胎盘硫酸酯酶缺乏症是一种罕见的伴性隐性遗传病,可导致过期妊娠。其发生机制是因胎盘缺乏硫酸酯酶,胎儿肾上腺与肝脏产生的16α-羟基硫酸脱氢表雄酮不能脱去硫酸根转变为雌二醇及雌三醇,从而使血雌二醇及雌三醇明显减少,降低子宫对缩宫素的敏感性,使分娩难以启动。

二、临床表现

(一)胎盘

过期妊娠的胎盘病理有两种类型:一种是胎盘功能正常,除重量略有增加外。胎盘外观和镜检均与妊娠足月胎盘相似;另一种是胎盘功能减退,肉眼观察胎盘母体面呈片状或多灶性梗死及钙化,胎儿面及胎膜常被胎粪污染,呈黄绿色。

(二)羊水

正常妊娠38周后,羊水量随妊娠推延逐渐减少,妊娠42周后羊水减少迅速,约30%减至300 mL以下;羊水粪染率明显增高,是足月妊娠的2~3倍,若同时伴有羊水过少,羊水粪染率达71%。

(三)胎儿

过期妊娠胎儿生长模式与胎盘功能有关,可分以下3种。

1.正常生长及巨大儿

胎盘功能正常者,能维持胎儿继续生长,约25%成为巨大儿,其中1.4%胎儿出生体重>4 500 g。

2.胎儿成熟障碍

10%~20%过期妊娠并发胎儿成熟障碍。胎盘功能减退与胎盘血流灌注不足、胎儿缺氧及营养缺乏等有关。由于胎盘合成、代谢、运输及交换等功能障碍,胎儿不易再继续生长发育。临床分为3期:第Ⅰ期为过度成熟期,表现为胎脂消失、皮下脂肪减少、皮肤干燥松弛多皱褶,头发浓密,指(趾)甲长,身体瘦长,容貌似"小老人"。第Ⅱ期为胎儿缺氧期,肛门括约肌松弛,有胎粪排出,羊水及胎儿皮肤黄染,羊膜和脐带绿染,同胎儿患病率及围生儿死亡率最高。第Ⅲ期为胎儿全身因粪染历时较长广泛黄染,指(趾)甲和皮肤呈黄色,脐带和胎膜呈黄绿色,此期胎儿已经历和渡过第Ⅱ期危险阶段,其预后反较第Ⅱ期好。

3.胎儿生长受限

小样儿可与过期妊娠共存,后者更增加胎儿的危险性,约 1/3 过期妊娠死产儿为生长受限小样儿。

三、处理原则

应根据胎盘功能、胎儿大小、宫颈成熟度综合分析,以确诊过期妊娠,并选择恰当的分娩方式终止妊娠,在产程中密切观察羊水情况、胎心监护,出现胎儿窘迫征象,行剖宫产尽快结束分娩。

四、护理

(一)护理评估

1.病史

准确核实孕周,确定胎盘功能是否正常是关键。诊断过期妊娠之前必须准确核实孕周。

2.身心诊断

平时月经周期规则,妊娠达到或超过 42 周(>294 天)未分娩者,可诊断为过期妊娠。由于孕妇结果的不可预知、恐惧、焦虑、猜测是过期妊娠孕妇常见的情绪反应。

3.诊断检查

实验室检查:①根据 B 型超声检查确定孕周,妊娠 20 周内,B 型超声检查对确定孕周有重要意义。妊娠 5~12 周内以胎儿顶臀径推算孕周较准确,妊娠 12~20 周以内以胎儿双顶径、股骨长度推算预产期较好。②根据妊娠初期血、尿 HCG 增高的时间推算孕周。

(二)可能的护理诊断

1.有新生儿受伤的危险

有新生儿受伤的危险与过期胎儿生长受限有关。

2.焦虑

焦虑与担心分娩方式、过期胎儿预后有关。

(三)预期目标

(1)新生儿不存在因护理不当而产生的并发症。

(2)患者能平静地面对事实,接受治疗和护理。

(四)护理措施

1.预防过期妊娠

(1)加强孕期宣教,使孕妇及家属认识过期妊娠的危害性。

(2)定期进行产前检查,适时结束妊娠。

2.加强监测,判断胎儿在宫内情况

(1)教会孕妇进行胎动计数:妊娠超过 40 周的孕妇,通过计数胎动进行自我监测尤为重要。每 12 小时胎动计数>30 次为正常,<10 次或逐天下降,超过 50%,应视为胎盘功能减退,提示胎儿宫内缺氧。

(2)胎儿电子监护仪检测:无应激试验(NST)每周 2 次,胎动减少时应增加检测次数;住院后需每天1次监测胎心变化。NST 无反应型需进一步做缩宫素激惹试验(OCT),若多次反复相互现胎心晚期减速,提示胎盘功能减退、胎儿明显缺氧。因 NST 存在较高假阳性率,需结合 B 型超声检查,估计胎儿安危。

3.终止妊娠

应根据胎盘功能、胎儿大小、宫颈成熟度综合分析,选择恰当的分娩方式。

(1)终止妊娠的指征:已确诊过期妊娠,严格掌握终止妊娠的指征如下。①宫颈条件成熟;②胎儿体重>4 000 g或胎儿生长受限;③12 小时内胎动<10 次或 NST 为无反应型,OCT 可疑;④尿E/C 比值持续低值;⑤羊水过少(羊水暗区<3 cm)和/或羊水粪染;⑥并发重度子痫前期或子痫。终止妊娠的方法应酌情而定。

(2)引产:宫颈条件成熟、Bishop 评分>7 分者,应予引产;胎头已衔接者,通常采用人工破膜,破膜时羊水多而清者,可静脉滴注缩宫素。在严密监视下经阴道分娩。对羊水Ⅱ度污染者,若阴道分娩,要求在胎肩娩出前用负压吸管或吸痰管吸净胎儿鼻咽部黏液。

(3)剖宫产:出现胎盘功能减退或胎儿窘迫征象,不论宫颈条件成熟与否,均应行剖宫产尽快结束分娩。过期妊娠时,胎儿虽有足够储备力,但临产后宫缩应激力的显著增加超过其储备力,出现隐性胎儿窘迫,对此应有足够认识。最好应用胎儿监护仪,及时发现问题,采取应急措施,适时选择剖宫产挽救胎儿。进入产程后。应鼓励产妇左侧卧位、吸氧。产程中最好连续监测胎心,注意羊水性状,必要时取胎儿头皮血测 pH,及早发现胎儿窘迫,并及时处理。过期妊娠时,常伴有胎儿窘迫、羊水粪染,分娩时应做相应准备。胎儿娩出后立即在直接喉镜指引下行气管插管吸出气管内容物,以减少胎粪吸入综合征的发生。过期儿患病率和死亡率均增高,应及时发现和处理新生儿窒息、脱水、低血容量及代谢性酸中毒等并发症。

(五)护理评价

(1)患者能积极配合医护措施。

(2)新生儿未发生窒息。

(张爱玲)

第三节　责任制助产和陪产的实施与管理

一、概述

(一)定义

1.责任制助产

责任制助产是指由一名助产士专门负责一名产妇分娩,包括从进入分娩室至离开分娩室的全过程助产服务。本概念适合目前我国大多数医院对助产士执业范围的界定,随着助产服务模式的变化和助产士专业的发展,助产服务会向两端延伸,责任制助产的概念也将不断扩展,形成"我的孕产妇、我的助产士"的责任制助产模式。

2.陪产

广义的概念是指孕产妇分娩时有人陪伴,包括助产士陪伴、家人陪伴的专职"导乐"陪伴;狭义的概念特指"导乐"陪产。

3.导乐

导乐是来源于希腊语"Doula"的译音,意为"女性照顾者",即一个有生育经验的妇女陪伴另一个妇女完成生产,在产前、产时及产后给予孕产妇持续的生理上的支持、生活上的照顾和心理上的安慰,陪伴孕产妇完成分娩。导乐的身份是"一个受过训练的非医护人员"(Mothering the mothers Dr.M.Klaus)。20世纪80年代初,伴随国内住院分娩率的不断提高,医疗干预技术的不断应用,分娩产妇被置于与家人隔离的"大产房"流水线上,生产的过程也逐步医疗化,剖宫产率开始出现惊人的上升。导乐被引入国内后,即被作为新的产科服务模式变革的主要措施加以应用,鉴于我国医疗服务市场化不完善,导乐的职业化也不成熟,于是,产科医师、助产士、产科护士陪伴孕产妇的"天赋"职能被异化成了"导乐"。

(二)主要机制

通过营造一个充满信任、亲情、理解和支持的人际环境和安全、舒适、私密的分娩空间,使分娩更顺利。提供陪伴支持的理论基础如下。

1.分娩过程的正常性

分娩是一个自然、正常、健康的过程,健康的产妇和智力发育正常的胎儿有天生的潜能完成分娩。分娩可在医院、保健中心安全地进行。自然分娩对大多数产妇是最合适的助产士服务模式,要重视、支持和保护分娩的正常性。

2.支持的重要性

产妇对分娩的信心和能力受环境和周围人的影响很大。母婴在妊娠、分娩及产后虽然是两个独立的个体,却又密切相连,母婴间的联系非常重要,必须受到尊重。分娩的经历对母亲、婴儿、父亲以及整个家庭都有重要而持久的影响。

3.维护产妇的自主权

产妇应有权得到关于妊娠和分娩的科学知识,应有权经历愉快而健康的分娩过程,应有权选择她认为安全满意的分娩场所,应有权得到产时各种干预措施及用药利弊的最新信息,并有选择采用或者拒用的权利。

4.无损伤性

不宜常规采用干预措施,许多干预措施会对母婴造成影响,必须有指征时才能使用。

5.医务人员的职责

医务人员应根据产妇的需求提供服务。

(三)原则

帮助孕产妇树立自然分娩的信心,减轻分娩时的焦虑与恐惧,提供心理、生理、精神、技术、情感全方位的支持,达到保护、促进和支持自然分娩,提高产时服务质量,保障母婴健康。

二、护理评估

(一)健康史

既往病史、孕产史(包括计划生育手术和人工生殖)、分娩史、月经周期及末次月经、本次妊娠经过,查看历次产前检查记录,核对孕周。

(二)生理状况

1.临床表现

是否临产;产程阶段及进展情况;头盆关系;产妇一般情况;胎儿宫内状况。

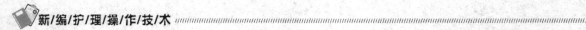

2.适应证与禁忌证

(1)适应证:①有阴道分娩意愿的正常产产妇。②虽有某种并发症但有条件试产的产妇。③产妇自愿选择。

(2)禁忌证:①产妇拒绝。②生命体征不稳定,随时需要抢救的产妇。③有阴道分娩禁忌证的产妇。

3.辅助检查

行胎心监护,了解胎儿宫内状况;行超声检查,了解胎盘功能及胎儿成熟度;实验室检查,血尿常规及出凝血时间。

(三)心理-社会因素

(1)孕产妇对自然分娩是否充满信心及对产痛的恐惧程度。

(2)孕产妇及家人对陪伴者的信任及接受程度。

(3)家人的参与性与支持程度。

(4)医院能否提供单间产房、专业陪伴者及责任制助产服务等。

三、护理措施

(一)一般护理

同分娩期妇女的护理。

(二)责任制助产的实施与管理

1.责任制助产的职能

(1)密切观察产程进展。

(2)随时告知分娩进程及母儿健康状况的信息。

(3)回答待产分娩过程中的问题并提供帮助。

(4)采取措施,缓解分娩疼痛。

(5)完成自然分娩接产及新生儿即时处理。

(6)指导母乳喂养,产后观察,分享分娩体验。

2.责任制助产的实施条件

(1)硬件改造,提供"小产房"(一间产房只供一位孕产妇使用)服务。

(2)更新观念,提供围生母儿一体化护理。

(3)人员配置必须满足"一对一"责任制助产的需要,实施弹性排班。

(4)人员培训:责任助产士必须有较强的独立处理助产专业问题能力;具有发现分娩过程中异常情况的能力及应急能力。

3.责任制助产实施的管理

(1)完善各项规章制度:包括岗位管理制度、助产工作制度、排班制度、绩效考核制度。

(2)加强运行质量控制:包括督导、访谈、满意度调查及质量指标核定。

(3)建立与完善激励机制,实行绩效分配能体现工作量、工作时间、技术难度等,多劳多得,优劳优酬。

(三)陪产的实施与管理

1.陪产者的选择

(1)丈夫陪伴:现代产科服务模式鼓励男性参与分娩活动,认为丈夫参与分娩不是问题,而是解决问题的方法之一。男性参与分娩活动,也改变了"分娩是女人的事"的传统观念,因此,丈夫陪产是孕产妇的首选。

(2)亲友陪伴:家族血源浓郁的亲情,闺中密友相同的价值观,使陪伴支持变得强有力,也是部分孕产妇的选择。

(3)导乐陪伴:目前国内导乐的职业化尚不成熟,多由产科医护人员异化而来,成为一种特需服务项目,随着医疗服务市场的完善和导乐的职业化,这一人群会逐步成为现代产科服务模式中一项人性化措施的具体表现,通过同伴支持、经验分享和桥梁作用,赋予孕产妇分娩的信心和力量。

2.陪产者的培训

(1)理论培训:分娩基本知识;医院的常规医疗程序(针对专职导乐);妇女孕期、产时、分娩及产后早期的生理、心理和感情变化特征、需求把握与支持;产程的概念、分期、进展、表现特点及守护;分娩痛的应对等。

(2)实践培训:包括交流技巧、移情训练、支持技巧。专职导乐要认识到每个产妇的生活经历不同、性格不同,需要也不同,克服困难的技巧也不同。要学会适宜地、机智地、积极地去发现和满足产妇及其家属的需要。并保证不干扰正常的医疗程序。

3.陪产者的职能

(1)丈夫或亲友陪伴:①精神上的鼓励、支持与安慰。②生活上的照护,包括进食、饮水、如厕、沐浴、休息、睡眠、活动等。

(2)专职导乐陪伴:①分享经验与观念,输注力量。②提供生理上的帮助,包括进食、饮水、排尿及活动。③通过按摩、指导呼吸、调整体位等方法协助应对分娩疼痛。④桥梁作用,促进产妇、丈夫与医务人员的联系沟通。

(3)陪伴分娩支持技术:分娩体位应用(舒适分娩);分娩辅助工具使用;拉玛泽分娩法(呼吸减痛分娩法),神经-肌肉运动训练;按摩等。

4.陪产者的管理

(1)注册与登记:专职导乐必须经过职业培训,获得相应资格;孕产妇家属(包括丈夫和亲友)须经过医院父母学校培训,懂得陪产的一般知识和要求。

(2)考核与监管:专职导乐进入医疗机构从事陪产工作,必须出示职业资格证书及相关培训证书,并有相应的职业评价证明。如支持分娩的实践活动中服务对象、医务人员对导乐陪产工作的评价及反馈意见。

(3)专职导乐的职业素养要求:有生育经验;富有爱心、同情心和责任心;具有良好的人际交流、沟通及适应能力;有使用分娩支持工具的能力;能为产妇提供生活上的照顾和帮助;动作轻柔、态度和蔼,给人以信赖感;经过正规职业培训,熟悉工作范围,获得执业资格;有良好的执业服务记录。

(四)心理护理

(1)了解孕产妇分娩时的特殊心理变化,给予适度的关注。

(2)通过沟通,了解孕产妇的文化背景、分娩观念和行为习惯,尽量满足其合理需求。

(3)掌握一定的心理干预技术,包括倾听技术、提问技术、鼓励技术、内容反应技术、情感反应技术、面质技术、解释技术、非语言沟通技巧等,适时应用。

(4)关注分娩体验,保持正向激励。

四、健康指导

(1)向孕产妇及其家人说明陪伴分娩的意义：在孕妇分娩的全过程中引入包括专业的导乐、产妇家属(丈夫、其他亲属或朋友)、助产士陪伴,不仅是产时服务的一项适宜技术,亦是一种以产妇为中心的全新服务模式,可以降低手术产率,减少对分娩的干预,有利促进正常分娩。

(2)若选择家属陪产,应提醒准备陪产的家属完成产前健康教育课堂的相关课程学习,了解分娩基本过程和陪产过程中帮助孕产妇的实用技术,如按摩、搀扶、擦汗、进食饮水、如厕等生活照顾,鼓励、赞扬、感谢、亲密行为等情感支持。

(3)若为专职导乐陪产,应向导乐介绍医院的环境与制度,强调其不可以参加医疗活动,如调输液速度等;也不可以替代医护人员向孕产妇发出各种影响产程的行为指令,如屏气用力等。

(4)陪产人员在陪产过程中,保持与助产士的良好沟通,充当桥梁的作用,表达和传递孕产妇的需求。

五、注意事项

(1)陪伴分娩是针对住院分娩的普及、产时服务中医疗干预的增多而造成的难产率上升提出的一项适宜技术,也是一种以产妇为中心的服务模式。

(2)助产士即"陪伴孕产妇的人",她们陪伴在孕产妇身边并帮助她们完美、自主地完成生产,守护孕产妇是助产士的天赋使命,也是责任制助产模式的实践,因此,不能将助产士的陪产作为医院的特殊服务项目,也不能将助产士等同或异化为"导乐"。

（张雪梅）

儿 科 护 理

第一节 小 儿 肺 炎

肺炎系指不同病原体或其他因素所致的肺部炎症,以发热、咳嗽、气促、呼吸困难和肺部固定湿啰音为共同临床表现,该病是儿科常见疾病中能威胁生命的疾病之一。据联合国儿童基金会统计,全世界每年有 350 万左右<5 岁儿童死于肺炎,占<5 岁儿童总病死率的 28%;我国每年<5 岁儿童因肺炎死亡者约 35 万,占全世界儿童肺炎死亡数的 10%。因此积极采取措施,降低小儿肺炎的病死率,是 21 世纪世界儿童生存、保护和发展纲要规定的重要任务。

目前,小儿肺炎的分类尚未统一,常用方法有 4 种,各种肺炎可单独存在,也可两种同时存在。①病理分类:可分为支气管肺炎、大叶性肺炎、间质性肺炎等。②病因分类:感染性肺炎,如病毒性肺炎、细菌性肺炎、支原体肺炎、衣原体肺炎、真菌性肺炎、原虫性肺炎;非感染性肺炎,如吸入性肺炎、坠积性肺炎等。③病程分类:急性肺炎(病程<1 个月),迁延性肺炎(病程 1~3 个月),慢性肺炎(病程>3 个月)。④病情分类:轻症肺炎(主要为呼吸系统表现)、重症肺炎(除呼吸系统受累外,其他系统也受累,且全身中毒症状明显)。

临床上若病因明确,则按病因分类,否则按病理分类。

一、病因与发病机制

引起肺炎的主要病原体为病毒和细菌,病毒中最常见的为呼吸道合胞病毒,其次为腺病毒、流感病毒等;细菌中以肺炎链球菌多见,其他有葡萄球菌、链球菌、革兰阴性杆菌等。低出生体重、营养不良、维生素 D 缺乏性佝偻病、先天性心脏病等患儿易患本病,且病情严重,容易迁延不愈,病死率也较高。

病原体多由呼吸道入侵,也可经血行入肺,引起支气管、肺泡、肺间质炎症,支气管因黏膜水肿而管腔变窄,肺泡壁因充血水肿而增厚,肺泡腔内充满炎症渗出物,影响了通气和气体交换;同时由于小儿呼吸系统的特点,当炎症进一步加重时,可使支气管管腔更加狭窄,甚至阻塞,造成通气和换气功能障碍,导致低氧血症及高碳酸血症。为代偿缺氧,患儿呼吸与心率加快,出现鼻翼煽动和三凹征,严重时可产生呼吸衰竭。由于病原体作用,重症常伴有毒血症,引起不同程度的感染中毒症状。缺氧、二氧化碳潴留及毒血症可导致循环系统、消化系统、神经系统的一系列症状以及水、电解质和酸碱平衡紊乱。

(一)循环系统

缺氧使肺小动脉反射性收缩,肺循环压力增高,形成肺动脉高压;同时病原体和毒素侵袭心肌,引起中毒性心肌炎。肺动脉高压和中毒性心肌炎均可诱发心力衰竭。重症患儿常出现微循环障碍、休克甚至弥散性血管内凝血。

(二)中枢神经系统

缺氧和高碳酸血症使脑血管扩张、血流减慢,血管通透性增加,致使颅内压增高。严重缺氧和脑供氧不足使脑细胞无氧代谢增加,造成乳酸堆积、ATP 生成减少和 Na-K 离子泵转运功能障碍,引起脑细胞内水、钠潴留,形成脑水肿。病原体毒素作用亦可引起脑水肿。

(三)消化系统

低氧血症和毒血症可引起胃黏膜糜烂、出血、上皮细胞坏死脱落等应激性反应,导致黏膜屏障功能破坏,使胃肠功能紊乱,严重者可引起中毒性肠麻痹和消化道出血。

(四)水、电解质和酸碱平衡紊乱

重症肺炎可出现混合性酸中毒,因为严重缺氧时体内需氧代谢障碍、酸性代谢产物增加,常可引起代谢性酸中毒;而二氧化碳潴留、H_2CO_3 增加又可导致呼吸性酸中毒。缺氧和二氧化碳潴留还可导致肾小动脉痉挛而引起水、钠潴留,重症者可造成稀释性低钠血症。

二、临床表现

(一)支气管肺炎

支气管肺炎为小儿最常见的肺炎。多见于 3 岁以下婴幼儿。

1.轻症

以呼吸系统症状为主,大多起病较急。主要表现为发热、咳嗽和气促。

(1)发热:热型不定,多为不规则热,新生儿或重度营养不良儿可不发热,甚至体温不升。

(2)咳嗽:较频,早期为刺激性干咳,以后有痰,新生儿则表现为口吐白沫。

(3)气促:多发生在发热、咳嗽之后,呼吸频率加快,每分钟可达 40～80 次,可有鼻翼煽动、点头呼吸、三凹征、唇周发绀。肺部可听到较固定的中、细湿啰音,病灶较大者可出现肺实变体征。

2.重症

重症肺炎常有全身中毒症状及循环、神经、消化系统受累的临床表现。

(1)循环系统:常见心肌炎、心力衰竭及微循环障碍。心肌炎表现为面色苍白、心动过速、心音低钝、心律失常,心电图显示 ST 段下移和 T 波低平、倒置;心力衰竭表现为呼吸突然加快,>60 次/分;极度烦躁不安,明显发绀,面色发灰;心率增快,>180 次/分,心音低钝有奔马率;颈静脉怒张,肝脏迅速增大,尿少或无尿,颜面或下肢水肿等。

(2)神经系统:表现为烦躁或嗜睡,脑水肿时出现意识障碍、反复惊厥、前囟膨隆、脑膜刺激征等。

(3)消化系统:常有食欲缺乏、腹胀、呕吐、腹泻等;重症可引起中毒性肠麻痹和消化道出血,表现为严重腹胀、肠鸣音消失、便血等。

若延误诊断或病原体致病力强,可引起脓胸、脓气胸、肺大泡等并发症,多表现为体温持续不退,或退而复升,中毒症状或呼吸困难突然加重。

(二)几种不同病原体所致肺炎的特点

1.呼吸道合胞病毒性肺炎

其由呼吸道合胞病毒感染所致,多见于 2 岁以内婴幼儿,尤以 2～6 个月婴儿多见。常于上呼吸道感染后 2～3 天出现干咳、低至中度发热,喘憋为突出表现,2～3 天后病情逐渐加重,出现呼吸困难和缺氧症状。肺部听诊可闻及多量哮鸣音、呼气性喘鸣,肺基底部可听到细湿啰音。喘憋严重时可合并心力衰竭、呼吸衰竭。临床上有两种类型。

(1)毛细支气管炎:有上述临床表现,但中毒症状不严重,当毛细支气管接近完全阻塞时,呼吸音可明显减低,胸部 X 线常显示不同程度的梗阻性肺气肿和支气管周围炎,有时可见小点片状阴影或肺不张。

(2)间质性肺炎:全身中毒症状较重,呼吸困难明显,肺部体征出现较早,胸部 X 线呈线条状或单条状阴影增深,或互相交叉成网状阴影,多伴有小点状致密阴影。

2.腺病毒性肺炎

此为腺病毒引起,在我国以 3、7 两型为主,11、12 型次之。本病多见于 6 个月～2 岁的婴幼儿。起病急骤,呈稽留高热,全身中毒症状明显,咳嗽较剧,可出现喘憋、呼吸困难、发绀等。肺部体征出现较晚,常在发热 4～5 天后出现湿啰音,以后病变融合而呈现肺实变体征,少数患儿可并发渗出性胸膜炎。胸部X线改变的出现较肺部体征为早,可见大小不等的片状阴影或融合成大病灶,并多见肺气肿,病灶吸收较缓慢,需数周至数月。

3.葡萄球菌肺炎

这主要包括金黄色葡萄球菌及白色葡萄球菌所致的肺炎,多见于新生儿及婴幼儿。临床起病急,病情重,进展迅速;多呈弛张高热,婴儿可呈稽留热;中毒症状明显,面色苍白、咳嗽、呻吟、呼吸困难,皮肤常见一过性猩红热样或荨麻疹样皮疹,有时可找到化脓灶,如疖肿等。肺部体征出现较早,双肺可闻及中、细湿啰音,易并发脓胸、脓气胸等,可合并循环、神经及胃肠功能障碍。胸部 X 线常见浸润阴影,易变性是其特征。

4.流感嗜血杆菌肺炎

此类肺炎由流感嗜血杆菌引起。近年来,由于广泛使用广谱抗生素和免疫抑制剂,加上院内感染等因素,流感嗜血杆菌感染有上升趋势,多见于＜4 岁的小儿,常并发于流感病毒或葡萄球菌感染者。临床起病较缓,病情较重,全身中毒症状明显,有发热、痉挛性咳嗽、呼吸困难、鼻翼煽动、三凹征、发绀等。体检肺部有湿啰音或肺实变体征,易并发脓胸、脑膜炎、败血症、心包炎、中耳炎等。胸部 X 线表现多种多样。

5.肺炎支原体肺炎

本型肺炎由肺炎支原体引起,多见于年长儿,婴幼儿发病率也较高。以刺激性咳嗽为突出表现,有的酷似百日咳样咳嗽,咯出黏稠痰,甚至带血丝;常有发热,热程 1～3 周。年长儿可伴有咽痛、胸闷、胸痛等症状,肺部体征不明显,常仅有呼吸音粗糙,少数闻及干湿啰音。婴幼儿起病急,呼吸困难、喘憋和双肺哮鸣音较突出。部分患儿出现全身多系统的临床表现,如心肌炎、心包炎、溶血性贫血、脑膜炎等。胸部X线检查可分为 4 种改变:①肺门阴影增浓。②支气管肺炎改变。③间质性肺炎改变。④均一的实变影。

6.衣原体肺炎

沙眼衣原体肺炎多见于 6 个月以下的婴儿,可于产时或产后感染,起病缓,先有鼻塞、流涕,后出现气促、频繁咳嗽,有的酷似百日咳样阵咳,但无回声,偶有呼吸暂停或呼气喘鸣,一般无发热。可同时患有结膜炎或有结膜炎病史。胸部 X 线呈弥漫性间质性改变和过度充气。肺炎衣原体肺炎多见于 5 岁以上小儿,发病隐匿,体温不高,咳嗽逐渐加重,两肺可闻及干湿啰音。X 线显示单侧肺下叶浸润,少数呈广泛单侧或双侧浸润。

三、治疗要点

采取综合措施,积极控制感染,改善肺的通气功能,防止并发症。

(一)控制感染

根据不同病原体选用敏感抗生素积极控制感染,使用原则:早期、联合、足量、足疗程,重症宜静脉给药。

WHO 推荐的 4 种第 1 线抗生素:复方磺胺甲基异噁唑、青霉素、氨苄西林、阿莫西林,其中青霉素为首选药,复方磺胺甲基异噁唑不能用于新生儿。怀疑有金葡菌肺炎者,推荐用氨苄西林、氯霉素、苯唑西林或氯唑西林和庆大霉素。我国卫生部对轻症肺炎推荐使用头孢氨苄(头孢菌素Ⅳ)。大环内酯类抗生素如红霉素、交沙霉素、罗红霉、阿奇霉素素等对支原体肺炎、衣原体肺炎等均有效;除阿奇霉素外,用药时间应持续至体温正常后 5～7 天,临床症状基本消失后 3 天。支原体肺炎至少用药 2 周。应用阿奇霉素 3～5 天 1 个疗程,根据病情可再重复 1 个疗程,以免复发。葡萄球菌肺炎比较顽固,疗程宜长,一般于体温正常后继续用药 2 周,总疗程 6 周。

病毒感染尚无特效药物,可用利巴韦林、干扰素、聚肌胞、乳清液等,中药治疗有一定疗效。

(二)对症治疗

止咳、止喘、保持呼吸道通畅;纠正低氧血症、水电解质与酸碱平衡紊乱;对于中毒性肠麻痹者,应禁食、胃肠减压,皮下注射新斯的明。对有心力衰竭、感染性休克、脑水肿、呼吸衰竭者,采取相应的治疗措施。

(三)肾上腺皮质激素的应用

若中毒症状明显,或严重喘憋,或伴有脑水肿、中毒性脑病、感染性休克、呼吸衰竭等以及胸膜有渗出者,可应用肾上腺皮质激素,常用地塞米松,每天 2～3 次,每次 2～5 mg,疗程 3～5 天。

(四)防治并发症

对并发脓胸、脓气胸者及时抽脓、抽气;对年龄小、中毒症状明显、脓液黏稠经反复穿刺抽脓不畅者,以及有张力气胸者进行胸腔闭式引流。

四、护理措施

(一)改善呼吸功能

(1)保持病室环境舒适,空气流通,温湿度适宜,尽量使患儿安静,以减少氧的消耗。不同病原体肺炎患儿应分室居住,以防交叉感染。

(2)置患儿于有利于肺扩张的体位并经常更换,或抱起患儿,以减少肺部淤血和防止肺不张。

(3)给氧:凡有低氧血症,有呼吸困难、喘憋、口唇发绀、面色灰白等情况立即给氧;婴幼儿可用面罩法给氧,年长儿可用鼻导管法;若出现呼吸衰竭,则使用人工呼吸器。

(4)正确留取标本,以指导临床用药;遵医嘱使用抗生素治疗,以消除肺部炎症,促进气体交换;注意观察治疗效果。

(二)保持呼吸道通畅

(1)及时清除患儿口鼻分泌物,经常协助患儿转换体位,同时轻拍背部,边拍边鼓励患儿咳嗽,以促使肺泡及呼吸道的分泌物借助重力和震动易于排出;病情许可的情况下可进行体位引流。

(2)给予超声雾化吸入,以稀释痰液,利于咳出,必要时予以吸痰。

(3)遵医嘱给予祛痰剂,如复方甘草合剂等;对严重喘憋者,遵医嘱给予支气管解痉剂。

(4)给予易消化、营养丰富的流质、半流质饮食,少食多餐,避免过饱影响呼吸;哺喂时应耐心,防止呛咳引起窒息;重症不能进食者,给予静脉营养。保证液体的摄入量,以湿润呼吸道黏膜,防止分泌物干结,利于痰液排出;同时可以防止发热导致的脱水。

(三)加强体温监测

观察体温变化并警惕高热惊厥的发生,对高热者给予降温措施,保持口腔及皮肤清洁。

(四)密切观察病情

(1)如患儿出现烦躁不安、面色苍白、气喘加剧、心率加速(>160次/分)、肝脏在短时间内急剧增大等心力衰竭的表现,及时报告医师,给予氧气吸入并减慢输液速度,遵医嘱给予强心、利尿药物,以增强心肌收缩力,减慢心率,增加心搏出量,减轻体内水、钠潴留,从而减轻心脏负荷。

(2)若患儿出现烦躁或嗜睡、惊厥、昏迷、呼吸不规则等,提示颅内压增高,立即报告医师并共同抢救。

(3)患儿腹胀明显伴低钾血症时,及时补钾;若有中毒性肠麻痹,应禁食,予以胃肠减压,遵医嘱皮下注射新斯的明,以促进肠蠕动,消除腹胀,缓解呼吸困难。

(4)如患儿病情突然加重,出现剧烈咳嗽、烦躁不安、呼吸困难、胸痛、面色发绀、患侧呼吸运动受限等,提示并发脓胸或脓气胸,应及时配合进行胸穿或胸腔闭式引流。

(五)健康教育

向患儿家长讲解疾病的有关知识和护理要点,指导家长合理喂养,加强体格锻炼,以改善小儿呼吸功能;对易患呼吸道感染的患儿,在寒冷季节或气候骤变外出时,应注意保暖,避免着凉;定期健康检查,按时预防接种;对年长儿说明住院和注射等对疾病痊愈的重要性,鼓励患儿克服暂时的痛苦,与医护人员合作;教育患儿咳嗽时用手帕或纸捂嘴,不随地吐痰,防止病原菌污染空气而传染给他人。

(张珊珊)

第二节 小儿原发性心肌病

小儿原发性心肌病是指病因不明,病变局限于心肌的一组疾病。依据临床和病理改变可分为扩张性心肌病、肥厚性心肌病、限制性心肌病,以前两类常见。临床上以缓慢进展的心脏增大、心律失常及心功能不全为主要表现,病因尚不清楚,可能与遗传因素、免疫因素及感染因素有关,个别柯萨奇病毒所致心肌炎可转化为心肌病。本病预后不良,常并发心力衰竭而死亡。

一、临床特点

(一)扩张性心肌病

扩张性心肌病(dilated cardiomyopathy,DCM)又称充血型心肌病(congestive cardio myopathy,CCM),主要表现为慢性充血性心力衰竭。

1.症状与体征

较大儿童表现为乏力、食欲缺乏、不爱活动、腹痛,活动后呼吸困难及心动过速,尿少、水肿。婴儿出现喂养困难、体重不增、吮奶时呼吸困难、多汗、烦躁不安、食量减少。约10%患儿会发生晕厥。体检时心率、呼吸加快,脉搏细弱,血压正常或偏低,有的可有奔马律,可闻及Ⅱ～Ⅲ/6级收缩期杂音,肝脏增大,下肢水肿。

2.辅助检查

(1)X线检查:心脏增大,并以左心室为主或普遍性增大,呈球形。心搏减弱,肺淤血明显。

(2)心电图:左心肥厚,各种心律失常以及非特异性ST-T改变。

(3)超声心电图:左心房、左心室明显扩大,左心室流出道增宽,心室壁活动减弱。

(二)肥厚性心肌病

肥厚性心肌病(hypertrophic cardiomyopathy,HCM)是一种遗传性疾病,其特征为心室肥厚,心腔无扩大。临床表现具有多变性。

1.症状与体征

婴儿常见症状有呼吸困难,心动过速,喂养困难。较重者发生心力衰竭,伴随青紫。儿童多无明显症状,常因心脏杂音而首次就诊。少数儿童有呼吸加快、乏力、心绞痛、晕厥,并可于活动后发生猝死。体检有的可听到奔马律,有的在胸骨左缘下端及心尖部可听到Ⅰ～Ⅲ/6级收缩期杂音。

2.辅助检查

(1)X线检查:左室轻到中度增大。

(2)心电图:左室肥厚伴劳损,可有ST-T改变及病理性Q波及各种心律失常。

(3)超声心动图:室间隔非对称性肥厚,室间隔厚度与左心室后壁厚度之比大于或等于1.3。左心室流出道狭窄。

(三)限制性心肌病

限制性心肌病(restrictive cardiomyopathy,RCM)又称闭塞性心肌病,常见于儿童及青少年,预后不良。

1.症状与体征

起病缓慢,表现为原因不明的心力衰竭。右心病变主要表现为静脉压升高、颈静脉怒张、肝大、腹水及下肢水肿,很像缩窄性心包炎。左心病变有呼吸困难、咳嗽、咯血、胸痛,有时伴有肺动脉高压的表现。

2.辅助检查

(1)X线检查:心影扩大,肺血减少。

(2)心电图:心房肥大、房性期前收缩、心房颤动、ST-T改变、P-R间期延长及低电压。

(3)超声心动图:左右心房明显扩大(左房尤为明显)、左右心室腔正常或变小。

二、护理评估

(一)健康史

询问患儿发病前有无感染的病史及其家族史。

（二）症状、体征

测量生命体征，评估心率、心律、呼吸、血压、心功能。

（三）社会、心理

了解患儿及其家长对疾病的性质、预后的认识程度和心理需求。

（四）辅助检查

了解分析 X 线、心电图、超声等各种检查结果。

三、常见护理问题

（一）心排血量减少

与心室扩大、肥厚致心肌收缩力减弱有关。

（二）体液过多

与肾灌注量减少、水、钠潴留、尿量排出减少有关。

（三）有感染的危险

与机体抵抗力降低有关。

（四）合作性问题

猝死。

四、护理措施

（一）限制活动

卧床休息，让患儿保持稳定、愉悦的心情。

（二）饮食护理

低盐饮食，增加维生素、蛋白质、微量元素的摄入，对服用利尿剂者应鼓励多进食含钾丰富的食物，如香蕉、橘子等。

（三）供氧

根据缺氧程度可给予鼻导管或面罩吸氧。

（四）密切观察病情

监测患儿血压、脉搏、呼吸、心律、尿量及意识状态。注意观察心力衰竭的早期表现，有无心律失常及栓塞症状。

（五）用药护理

应用强心药、利尿剂、扩血管药物时要观察其疗效及不良反应，尤其是扩张性心肌病因其对洋地黄耐受性差，故尤应警惕发生中毒。

（六）预防诱因

心力衰竭者应避免过度劳累。饮食清淡，忌暴饮暴食，预防便秘，以免用力大便诱发心力衰竭。控制输液速度，保持病室安静、整洁、舒适，保证充足睡眠，保持室内空气新鲜和温度适宜，防止呼吸道感染。

（七）健康教育

（1）向家长解释该病病程长及本病预后等情况，需要长期调整生活及精神状况。

（2）合理安排活动与休息时间。

（3）当患儿出现心悸、呼吸困难时应立即停止活动，并取平卧位，必要时予以吸氧。

五、出院指导

（1）调整情绪，促进身心健康。

（2）饮食要易消化、低盐、高维生素、少量多餐。

（3）扩张性心肌病患儿应避免劳累，宜长期卧床休息，减轻与延缓心脏扩大，促进心功能的恢复；肥厚性心肌病患儿要避免剧烈运动，情绪激动，突然用力或提取重物致猝死。

（4）本病进展缓慢，应定期复查及指导合理用药。

（5）避免感染居室空气清新，经常通风，不去人群集中的公共场所，注意气候变化，及时增减衣服，避免受凉而引发感冒。

（张珊珊）

第三节　小儿惊厥

惊厥的病理生理基础是脑神经元的异常放电和过度兴奋，是由多种原因所致的大脑神经元暂时性功能紊乱的一种表现。发作时全身或局部肌群突然发生阵挛或强直性收缩，多伴有不同程度的意识障碍。惊厥是小儿最常见的急症，有 $5\%\sim6\%$ 的小儿曾发生过高热惊厥。

一、病因

小儿惊厥可由众多因素引起，凡能造成脑神经元兴奋性功能紊乱的因素，如脑缺氧、缺血、低血糖、脑炎症、水肿、中毒变性、坏死等，均可导致惊厥的发生。将其病因归纳为以下几类。

（一）感染性疾病

1.颅内感染性疾病

（1）细菌性脑膜炎、脑血管炎、颅内静脉窦炎。

（2）病毒性脑炎、脑膜脑炎。

（3）脑寄生虫病，如脑型肺吸虫病、脑型血吸虫病、脑囊虫病、脑棘球蚴病、脑型疟疾等。

（4）各种真菌性脑膜炎。

2.颅外感染性疾病

（1）呼吸系统感染性疾病。

（2）消化系统感染性疾病。

（3）泌尿系统感染性疾病。

（4）全身性感染性疾病以及某些传染病。

（5）感染性病毒性脑病，脑病合并内脏脂肪变性综合征。

（二）非感染性疾病

1.颅内非感染性疾病

（1）癫痫。

（2）颅内创伤，出血。

（3）颅内占位性病变。

(4)中枢神经系统畸形。

(5)脑血管病。

(6)神经皮肤综合征。

(7)中枢神经系统脱髓鞘病和变性疾病。

2.颅外非感染性疾病

(1)中毒：如有毒动植物，氰化钠、铅、汞中毒，急性酒精中毒及各种药物中毒等。

(2)缺氧：如新生儿窒息，溺水，麻醉意外，一氧化碳中毒，心源性脑缺血综合征等。

(3)先天性代谢异常疾病：如苯酮尿症、黏多糖病、半乳糖血症、肝豆状核变性、尼曼-匹克病等。

(4)水电解质紊乱及酸碱失衡：如低血钙、低血钠、高血钠及严重代谢性酸中毒等。

(5)全身及其他系统疾病并发症：如系统性红斑狼疮、风湿病、肾性高血压脑病、尿毒症、肝昏迷、糖尿病、低血糖、胆红素脑病等。

(6)维生素缺乏症：如维生素 B_6 缺乏症、维生素 B_6 依赖症、维生素 B_1 缺乏性脑型脚气病等。

二、临床表现

(一)惊厥发作形式

1.强直-阵挛发作

其发作时突然意识丧失，摔倒，全身强直，呼吸暂停，角弓反张，牙关紧闭，面色青紫，持续10～20秒，转入阵挛期；不同肌群交替收缩，致肢体及躯干有节律地抽动，口吐白沫（若咬破舌头可吐血沫）；呼吸恢复，但不规则，数分钟后肌肉松弛而缓解，可有尿失禁，然后入睡，醒后可有头痛、疲乏，对发作不能回忆。

2.肌阵挛发作

这是由肢体或躯干的某些肌群突然收缩（或称电击样抽动），表现为头、颈、躯干或某个肢体快速抽搐。

3.强直发作

强直发作表现为肌肉突然强直性收缩，肢体可固定在某种不自然的位置持续数秒钟，躯干四肢姿势可不对称，面部强直表情，眼及头偏向一侧，睁眼或闭眼，瞳孔散大，可伴呼吸暂停，意识丧失，发作后意识较快恢复，不出现发作后嗜睡。

4.阵挛性发作

其发作时全身性肌肉抽动，左右可不对称，肌张力可增高或减低，有短暂意识丧失。

5.局限性运动性发作

此发作时无意识丧失，常表现为下列形式。

(1)某个肢体或面部抽搐：由于口、眼、手指在脑皮层运动区所代表的面积最大，因而这些部位最易受累。

(2)杰克逊(Jackson)癫痫发作：发作时大脑皮质运动区异常放电灶逐渐扩展到相邻的皮层区。抽搐也按皮层运动区对躯干支配的顺序扩展，如从面部抽搐开始→手→前臂→上肢→躯干→下肢；若进一步发展，可成为全身性抽搐，此时可有意识丧失；常提示颅内有器质性病变。

(3)旋转性发作：发作时头和眼转向一侧，躯干也随之强直性旋转，或一侧上肢上举，另一侧上肢伸直，躯干扭转等。

6.新生儿轻微惊厥

这是新生儿期常见的一种惊厥形式,发作时呼吸暂停,两眼斜视,眼睑抽搐,频频的眨眼动作,伴流涎,吸吮或咀嚼样动作,有时还出现上下肢类似游泳或蹬自行车样的动作。

(二)惊厥的伴随症状及体征

1.发热

发热为小儿惊厥最常见的伴随症状,如系单纯性或复杂性高热惊厥患儿,于惊厥发作前均有38.5 ℃,甚至 40 ℃以上高热。由上呼吸道感染引起者,还可有咳嗽、流涕、咽痛、咽部出血、扁桃体肿大等表现。如为其他器官或系统感染所致惊厥,绝大多数均有发热及其相关的症状和体征。

2.头痛及呕吐

此为小儿惊厥常见的伴随症状之一,年长儿能正确叙述头痛的部位、性质和程度,婴儿常表现为烦躁、哭闹、摇头、抓耳或拍打头部。多伴有频繁喷射状呕吐,常见于颅内疾病及全身性疾病,如各种脑膜炎、脑炎、中毒性脑病、瑞氏综合征、颅内占位性病变等。同时还可出现程度不等的意识障碍,颈项抵抗,前囟饱满,颅神经麻痹,肌张力增高或减弱,克氏征、布鲁津斯基征及巴彬斯基征阳性等体征。

3.腹泻

如遇重度腹泻病,可致水电解质紊乱及酸碱失衡,出现严重低钠或高钠血症,低钙、低镁血症,以及由于补液不当,造成水中毒也可出现惊厥。

4.黄疸

新生儿溶血症,当出现胆红素脑病时,不仅皮肤巩膜高度黄染,还可有频繁性惊厥;重症肝炎患儿,当肝衰竭,出现惊厥前即可见到明显黄疸;在瑞氏综合征、肝豆状核变性等病程中,均可出现不等的黄疸,此类疾病初期或中末期均能出现惊厥。

5.水肿、少尿

水肿、少尿是各类肾炎或肾病为儿童时期常见多发病,水肿、少尿为该类疾病的首起表现,当其中部分患儿出现急、慢性肾衰竭,或肾性高血压脑病时,均可有惊厥。

6.智力低下

智力低下常见于新生儿窒息所致缺氧、缺血性脑病,颅内出血患儿,病初即有频繁惊厥,其后有不同程度的智力低下。智力低下亦见于先天性代谢异常疾病,如苯酮尿症、糖尿症等氨基酸代谢异常病。

三、诊断依据

(一)病史

了解惊厥的发作形式,持续时间,有无意识丧失,伴随症状,诱发因素及有关的家族史。

(二)体检

全面的体格检查,尤其神经系统的检查,如神志、头颅、头围、囟门、颅缝、脑神经、瞳孔、眼底、颈抵抗、病理反射、肌力、肌张力、四肢活动等。

(三)实验室及其他检查

1.血尿粪常规

血白细胞显著增高,通常提示细菌感染。红细胞血色素很低,网织红细胞增高,提示急性溶血。尿蛋白及细胞数增高,提示肾炎或肾盂肾炎。粪镜检,除外痢疾。

2.血生化等检验

除常规查肝肾功能、电解质外,应根据病情选择有关检验。

3.脑脊液检查

凡疑有颅内病变惊厥患儿,尤其是颅内感染时,均应做脑脊液常规、生化、培养或有关的特殊化验。

4.脑电图

脑电图阳性率可达 $80\% \sim 90\%$,小儿惊厥,尤其无热惊厥,其中不少系小儿癫痫。脑电图上可表现为阵发性棘波、尖波、棘慢波、多棘慢波等多种波型。

5.CT 检查

疑有颅内器质性病变惊厥患儿,应做脑 CT 扫描,高密度影见于钙化、出血、血肿及某些肿瘤;低密度影常见于水肿,脑软化,脑脓肿,脱髓鞘病变及某些肿瘤。

6.MRI 检查

MRI 对脑、脊髓结构异常反映较 CT 更敏捷,能更准确反映脑内病灶。

7.单光子反射计算机体层成像 SPECT

其可显示脑内不同断面的核素分布图像,对癫痫病灶、肿瘤定位及脑血管疾病提供诊断依据。

四、治疗

(一)止惊治疗

1.地西泮

每次 $0.25 \sim 0.5$ mg/kg,最大剂量不大于 10 mg,缓慢静脉注射,1 分钟不大于 1 mg。必要时可在15～30 分钟后重复静脉注射 1 次,以后可口服维持。

2.苯巴比妥钠

新生儿首次剂量 $15 \sim 20$ mg 静脉注射,维持量 $3 \sim 5$ mg/(kg·d),婴儿、儿童首次剂量为 $5 \sim 10$ mg/kg,静脉注射或肌内注射,维持量 $5 \sim 8$ mg/(kg·d)。

3.水合氯醛

每次 50 mg/kg,加水稀释成 $5\% \sim 10\%$ 溶液,保留灌肠。惊厥停止后改用其他镇静剂止惊药维持。

4.氯丙嗪

剂量为每次 $1 \sim 2$ mg/kg,静脉注射或肌内注射,2～3 小时后可重复 1 次。

5.苯妥英钠

每次 $5 \sim 10$ mg/kg,肌内注射或静脉注射。遇有"癫痫持续状态"时可给予 $15 \sim 20$ mg/kg,速度不超过 1 mg/(kg·min)。

6.硫苯妥钠

催眠,大剂量有麻醉作用。每次 $10 \sim 20$ mg/kg,稀释成 2.5% 溶液肌内注射;也可缓慢静脉注射,边注射边观察,惊止即停止注射。

(二)降温处理

1.物理降温

物理降温可用 $30\% \sim 50\%$ 乙醇擦浴,头部、颈、腋下、腹股沟等处可放置冰袋,亦可用冷盐水灌肠,或用低于体温 3～4 ℃的温水擦浴。

2.药物降温

一般用安乃近每次 5～10 mg/kg,肌内注射;亦可用其滴鼻,超过 3 岁患儿,每次 2～4 滴。

(三)降低颅内压

惊厥持续发作时,引起脑缺氧、缺血,易致脑水肿;如惊厥系颅内感染炎症引起,疾病本身即有脑组织充血水肿,颅内压增高,因而及时应用脱水降颅内压治疗。常用 20％甘露醇溶液每次 5～10 mL/kg,静脉注射或快速静脉滴注(10 mL/min),6～8 小时重复使用。

(四)纠正酸中毒

惊厥频繁,或持续发作过久,可致代谢性酸中毒,如血气分析发现血 pH＜7.2,BE 为 15 mmol/L时,可用 5％碳酸氢钠 3～5 mL/kg,稀释成 1.4％的等张液静脉滴注。

(五)病因治疗

对惊厥患儿应通过病史了解,全面体检及必要的化验检查,争取尽快地明确病因,给予相应治疗。对可能反复发作的病例,还应制订预防复发的防治措施。

五、护理

(一)护理诊断

(1)有窒息的危险。

(2)有受伤的危险。

(3)潜在并发症:脑水肿。

(4)潜在并发症:酸中毒。

(5)潜在并发症:呼吸、循环衰竭。

(6)知识缺乏。

(二)护理目标

(1)不发生误吸或窒息,适当加以保护防止受伤。

(2)保护呼吸功能,预防并发症。

(3)患儿家长情绪稳定,能掌握止痉、降温等应急措施。

(三)护理措施

1.一般护理

(1)将患儿平放于床上,取头侧位。保持安静,治疗操作应尽量集中进行,动作轻柔敏捷,禁止一切不必要的刺激。

(2)保持呼吸道通畅:头侧向一边,及时清除呼吸道分泌物。有发绀者供给氧气,窒息时施行人工呼吸。

(3)控制高热:物理降温可用温水或冷水毛巾湿敷额头部,每 5～10 分钟更换 1 次,必要时用冰袋放在额部或枕部。

(4)注意安全,预防损伤,清理好周围物品,防止坠床和碰伤。

(5)协助做好各项检查,及时明确病因。根据病情需要,于惊厥停止后,配合医师作血糖、血钙或腰椎穿刺、血气分析及血电解质等针对性检查。

(6)加强皮肤护理:保持皮肤清洁干燥,衣、被、床单清洁、干燥、平整,以防皮肤感染及压疮的发生。

(7)心理护理:关心体贴患儿,处置操作熟练、准确,以取得患儿信任,消除其恐惧心理。说服患儿及家长主动配合各项检查及治疗,使诊疗工作顺利进行。

2.临床观察内容

(1)惊厥发作时,观察惊厥患儿抽搐的时间和部位,有无其他伴随症状。

(2)观察病情变化,尤其随时观察呼吸、面色、脉搏、血压、心音、心率、瞳孔大小、对光反射等重要的生命体征,发现异常及时通报医师,以便采取紧急抢救措施。

(3)观察体温变化,如有高热,及时做好物理降温及药物降温;如体温正常,应注意保暖。

3.药物观察内容

(1)观察止惊药物的疗效。

(2)使用地西泮、苯巴比妥钠等止惊药物时,注意观察患儿呼吸及血压的变化。

4.预见性观察

若惊厥持续时间长、频繁发作,应警惕有无脑水肿、颅内压增高的表现,如收缩压升高、脉率减慢、呼吸节律慢而不规则,则提示颅内压增高。如未及时处理,可进一步发生脑疝,表现为瞳孔不等大、对光反射消失、昏迷加重、呼吸节律不整甚至骤停。

六、康复与健康指导

(1)做好患儿的病情观察准备好急救物品,教会家属正确的退热方法,提高家长的急救知识和技能。

(2)加强患儿营养与体育锻炼,做好基础护理等。

(3)向家长详细交代患儿的病情、惊厥的病因和诱因,指导家长掌握预防惊厥的措施。

(张珊珊)

第四节 小儿腹泻

小儿腹泻是多病原、多因素引起的以腹泻为主的一组疾病。

一、护理评估

(一)健康史

应详细询问喂养史,是母乳喂养还是人工喂养,喂何种乳品,冲调浓度、喂哺次数及量,添加辅食及断奶情况。并了解当地有无类似疾病的流行。并注意患儿有无不洁饮食史、肠道内外感染、食物过敏史、外出旅游和气候变化史等。询问患儿腹泻开始时间,次数、颜色、性质、量、气味。并是否伴随发热、呕吐、腹胀、腹痛及里急后重等症状。既往有无腹泻史,其他疾病史和长期服用广谱抗生素史等。

(二)身体状况

观察患儿生命体征,有无腹痛、里急后重、大便性状为松散或水样,密切观察患儿生命体征、体重、出入量、尿量、神志状态、营养状态,皮肤弹性、眼窝凹陷、口舌黏膜干燥、神经反射等脱水表现。并评估脱水的程度和性质,检查肛周皮肤有无发红、破损;了解大便常规、大便致病菌培养等实验室检查结果。

(三)心理-社会状况

腹泻是小儿的常见病、多发病,年龄越小、发病率越高,特别是在贫困和卫生条件较差的地区,家长缺乏喂养及卫生知识是导致小儿易患腹泻的重要原因。故应了解患儿家长的心理状况及对疾病的病因、护理知识的认识程度,注意评估患儿家庭的经济状况、聚居条件、卫生习惯、家长的文化程度及家长对病因、护理知识的了解程度,认识疾病流行趋势。

(四)实验室检查

了解大便常规及致病菌培养等化验结果。分析血常规、红细胞计数、血清电解质、尿素氮、二氧化碳结合力(CO_2CP)等可了解体内酸碱平衡紊乱性质和程度。

二、护理诊断

(一)体液不足

体液不足与腹泻、呕吐丢失过多和摄入量不足有关。

(二)体温过高

体温过高与肠道感染有关。

(三)有皮肤黏膜完整性受损的危险

有皮肤黏膜完整性受损的危险与腹泻大便次数增多刺激臀部皮肤及尿布使用不当有关。

(四)知识缺乏(家长)

与喂养知识、卫生知识及腹泻患儿护理知识缺乏有关。

(五)营养失调:营养低于机体需要量

呕吐腹泻等消化功能障碍所致。

(六)排便异常腹泻

排便异常腹泻与喂养不当,肠道感染或功能紊乱。

(七)腹泻

腹泻与喂养不当、感染导致胃肠道功能紊乱有关。

(八)有交叉感染的可能

交叉感染与免疫力低下有关。

(九)潜在并发症

1.酸中毒

酸中毒与腹泻丢失碱性物质及热能摄入不足有关。

2.低血钾

低血钾与腹泻、呕吐丢失过多和摄入不足有关。

三、护理目标

(1)患儿腹泻、呕吐、排便次数逐渐减少至正常,大便次数性状颜色恢复正常。

(2)患儿脱水、电解质紊乱纠正,体重恢复正常,尿量正常,获得足够的液体和电解质。

(3)体温逐渐恢复正常。

(4)住院期间患儿能保持皮肤的完整性,不再有红臀发生。

(5)家长能说出婴儿腹泻的病因、预防措施和喂养知识,能协助医护人员护理患儿。

（6）患儿不发生酸中毒,低血钾等并发症。

（7）避免交叉感染的发生。

（8）保证患儿营养的补充将患儿体重保持不减或有增加。

四、护理措施

新入院的患儿首先要测量体重,便于了解患儿脱水情况和计液量。以后每周测 1 次,了解患儿恢复和体重增长情况。

（一）体液不足的护理

1.口服补液疗法的护理

适用于无脱水、轻中脱水或呕吐不严重的患儿,可采用口服方法,它能补充身体丢失的水分和盐,执行医嘱给口服补液盐时应在 4～6 小时之内少量多次喂,同时可以随意喂水,口服液盐一定用冷开水或温开水溶解。

（1）一般轻度脱水需 50～80 mL/kg,中度脱水需 80～100 mL/kg,于 8～12 小时内将累积损失量补足;脱水纠正后,将余量用等量水稀释按病情需要随时口服。对无脱水患儿,可在家进行口服补液的护理,可将 ORS 溶液加等量水稀释,每天 50～100 mL/kg,少量频服,以预防脱水（新生儿慎用）,有明显腹胀、休克、心功能不全或其他严重并发症者及新生儿不宜口服补液。在口服补液过程中,如呕吐频繁或腹泻、脱水加重,应改为静脉补液。服用 ORS 溶液期间,应适当增加水分,以防高钠血症。

（2）护理中的注意事项:①向家长说明和示范口服液的配制方法。②向家长示范喂服方法,2 岁以下的患儿每 1～2 分钟喂 1 小勺约 5 mL,大一点的患儿可用杯子直接喝,如有呕吐,停10 分钟后再慢慢喂服（每 2～3 分钟喂一勺）。③对于在家进行口服补液的患儿,应指导家长病情观察方法。口服补液可直到腹泻停止,并继续喂养。如病情不见好转或加重,应及时到医院就诊。④密切观察病情,如患儿出现眼睑浮肿应停止服用 ORS 液,改用白开水或母乳,水肿消退后再按无脱水的方案服用。4 小时后应重新估计患儿脱水状况,然后选择上述适当的方案继续治疗护理。

2.禁食、静脉补液

适用于中度以上脱水,吐、泻重或腹胀的患儿。在静脉输液前协助医师取静脉血做钾、钠、氯、二氧化碳结合力等项目检查。

（1）第 1 天补液:①输液总量,按医嘱要求安排 24 小时的液体总量（包括累积损失量、继续损失量和生理需要量）。并本着"急需先补、先快后慢、见尿补钾"的原则分批输入。如患儿烦躁不安,应检查原因,必要时可遵医嘱给予适量的镇静剂,如复方氯丙嗪,10%水合氯醛,以防患儿因烦躁不安而影响静脉输液。一般轻度脱水 90～120 mL/kg,中度脱水 120～150 mL/kg,重度脱水 150～180 mL/kg。②溶液种类,根据脱水性质而定,若临床判断脱水困难,可先按等渗脱水处理。对于治疗前 6 小时内无尿的患儿首先要在 30 分钟内给输入 2:1 液,一定要记录输液后首次排尿时间,见尿后给含钾液体。③输液速度,主要取决于脱水程度和继续损失的量与速度,遵循先快后慢原则。明确每小时的输入量,一般茂菲氏滴管 14～15 滴为 1 mL,严格执行补液计划,保证输液量的准确,掌握好输液速度和补液原则。注意防止输液速度过速或过缓。注意输液是否通畅,保护好输液肢体,随时观察针头有无滑脱,局部有无红肿渗液以及寒战发绀等全身输液反应。对重度脱水有明显周围循环障碍者应先快速扩容;累积损失量（扣除扩容液量）一般在前8～12小时内补完,每小时8～10 mL/kg;后12～16小时补充生理需要量和异常的损失量,每小时约5 mL/kg;若吐泻缓解,可酌情减少补液量或改为口服补液。④对于少数营养不良、新生儿及伴心、肺疾病的患儿应根据病情计算,每批液量一般减少20%,输液速度应在原有基础减慢2～4小时,把累积丢失的液量由8小时延长到10～12小时输完。如有条件最好用输液泵,以便更精确地控制输液速度。

(2)第2天及以后的补液:脱水和电解质紊乱已基本纠正,主要补充生理需要量和继续损失量,可改为口服补液,一般生理需要量为每天60～80 mL/kg,用1/5张含钠液;继续损失量是丢多少补多少,用1/3～1/2张含钠液,将这两部分相加于12～24小时内均匀静脉滴注。

3.准确记录出入量

准确记录出入量,是医师调整患儿输液质和量的重要依据。

(1)大便次数,量(估计)及性质、大便的气味、颜色、有无黏液、脓血等。留大便常规并做培养。

(2)呕吐次数、量、颜色、气味以及呕吐与其他症状的关系,体现了患儿病情发展情况。比如呕吐加重但无腹泻;补液后脱水纠正由于呕吐次数增多而效果不满意,这时要及时报告医师,以及早发现肠道外感染或急腹症。

4.严密观察病情,细心做好护理

(1)注意观察生命体征:包括体温、脉搏、血压、呼吸、精神状况。若出现烦躁不安、脉率加快、呼吸加快等,应警惕是否输液速度过快,是否发生心力衰竭和肺水肿等情况。

(2)观察脱水情况:注意患儿的神志、精神、皮肤弹性、有无口渴,皮肤、黏膜干燥程度,眼窝及前囟凹陷程度,机体温度及尿量等临床表现,估计患儿脱水程度,同时要动态观察经过补充液体后脱水症状是否得到改善。如补液合理,一般于补液后3～4小时应该排尿,此时说明血容量恢复,所以应注意观察和记录输液后首次排尿的时间、尿量。补液后24小时皮肤弹性恢复,眼窝凹陷消失,则表明脱水已被纠正。补液后眼睑出现浮肿,可能是钠盐过多;补液后尿多而脱水未能纠正,则可能是葡萄糖液补入过多,宜调整溶液中电解质比例。

(3)密切观察代谢性酸中毒的表现:中、重度脱水患多有不同程度的酸中毒,当pH下降、二氧化碳结合力在25%容积以下时,酸中毒表现明显。当患儿出现呼吸深长、精神萎靡、嗜睡,严重者意识不清、口唇樱红、呼吸有丙酮味。应准备碱性液,及时使用碱性药物纠正,应补充碳酸氢钠或乳酸钠。注意碱性液体有无漏出血管外,以免引起局部组织坏死。

(4)密切观察低血钾表现:常发现于输液后脱水纠正时,当发现患儿尿量异常增多,精神萎靡、全身乏力、不哭或哭声低下、吃奶无力、肌张力低下、反应迟钝、恶心呕吐、腹胀及听诊肠鸣音减弱或消失,呼吸频不规整,心电图显示T波平坦或倒置、U波明显、S-T段下移(或心律失常,提示有低血钾存在,应及时补充钾盐)等临床表现,及时报告医师,做血生化检查。如是低血钾症,应遵医调整液体中钾的浓度。补充钾时应按照见尿补钾的原则,严格掌握补钾的速度,绝不可作静脉推入,以免发生高血钾引起心搏骤停。一般按每天3～4 mmol/kg(相当于氯化钾200～300 mg/kg)补给,缺钾明显者可增至4～6 mmol/kg,轻度脱水时可分次口服,中、重度脱水予静脉滴入。并观察记录好治疗效果。

(5)密切观察有无低钙、低镁、低磷血症:当脱水和酸中毒被纠正时,大多表现有钙、磷缺乏,少数可有镁缺乏。低血钙或低血镁时表现为手足搐搦、惊厥;重症低血磷时出现嗜睡、精神错乱或昏迷,肌肉、心肌收缩无力(营养不良或佝偻病活动期患儿更甚),这时要及时报告医师。静脉缓慢注射 10％葡萄糖酸钙或深部肌内注射 25％硫酸镁。

（6）低钠血症：低钠血症多见于静脉输液停止后的患儿。这是以为患儿进食后水样便次数再次增多。主要表现为患儿前囟及眼窝凹陷、肢端凉、精神弱、尿少等。要及时报告医师要继续补充丢失液体。

（7）高钠血症：高钠血症出现在按医嘱禁食补液或口服补液后，患儿出现烦躁不安、口渴、尿少、皮肤弹性差，甚至惊厥。这时应报告医师，必要时取血查生化，待结果回报后根据具体情况调整液体的质和量。

（8）泌尿系统感染：患儿腹泻渐好，但仍发热，阵阵哭闹不安，此时要报告医师，根据医嘱留尿常规，并寻找感染病灶。并发泌尿系感染的患儿多见于女婴，在护理和换尿布时一定要注意女婴儿会阴部的清洁，防止上行性尿路感染。

5.计算液体出入量

24 小时液体入量包括口服液体和胃肠道外补液量。液体出量包括尿、大便和不显性失水。呼吸增快时，不显性失水增加 4～5 倍，体温每升高 1 ℃，不显性失水每小时增加 0.5 mL/kg；环境湿度大小可分别减少或增加不显性失水；体力活动增多时，不显性失水增加 30％。补液过程中，计算并记录 24 小时液体出入量，是液体疗法护理工作的重要内容。婴幼儿大小便不易收集，可用"秤尿布法"计算液体排出量。

（二）腹泻的护理

控制腹泻，防止继续失水。

1.调整饮食

根据世界卫生组织的要求对于轻中度脱水的患儿不必禁食，腹泻期间和恢复期适宜的营养对促进恢复、减少体重下降和生长停滞的程度、缩短腹泻后康复时间、预防营养不良非常重要。故腹泻脱水患儿除严重呕吐者暂禁食 4～6 小时（不禁水）外，均应继续喂养进食是必要的治疗与护理措施。但因同时存在着消化功能紊乱，故应根据患儿病情适当调整饮食，达到减轻胃肠道负担、恢复消化功能之目的。继续哺母乳喂养；人工喂养出生 6 个月以内的小儿，牛奶（或羊奶）应加米汤或水稀释，或用发酵奶（酸奶），也可用奶谷类混合物，每天 6 次，以保证足够的热量。腹泻次数减少后，出生 6 个月以上的婴儿可用平常已经习惯的饮食，选用稀粥、面条，并加些熟的植物油、蔬菜、肉末等，但需由少到多，随着病情稳定和好转，并逐渐过渡到正常饮食。幼儿应给一些新鲜、味美、碎烂、营养丰富的食物。病毒性肠炎多有双糖酶缺乏，应限制糖量，并暂停乳类喂养，改为豆制代用品或发酵奶，对牛奶和大豆过敏者应该用其他饮食，以减轻腹泻，缩短病程。腹泻停止后，继续给予营养丰富的饮食，并每天加餐 1 次，共 2 周，以赶上正常生长。双糖酶缺乏者，不宜用蔗糖，并暂停乳类。对少数严重病例口服营养物质不能耐受者，应加强支持疗法，必要时全静脉营养。

2.控制感染

感染是引起腹泻的重要原因，细菌性肠炎需用抗生素治疗。病毒性肠炎用饮食疗法和支持疗法常可痊愈。严格消毒隔离，防止感染传播，按肠道传染病隔离，护理患儿前后要认真洗手，防止感染，遵医嘱给予抗生素治疗。

3.观察排便情况

注意大便的变化，观察记录大便次数、颜色、性状、气味、量、及时送检，并注意采集黏液脓血部分，做好动态比较，根据大便常规检验结果，调整治疗和输液方案，为输液方案和治疗提供可靠

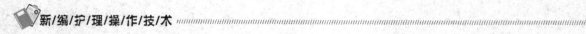

依据。

(三)发热的护理

(1)保持室内安静、空气新鲜、通风良好,保持室温在18~22 ℃,相对湿度55%~65%,衣被适度,以免影响机体散热。

(2)让患儿卧床休息,限制活动量,利于机体康复和减少并发症的发生。多饮温开水或选择喜欢的饮料,以加快毒素排泄带走热量和降低体温。

(3)密切观察患儿体温变化:每4小时测体温1次,体温骤升或骤降时要随时测量并记录降温效果。体温超过38.5 ℃时给予物理降温:温水擦浴;用30%~50%的乙醇擦浴;冰枕、冷毛巾敷患儿前额,或冷敷腹股沟、腋下等大血管处;冷盐水灌肠。物理降温后30分钟测体温,并记录于体温单上。

(4)按医嘱给予抗感染药及解热药,并观察记录用药效果,药物降温后,密切观察,防止虚脱。

(5)患儿的衣服,出汗后及时擦干汗液,更换衣服,并注意保暖,在严重情况下给予吸氧,以免惊厥抽搐发生。

(6)加强口腔护理,鼓励多漱口,口唇干燥时可涂护唇油。

(四)维持皮肤完整

由于腹泻频繁,大便呈酸性或碱性,含有大量肠液及消化酶,臀部皮肤常处于被大便腐蚀的状态,容易发生肛门周围皮肤糜烂,严重者引起溃疡及感染,要注意每次换尿布大便后须用温水清洗臀部及肛周并吸干,局部皮肤发红处涂以5%鞣酸软膏或40%氧化锌油并按摩片刻,促进血液循环。应选用消毒软棉尿布并及时更换。避免使用不透气塑料布或橡皮布,防止尿布皮炎发生。局部有糜烂者可在便后用温水洗净后用灯泡照烤,待烤干局部渗液后,再涂紫草油或1%龙胆紫效果更好。

(五)做好床边隔离

护理患儿前后均要认真洗手防止交叉感染。

(六)减轻患儿的恐惧

医护人员的检查、治疗应相对集中进行以减少患儿的哭闹,可根据患儿年龄给予不同玩具,减少其恐惧心理,若患儿哭闹不安影响静脉输液的顺利进行,必要时可根据医嘱适当应用镇静药物。

(七)对症治疗

腹胀明显者用肛管排气或肌内注射新斯的明。呕吐严重者针刺足三里、内关或肌内注射氯丙嗪等。

(八)注意口腔清洁

禁食患儿每天做口腔护理两次。由于长时间应用抗生素可发生鹅口疮。如口腔黏膜有乳白色分泌物附着即为鹅口疮,可涂制霉菌素;若发生溃疡性口炎时可用3%双氧水洗净口腔后,涂复方龙胆紫、金霉素鱼肝油。

(九)恢复期患儿护理

(1)新入院患儿分室居住,预防交叉感染。

(2)患儿消化功能恢复时,逐渐增加奶的质和量,细心添加辅食,避免小儿腹泻再次复发。

(十)健康教育

(1)宣传母乳喂养的优点,鼓励母乳喂养,尤其是出生后最初数月及出生后每个夏天更为重要,避免在夏季断奶。按时逐步加辅食,防止过食、偏食及饮食结构突然变动。如乳制品的调剂方法,辅食加方法,断奶时间选择方法,人工喂养儿根据具体情况。选用合适的代乳品。

(2)指导患儿家长配置和使用 ORS 溶液。

(3)注意饮食卫生,培养良好的卫生习惯;注意食物新鲜、清洁和奶具、食具应定时煮沸消毒,避免肠道内感染。教育儿童养成饭前便后洗手,勤剪指甲的良好习惯。

(4)及时治疗营养不良、维生素 D 缺乏性佝偻病等,加强体格锻炼,适当进行户外活动。防止受凉或过热,营养不良,预防感冒,肺炎及中耳炎等并发症的发生,避免长期滥用广谱抗生素。

(5)气候变化时及时增减衣物,防止受凉或过热,冬天注意保暖,夏天多喝水。尤其应做好腹部的保暖。集体机构中如有腹泻的流行,应积极治疗患儿,做好消毒隔离工作,防止交叉感染。

(张珊珊)

第五节 小儿营养性贫血

一、缺铁性贫血

缺铁性贫血是由于体内铁缺乏导致血红蛋白减少引起的一种小细胞低色素性贫血。

(一)疾病相关知识

1.流行病学

遍及全球,发病年龄以 6 个月至 2 岁小儿多见,是我国重点防治的常见病之一。

2.临床表现

起病缓慢,面色苍白、消瘦、出现精神神经症状、易疲乏、易激惹、异食癖。

3.治疗

去除病因,纠正不合理饮食习惯,铁剂治疗。

4.预后

早期发现,对症治疗预后较好。

(二)专科评估与观察要点

(1)皮肤、黏膜:逐渐苍白,以唇、口腔黏膜及甲床最明显,皮肤干燥,毛发枯黄,反甲。

(2)营养状况:早期体重不增或增长缓慢。

(3)精神神经症状:烦躁不安或萎靡不振,易疲乏,注意力不集中,理解力下降,学习成绩下降智能较同龄儿低。

(4)消化系统:食欲缺乏,少数患儿有异食癖,可出现呕吐、腹泻、口腔炎、舌炎,重者可出现萎缩性胃炎或吸收不良综合征。

(5)心血管系统:心率增快,心脏扩大,严重时可出现心力衰竭。

(6)年长儿可有头晕、耳鸣、眼前发黑等症状。

(7)髓外造血:肝、脾、淋巴结肿大。

(8)其他:行为及智力改变,易出现感染。

(三)护理问题

1.活动无耐力

与贫血致组织缺氧有关。

2.营养失调

低于机体的需要量与铁剂的供应不足,吸收不良,丢失过多或消耗增加有关。

3.知识缺乏

与缺乏营养及护理知识有关。

4.潜在并发症

充血性心力衰竭与心肌缺氧有关。

5.潜在不合作

与所给药物及饮食方案有关。

(四)护理措施

(1)注意休息,适量活动:评估活动耐力情况,制定规律的作息时间,活动强度,持续时间,避免剧烈运动,生活规律,睡眠充足。

(2)饮食指导:讲解发病病因,纠正不良饮食习惯,指导饮食制作和合理科学的饮食搭配。鲜牛奶必须煮沸后喂养小儿,提倡母乳喂养,按时添加辅食和含铁丰富的食物。早产儿、低体重儿应在 2 个月时开始补充铁剂。维生素 C、氨基酸、果糖、脂肪酸可促进铁剂吸收,茶、牛奶、咖啡抑制铁的吸收,避免同服。

(3)指导正确应用铁剂、观察疗效与不良反应,观察血红蛋白及网织红细胞上升情况。口服铁剂从小剂量开始,在两餐之间服用,避免引起胃肠道的不适。服药期间大便变黑为正常现象,停药后恢复正常。为避免牙齿变黑,服用铁剂时应用吸管。网织红细胞 2～3 天上升,1～2 周后血红蛋白上升。治疗3～4 周无效时,积极查找原因。

(4)防治感染:观察早期感染征象,注意无菌操作,实施保护性隔离。

(5)心理护理:给予家长心理疏导,关心患儿,学习成绩下降者减少其自卑心理。

(五)健康指导

(1)讲解本病的发病原因,护理要点。

(2)合理喂养,提倡母乳喂养,培养良好的饮食习惯。

(3)讲解服用铁剂的方法、注意事项,观察疗效。

(4)治疗原发病,预防感染。

(六)护理结局评价

(1)患儿活泼健康。

(2)家长能为患儿提供生长发育所需的含铁及营养丰富的食物。

(3)家长能够叙述病因及掌握护理知识。

(4)患儿血清铁 3 个月内达正常值。

二、营养性巨幼红细胞性贫血

营养性巨幼红细胞性贫血是由于维生素 B_{12} 和/或叶酸缺乏所致的一种大细胞性贫血。

(一)疾病相关知识

1.流行病学

单纯乳类喂养而未及时添加辅食,年长儿偏食、挑食者多见,年龄以 6 个月至 2 岁小儿多见。

2.临床表现

起病缓慢,面色苍白,皮肤蜡黄,毛发稀黄,虚胖,反应迟钝,智力及动作落后或倒退,震颤,共济失调。

3.治疗

去除诱因,加强营养,防治感染,维生素 B_{12} 治疗。

4.预后

精神症状发生时间短的治疗效果恢复快,精神症状出现 6 个月开始治疗的恢复较困难,治疗 6 个月至 1 年无症状改善者,会留有永久性损伤。

(二)专科评估与观察要点

1.皮肤、黏膜

皮肤呈蜡黄色,睑结膜、口唇、甲床苍白,毛发稀黄,颜面轻度水肿或蜡黄色。

2.贫血、出血表现

乏力,轻度黄疸,常有肝脾大。严重者有皮肤出血点或瘀斑。

3.精神神经症状

烦躁不安,表情呆滞,嗜睡,肢体或全身震颤,智力及运动发育落后甚至出现倒退现象。

4.消化系统

常有厌食,可出现呕吐、腹泻、口腔溃疡、舌炎等消化道症状。

5.其他

易出现感染,重症者可有心脏扩大或出现心力衰竭。

(三)护理问题

1.活动无耐力

与贫血致组织缺氧有关。

2.营养失调

低于机体的需要量与各种原因致需要量增加有关。

3.生长发育改变

与营养不足、贫血、维生素 B_{12}、叶酸缺乏致生长发育落后或倒退有关。

4.有感染的危险

与机体免疫力下降有关。

(四)护理措施

(1)注意休息,适量活动:根据患儿的活动耐力情况安排日常活动,一般不需卧床休息,严重贫血时适当限制活动,注意劳逸结合。震颤、烦躁、抽搐者遵医嘱给予镇静剂。心力衰竭时卧床休息。

(2)指导喂养,加强营养:母乳喂养儿及时添加辅食,合理搭配食物,改善乳母营养,养成良好的饮食习惯,维生素 C 可促进叶酸的吸收,提高疗效。年长儿做到不偏食、不挑食。推荐食物种类为肉类、动物肝、肾及蛋类含有丰富的维生素 B_{12},绿色新鲜蔬菜、水果、酵母、动物肝脏、谷类食物含有充足的叶酸。

（3）生长发育的监测：评估患儿的发育状况及智力水平，对于落后者尽早训练和教育。

（4）药物疗效观察 2～4 天症状好转，网织红细胞 1 周增高，贫血症状好转。

（5）预防感染（同缺铁性贫血）。

（五）健康指导

（1）讲解本病的发病原因，预防发病的基本卫生知识。

（2）提供喂养知识，提高母乳喂养水平。

（3）培养良好的饮食习惯，纠正偏食、挑食。

（4）去除病因，积极治疗，合理用药，预防感染。

（六）护理结局评价

（1）患儿运动发育正常，智能不受损伤。

（2）家长掌握喂养的基本知识和预防措施。

（3）红细胞和血红蛋白正常。

（4）无感染发生。

（张珊珊）

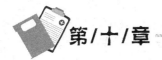

重症医学科护理

第一节　重症监护病房的设置与管理

重症医学是研究危及生命的疾病状态的发生、发展规律及其诊治方法的临床医学学科。重症监护病房(intensive care unit,ICU)是重症医学学科的临床基地,它对因各种原因导致一个或多个器官与系统功能障碍危及生命或具有潜在高危因素的患者及时提供系统的、高质量的医学监护和救治技术,是医院集中监护和救治重症患者的专业科室。ICU 应用先进的诊断、监护和治疗设备与技术,对病情进行连续、动态的定性和定量观察,并通过有效的干预措施,为重症患者提供规范的、高质量的生命支持,改善生存质量。重症患者的生命支持技术水平,直接反映医院的综合救治能力,体现医院整体医疗实力,是现代化医院的重要标志。

一、ICU 设置

(一)ICU 模式
ICU 模式主要根据医院的规模及条件决定。目前大致可分为以下几种模式。

1.专科 ICU

一般是临床二级科室所设立的 ICU,如心内科 ICU(CCU)、呼吸内科 ICU(RCU)等,是专门为收治某个专业危重患者而设立的,多属某个专业科室管理。对抢救本专业的急危重患者有较丰富的经验。病种单一,不能够接受其他专科危重症患者是其不足。

2.部分综合 ICU

介于专科 ICU 与综合 ICU 之间,即由医院内较大的一级临床科室为基础组成的 ICU,如外科、内科、麻醉科 ICU 等。

3.综合 ICU

综合 ICU 是一个独立的临床业务科室,受院部直接管辖,收治医院各科室的危重患者。综合 ICU 抢救水平应该代表全院最高水平。这种体制有利于学科建设,便于充分发挥设备的效益。规模较大的医院,除了设置综合性 ICU 以外,还应设置专科 ICU,如心内科 ICU 及心外科 ICU 等。国内 ICU 发展趋势仍以综合 ICU 和专科 ICU 为主。

（二）ICU 规模

1.床位设置

ICU 床位设置要根据医院规模、总床位数来确定。一般以该科室服务病床数或医院病床总数的2%～8%为宜，可根据实际需要适当增加。从医疗运作角度考虑，每个 ICU 管理单元以 8～12 张床位为宜；ICU 每张床位占地面积不少于 15 m²，以保证各种抢救措施的实施。室温要求保持在 20～22 ℃，相对湿度以 50%～60% 为宜。

2.监护站设置

中心监护站原则上应该设置在所有病床的中央地区，能够直接观察到所有患者为佳。围绕中心站周围，病床以扇形排列为好。中心站内放置监护及记录仪，电子计算机及其他设备。也可以存放病历夹、医嘱本、治疗本、病情报告本及各种记录表格，是各种监测记录的场所。

3.人员编制

ICU 专科医师的固定编制人数与床位数之比为 0.8：1 以上。医师组成应包括高级、中级和初级医师，每个管理单元必须至少配备一名具有高级职称的医师全面负责医疗工作。ICU 专科护士的固定编制人数与床位数之比为 3：1 以上。ICU 可以根据需要配备适当数量的医疗辅助人员，有条件的医院可配备相关的技术与维修人员。

4.ICU 装备

ICU 装备应包括监测设备和治疗设备两种。常用的监测设备有多功能生命体征监测仪、呼吸功能监测装置、血液气体分析仪、心脏血流动力学监测设备、血氧饱和度监测仪、心电图机等。影像学监测设备包括床边 X 线机、超声设备。常用的治疗设备有输液泵、注射泵、呼吸机、心脏除颤器、临时心脏起搏器、主动脉内球囊反搏装置、血液净化装置及麻醉机等。

5.其他

每个病床床头前应安置氧气、负压吸引、压缩空气等插头装置，并安装多功能电源插座和床头灯，还应设有应急照明灯。同时，还应有紫外线消毒灯。电源的插孔要求是多功能的。每张床位的电源插孔不应少于 20 个，并配有电源自动转换装置。ICU 应使用带有升降功能的输液轨。为减少交叉感染，两床之间最好应配有洗手池；并装备有自动吹干机。自来水开关最好具有自动感应功能。

二、ICU 管理

（一）ICU 的基本功能

综合性 ICU 应具备以下功能：①有心肺复苏能力。②有呼吸道管理及氧疗能力。③有持续性生命体征监测和有创血流动力学监测的能力。④有紧急做心脏临时性起搏能力。⑤有对各种检验结果做出快速反应的能力。⑥有对各个脏器功能较长时间的支持能力。⑦有进行全肠道外静脉营养支持的能力。⑧能够熟练地掌握各种监测技术以及操作技术。⑨在患者转送过程中有生命支持的能力。

（二）规章制度

ICU 必须建立健全各项规章制度，制订各类人员的工作职责，规范诊疗常规。除执行政府和医院临床医疗的各种制度外，应该制订以下符合 ICU 相关工作特征的制度，以保证 ICU 的工作质量：①医疗质量控制制度。②临床诊疗及医疗护理操作常规。③患者转入、转出 ICU 制度。④抗生素使用制度。⑤血液与血液制品使用制度。⑥抢救设备操作、管理制度。⑦特殊药品管理制度。⑧院内感染控制制度。⑨不良医疗事件防范与报告制度。⑩疑难重症患者会诊制度。⑪医患沟通制度。⑫突发事件的应急预案、人员紧急召集制度。

(三)ICU 的收治范围

(1)急性、可逆、已经危及生命的器官功能不全,经过 ICU 的严密监护和加强治疗短期内可能得到康复的患者。

(2)存在各种高危因素,具有潜在生命危险,经 ICU 严密监护和随时有效治疗死亡风险可能降低的患者。

(3)在慢性器官功能不全的基础上,出现急性加重且危及生命,经过 ICU 的严密监护和治疗可能恢复到原来状态的患者。

(4)慢性消耗性疾病的终末状态、不可逆性疾病和不能从 ICU 的监护治疗中获得益处的患者,一般不是 ICU 的收治范围。

(四)ICU 医护人员专业要求

ICU 医师应掌握重症患者重要器官、系统功能监测和支持的理论与技能:①复苏。②休克。③呼吸功能衰竭。④心功能不全、严重心律失常。⑤急性肾功能不全。⑥中枢神经系统功能障碍。⑦严重肝功能障碍。⑧胃肠功能障碍与消化道大出血。⑨急性凝血功能障碍。⑩严重内分泌与代谢紊乱。⑪水、电解质与酸碱平衡紊乱。⑫肠内与肠外营养支持。⑬镇静与镇痛。⑭严重感染。⑮多器官功能障碍综合征。⑯免疫功能紊乱。

ICU 医师除一般临床监护和治疗技术外,应具备独立完成以下监测与支持技术的能力:①心肺复苏术。②人工气道建立与管理。③机械通气技术。④纤维支气管镜技术。⑤深静脉及动脉置管技术。⑥血流动力学监测技术。⑦胸穿、心包穿刺术及胸腔闭式引流术。⑧电复律与心脏除颤术。⑨床旁临时心脏起搏技术。⑩持续血液净化技术。⑪疾病危重程度评估方法。

ICU 护理人员素质是影响 ICU 护理质量的关键因素。具备良好素质和娴熟护理操作技能的护理人员能保证 ICU 护理操作的准确性、规范性,并能进行预见性护理,杜绝护理差错,消除影响患者康复的潜在因素。具体来说,ICU 护士应具备以下基本素质:①具有各专科基础理论和综合分析能力,经过 1~2 年基础理论和临床护理训练,并经过了 2~3 个月 ICU 强化训练。②身体健康,思路敏捷,适应性强。③勇于钻研和创新,善于发现问题、解决问题、总结经验。④处理问题沉着、果断、迅速。⑤有一定的心理学知识,善于人际交流和沟通。⑥具有团队协作精神,能主动协调各种关系。

ICU 护理人员的专业素质是其能胜任重症监护工作的基本保证,具体要求:①熟练掌握急救复苏技术,如心肺复苏术、电击除颤技术、氧气吸入疗法、呼吸机及辅助通气的应用、各种穿刺技术及急救药品的应用等。②具有专科护理知识和技术,包括循环、呼吸、消化、神经、血液、泌尿等专科护理知识和技能。③熟练掌握各种监护技术,包括心电监测及血压、呼吸、体温、血液生化和常规、血液电解质、血流动力学的监测。④具有娴熟的基础护理技能,包括生理和心理护理、各种护理制度的执行、护理文件的书写、标本留取、注射剂药物疗法等。

(五)组织领导

ICU 实行院长领导下的科主任负责制。科主任负责科内全面工作,定期查房、组织会诊和主持抢救任务。ICU 实行独立与开放相结合的原则。所谓独立,就是 ICU 应有自己的队伍,应设有一整套强化治疗手段。所谓开放,就是更多地听取专科医师的意见,把更多的原发病处理

（如外伤换药）留给专业医师解决。医师的配备采取固定与轮转相结合的形式。护士长负责监护室的管理工作,包括安排护理人员工作,检查护理质量,监督医嘱执行情况及护理文书书写等情况。护士是 ICU 的主体,能在 24 小时观察和最直接得到患者第一手临床资料的只有护士,她们承担着监测、护理、治疗等任务,当病情突然改变时,要能在几秒钟、几分钟内准确及时地进行处理。所以,ICU 护士应该训练有素,要熟练地掌握各种抢救技术。要有不怕苦、不怕脏的奉献精神,要善于学习、与医师密切配合。

（孟晓华）

第二节　重症监护病房的护理质量与安全管理

护理作为医疗体系中不可忽视的重要元素之一,其质量对危重患者救治效果及预后的影响举足轻重。危重患者护理质量作为衡量医院儿科护理质量的重要标志之一,直接影响着医院的社会形象和经济效益等。护理质量管理是护理管理的核心,护理质量标准和评价是质量管理的关键环节,是护理管理的重要依据。

一、重症监护病房护理质量评价体系

（一）概述

护理质量是指护士为患者提供护理技术服务和基础护理服务的效果及满足患者对护理服务一切合理需要的综合,是在护理过程中形成的客观表现,直接反映了护理工作的职业特色与工作内涵。它是通过护理服务的设计和工作实施过程中的作用和效果的取得,经信息反馈形成的,是衡量护士素质、护理管理水平、护理业务技术和工作效率的重要标志。

护理质量是医院质量的重要组成部分,是护理管理的核心和关键。护理质量管理是指按照护理质量形成的过程和规律,对构成护理质量的各要素进行计划、组织、协调和控制,以保证护理服务达到规定的标准和满足服务对象需要的活动过程。这个概念表达了以下 3 层意思:首先,开展护理质量管理必须建立护理质量管理体系并有效运行,护理质量才有保证;其次,应制订护理质量标准,有了标准,管理才有依据;最后,要对护理过程构成护理质量的各要素,按标准进行质量控制,才能达到满足服务对象需要的目的。

护理质量评价是指通过确定和描述护理服务结构特征、检查护理行为和程序来测量服务的效果,是护理品质保证的重要措施。护理质量评价是一个系统工程,包括护理质量评价组织、评价内容、评价标准、评价方法及评价过程等。

护理质量评价指标体系:护理质量评价指标通常由一个名称和一个数据组合而成,不同来源和用途的护理质量评价指标有序地集合在一起,对护理质量发挥评价作用,就形成了护理质量评价指标体系。

（二）护理质量评价的现状

在我国,医院评审标准、工作条例与各项制度中常用质量标准,而这些传统的护理质量评价标准难以反映 ICU 护理服务的质量内涵,为推动重症监护病房护理学科的发展,有必要建立有针对性的能有效系统反映 ICU 护理质量的评价指标,运用指标对临床护理服务质量进行管理和控制,发挥其对护士的正向激励作用。

ICU护理质量评价指标体系的建立可用于ICU护理质量横向和纵向比较,不仅便于管理者统一管理,还可以发现ICU护理质量管理中的薄弱环节,从而实现护理质量的持续改进。

(三)护理质量指标评价体系

1.护理质量评价

美国著名质量管理大师J.M.Juran博士曾预言:21世纪将是质量的世纪,质量将成为组织成功的有效武器,成为社会发展的强大动力,没有质量就不会有组织的生存。质量是管理工作的永恒主题,护理质量是护理管理的核心内容,它与患者的生命和健康息息相关,因此,提高护理质量成为护理管理者探讨的重要课题。提高护理质量首先需要全面、科学地评价当前护理质量,而护理质量评价的工具是护理质量评价标准。建立统一的护理质量标准和评价体系,为实施护理质量管理提供依据,为临床护士工作实践提供指南,为医院间的相互交流与合作提供便捷。

Salazar等认为,护理质量评价是指通过确定和描述护理服务结构特征、检查护理行为和程序来测量服务的效果,是护理品质保证的重要措施。

任何一个质量标准和评价体系的制订都离不开一定的理论框架作为科学基础,离不开实际需要作为坚实的依托,否则所制订的指标就失去了科学及现实的意义。

早在20世纪80年代美国就发起了有关护理指标体系的研究,到目前为止,制订护理质量标准和评价体系的理论框架已有很多种,较常用的包括:Donabedian的"结构-过程-结果"模式、美国健康保健评鉴联合委员会的护理质量保证模式、将Evans和Stoddard的健康模式与Donabedian的质量模式相结合形成的新的概念模式、持续质量改进理论等,其中对世界各国护理质量标准与评价影响较大的是美国学者Donabedian提出的"结构-过程-结果"模式。

1969年,美国著名学者Donabedian提出了"结构-过程-结果"三维结构模式,认为护理质量可以从这3个方面进行评价。该模式解释了护理结构和过程对服务对象结果的影响,护理结构是指医疗机构中基本结构的情况;护理过程是指健康服务人员按照工作或技术的要求与规范执行实际活动的过程;护理结果是指健康服务人员在为服务对象提供各种干预后,服务对象呈现的反应与结果。

这一结构模式在20世纪80年代和90年代初期成为各国建立护理质量标准与评价的主要理论基础,对目前世界各国的护理质量标准与评价影响较大。美国护士协会(ANA)以Donabedian的"结构-过程-结果"框架为理论基础,筛选了21项护理指标来对护理质量进行评价,后又甄选出10个护理质量指标用于医院护理质量报告卡。美国国家质量论坛(National Quality Forum,NQF)以Donabedian的"三维质量结构"为基础,经过认真的筛选和预试验,于2005年签署并发布了15项护理质量评价指标,供全国范围内的医院或其他医疗保健机构应用。2000年,泰国清迈大学护理学院Kunaviktikul等人以Donabedian的"三维质量结构"为基础,对护理质量的内涵及护理质量指标体系进行了系统的研究,最后初步确立了护理质量指标体系,包括结构、过程、结果质量3个方面。英国的Redfern和Norman也以Donabedian的"三维质量结构"为基础,从患者和护士的角度出发来研究用来测量和评价护理质量的指标应该包括的关键内容。

国内学者一般认为,按照管理流程,可将护理质量分为:要素质量、环节质量、终末质量。这与Donabedian的结构、过程、结果质量是一一对应的,护理质量评价可以依据此结构来进行评价。

2.护理质量评价指标

(1)护理质量评价指标的概念:对护理质量指标的定义,从不同的角度可有不同的理解。使用最广泛的是美国健康保健评鉴联合委员会的定义,他们认为护理质量评价指标是对护理质量的数量化测定,是用作评价临床护理质量及其支持护理活动的工具。澳大利亚卫生保健标准委员会指出临床指标是对医疗服务结果和临床管理质量的测量,是用数量化的术语对医疗服务过程和结果的客观测量。美国护士协会将与护理密切相关且确实能反映护理活动内容作为指标的基本点,指标必须具有有效性、特异性、可收集性。Majesky 等从患者的角度考虑,认为质量指标是患者生理状况的指示,具有易观察、易获得、可靠性强的特征。Podgomey 认为护理质量指标是用于监测或评价某一重要护理项目的陈述或问题。Mize 等则指出质量指标必须与护理措施相匹配。Kavanagh 认为护理质量指标是用来评估医疗卫生决策、服务和结局,从而反映护理质量的可检测工具。而我国的阎惠中则认为质量指标就是筛选出来的重要的检查点。张罗漫等研究者提到医院质量评价指标是说明医院护理工作中某种现象数量特征的科学概念和具体数值表现的统一体,它由一个名称和一个数值组合而成。

(2)护理质量评价指标的特性:护理质量评价指标体系是不同来源和用途的各个方面护理质量评价指标有序地集合在一起形成的,因此想要全面地评价护理质量,必须保证每一项指标都必须能恰到好处地反映护理质量。综合国内外的研究,护理质量评价指标的主要特性包括以下几种。①有效性:是指指标确实能够反映护理活动的重要方面。②科学性:每一项指标都建立在科学、充分的论证和调研,以及对收集的数据进行准确统计分析的基础上。③灵敏性:指标必须客观、确定、容易判断,不会受检查人员的主观因素影响。④特异性:指标相互独立,不存在指标间相互包容、相互重叠、有因果关联的现象。⑤可操作性:指标可以通过实际观察加以直接测量,指标的概念和原理要便于理解,指标的计算公式、运算过程也要简单实用,同时应考虑到质量管理的成本因素。

(3)护理质量评价指标的构成:传统的护理质量评价指标主要侧重临床护理质量,即执行医嘱是否及时、准确;护理文件、表格填写是否正确、清晰;生活护理是否周到、舒适、安全、整洁;有无因护理不当而给患者造成的痛苦和损害等。随着整体护理模式的广泛应用和护理工作内涵与功能的扩展,护理质量评价也应由上述狭义的概念发展为广义概念,护理质量评价指标也相应地发生了改变。美国学者 Donabedian 于 1969 年将护理质量分为结构质量、过程质量和结果质量,我国则按管理流程分为要素质量、环节质量和终末质量。对应于护理质量评价的以上 3 个方面,护理质量指标也可分为要素质量指标、环节质量指标、终末质量指标。①要素质量指标:主要用于评价执行护理工作的基本条件。它包括组织机构和人员、医疗护理技术、环境、物资和仪器设备、规章制度等。②环节质量指标:主要用于评价护理活动的过程。

它主要包括 2 类指标:①患者护理质量指标,如:基础护理合格率、特级与一级护理合格率等。②护理环境和人员管理指标,如病区管理合格率、消毒隔离管理合格率、护理表格书写合格率、技术操作合格率、急救物品准备完好率等。这些指标是目前国内绝大多数医院进行护理质量控制最常用的指标。部分医院还采用一些反映护理观察、诊疗处理的及时程度的指标,如护理处置及时率、巡视病房及时率、静脉输液患者呼叫率等。③终末质量指标:主要用于评价护理效果,这一指标的特点是从患者的角度进行评价。常用指标包括患者的满意度、压疮发生率、年度护理差错发生率、抢救成功率、护患纠纷发生率等。有研究者提出了护理效果的评价应从对患者产生的结果和对医院的影响两方面进行分析。前者包括临床护理效果、患者满意率和健康教育效果,后者包括对医院质量、医院形象和医院经济效益等方面的影响。

（4）建立护理质量评价指标体系的必要性：随着护理学科的发展和护理内涵的延伸，我国早期制订的全国统一的护理质量评价标准，如今早已不能达到作为护理质量评价依据的要求。而国内尚未形成PICU特异性护理敏感性质量评价指标及评估体系，致使PICU护理管理者只能用单一的、无针对性的指标体系来评价儿科危重护理质量，这样不但达不到科学评价PICU护理质量水平的目的，还可能挫伤了PICU护士的工作积极性。因此，为了PICU提高护理质量和护理管理水平，我们必须建立一套系统的、科学的和先进的护理质量标准和评价体系。

（5）初步形成的PICU护理质量指标及评价体系：要素质量、环节质量、终末质量三者是相互联系的，为了全面反映护理服务的质量要求，一般采用要素质量、环节质量和终末质量相结合的评价。三者的关系应是：着眼于要素质量，以统筹质量控制的全局；具体抓环节质量以有效实施护理措施；以终末质量评价进行反馈控制。国内经过Delphi专家函询法初步形成了PICU护理质量指标评价体系。

二、重症监护病房的安全管理

（一）概述

护理安全是指患者在接受护理的全过程中，不发生法律和法定的规章制度允许范围以外的心理、机体结构或功能上的损害、障碍、缺陷或死亡。

对于患者安全，目前还无统一的定论。美国医学研究所认为，患者安全就是使患者免于意外伤害，保证患者安全就是要求医疗机构建立规范的系统和程序，使发生差错的可能性降到最低，最大限度地阻止差错的发生；美国国家安全基金会认为，患者安全是指在医疗护理过程中，预防医疗护理差错的发生，消除或减轻差错对患者所造成的伤害；美国卫生保健研究和质量机构定义患者安全为避免和采取行动预防差错对患者造成伤害，使这种伤害不发生或没有发生的可能性。

（二）护理安全的现况

世界卫生组织（WHO）关于患者安全的数据显示，在发达国家，每10名患者即有1名患者在接受医院治疗护理时受到伤害，伤害可因一系列失误或事故发生；在发展中国家，患者在医院受到伤害的可能性高于发达国家。

（三）护理安全质量评价指标体系构成

ICU护理安全质量评价体系包含三级指标：一级指标为要素质量指标、环节质量指标和终末质量指标。

1.要素质量指标

要素质量指标包括人员配备、护士教育与培训、急救物品和药品、急救仪器设备和环境卫生。

2.环节质量指标

环节质量指标包括正确识别患者身份、确保输血治疗安全、确保药物使用安全、确保患者管道安全、确保患者转运安全、预防院内压疮的发生、预防患者跌倒/坠床的发生、提高患者抢救成功率、预防深静脉血栓的形成、预防多重耐药菌的医院获得性感染、预防呼吸机相关性肺炎、预防导管相关性血流感染以及预防导尿管相关性感染。

(四)护理安全管理的意义

建立健全综合性 ICU 护理安全管理体系,是 ICU 护理安全管理工作开展的基础,也是 ICU 护理安全管理有效实施的保证。

(五)ICU 护理安全管理指标体系的构成

护理安全管理指标体系的建立是在结合医院自身情况下,以 Vincent 医学框架为基础,识别影响护理安全的各级因素后而建立的指标体系。ICU 护理安全管理指标体系包括三级指标:一级指标为组织管理因素、背景环境因素、护士因素、患者因素和陪伴因素。

1.组织管理因素

组织管理因素包含组织运作、人力管理、安全文化、制度规程、硬件因素等二级指标;组织运作指标下包含的三级指标为机构设置、职能分工和运作效能;人力管理指标下包含的三级指标为人力配置、继续教育培训、岗位考评、教学管理等。

2.背景环境因素

背景环境因素包含硬件因素、软件因素两个二级指标;硬件因素包括的三级指标有布局设计、药品消耗、仪器设备等;软件因素包含协作配合、决策支持、工作模式等。

3.护士因素

护士因素包含基本素质、专业技能和综合能力三个二级指标;基本素质包括职责履行、职业道德、身心状况等;专业技能包括学习需求、理论知识、基础技能等;综合能力包括应对能力、统筹工作、团队合作等三级指标。

4.患者因素

患者因素包括生理因素和心理因素两个二级指标;其中生理因素包含基础体质、疾病负荷等三级指标;心理因素包括人格特质、心理认知等。

5.陪伴因素

陪伴因素包含基本状况和关爱能力两个二级指标;基本状况包括身心状况、安全意识等;关爱能力包括语言沟通、理解领悟和照护技能三个三级指标。

(孟晓华)

第三节　重症监护病房的护理评估技能

评估是对危重患者实施有效护理的重要环节,ICU 护士应熟悉护理评估内容,掌握护理评估的技能,通过评估了解患者的状况,并依据评估中的问题,有针对地实施护理。本节介绍常用及重要的护理评估指标。

一、身体评估

(一)一般状态评估

一般状态评估是对评估对象全身状态的概括性观察。评估方法以视诊为主,配合触诊、听诊和嗅诊完成。评估内容包括:性别、年龄、生命体征、发育与体型、营养状态、意识状态、面容与表情、语调与语态、体位、姿势与步态。

以营养状态评估为例,最方便快捷的方法是判断皮下脂肪的充实程度。最方便和最适宜的评估部位是前臂屈侧、上臂背侧下 1/3 处,此处脂肪分布的个体差异最小;最简单、直接、可靠、重要的指标是测量体重,但应结合内脏功能测定进行分析;体重指数是反映蛋白质、热量、营养不良及肥胖的可靠指标。体重指数(BMI)=体重(kg)/身高^2(m^2)。

(二)皮肤评估

以视诊为主,必要时结合触诊。主要包括对皮肤颜色、湿度、温度、弹性、皮疹、压疮、皮下出血、蜘蛛痣与肝掌、水肿的评估。

以水肿的评估为例,评估时,指压后应停留片刻,观察有无凹陷及平复情况。常用评估部位为浅表骨表面(如胫骨前、踝部、足背、腰骶骨及额前等)及眼睑。以手指按压局部组织可出现凹陷者,称凹陷性水肿。而黏液性水肿及象皮肿,尽管肿胀明显,但受压后无组织凹陷,为非凹陷性水肿。

根据水肿的程度可分为轻、中、重 3 度。①轻度:仅见于眼睑、眶下软组织、胫骨前、踝部皮下组织,指压后可见轻度凹陷,平复较快。②中度:全身软组织均可见明显水肿,指压后可见明显凹陷,平复缓慢。③重度:全身组织明显水肿,身体低垂部位皮肤紧张发亮,甚至有液体渗出,胸、腹腔等浆膜腔可有积液,外阴部也可见明显水肿。

(三)全身浅表淋巴结评估

1.评估方法

评估者主要用滑动触诊。

2.评估顺序

耳前、耳后、乳突区、枕骨下区、颈后三角、锁骨上窝、腋窝、滑车上、腹股沟、腘窝等。

3.评估内容

触及肿大的淋巴结时应注意其大小、数目、硬度、压痛、活动度、有无粘连,局部皮肤有无红肿、瘢痕、瘘管等,注意寻找引起淋巴结肿大的原发病灶。

(四)头部及其器官和颈部评估

1.头部

头部的评估包括头发、头皮及头颅。

2.面部及其器官

(1)眼的评估:通常由外向内,遵循眼睑、结膜、巩膜、角膜、眼球、视功能评估、眼底检查的顺序依次进行。

(2)耳的评估:外耳注意耳郭有无畸形、外耳道是否通畅,有无分泌物或异物;乳突及听力。

(3)鼻的评估:鼻外形;有无鼻翼扇动、鼻出血;鼻腔黏膜;鼻腔分泌物;鼻窦。

(4)口的评估:应从口唇、口腔黏膜、牙齿、牙龈、舌、咽部、扁桃体、口腔气味、腮腺,沿外向内的顺序依次进行。

3.颈部

颈部包括颈部外形与活动、颈部血管、甲状腺及气管的评估。

(五)胸部评估

评估者嘱评估对象取坐位或仰卧位,按视、触、叩、听顺序,先评估前胸部和侧胸部,再评估背部,对称部位应左右对比。

251

1.胸部的体表标志

(1)骨骼标志:胸骨角、剑突、腹上角、肋间隙、肩胛骨、脊柱棘突、肋脊角。

(2)自然陷窝:胸骨上窝;锁骨上、下窝;腋窝。

(3)人工画线:前正中线、后正中线、锁骨中线(左右)、腋前线(左右)、腋后线(左右)、腋中线(左右)、肩胛下角线(左右)。

(4)人工分区:肩胛上区、肩胛下区、肩胛间区、肩胛区。

2.胸壁、胸廓及乳房

(1)胸壁评估:静脉、皮下气肿及胸壁压痛。

(2)胸廓评估:是否对称、前后径与左右径的比例。

(3)乳房评估:先视诊,后触诊。除评估乳房外,还应注意引流乳房部位的淋巴结。

3.肺和胸膜

(1)视诊:呼吸运动类型、有无呼吸困难;呼吸频率、呼吸幅度、呼吸节律。

(2)触诊:胸廓扩张度、触觉语颤、胸膜摩擦感。

(3)叩诊:先评估前胸,再评估侧胸及背部,有无异常胸部叩诊音。

(4)听诊:是肺部评估最重要的方法。内容包括:正常肺部呼吸音(支气管呼吸音、肺泡呼吸音、支气管肺泡呼吸音);异常肺部呼吸音(异常肺泡呼吸音、异常支气管呼吸音、异常支气管肺泡呼吸音);啰音(干啰音、湿啰音);语言共振;胸膜摩擦音。

(六)心脏评估

(1)视诊包括心前区外形及心尖冲动。

(2)触诊包括心前区搏动,震颤、心包摩擦感。

(3)叩诊主要指叩诊心界。

(4)听诊是评估心脏的重要方法。听诊内容包括心率、心律、心音、额外心音、杂音、心包摩擦音。

(七)血管评估

(1)视诊观察有无肝颈静脉回流征及毛细血管搏动征。

(2)触诊包括脉搏速度改变、节律改变、强弱改变、波形异常。

(3)听诊有无动脉杂音;枪击音及 Duroziez 双重杂音。

(4)血压测量。

(八)腹部评估

1.腹部的体表标志

腹部的体表标志包括肋弓下缘、脐、髂前上棘、腹直肌外缘、腹中线、肋脊角、耻骨联合。

2.腹部分区

腹部分区包括四分区法和九分区法。

3.腹部评估方法

(1)视诊:评估者立于评估对象的右侧,自上而下视诊,有时为观察腹部细小隆起或蠕动波,评估者需将视线降低至复平面,从侧面呈切线方向观察。腹部视诊内容包括腹部外形;呼吸运动;腹壁静脉曲张;胃肠型及蠕动波;注意有无皮疹、色素、腹纹、瘢痕、疝等。

(2)听诊:由于触诊和叩诊可能会增加肠蠕动而增加听诊效果,因而腹部听诊常在视诊后进行。听诊内容包括肠鸣音和血管杂音。

（3）叩诊：腹部叩诊主要用于评估某些腹腔脏器的大小、位置、叩痛、胃肠道充气情况,腹腔肿物、积气或积液等。腹部叩诊多采取间接叩诊法。

（4）触诊：要求评估对象排尿后低枕仰卧位,两臂自然放于身体两侧,两腿屈曲稍分开,是腹部放松,作张口缓慢腹式呼吸。评估者立于评估对象右侧,手要温暖,动作要轻柔,一般自左下腹开始逆时针方向评估。原则是先触健侧再触患侧。边触诊边观察评估对象的反应及表情,并与之交谈,可转移其注意力而减少腹肌紧张。浅部触诊法适用于检查腹部紧张度、抵抗感、浅表压痛、包块搏动和腹壁上的肿物等。深部触诊法适用于检查腹腔脏器状况、深部压痛、反跳痛及肿物等。

（九）脊柱与四肢评估

（1）脊柱的评估主要包括脊柱弯曲度、脊柱活动度、脊柱压痛和叩击痛。

（2）四肢评估以视诊和触诊为主。主要从形态和功能两方面评估。

（十）神经系统评估

1.运动功能评估

（1）肌力是评估对象主动运动时肌肉的收缩力。嘱评估对象作肢体伸屈运动,评估者从相反方向给予阻力,评估其对阻力的克服力量。注意两侧肢体的对比,两侧力量显著不等时有重要意义。

肌力的记录采用 0～5 级的 6 级分级法。①0 级：完全瘫痪,无肌肉收缩。②1 级：只有肌肉收缩,但无动作。③2 级：肢体能在床面水平移动,但不能抬离床面。④3 级：肢体能抬离床面,但不能克服阻力。⑤4 级：能克服阻力,但较正常稍差。⑥5 级：正常肌力。

（2）肌张力。

（3）随意、不随意及共济运动。

2.感觉功能评估

评估时,评估对象必须意识清晰、合作,注意左右、远近对比。

（1）浅感觉：主要有皮肤、黏膜的痛觉、温觉和触觉。

（2）深感觉：包括关节觉、震动觉。

（3）复合感觉：包括皮肤定位觉、两点辨别觉、实物辨别觉和体表图形觉。

3.神经反射评估

（1）生理反射。①浅反射为刺激皮肤或黏膜引起的反射,包括角膜反射、腹部反射、提睾反射、跖反射。②深反射为刺激骨膜、肌腱引起的反射,包括肱二头肌反射、肱三头肌反射、膝腱反射、跟腱反射、Hoffmann 征。

（2）病理反射包括巴宾斯基（Babinski）征、奥本海姆（Oppenheim）征、戈登（Gordon）征、查多克（Chaddock）征。

（3）脑膜刺激征为脑膜受激惹的表现,包括颈强直、克尼格（Kernig）征、布鲁津斯基（Brudzinski）征。

二、常见症状评估

（一）一般情况评估

1.体温的身体变化

如高热环境中体温可稍高;情绪激动可使体温暂时升高等。

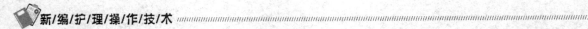

2.发热的原因或诱因

有无传染病接触史、预防接种史、手术史等；是否受凉、过度劳累、饮食不洁、损伤、精神刺激等。

3.发热的临床经过

注意发热的时间、体温上升的急缓、发热的高低、持续时间的长短、各病期的主要表现等。

4.发热的程度、热期及热型

定时测量体温,绘制体温曲线,观察发热的程度、热期,注意有无特征性热型。

5.伴随症状

有无寒战、乏力、头痛、肌肉酸痛、咳嗽、咳痰、恶心、呕吐、出血、皮疹、昏迷、抽搐等。

6.身心状况

(1)密切观察生命体征、瞳孔及意识状态、皮肤、口腔黏膜及尿量的改变。

(2)了解高热对机体重要脏器的影响及程度。

(3)体温下降期的患者,注意有无大汗及脱水的表现。

(4)长期发热者注意有无食欲减退及体重下降。

(5)还需注意患者的精神状况、心理反应、睡眠情况等。

7.诊疗及护理经过

(1)做过任何检查、结果怎样。

(2)诊断为何种疾病;其治疗护理措施。

(3)是否进行过物理降温。

(4)是否使用过抗生素、激素、解热药,药物的剂量及疗效。

(二)疼痛的护理评估要点

1.疼痛部位

疼痛部位通常为病变所在部位。

2.疼痛性质

疼痛性质与病变部位及病变性质密切相关。

3.疼痛程度

疼痛与病情严重性有无平行关系。

4.疼痛发生于持续时间

某些疼痛可发生在特定的时间。

5.疼痛的影响因素

疼痛的影响因素包括诱发、加重与缓解的因素。

6.相关病史

疼痛前有无外伤、手术史、有无感染、药物及食物中毒,有无类似发作史及家庭史等。

7.伴随症状及体征

不同病因所致疼痛的伴随症状和体征不同。

8.疼痛的身心反应

密切观察患者的呼吸、心率、脉搏。血压、面色变化,有无恶心、呕吐、食欲缺乏或睡眠不佳、强迫体位、呻吟或哭叫,有无因疼痛而产生的焦虑、愤怒、恐惧等情绪反应,剧烈疼痛者还应观察有无休克的表现。

(三)水肿的护理评估要点

1.水肿部位及程度

水肿首先出现部位。

2.水肿的特点

水肿出现的时间,发生急缓,水肿性质,使水肿加重、减轻的因素,水肿体位变化和活动的关系。

3.营养与饮食

食欲有无改变,每天进食食物的种类、量;营养物质的搭配是否合理,能否满足身体的需要;体重有无明显变化;对有心、肝、肾脏的患者还应该注意钠盐和液体的摄入量。

4.出入液体量

详细记录24小时出入液量。对尿量明显减少者应注意观察有无急性肺水肿发生;有无肾功能损害及电解质酸碱平衡紊乱,如氮质血症、高钾血症等。

5.相关病史

有无心、肝、肾、内分泌代谢性疾病病史;有无营养不良、应用激素类药物、甘草制剂等;有无创伤和过敏史;女性患者水肿应注意与月经、妊娠有无关系。

6.水肿的身心反应

观察体重、胸围、腹围、脉搏、呼吸、血压、体位等情况;注意水肿部位皮肤黏膜的弹性、光泽、温湿度;观察长期卧床或严重水肿者的皮肤有无水疱、渗液、破溃或继发感染;注意有无胸腔积液征、腹水征及各种伴随症状;患者是否因水肿引起形象的改变、活动障碍、身体不适而心情烦躁。

7.诊疗及护理经过

水肿发生后就医情况;是否使用过利尿剂,药物种类、剂量、疗效和不良反应;休息、饮食、保护皮肤等护理措施的实施情况。

(四)呼吸困难的护理评估要点

1.呼吸困难的发生和进展特点

是突然发生,还是渐进性发展;是持续存在,还是反复间断;呼吸困难发生的诱因、时间及环境;与活动及体位的关系。

2.呼吸困难的严重程度

通常以呼吸困难与日常生活自理能力水平的关系来评估。让患者自我表述呼吸困难对日常活动的影响,如与同龄人行走、登高;劳动时有无气促;是否需要停下喘气、休息;洗脸、穿衣或休息时有无呼吸困难。

3.呼吸困难的类型及表现

是吸气性、呼气性还是混合性;是劳力性、还是夜间阵发性;呼吸是表浅还是浅慢或深快。

4.相关病史

了解患者的职业、年龄;以往有无呼吸困难发作史;有无心血管疾病、肺和胸膜疾病、内分泌代谢性疾病病史,有无感染、贫血、颅脑外伤史;有无刺激性气体、变应原接触史;有无饮食异常、药物及毒物摄入史;有无过度劳累、情绪紧张或激动等。

5.伴随症状

呼吸困难伴咳嗽、咳痰、咯血、胸痛等首先应考虑为心肺疾病;呼吸困难伴发热最常见于呼吸系统感染性疾病;呼吸困难伴昏迷见于急性中毒、严重的代谢性疾病、中枢神经严重损害等;发作性呼吸困难伴哮鸣音见于支气管哮喘、心源性哮喘。

6.呼吸困难的身心反应

注意观察呼吸的频率、节律和深度,脉搏、血压;意识状况;面容及表情;营养状况;体位;皮肤黏膜有无水肿、发绀;颈静脉充盈程度等。有无"三凹征"、肺部湿啰音或哮鸣音;有无心律失常、心脏杂音等。询问患者入睡的方式,观察患者睡眠的时间、质量,是否需要辅助睡眠的措施。患者是否有疲乏、情绪紧张、焦虑或甚至有恐惧、惊慌、濒死感等心理反应。

7.诊疗及护理经过

是否给氧治疗,给氧的方式、浓度、流量、时间及疗效;使用支气管扩张剂后呼吸困难是否能缓解等。

(五)咳嗽与咳痰的护理评估要点

1.咳嗽的特点

注意咳嗽的性质、音色、程度、频率、发生时间与持续时间,有无明显诱因,咳嗽与环境、气候、季节、体位的关系。

2.痰的特点

注意痰液的性质、颜色、气味、黏稠度及痰量。患者的痰液是否容易咳出,体位对痰液的排出有何影响;收集的痰液静置后是否出现分层现象。

3.相关病史

患者的年龄、职业;是否患有慢性呼吸道疾病、心脏病;有无颅脑疾病、癌症病史;有无吸烟史及过敏史;有无呼吸道传染病接触史及有害气体接触史。

4.伴随症状

咳嗽伴有发热多见于呼吸道感染、急性渗出性胸膜炎等;咳嗽伴呼吸困难多见于气道阻塞、重症肺炎和肺结核、胸膜病变、肺淤血、肺水肿等。咳嗽伴胸痛见于胸膜疾病或肺部病变累及胸膜;咳嗽伴大量咯血常见于支气管扩张症及空洞型肺结核。

5.咳嗽咳痰的身心反应

有无长期剧烈、频繁咳嗽所致的头痛、疲劳、食欲减退、胸腹疼痛、睡眠不佳、精神萎靡、情绪不稳定、眼睑水肿、尿失禁等;注意患者生命体征的变化及胸部体征;剧咳者警惕自发性气胸、咯血、胸腹部手术伤口的开裂等;痰液不易咳出者有无肺部感染的发生和加重。

6.诊疗及护理经过

是否服用过止咳祛痰药物,其药物种类、剂量及疗效;是否使用过促排痰的护理措施,效果如何。

(六)发绀的护理评估要点

1.发绀的发生情况

发生的年龄、起病时间、可能诱因、出现的急缓。

2.发绀的特点及严重程度

注意发绀的部位及范围、青紫的情况,是全身性还是局部性;发绀部位皮肤的温度,经按摩或加温后发绀能否消退;发绀是否伴有呼吸困难。

3.相关病史

有无心肺疾病及其他与发绀有关的疾病病史;是否出生及幼年时期就发生发绀;有无家族史;有无相关药物、化学物品、变质蔬菜摄入史,和在持久便秘情况下过食蛋类或硫化物病史等。

4.伴随症状

急性发绀伴意识障碍见于某些药物或化学物质急性中毒、休克、急性肺部感染、急性肺水肿等；发绀伴杵状指见于发绀型先天性心脏病、某些慢性肺部疾病；发绀伴呼吸困难见于重症心、肺疾病、气胸、大量胸腔积液等。

5.诊疗及护理经过

是否使用过药物,其种类、剂量及疗效;有无氧气疗法的应用,给氧的方式、浓度、流量、时间及效果。

(七)心悸的护理评估要点

1.心悸的特点

注意心悸发作的时间、频率、性质、诱因及程度。是休息时出现还是活动中发生;是偶然发作还是持续发作;持续时间与间隔时间的长短;发作前有无诱因;起病及缓解方式;严重程度;发作当时的主观感受及伴随症状;如是否心跳增强、心跳过速、心跳不规则或心跳有停顿感,有否胸闷、气急、呼吸困难等。

2.相关病史

有无器质性心脏病、内分泌疾病、贫血、神经症等病史;有无烟、酒、浓茶、咖啡的嗜好;有无阿托品、氨茶碱、麻黄碱等药物的使用;有无过度劳累、精神刺激、高热、心律失常等。

3.伴随症状

心悸伴呼吸困难见于心力衰竭、重症贫血等;心悸伴晕厥抽搐见于严重心律失常所致的心源性脑缺血综合征;心悸伴心前区疼痛见于心绞痛、心肌梗死、心肌炎、心包炎、心脏神经功能症等;心悸伴食欲亢进、消瘦、出汗见于甲状腺功能亢进症;心悸伴发热见于风湿热、心肌炎、心包炎、感染性心内膜炎等。

4.心悸的身心反应

注意生命体征及神志的变化,观察有无呼吸困难、意识改变、脉搏异常、血压降低、心律失常等;评估心悸对心脏功能及日常活动自理能力的影响,有无心悸引起的心理反应及情绪变化。

5.诊疗及护理经过

是否向患者解释过心悸症状本身的临床意义;是否使用过镇静剂和康心律失常药物,其药物种类、剂量及疗效;有无电复律、人工心脏起搏治疗;已采取过哪些护理措施、效果如何。

(八)黄疸的评估要点

1.黄疸的特点

注意发生的急缓,是间断发生还是持续存在;皮肤黏膜及巩膜黄染的程度、色泽;尿液及粪便颜色的改变;有无皮肤瘙痒及其程度等。

2.相关病史

有无溶血性疾病、肝脏疾病、弹道疾病等病史;有无肝炎患者密切接触史或近期内血制品输注史;有无长期大量酗酒及营养失调;如 G-5-PD 缺乏症还应注意有无食用蚕豆等病史。

3.伴随症状

黄疸伴寒战、高热、头痛、腰痛、酱油色尿多见于急性溶血;黄疸出现前有发热、乏力、食欲减退、恶心呕吐、黄疸出现后症状反而减轻者,甲型病毒性肝炎的可能性大;黄疸伴食欲减退、消瘦、蜘蛛痣、肝掌、腹水、脾大等应考虑肝硬化;黄疸伴右上腹剧烈疼痛见于胆道结石或胆道蛔虫等。

4.黄疸的身心反应

注意有无贫血外貌及急性溶血的全身表现;有无恶心、呕吐、腹胀、腹痛、腹泻或便秘等消化道症状;有无皮肤黏膜出血;有无因严重瘙痒而致皮肤搔抓破损,或影响休息和睡眠;有无巩膜、皮肤明显黄染而产生病情严重的预感及焦虑、恐惧等情绪反应。

5.诊疗及护理经过

注意与黄疸有关的实验室检查结果,以利于3种类型黄疸的鉴别;有否作过创伤性的病因学检查;治疗及护理措施,效果如何。

(九)意识障碍的护理评估要点

1.起病情况

起病时间、发病前有无诱因、病情进展情况及病程长短等。

2.意识障碍的程度

根据患者对刺激的反应,回答问题的准确性、肢体活动情况、痛觉试验、神经反射等判断有无意识障碍及程度。也可以按格拉斯哥昏迷评分表(GCS)对意识障碍的程度进行评估。

3.相关病史

有无急性重症感染、原发性高血压、严重心律失常、糖尿病、肺性脑病、肝肾疾病、颅脑外伤、癫痫等病史;有无类似发作史;有无毒物或药物接触史等。

4.伴随症状

先发热后有意识障碍可见于重症感染性疾病;先有意识障碍然后有发热见于脑出血,蛛网膜下腔出血等;意识障碍伴高血压可见于脑出血、高血压脑病、尿毒症等;意识障碍伴低血压可见于感染性休克等;意识障碍伴呼吸缓慢可见于吗啡、巴比妥类、有机磷等中毒;意识障碍伴偏瘫见于脑出血,脑梗死、颅内占位性病变;意识障碍伴脑膜刺激征见于脑膜炎、蛛网膜下腔出血等。

5.意识障碍的身体反应

定时测量生命体征,观察瞳孔变化。注意有无大小便失禁;有无咳嗽反应及吞咽反射的减弱及消失;有无肺部感染或尿路感染的发生;有无口腔炎、结膜炎、角膜炎、角膜溃疡;有无营养不良及压疮形成;有无肢体肌肉挛缩、关节僵硬、肢体畸形及活动受限。

6.诊疗及护理经过

是否作过必要的辅助检查以明确诊断;消除脑水肿、保持呼吸道通畅、给氧、留置导尿管、抗感染,防止并发症;治疗和护理措施的应用及疗效等。

(十)恶心与呕吐的护理评估要点

1.恶心与呕吐的特点

注意呕吐前有无恶心的感觉;呕吐的方式是一口口吐出、溢出或喷射性;恶心与呕吐发生的时间,是晨间还是夜间;呕吐的原因或诱因;与进食有无关系;吐后是否感轻松;呕吐是突发,还是经常反复发作,病程的长短;呕吐的频率等。

2.呕吐物的特征

注意呕吐物的性质、气味、颜色、量及内容物,观察是否混有血液、胆汁、粪便等。

3.相关病史

有无消化系统疾病、泌尿及生殖系统疾病、中枢神经系统、内分泌代谢疾病等病史;有无进食不洁饮食及服药史;有无腹部手术史、毒物及传染病接触史;有无精神因素作用;女性患者要注意月经史。

4.伴随症状

呕吐伴剧烈头痛、意识障碍常见于中枢神经系统疾病；呕吐伴右上腹痛与发热、寒战、黄疸应考虑为胆囊炎或胆石症等；呕吐伴眩晕、眼球震颤见于前庭器官疾病；呕吐伴腹痛、腹泻多见于急性胃肠炎或细菌性食物中毒。

5.恶心与呕吐的身心反应

观察生命体征，有无心动过速、呼吸急促、血压降低、直立性低血压等血容量不足的表现；有无失水征象，如软弱无力、口渴、皮肤干燥、弹性减低、尿量减少等；有无食欲减退、营养不良及上消化道出血；儿童、老人意识障碍者应注意面色、呼吸道是否通畅等，警惕有无窒息情况发生。注意患者的精神状态，有无疲乏无力，有无痛苦、焦虑、恐惧等情绪反应。

6.诊疗及护理经过

是否作过呕吐物毒物分析；血电解质及酸碱平衡的监测结果；是否已做胃镜、腹部 B 超、X 线钡餐等辅助检查；治疗的方法及使用药物的种类、剂量、疗效；已采取的护理措施及效果。

（孟晓华）

第四节　心　力　衰　竭

心力衰竭是由于心脏收缩机能和/或舒张功能障碍，不能将静脉回心血量充分排出心脏，造成静脉系统淤血及动脉系统血液灌注不足，而出现的综合征。

一、病因

（一）基本病因

1.心肌损伤

任何大面积（大于心室面积的 40%）的心肌损伤都会导致心脏收缩和/或舒张功能的障碍。

2.心脏负荷过重

压力负荷（后负荷）过重，心脏排血阻力增大，心排血量降低，心室收缩期负荷过度，引起心室肥厚性心力衰竭；容量负荷（前负荷）过重，心脏舒张期容量增大，心排血量减低，引起心室扩张性心力衰竭。

3.机械障碍

腱索或乳头肌断裂，心室间隔穿孔，心脏瓣膜严重狭窄或关闭不全等引起的心脏机械功能衰退，导致心力衰竭。

4.心脏负荷不足

如缩窄性心包炎，大量心包积液，限制性心肌病等，使静脉血液回心受限，因而心室心房充盈不足，腔静脉及门脉系统淤血，心排血量减低。

5.血液循环容量过多

如静脉过多过快输液，尤其在无尿少尿时超量输液，急性或慢性肾炎引起高度水钠潴留，高度水肿等均引起血液循环容量急剧膨胀而致心力衰竭。

(二)诱发因素

1.感染

感染可增加基础代谢,增加机体耗氧,增加心脏排血量而诱发心力衰竭,尤其呼吸道感染较多见。

2.体力过劳

正常心脏在体力活动时,随身体代谢增高心脏排血量也随之增加。而有器质性心脏病患者体力活动时,心率增快,心肌耗氧量增加,心排血量减少,冠状动脉血液灌注不足,导致心肌缺血,心慌气急,诱发心力衰竭。

3.情绪激动

情绪激动促使儿茶酚胺释放,心率增快,心肌耗氧增加,动脉与静脉血管痉挛,增加心脏前后负荷而诱发心力衰竭。

4.妊娠与分娩

风湿性心脏病或先天性心脏病患者,心功能低下,在妊娠 32～34 周,分娩期及产褥期最初 3 天内心脏负荷最重,易诱发心力衰竭。

5.动脉栓塞

心脏病患者长期卧床,静脉系统长期处于淤血状态,容易形成血栓,一旦血栓脱落导致肺栓塞,加重肺循环阻力诱发心力衰竭。

6.水、钠摄入量过多

心功能减退时,肾脏排水排钠机能减弱,如果水、钠摄入量过多可引起水钠潴留,血容量扩增。

7.心律失常

心动过速可使心脏无效收缩次数增加而加重心脏负荷;心脏舒张期缩短使心室充盈受限进而降低心排血量,同时心脏氧渗透期缩短不利于心肌代谢。

8.冠脉痉挛

冠状动脉粥样硬化,易发生冠脉痉挛,引起心肌缺血导致心脏收缩或舒张功能障碍。

9.药物反应

因用药或停药不当导致的心力衰竭或心力衰竭恶化不在少数。慢性心力衰竭不该停用强心剂而停用,服用过量洋地黄、利尿药或抗心律失常药,都可导致心力衰竭恶化。

二、病理生理

(一)心脏的代偿机制

正常心脏有比较充足的储备能力,以适应一般生活需要所增加的心脏负担。当心脏功能减退,心排血量降低不足以供应机体需要时,机体将同时通过神经、体液等机制进行调整,力争恢复心排血量。

(1)反射性交感神经兴奋,迷走神经抑制,代偿性心率加快及心肌收缩力加强,以维持心排血量。由于交感神经兴奋,周围血管及、小动脉收缩可使血压维持正常而不随心排血量降低而下降;小静脉收缩可使静脉回心血量增加,从而使心搏血量增加。

(2)心肌肥厚:长期的负荷加重,使心肌肥厚和心室扩张,维持心排血量。然而,扩大和肥厚的心脏虽然完成较多的工作,但它耗氧量也随之增加,可是心肌内毛细血管数量并没有相应的增加,所以,扩大肥厚的心肌细胞相对的供血不足。

（3）心率增快:心率加快在一定范围内使心排血量增加,但如果心率太快则心脏舒张期显著缩短,使心室充盈不足,导致心排血量降低及静脉淤血加重。

(二)心脏的失代偿机制

当心脏储备力耗损至不能适应机体代谢的需要时,心功能便由代偿转为失代偿阶段,即心力衰竭。

心力衰竭时,心排血量相对或绝对的降低,一方面供给各器官的血流不足,引起各器官组织的功能改变,血液重新分配,首先为保证心、脑、肾血液供应,皮肤、内脏、肌肉的供血相应有较大的减少。肾血流量减少时,可使肾小球滤过率降低和肾素分泌增加,进而促使肾上腺皮质的醛固酮分泌增加,引起水、钠潴留,血容量增加,静脉和毛细血管充血和压力增加。另一方面,心脏收缩力减弱,不能完全排出静脉回流的血液,心室收缩末期残留血量增多,心室舒张末期压力升高,遂使静脉回流受阻,引起静脉淤血和静脉压力升高,从而引起外周毛细血管的漏出增加,水分渗入组织间隙引起各脏器淤血水肿;肝脏淤血时对醛固酮的灭活减少;以及抗利尿激素分泌增加,肾排水量进一步减少,水、钠潴留进一步加重,这也是水肿发生和加重的原因。

根据心脏代偿功能发挥的情况及失代偿的程度,可将心力衰竭分为三度,或心功能Ⅳ级。①Ⅰ级:有心脏病的客观证据,而无呼吸困难,心悸,水肿等症状(心功能代偿期)。②Ⅱ级:日常劳动并无异常感觉,但稍重劳动即有心悸,气急等症状(心力衰竭Ⅰ度)。③Ⅲ级:普通劳动亦有症状,但休息时消失(心力衰竭Ⅱ度)。④Ⅳ级:休息时也有明显症状,甚至卧床仍有症状(心力衰竭Ⅲ度)。

三、临床表现

心力衰竭在早期可仅有一侧衰竭,临床上以左心衰竭为多见,但左心衰竭后,右心也相继发生功能损害,最后导致全心衰竭。临床表现的轻重,常依病情发展的快慢和患者的耐受能力的不同而不同。

(一)左心衰竭

1.呼吸困难

轻症患者自觉呼吸困难,重者同时有呼吸困难和短促的征象。早期仅发生于劳动或运动时,休息后很快消失。这是由于劳动促使回心血量增加,肺淤血加重的缘故。随着病情加重,轻度劳动即感到呼吸困难,严重者休息时亦感呼吸困难,以致被迫采取半卧位或坐位,为端坐呼吸。

2.阵发性呼吸困难

多发生于夜间,故又称为阵发性夜间性呼吸困难。患者常在熟睡中惊醒,出现严重呼吸困难及窒息感,被迫坐起,咳嗽频繁,咯粉红色泡沫样痰液。轻者数分钟,重者经1～2小时逐渐停止。阵发性呼吸困难的发生原因,可能为:①睡眠时平卧位,回心血量增加,超过左心负荷的限度,加重了肺淤血。②睡眠时,膈肌上升,肺活量减少。③夜间迷走神经兴奋性增高,使冠状动脉和支气管收缩,影响了心肌的血液供应,发生支气管痉挛,降低心肌收缩性能和肺通气量,肺淤血加重。④熟睡时中枢神经敏感度降低,因此,肺淤血必须达到一定程度后方能使患者因气喘惊醒。

3.急性肺水肿

急性肺水肿是左心衰竭的重症表现,是阵发性呼吸困难的进一步发展。常突然发生,呈端坐呼吸,表情焦虑不安,频频咳嗽,咯大量泡沫状或血性泡沫性痰液,严重时可有大量泡沫样液体由鼻涌出,面色苍白,口唇青紫,皮肤湿冷,两肺布满湿啰音及哮鸣音,血压可下降,甚至休克。

4.咳嗽和咯血

咳嗽和咯血为肺泡和支气管黏膜淤血所致,多与呼吸困难并存,咯白色泡沫样黏痰或血性痰。

5.其他症状

可有疲乏无力、失眠、心悸、发绀等。严重患者脑缺氧缺血时可出现陈-施氏呼吸、嗜睡、眩晕、意识丧失、抽搐等。

6.体征

除原有心脏病体征外,可有舒张期奔马律、交替脉、肺动脉瓣区第 2 心音亢进。轻症肺底部可听到散在湿啰音,重症则湿啰音满布全肺。有时可伴哮鸣音。

7.X 线及其他检查

X 线检查,可见左心扩大及肺淤血,肺纹理增粗。急性肺水肿时可见由肺门伸向肺野呈蝶形的云雾状阴影。心电图检查可出现心率快及左心室肥厚图形。臂舌循环时间延长(正常 10～15 秒),臂肺时间正常(4～8 秒)。

(二)右心衰竭

1.水肿

皮下水肿是右心衰竭的典型症状。在水肿出现前,由于体内已有钠、水潴留,体液潴留达 5 kg 以上才出现水肿,故多只有体重增加。水肿多先见于下肢,卧床患者则在腰,背及骶部等低重部位明显,呈凹陷性水肿。重症则波及全身。水肿多于傍晚发生或加重,休息一夜后消失或减轻,伴有夜间尿量增加。这是由于夜间休息时,回心血量比白天活动时增多,心脏能将静脉回流血量排出,心室收缩末期残留血量减少,静脉和毛细血管压力有所减轻,因而水肿减轻或消退。

少数患者可出现胸腔积液和腹水。胸腔积液可同时见于左、右两侧胸腔,但以右侧较多,其原因不甚明了。由于壁层胸膜静脉回流体静脉,而脏层胸膜静脉血流入肺静脉,因而胸腔积液多见于左右心衰竭并存时。腹水多由心源性肝硬化引起。

2.颈静脉怒张和内脏淤血

坐位或半卧位时可见颈静脉怒张,其出现常较皮下水肿或肝大出现为早,同时可见舌下、手臂等浅表静脉异常充盈。肝大并压痛可先于皮下水肿出现。长期肝淤血,缺氧,可引起肝细胞变性、坏死,并发展为心源性肝硬化,肝功能检查异常或出现黄疸。若有三尖瓣关闭不全并存,肝脏触诊呈扩张性搏动。胃肠道淤血常引起消化不良,食欲减退,腹胀,恶心和呕吐等症状。肾淤血致尿量减少,尿中可有少量蛋白和细胞。

3.发绀

右心衰竭患者多有不同程度发绀,首先见于指端,口唇和耳郭,较单纯左心功能不全者为显著,其原因除血红蛋白在肺部氧合不全外,与血流缓慢,组织自身毛细血管中吸取较多的氧而使还原血红蛋白增加有关。严重贫血者则不出现发绀。

4.神经系统症状

可有神经过敏,失眠,嗜睡等症状。重者可发生精神错乱,可能是脑出血,缺氧或电解质紊乱等原因引起。

5.心脏及其他检查

主要为原有心脏病体征,由于右心衰竭常继发于左心衰竭的基础上,因而左、右心均可扩大。

右心扩大引起了三尖瓣关闭不全时,在三尖瓣音区可听到收缩期吹风样杂音。静脉压增高。臂肺循环时间延长,因而臂舌循环时间也延长。

(三)全心衰竭

左、右心功能不全的临床表现同时存在,但患者或以左心衰竭的表现为主或以右心衰竭的表现为主,左心衰竭肺充血的临床表现可因右心衰竭的发生而减轻。

四、护理

(一)护理要点

(1)减轻心脏负担,预防心力衰竭的发生。

(2)合理使用强心,利尿,扩血管药物,改善心功能。

(3)密切观察病情变化,及时救治急性心力衰竭。

(4)健康教育。

(二)减轻心脏负担,预防心力衰竭

休息可减少全身肌肉活动,减少氧的消耗,也可减少静脉回心血量及减慢心率,从而减轻心脏负担。根据患者病情适当安排其生活和劳动,可以尽量减轻心脏负荷。对于轻度心力衰竭患者,可仅限制其体力活动,并规定充分的午睡时间或较正常人多一些的夜间睡眠时间。较重的心力衰竭患者均应卧床休息,并尽可能使卧床休息患者的体位舒适。当心力衰竭表现有明显改善时,应尽快允许和鼓励患者逐渐恢复体力活动,恢复体力活动的速度和程度视患者心力衰竭的严重程度和发作时间的长短及患者对治疗的反应等而定。如心脏功能已完全恢复正常或接近正常,则每天可作轻度的体力活动。

饮食应少食多餐,给予低热量、多维生素、易消化食物,避免过饱,加重心脏负担。目前由于利尿剂应用方便。对钠盐限制不必过于严格,一般轻度心力衰竭患者每天摄入食盐 5 g 左右(正常人每天摄入食盐 10 g 左右),中度心力衰竭患者给予低盐饮食(含钠 2~4 g),重度心力衰竭患者给予无钠饮食。如果经一般限盐、利尿,病情未能很好控制者,则应进一步严格限盐,摄入量不超过 1 g。饮水量一般不加限制,仅在并发稀释性低钠血症者,限制每天入水量 500 mL 左右。

(三)合理使用强心药物并观察毒性反应

洋地黄类强心苷是目前治疗心力衰竭的主要药物,能直接加强心肌收缩力,增加心排血量,从而使心脏收缩末期残余血量减少,舒张末期压力下降,有利于缓解各器官的淤血,增加尿量,减慢心率。常用的给药方法:负荷量加维持量,在短期内,1~3 天给予一定的负荷量,以后每天用维持量,适用于急性心力衰竭,较重的心力衰竭或需尽快控制病情的患者;单用维持量,近年来证实,洋地黄类药物治疗剂量的大小与其增强心肌收缩力作用呈线性关系,故对较轻的心力衰竭和易发生中毒的患者可用较小的剂量,而不采用惯用的洋地黄负荷量法,尤其对慢性心力衰竭更适用。

洋地黄用量的个体差异大,且治疗剂量与中毒剂量较接近,故用药期间需要密切观察洋地黄的毒性反应。洋地黄毒性反应如下。①消化道反应:食欲缺乏、恶心、呕吐、腹泻等。②神经系统反应:头痛、眩晕,视觉改变(黄视或绿视)。③心脏反应:可发生各种心律失常,常见的心律失常类型为:室性期前收缩,尤其是呈二联、三联或呈多源性者。其他有房性心动过速伴有房室传导阻滞,交界性心动过速,各种不同程度的房室传导阻滞,室性心动过速,心房纤维颤动等。④血清洋地黄含量:放射性核素免疫法测定血清地高辛含量<2.0 ng/mL,或洋地黄毒苷<20 μg/mL

为安全剂量。中毒者多数大于以上浓度。

使用洋地黄类药物时注意事项：①服药前要先了解病史，如询问已用洋地黄情况，利尿剂的使用情况及电解质浓度如何，如果存在低钾，低镁易诱发洋地黄中毒。②心力衰竭反复发作，严重缺氧，心脏明显扩大的患者对洋地黄药物耐受性差，宜小剂量使用。③询问有无合并使用增加或降低洋地黄敏感性的药物，如普萘洛尔、利血平、利尿剂、抗甲状腺药物、异搏停、胺碘酮、肾上腺素等可增加洋地黄敏感性；而消胆胺，抗酸药物，降胆固醇药及巴比妥类药则可降低洋地黄敏感性。④了解肝脏肾脏功能，地高辛主要自肾脏排泄，肾功能不全的，宜减少用量；洋地，黄毒苷经肝脏代谢胆管排泄，部分转化为地高辛。⑤密切观察洋地黄毒性反应。⑥静脉给药时应用5%～20%的 GS 溶液稀释，混匀后缓慢静推，一般不少于10分钟，用药时注意听诊心率及节律的变化。

(四)观察应用利尿剂后的反应

慢性心力衰竭患者，首选噻嗪类药，采用间歇用药，即每周固定服药2～3天，停用4～5天。若无效可加服氨苯蝶啶或螺内酯。如果上两药联用效果仍不理想可以呋塞米代替噻嗪类药物。急性心力衰竭或肺水肿者，首选呋塞米或依他尼酸钠或汞撒利等快速利尿药。在应用利尿剂1小时后，静脉缓慢注射氨茶碱0.25 g，可增加利尿效果。应用利尿剂后要密切观察尿量，每天测体重，准确记录24小时液体出入量，大量利尿者应测血压，脉搏和抽血查电解质，观察有无利尿过度引起的脱水，低血容量和电解质紊乱的表现，尤其是应用排钾利尿剂后有无乏力、恶心、呕吐、腹胀等低钾表现。对于利尿反应差者，应找出利尿不佳的原因，如了解肾脏功能情况，是否存在低血压、低血钾、低血镁或稀释性低钠血症，及用药是否合理等。

(五)合理使用扩血管药物并观察用药反应

血管扩张剂可以扩张周围小动脉，减轻心脏排血时的阻力，而减轻心脏后负荷；又可以扩张周围静脉，减少回心血量，减轻心脏前负荷，进而改善心功能。常用的扩张静脉为主的药物有：硝酸甘油、硝酸酯类及吗啡类药物；扩张动脉为主的药物有：平胺唑啉、肼苯达嗪、硝苯吡啶；兼有扩张动脉和静脉的药物有：硝普钠、哌唑嗪及卡托普利等。在开始使用血管扩张剂时，要密切观察病情和用药前后血压，心率的变化，慎防血管扩张过度，心脏充盈不足，血压下降，心率加快等不良反应。用血管扩张药注意，应从小剂量开始，用药前后对比心率，血压变化情况或床边监测血流动力学。根据具体情况，每5～10分钟测量1次，若用药后血压较用药前降低1.3～2.7 kPa，应谨慎调整药物浓度或停用。

(六)急性肺水肿的救治及护理

急性肺水肿为急性左心功能不全或急性左心衰竭的主要表现。多因突发严重的左心室排血不足或左心房排血受阻引起肺静脉及肺毛细血管压力急剧升高所致。当肺毛细血管压升高超过血浆胶体渗透压时，液体即从毛细血管漏到肺间质、肺泡甚至气道内，引起肺水肿。典型发作表现为突然严重气急，每分钟呼吸可达30～40次，端坐呼吸，阵阵咳嗽，面色苍白，大汗，常咯出泡沫样痰，严重者可从口腔和鼻腔内涌出大量粉红色泡沫液体。发作时心率、脉搏增快，血压在起始时可升高，以后降至正常或低于正常。两肺内可闻及广泛的水泡音和哮鸣音。心尖部可听到奔马律。

1.治疗原则

(1)减少肺循环血量和静脉回心血量。

(2)增加心搏量，包括增强心肌收缩力和降低周围血管阻力。

（3）减少血容量。

（4）减少肺泡内液体漏出,保证气体交换。

2.护理措施

（1）使患者取坐位或半卧位,两腿下垂,减少下肢静脉回流,减少回心血量。

（2）立即皮下注射吗啡 10 mg 或哌替啶 50～100 mg,使患者安静及减轻呼吸困难。但对昏迷、严重休克、有呼吸道疾病或痰液极多者忌用,年老,体衰,瘦小者应减量。

（3）改善通气-换气功能,轻度肺水肿早期高流量氧气吸入,开始是 2～3 L/min,以后逐渐增至4～6 L/min,氧气湿化瓶内加 75 ％酒精或选用有机硅消泡沫剂,以降低肺泡内泡沫的表面张力,使泡沫破裂,改善通气功能。肺水肿明显出现即应作气管插管进行加压辅助呼吸,改善通气与氧的弥散,减少肺内分流,提高血氧分压。肺水肿基本控制后,可采用呼吸机间歇正压呼吸,如果动脉血氧分压<9.31 kPa时,可改为持续正压呼吸。

（4）速给毛花苷 C 0.4 mg 或毒毛旋花子苷 K 0.25 mg,加入葡萄糖溶液中缓慢静推。

（5）快速利尿,如呋塞米 20～40 mg 或依他尼酸钠 25 mg 静脉注射。

（6）静脉注射氨茶碱 0.25 g 用 50％葡萄糖液 20～40 mL 稀释后缓慢注入,减轻支气管痉挛,增加心肌收缩力和促进尿液排出。

（7）氢化可的松 100～200 mg 或地塞米松 10 mg 溶于葡萄糖中静脉注射。

（七）健康教育

随着人们生活水平的不断提高,人们对生活质量的要求也越来越高。心力衰竭的转归及治愈程度将直接影响患者的生活质量,预防心力衰竭发生以保证患者的生活质量就显得更为重要。首先要避免诱发因素,如气候转换时要预防感冒,及时添加衣服;以乐观的态度对待生活,情绪平稳,不要大起大落过于激动;体力劳动不要过重;适当掌握有关的医学知识以便自我保健等。其次,对已明确心功能Ⅱ级、Ⅲ级的患者要按一般治疗标准,合理正确按医嘱服用强心、利尿、扩血管药物,注意休息和营养,并定期门诊随访。

（孟晓华）

第五节　心源性休克

心源性休克系指由于严重的心脏泵功能衰竭或心功能不全导致心排血量减少,各重要器官和周围组织灌注不足而发生的一系列代谢和功能障碍综合征。

一、临床表现

多数心源性休克患者,在出现休克之前有相应心脏病史和原发病的各种表现,如急性肌梗死患者可表现严重心肌缺血症状,心电图可能提示急性冠状动脉供血不足,尤其是广泛前壁心肌梗死;急性心肌炎者则可有相应感染史,并有发热、心悸、气短及全身症状,心电图可有严重心律失常;心脏手术后所致的心源性休克,多发生于手术 1 周内。

心源性休克目前国内外比较一致的诊断标准如下。

（1）收缩压低于 12.0 kPa(90 mmHg)或原有基础血压降低 4.0 kPa(30 mmHg),非原发性高

血压患者一般收缩压小于 10.7 kPa(80 mmHg)。

(2)循环血量减少的征象:①尿量减少,常少于 20 mL/h。②神志障碍、意识模糊、嗜睡、昏迷等。③周围血管收缩,伴四肢厥冷、冷汗、皮肤湿凉、脉搏细弱快速、颜面苍白或发绀等末梢循环衰竭征象。

(3)纠正引起低血压和低心排血量的心外因素(低血容量、心律失常、低氧血症、酸中毒等)后,休克依然存在。

二、诊断

(1)有急性心肌梗死、急性心肌炎、原发或继发性心肌病、严重的恶性心律失常、具有心肌毒性的药物中毒、急性心脏压塞以及心脏手术等病史。

(2)早期患者烦躁不安、面色苍白,诉口干、出汗,但神志尚清;后逐渐表情淡漠、意识模糊、神志不清直至昏迷。

(3)体检心率逐渐增快,常>120 次/分。收缩压<10.6 kPa(80 mmHg),脉压<2.7 kPa(20 mmHg),后逐渐降低,严重时血压测不出。脉搏细弱,四肢厥冷,肢端发绀,皮肤出现花斑样改变。心音低纯,严重者呈单音律。尿量<17 mL/h,甚至无尿。休克晚期出现广泛性皮肤、黏膜及内脏出血,即弥漫性血管内凝血的表现,以及多器官衰竭。

(4)血流动力学监测提示心脏指数降低、左心室舒张末压升高等相应的血流动力学异常。

三、检查

(1)血气分析。

(2)弥漫性血管内凝血的有关检查。血小板计数及功能检测,出凝血时间,凝血酶原时间,凝血因子Ⅰ,各种凝血因子和纤维蛋白降解产物(FDP)。

(3)必要时做微循环灌注情况检查。

(4)血流动力学监测。

(5)胸部 X 线片,心电图,必要时做动态心电图检查,条件允许时行床旁超声心动图检查。

四、治疗

(一)一般治疗

(1)绝对卧床休息,有效止痛,由急性心肌梗死所致者吗啡 3~5 mg 或哌替啶 50 mg,静脉注射或皮下注射,同时予安定、苯巴比妥。

(2)建立有效的静脉通道,必要时行深静脉插管。留置导尿管监测尿量。持续心电、血压、血氧饱和度监测。

(3)氧疗:持续吸氧,氧流量一般为 4~6 L/min,必要时气管插管或气管切开,人工呼吸机辅助呼吸。

(二)补充血容量

首选右旋糖酐-40 250~500 mL 静脉滴注,或 0.9%氯化钠液、平衡液 500 mL 静脉滴注,最好在血流动力学监护下补液,前 20 分钟内快速补液 100 mL,如中心静脉压上升不超过 0.2 kPa(1.5 mmHg),可继续补液直至休克改善,或输液总量达 500~750 mL。无血流动力学监护条件者可参照以下指标进行判断:诉口渴,外周静脉充盈不良,尿量<30 mL/h,尿比重>1.02,中心静脉压<0.8 kPa(6 mmHg),则表明血容量不足。

(三)血管活性药物的应用

首选多巴胺或与间羟胺(阿拉明)联用,从 2～5 μg/(kg·min)开始渐增剂量,在此基础上根据血流动力学资料选择血管扩张剂:①肺充血而心排血量正常,肺毛细血管嵌顿压>2.4 kPa(18 mmHg),而心脏指数>2.2 L/(min·m²)时,宜选用静脉扩张剂,如硝酸甘油 15～30 μg/min静脉滴注或泵入,并可适当利尿。②心排血量低且周围灌注不足,但无肺充血,即心脏指数<2.2 L/(min·m²),肺毛细血管嵌顿压<2.4 kPa(18 mmHg)而肢端湿冷时,宜选用动脉扩张剂,如酚妥拉明 100～300 μg/min 静脉滴注或泵入,必要时增至 1 000～2 000 μg/min。③心输出量低且有肺充血及外周血管痉挛,即心脏指数<2.2 L/(min·m²),肺毛细血管嵌顿压<2.4 kPa(18 mmHg)而肢端湿冷时,宜选用硝普钠,10 μg/min 开始,每 5 分钟增加 5～10 μg/min,常用量为 40～160 μg/min,也有高达 430 μg/min 才有效。

(四)正性肌力药物的应用

1.洋地黄制剂

一般在急性心肌梗死的 24 小时内,尤其是 6 小时内应尽量避免使用洋地黄制剂,在经上述处理休克无改善时可酌情使用毛花苷 C0.2～0.4 mg,静脉注射。

2.拟交感胺类药物

对心排血量低,肺毛细血管嵌顿压不高,体循环阻力正常或低下,合并低血压时选用多巴胺,用量同前;而心排血量低,肺毛细血管嵌顿压高,体循环血管阻力和动脉压在正常范围者,宜选用多巴酚丁胺5～10 μg/(kg·min),亦可选用多培沙明 0.25～1.0 μg/(kg·min)。

3.双异吡啶类药物

常用氨力农 0.5～2 mg/kg,稀释后静脉注射或静脉滴注,或米力农 2～8 mg,静脉滴注。

(五)其他治疗

1.纠正酸中毒

常用 5%碳酸氢钠或摩尔乳酸钠,根据血气分析结果计算补碱量。

2.激素应用

早期(休克 4～6 小时内)可尽早使用糖皮质激素,如地塞米松 10～20 mg 或氢化可的松100～200 mg,必要时每 4～6 小时重复 1 次,共用 1～3 天,病情改善后迅速停药。

3.纳洛酮

首剂 0.4～0.8 mg,静脉注射,必要时在 2～4 小时后重复 0.4 mg,继以 1.2 mg 置于 500 mL液体内静脉滴注。

4.机械性辅助循环

经上述处理后休克无法纠正者,可考虑主动脉内气囊反搏(IABP)、体外反搏、左心室辅助泵等机械性辅助循环。

5.原发疾病治疗

如急性心肌梗死患者应尽早进行再灌注治疗,溶栓失败或有禁忌证者应在 IABP 支持下进行急诊冠状动脉成形术;急性心脏压塞者应立即心包穿刺减压;乳头肌断裂或室间隔穿孔者应尽早进行外科修补等。

6.心肌保护

1,6-二磷酸果糖 5～10 g/d,或磷酸肌酸(护心通)2～4 g/d,酌情使用血管紧张素转换酶抑制剂等。

（六）防治并发症

1.呼吸衰竭

包括持续氧疗，必要时呼气末正压给氧，适当应用呼吸兴奋剂，如尼可刹米(可拉明)0.375 g或洛贝林(山梗菜碱)3～6 mg静脉注射；保持呼吸道通畅，定期吸痰，加强抗感染等。

2.急性肾衰竭

注意纠正水、电解质紊乱及酸碱失衡，及时补充血容量，酌情使用利尿剂如呋塞米20～40 mg静脉注射。必要时可进行血液透析、血液滤过或腹膜透析。

3.保护脑功能

酌情使用脱水剂及糖皮质激素，合理使用兴奋剂及镇静剂，适当补充促进脑细胞代谢药，如脑活素、胞二磷胆碱、三磷酸腺苷等。

4.防治弥散性血管内凝血(DIC)

休克早期应积极应用右旋糖酐-40、阿司匹林(乙酰水杨酸)、双嘧达莫(潘生丁)等抗血小板及改善微循环药物，有DIC早期指征时应尽早使用肝素抗凝，首剂3 000～6 000 U静脉注射，后续以500～1 000 U/h静脉滴注，监测凝血时间调整用量，后期适当补充消耗的凝血因子，对有栓塞表现者可酌情使用溶栓药如小剂量尿激酶(25万～50万 U)或链激酶。

五、护理

（一）急救护理

(1)护理人员熟练掌握常用仪器、抢救器材及药品。

(2)各抢救用物定点放置、定人保管、定量供应、定时核对，定期消毒，使其保持完好备用状态。

(3)患者一旦发生晕厥，应立即就地抢救并通知医师。

(4)应及时给予吸氧，建立静脉通道。

(5)按医嘱准、稳、快地使用各类药物。

(6)若患者出现心脏骤停，立即进行心、肺、脑复苏。

（二）护理要点

1.给氧用面罩或鼻导管给氧

面罩要严密，鼻导管吸氧时，导管插入要适宜，调节氧流量4～6 L/min，每天更换鼻导管一次，以保持导管通畅。如发生急性肺水肿时，立即给患者端坐位，两腿下垂，以减少静脉回流，同时加用30%酒精吸氧，降低肺泡表面张力，特别是患者咯大量粉红色泡沫样痰时，应及时用吸引器吸引，保持呼吸道通畅，以免发生窒息。

2.建立静脉输液通道

迅速建立静脉通道。护士应建立静脉通道1～2条。在输液时，输液速度应控制，应当根据心率、血压等情况，随时调整输液速度，特别是当液体内有血管活性药物时，更应注意输液通畅，避免管道滑脱、输液外渗。

3.尿量观察

单位时间内尿量的观察，对休克病情变化及治疗是十分敏感和有意义的指标。如果患者六小时无尿或每小时20～30 mL，说明肾小球滤过量不足，如无肾实质变说明血容量不足。相反，每小时尿量大于 30 mL,表示微循环功能良好,肾血灌注好,是休克缓解的可靠指标。如果血压回升,而尿量仍很少,考虑发生急性肾功衰竭,应及时处理。

4.血压、脉搏、末梢循环的观察

血压变化直接标志着休克的病情变化及预后,因此,在发病几小时内应严密观察血压,15～30 分钟 1 次,待病情稳定后 1～2 小时观察 1 次。若收缩压下降到 10.7 kPa(80 mmHg)以下,脉压小于 2.7 kPa(20 mmHg)或患者原有高血压,血压的数值较原血压下降2.7～4.0 kPa(20～30 mmHg),要立即通知医师迅速给予处理。

脉搏的快慢取决于心率,其节律是否整齐,也与心搏节律有关,脉搏强弱与心肌收缩力及排血量有关。所以休克时脉搏在某种程度上反映心功能,同时,临床上脉搏的变化,往往早于血压变化。

心源性休克由于心排血量减少,末梢循环灌注量减少,血流留滞,末梢发生紫绀,尤其以口唇、黏膜及甲床最明显,四肢也因血运障碍而冰冷,皮肤潮湿。这时,即使血压不低,也应按休克处理。当休克逐步好转时,末梢循环得到改善,发绀减轻,四肢转温。所以末梢的变化也是休克病情变化的一个标志。

5.心电监护的护理患者入院后

立即建立心电监护,通过心电监护可及时发现致命的室速或室颤。当患者入院后一般监测24～48 小时,有条件可直到休克缓解或心律失常纠正。常用标准Ⅱ导进行监测,必要时描记心电记录。在监测过程中,要严密观察心律、心率的变化,对于频发室早(每分钟 5 个以上)、多源性室早,室早呈二联律、三联律、室性心动过速、R-on-T、R-on-P(室早落在前一个 P 波或 T 波上)立即报告医师,积极配合抢救,准备各种抗心律失常药,随时做好除颤和起搏的准备,分秒必争,以挽救患者的生命。

此外,还必须做好患者的保温工作,防止呼吸道并发症和预防压疮等方面的基础护理工作。

(孟晓华)

第六节　重　症　肺　炎

肺炎是指终末气道、肺泡和肺间质的炎症,可由病原微生物、理化因素、免疫损伤、过敏及药物所致。细菌性肺炎是最常见的肺炎,也是最常见的感染性疾病之一。

目前肺炎按患病环境分成社区获得性肺炎(community-acquired pneumonia,CAP)和医院获得性肺炎(hospital-acquired pneumonia,HAP),CAP 是指在医院外罹患的感染性肺实质炎症,包括具有明确潜伏期的病原体感染而在入院后平均潜伏期内发病的肺炎。HAP 亦称医院内肺炎(nosocomial pneumonia,NP),是指患者入院时不存在,也不处于潜伏期,而于入院 48 小时后在医院(包括老年护理院、康复院等)内发生的肺炎。HAP 还包括呼吸机相关性肺炎(ventilator associated pneumonia,VAP)和卫生保健相关性肺炎(healthcare associated pneumonia,HCAP)。CAP 和 HAP 年发病率分别约为 12/1 000 人口和 5～10/1 000 住院患者,近年发病率有增加的趋势。肺炎病死率门诊肺炎患者<5%,住院患者平均为 12%,入住重症监护病房(ICU)者约 40%。发病率和病死率高的原因与社会人口老龄化、吸烟、伴有基础疾病和免疫功

能低下有关,如慢性阻塞性肺病、心力衰竭、肿瘤、糖尿病、尿毒症、神经疾病、药瘾、嗜酒、艾滋病、久病体衰、大型手术、应用免疫抑制剂和器官移植等。此外,亦与病原体变迁、耐药菌增加、HAP发病率增加、病原学诊断困难、不合理使用抗生素和部分人群贫困化加剧等有关。

重症肺炎至今仍无普遍认同的定义,需入住 ICU 者可认为是重症肺炎。目前一般认为,如果肺炎患者的病情严重到需要通气支持(急性呼吸衰竭、严重气体交换障碍伴高碳酸血症或持续低氧血症)、循环支持(血流动力学障碍、外周低灌注)及加强监护治疗(肺炎引起的脓毒症或基础疾病所致的其他器官功能障碍)时可称为重症肺炎。

一、病因和发病机制

正常的呼吸道免疫防御机制(支气管内黏液-纤毛运载系统、肺泡巨噬细胞等细胞防御的完整性等)使气管隆凸以下的呼吸道保持无菌。是否发生肺炎决定于两个因素:病原体和宿主因素。如果病原体数量多,毒力强和/或宿主呼吸道局部和全身免疫防御系统损害,即可发生肺炎。病原体可通过下列途径引起社区获得性肺炎:①空气吸入。②血行播散。③邻近感染部位蔓延。④上呼吸道定植菌的误吸。医院获得性肺炎还可通过误吸胃肠道的定植菌(胃食管反流)和通过人工气道吸入环境中的致病菌引起。病原体直接抵达下呼吸道后,滋生繁殖,引起肺泡毛细血管充血、水肿,肺泡内纤维蛋白渗出及细胞浸润。

二、诊断

(一)临床表现特点

1.社区获得性肺炎

(1)新近出现的咳嗽、咳痰或原有呼吸道疾病症状加重,并出现脓性痰,伴或不伴胸痛。

(2)发热。

(3)肺实变体征和/或闻及湿啰音。

(4)白细胞$>10\times10^9$/L 或$<4\times10^9$/L,伴或不伴细胞核左移。

(5)胸部 X 线检查显示片状、斑片状浸润性阴影或间质性改变,伴或不伴胸腔积液。

以上 1～4 项中任何 1 项加第 5 项,除外非感染性疾病可做出诊断。CAP 常见病原体为肺炎链球菌、支原体、衣原体、流感嗜血杆菌和呼吸病毒(甲、乙型流感病毒、腺病毒、呼吸合胞病毒和副流感病毒)等。

2.医院获得性肺炎

住院患者 X 线检查出现新的或进展的肺部浸润影加上下列 3 个临床症候中的 2 个或以上可以诊断为肺炎。①发热超过 38 ℃。②血白细胞增多或减少。③脓性气道分泌物。

HAP 的临床表现、实验室和影像学检查特异性低,应注意与肺不张、心力衰竭和肺水肿、基础疾病肺侵犯、药物性肺损伤、肺栓塞和急性呼吸窘迫综合征等相鉴别。无感染高危因素患者的常见病原体依次为肺炎链球菌、流感嗜血杆菌、金黄色葡萄球菌、大肠埃希菌、肺炎克雷伯杆菌等;有感染高危因素患者为金黄色葡萄球菌、铜绿假单胞菌、肠杆菌属、肺炎克雷伯杆菌等。

(二)重症肺炎的诊断标准

不同国家制定的重症肺炎的诊断标准有所不同,各有优缺点,但一般均注重对客观生命体征、肺部病变范围、器官灌注和氧合状态的评估,临床医师可根据具体情况选用。以下列出目前常用的几项诊断标准。

1.中华医学会呼吸病学分会颁布的重症肺炎诊断标准

(1)意识障碍。

(2)呼吸频率≥30次/分。

(3)PaO$_2$<8.0 kPa(60 mmHg)、氧合指数(PaO$_2$/FiO$_2$)<39.9 kPa(300 mmHg),需行机械通气治疗。

(4)动脉收缩压<12.0 kPa(90 mmHg)。

(5)并发脓毒性休克。

(6)X线胸片显示双侧或多肺叶受累,或入院48小时内病变扩大≥50%。

(7)少尿:尿量<20 mL/h,或<80 mL/4小时,或急性肾衰竭需要透析治疗。

符合1项或以上者可诊断为重症肺炎。

2.美国感染病学会(IDSA)和美国胸科学会(ATS)修订的诊断标准

具有1项主要标准或3项或以上次要标准可认为是重症肺炎,需要入住ICU。

(1)主要标准:①需要有创通气治疗。②脓毒性休克需要血管收缩剂。

(2)次要标准:①呼吸频率≥30次/分。②PaO$_2$/FiO$_2$≤250。③多叶肺浸润。④意识障碍/定向障碍。⑤尿毒症(BUN≥7.14 mmol/L)。⑥白细胞减少(白细胞<4×10^9/L)。⑦血小板减少(血小板<10万×10^9/L)。⑧低体温(<36 ℃)。⑨低血压需要紧急的液体复苏。

说明:①其他指标也可认为是次要标准,包括低血糖(非糖尿病患者)、急性酒精中毒/酒精戒断、低钠血症、不能解释的代谢性酸中毒或乳酸升高、肝硬化或无脾。②需要无创通气也可等同于次要标准的①和②。③白细胞减少仅系感染引起。

3.英国胸科学会(BTS)制定的CURB(confusion,urea,respiratory rate and blood pressure,CURB)标准

(1)标准一:存在以下4项核心标准的2项或以上即可诊断为重症肺炎。①新出现的意识障碍。②尿素氮(BUN)>7 mmol/L。③呼吸频率≥30次/分。④收缩压<12.0 kPa(90 mmHg)或舒张压≤8.0 kPa(60 mmHg)。

CURB标准比较简单、实用,应用起来较为方便。

(2)标准二如下所述。

存在以上4项核心标准中的1项且存在以下2项附加标准时须考虑有重症倾向。附加标准包括:①PaO$_2$<8.0 kPa(60 mmHg)/SaO$_2$<92%(任何FiO$_2$)。②胸片提示双侧或多叶肺炎。

不存在核心标准但存在2项附加标准并同时存在以下2项基础情况时也须考虑有重症倾向。基础情况包括:①年龄≥50岁。②存在慢性基础疾病。

如存在标准二中两种有重症倾向的情况时需结合临床进行进一步评判。在第1种情况下需至少12小时后进行一次再评估。

(3)CURB-65即改良的CURB标准,标准在符合下列5项诊断标准中的3项或以上时即考虑为重症肺炎,需考虑收入ICU治疗:①新出现的意识障碍。②BUN>7 mmol/L。③呼吸频率≥30次/分。④收缩压<12.0 kPa(90 mmHg)或舒张压≤8.0 kPa(60 mmHg)。⑤年龄≥65岁。

(三)严重度评价

评价肺炎病情的严重程度对于决定在门诊或入院治疗甚或ICU治疗至关重要。肺炎临床的严重性决定于3个主要因素:局部炎症程度,肺部炎症的播散和全身炎症反应。除此之外,患者如有下列其他危险因素会增加肺炎的严重度和死亡危险。

1.病史

年龄＞65 岁；存在基础疾病或相关因素，如慢性阻塞性肺疾病（COPD）、糖尿病、充血性心力衰竭、慢性肾功能不全、慢性肝病、一年内住过院、疑有误吸、神志异常、脾切除术后状态、长期嗜酒或营养不良。

2.体征

呼吸频率＞30 次/分；脉搏≥120 次/分；血压＜12.0/8.0 kPa（90/60 mmHg）；体温≥40 ℃或≤35 ℃；意识障碍；存在肺外感染病灶如败血症、脑膜炎。

3.实验室和影像学异常

白细胞＞20×10⁹/L 或＜4×10⁹/L，或中性粒细胞计数＜1×10⁹/L；呼吸空气时 PaO_2＜8.0 kPa（60 mmHg）、PaO_2/FiO_2＜39.9 kPa（300 mmHg），或 $PaCO_2$＞6.7 kPa（50 mmHg）；血肌酐＞106 μmol/L或BUN＞7.1 mmol/L；血红蛋白＜90 g/L 或血细胞比容＜30%；血浆清蛋白＜25 g/L；败血症或弥漫性血管内凝血（DIC）的证据，如血培养阳性、代谢性酸中毒、凝血酶原时间和部分凝血活酶时间延长、血小板减少；X 线胸片病变累及一个肺叶以上、出现空洞、病灶迅速扩散或出现胸腔积液。

为使临床医师更精确地做出入院或门诊治疗的决策，近几年用评分方法作为定量的方法在临床上得到了广泛的应用。PORT（肺炎患者预后研究小组，pneumonia outcomes research team）评分系统（表 10-1）是目前常用的评价社区获得性肺炎（community acquired pneumonia，CAP）严重度以及判断是否必须住院的评价方法，其也可用于预测 CAP 患者的病死率。其预测死亡风险分级如下。①1～2 级：≤70 分，病死率 0.1%～0.6%。②3 级：71～90 分，病死率0.9%。③4 级：91～130 分，病死率 9.3%。④5 级：＞130 分，病死率27.0%。PORT 评分系统因可以避免过度评价肺炎的严重度而被推荐使用，即其可保证一些没必要住院的患者在院外治疗。

表 10-1　PORT 评分系统

患者特征	分值	患者特征	分值	患者特征	分值
年龄		脑血管疾病	10	实验室和放射学检查	
男性	−10	肾脏疾病	10	pH＜7.35	30
女性	+10	体格检查		BUN＞11 mmol/L（＞30 mg/dL）	20
住护理院	10	神志改变	20	Na⁺＜130 mmol/L	20
并存疾病		呼吸频率＞30 次/分	20	葡萄糖＞14 mmol/L（＞250 mg/dL）	10
肿瘤性疾病	30	收缩血压＜12.0 kPa（90 mmHg）	20	血细胞比容＜30%	10
肝脏疾病	20	体温＜35 ℃或＞40 ℃	15	PaO_2＜8.0 kPa（60 mmHg）	10
充血性心力衰竭	10	脉率＞12 次/分	10	胸腔积液	10

为避免评价 CAP 肺炎患者的严重度不足，可使用改良的 BTS 重症肺炎标准：呼吸频率≥30 次/分，舒张压≤8.0 kPa（60 mmHg），BUN＞6.8 mmol/L，意识障碍。4 个因素中存在两个可确定患者的死亡风险更高。此标准因简单易用，且能较准确地确定 CAP 的预后而被广泛应用。

临床肺部感染积分(clinical pulmonary infection score,CPIS)(表 10-2)则主要用于医院获得性肺炎(hospital acquired pneumonia,HAP)包括呼吸机相关性肺炎(ventilator-associated pneumonia,VAP)的诊断和严重度判断,也可用于监测治疗效果。此积分从 0~12 分,积分 6 分时一般认为有肺炎。

表 10-2 临床肺部感染积分评分

参数	标准	分值
体温	≥36.5 ℃,≤38.4 ℃	0
	≥38.5~38.9 ℃	1
	≥39 ℃,或≤36 ℃	2
白细胞计数(×10⁹)	≥4.0,≤11.0	0
	<4.0,>11.0	1
	杆状核白细胞	2
气管分泌物	<14+吸引	0
	≥14+吸引	1
	脓性分泌物	2
氧合指数(PaO₂/FiO₂)	>240 或急性呼吸窘迫综合征	0
	≤240	2
胸部 X 线	无渗出	0
	弥漫性渗出	1
	局部渗出	2
半定量气管吸出物培养 (0,1+,2+,3+)	病原菌≤1+或无生长	0
	病原菌≥1+	1
	革兰染色发现与培养相同的病原菌	2

三、治疗

(一)临床监测

1.体征监测

监测重症肺炎的体征是一项简单、易行和有效的方法,患者往往有呼吸频率和心率加快、发绀、肺部病变部位湿啰音等。目前多数指南都把呼吸频率加快(≥30 次/分)作为重症肺炎诊断的主要或次要标准。意识状态也是监测的重点,神志模糊、意识不清或昏迷提示重症肺炎可能性。

2.氧合状态和代谢监测

PaO₂、PaO₂/FiO₂、pH、混合静脉血氧分压(PvO₂)、胃张力测定、血乳酸测定等都可对患者的氧合状态进行评估。单次的动脉血气分析一般仅反映患者瞬间的氧合情况;重症患者或有病情明显变化者应进行系列血气分析或持续动脉血气监测。

3.胸部影像学监测

重症肺炎患者应进行系列 X 线胸片监测,主要目的是及时了解患者的肺部病变是进展还是好转,是否合并有胸腔积液、气胸,是否发展为肺脓肿、急性呼吸窘迫综合征(acute respiratory distress syndrome，ARDS)等。检查的频度应根据患者的病情而定，如要了解病变短期内是否增大，一般每48小时进行一次检查评价；如患者临床情况突然恶化(呼吸窘迫、严重低氧血症等)，在不能除外合并气胸或进展至ARDS时，应短期内复查；而当患者病情明显好转及稳定时，一般可10～14天后复查。

4.血流动力学监测

重症肺炎患者常伴有脓毒症，可引起血流动力学的改变，故应密切监测患者的血压和尿量。这2项指标比较简单、易行，且非常可靠，应作为常规监测的指标。中心静脉压的监测可用于指导临床补液量和补液速度。部分重症肺炎患者可并发中毒性心肌炎或ARDS，如临床上难于区分时应考虑行漂浮导管检查。

5.器官功能监测

器官功能监测包括脑功能、心功能、肾功能、胃肠功能、血液系统功能等，进行相应的血液生化和功能检查。一旦发现异常，要积极处理，注意防止多器官功能障碍综合征(multiple organ dysfunction syndrome，MODS)的发生。

6.血液监测

血液监测包括外周血白细胞计数、C反应蛋白、降钙素原、血培养等。

(二)抗生素治疗

经验性联合应用抗生素治疗重症肺炎的理论依据是：联合应用能够覆盖可能的微生物并预防耐药的发生。对于铜绿假单胞菌肺炎，联用β内酰胺类和氨基糖苷类具有潜在的协同作用，优于单药治疗；然而氨基糖苷类抗生素的抗菌谱窄，毒性大，特别是对于老年患者，其肾损害的发生率比较高。临床应用氨基糖苷类时要注意其为浓度依赖性抗生素，一般要用足够剂量、提高峰药浓度以提高疗效，同时也应避免与毒性相关的谷浓度的升高。在监测药物的峰浓度时，庆大霉素和妥布霉素＞7 $\mu g/mL$，或阿米卡星＞28 $\mu g/mL$的效果较好。氨基糖苷类的另一个不足是对支气管分泌物的渗透性较差，仅能达到血药浓度的40%。此外，肺炎患者的支气管分泌物pH较低，在这种环境下许多抗生素活性都降低。因此，有时联合应用氨基糖苷类抗生素并不能增加疗效，反而增加了肾毒性。

目前对于重症肺炎，抗生素的单药治疗也已得到临床医师的重视。新的头孢菌素、碳青霉烯类、其他β内酰胺类和氟喹诺酮类抗生素由于抗菌效力强、广谱，并且耐细菌β内酰胺酶，故可用于单药治疗。即使对于重症HAP，只要不是耐多药的病原体，如铜绿假单胞菌、不动杆菌和耐甲氧西林金黄色葡萄球菌(MRSA)等，仍可考虑抗生素的单药治疗。对重症VAP有效的抗生素一般包括亚胺培南、美罗培南、头孢吡肟和哌拉西林/他唑巴坦。对于重症肺炎患者来说，临床上的初始治疗常联用多种抗生素，在获得细菌培养结果后，如果没有高度耐药的病原体就可以考虑转为针对性的单药治疗。

临床上一般认为不适合单药治疗的情况包括：①可能感染革兰阳性、革兰阴性菌和非典型病原体的重症CAP。②怀疑铜绿假单胞菌或肺炎克雷伯杆菌的菌血症。③可能是金黄色葡萄球菌和铜绿假单胞菌感染的HAP。三代头孢菌素不应用于单药治疗，因其在治疗中易诱导肠杆菌属细菌产生β内酰胺酶而导致耐药发生。

对于重症VAP患者，如果为高度耐药病原体所致的感染则联合治疗是必要的。目前有3种联合用药方案，如下。①β内酰胺类联合氨基糖苷类：在抗铜绿假单胞菌上有协同作用，但也应注意前面提到的氨基糖苷类的毒性作用。②2个β内酰胺类联合使用：因这种用法会诱导出对两种药同时耐药的细菌,故虽然有过成功治疗的报道,仍不推荐使用。③β内酰胺类联合氟喹诺酮类;虽然没有抗菌协同作用,但也没有潜在的拮抗作用;氟喹诺酮类对呼吸道分泌物穿透性很好,对其疗效有潜在的正面影响。

对于铜绿假单胞菌所致的重症肺炎,联合治疗往往是必要的。抗假单胞菌的β内酰胺类抗生素包括青霉素类的哌拉西林、阿洛西林、氨苄西林、替卡西林、阿莫西林;第三代头孢菌素类的头孢他啶、头孢哌酮;第四代头孢菌素类的头孢吡肟;碳青霉烯类的亚胺培南、美罗培南;单酰胺类的氨曲南(可用于青霉素类过敏的患者);β内酰胺类/β内酰胺酶抑制剂复合剂的替卡西林/克拉维酸钾、哌拉西林/他唑巴坦。其他的抗假单胞菌抗生素还有氟喹诺酮类和氨基糖苷类。

1.重症 CAP 的抗生素治疗

重症 CAP 患者的初始治疗应针对肺炎链球菌(包括耐药肺炎链球菌)、流感嗜血杆菌、军团菌和其他非典型病原体,在某些有危险因素的患者还有可能为肠道革兰阴性菌属包括铜绿假单胞菌的感染。无铜绿假单胞菌感染危险因素的 CAP 患者可使用β内酰胺类联合大环内酯类或氟喹诺酮类(如左氧氟沙星、加替沙星、莫西沙星等)。因目前为止还没有确立单药治疗重症 CAP 的方法,所以很难确定其安全性、有效性(特别是并发脑膜炎的肺炎)或用药剂量。可用于重症 CAP 并经验性覆盖耐药肺炎链球菌的β内酰胺类抗生素有头孢曲松、头孢噻肟、亚胺培南、美罗培南、头孢吡肟、氨苄西林/舒巴坦或哌拉西林/他唑巴坦。目前高达 40% 的肺炎链球菌对青霉素或其他抗生素耐药,其机制不是β内酰胺酶介导而是青霉素结合蛋白的改变。虽然不少β内酰胺类和氟喹诺酮类抗生素对这些病原体有效,但对耐药肺炎链球菌肺炎并发脑膜炎的患者应使用万古霉素治疗。如果患者有假单胞菌感染的危险因素(如支气管扩张、长期使用抗生素、长期使用糖皮质激素)应联合使用抗假单胞菌抗生素并应覆盖非典型病原体,如环丙沙星加抗假单胞菌β内酰胺类,或抗假胞菌β内酰胺类加氨基糖苷类加大环内酯类或氟喹诺酮类。

临床上选取任何治疗方案都应根据当地抗生素耐药的情况、流行病学和细菌培养及实验室结果进行调整。关于抗生素的治疗疗程目前也很少有资料可供参考,应考虑感染的严重程度,菌血症、多器官功能衰竭、持续性全身炎症反应和损伤等。一般来说,根据疾病的严重程度和宿主免疫抑制的状态,肺炎链球菌肺炎疗程为 7~10 天,军团菌肺炎的疗程需要 14~21 天。ICU 的大多数治疗都是通过静脉途径的,但近期的研究表明只要病情稳定、没有发热,即使在危重患者,3 天静脉给药后亦可转为口服治疗,即序贯或转换治疗。转换为口服治疗的药物可选择氟喹诺酮类,因其生物利用度高,口服治疗也可达到同静脉给药一样的血药浓度。

由于嗜肺军团菌在重症 CAP 的相对重要性,应特别注意其治疗方案。虽然目前有很多体外有抗军团菌活性的药物,但在治疗效果上仍缺少前瞻性、随机对照研究的资料。回顾性的资料和长期临床经验支持使用红霉素 4 g/d 治疗住院的军团菌肺炎患者。在多肺叶病变、器官功能衰竭或严重免疫抑制的患者,在治疗的前 3~5 天应加用利福平。其他大环内酯类(克拉霉素和阿奇霉素)也有效。除上述之外可供选择的药物有氟喹诺酮类(环丙沙星、左氧氟沙星、加替沙星、莫西沙星)或多西环素。氟喹诺酮类在治疗军团菌肺炎的动物模型中特别有效。

2.重症 HAP 的抗生素治疗

HAP 应根据患者的情况和最可能的病原体而采取个体化治疗。对于早发的(住院 4 天内起病者)重症肺炎患者而没有特殊病原体感染危险因素者,应针对"常见病原体"治疗。这些病原体包括肺炎链球菌、流感嗜血杆菌、甲氧西林敏感的金黄色葡萄球菌和非耐药的革兰阴性细菌。抗生素可选择第二代、第三代、第四代头孢菌素、β内酰胺类/β内酰胺酶抑制剂复合剂、氟喹诺酮类或联用克林霉素和氨曲南。

对于任何时间起病、有特殊病原体感染危险因素的轻中症肺炎患者,有感染"常见病原体"和其他病原体危险者,应评估危险因素来指导治疗。如果有近期腹部手术或明确的误吸史,应注意厌氧菌,可在主要抗生素基础上加用克林霉素或单用 β 内酰胺类/β 内酰胺酶抑制剂复合剂;如果患者有昏迷或有头部创伤、肾衰竭或糖尿病史,应注意金黄色葡萄球菌感染,需针对性选择有效的抗生素;如果患者起病前使用过大剂量的糖皮质激素、近期有抗生素使用史、长期 ICU 住院史,即使患者的 HAP 并不严重,也应经验性治疗耐药病原体。治疗方法是联用两种抗假单胞菌抗生素,如果气管抽吸物革兰染色见阳性球菌还需加用万古霉素(或可使用利奈唑胺或奎奴普丁/达福普汀)。所有的患者,特别是气管插管的 ICU 患者,经验性用药必须持续到痰培养结果出来之后。如果无铜绿假单胞菌或其他耐药革兰阴性细菌感染,则可根据药敏情况使用单一药物治疗。非耐药病原体的重症 HAP 患者可用任何以下单一药物治疗:亚胺培南、美罗培南、哌拉西林/他唑巴坦或头孢吡肟。

ICU 中 HAP 的治疗也应根据当地抗生素敏感情况,以及当地经验和对某些抗生素的偏爱而调整。每个 ICU 都有它自己的微生物药敏情况,而且这种情况随时间而变化,因而有必要经常更新经验用药的策略。经验用药中另一个需要考虑的是"抗生素轮换"策略,它是指标准经验治疗过程中有意更改抗生素使细菌暴露于不同的抗生素从而减少抗生素耐药的选择性压力,达到减少耐药病原体感染发生率的目的。"抗生素轮换"策略目前仍在研究之中,还有不少问题未能明确,包括每个用药循环应该持续多久?应用什么药物进行循环?这种方法在内科和外科患者的有效性分别有多高?循环药物是否应该针对革兰阳性细菌同时也针对革兰阴性细菌等。

在某些患者中,雾化吸入这种局部治疗可用以弥补全身用药的不足。氨基糖苷类雾化吸入可能有一定的益处,但只用于革兰阴性细菌肺炎全身治疗无效者。多黏菌素雾化吸入也可用于耐药铜绿假单胞菌的感染。

对于初始经验治疗失败的患者,应该考虑其他感染性或非感染性的诊断,包括肺曲霉感染。对持续发热并有持续或进展性肺部浸润的患者可经验性使用两性霉素 B。虽然传统上应使用开放肺活检来确定其最终诊断,但临床上是否活检仍应个体化。临床上还应注意其他的非感染性肺部浸润的可能性。

(三)支持治疗

支持治疗主要包括液体补充、血流动力学、通气和营养支持,起到稳定患者状态的作用,而更直接的治疗仍需要针对患者的基础病因。流行病学证据显示,营养不良影响肺炎的发病和危重患者的预后。同样,临床资料也支持肠内营养可以预防肺炎的发生,特别是对于创伤的患者。对于严重脓毒症和多器官功能衰竭的分解代谢旺盛的重症肺炎患者,在起病 48 小时后应开始经肠内途径进行营养支持,一般把导管插入到空肠进行喂养以避免误吸;如果使用胃内喂养,最好是维持患者半卧体位以减少误吸的风险。

(四)胸部理疗

拍背、体位引流和振动可以促进黏痰排出的效果尚未被证实。胸部理疗广泛应用的局限在于:①其有效性未被证实,特别是不能减少患者的住院时间。②费用高,需要专人使用。③有时引起 PaO_2 的下降。目前的经验是胸部理疗对于脓痰过多(>30 mL/d)或严重呼吸肌疲劳不能有效咳嗽的患者是最为有用的,如对囊性纤维化、COPD 和支气管扩张的患者。

使用自动化病床的侧翻疗法,有时加以振动叩击,是一种有效地预防外科创伤及内科患者肺炎的方法,但其地位仍不确切。

(五)促进痰液排出

雾化和湿化可降低痰的黏度,因而可改善不能有效咳嗽患者的排痰,然而雾化产生的大多水蒸气都沉积在上呼吸道并引起咳嗽,一般并不影响痰的流体特性。目前很少有数据支持湿化能特异性地促进细菌清除或肺炎吸收的观点。乙酰半胱氨酸能破坏痰液的二硫键,有时也用于肺炎患者的治疗,但由于其刺激性,因而在临床应用上受到一定限制。痰中的 DNA 增加了痰液黏度,重组的 DNA 酶能裂解 DNA,已证实在囊性纤维化患者中有助于改善症状和肺功能,但对肺炎患者其价值尚未被证实。支气管舒张药也能促进黏液排出和纤毛运动频率,对 COPD 合并肺炎的患者有效。

四、急救护理

(一)护理目标

(1)维持生命体征稳定,降低病死率。

(2)维持呼吸道通畅,促进有效咳嗽、排痰。

(3)维持正常体温,减轻高热伴随症状,增加患者舒适感。

(4)供给足够营养和液体。

(5)预防传染和继发感染。

(二)护理措施

1.病情监护

重症肺炎患者病情危重、变化快,特别是高龄及合并严重基础疾病患者,需要严密监护病情变化,包括持续监护心电、血压、呼吸、血氧饱和度,监测意识、尿量、血气分析结果、肾功能、电解质、血糖变化。任何异常变化均应及时报告医师,早期处理。同时床边备好吸引装置、吸氧装置、气管插管和气管切开等抢救用品及抢救药物等。

2.维持呼吸功能的护理

(1)密切观察患者的呼吸情况,监护呼吸频率、节律、呼吸音、血氧饱和度。出现呼吸急促、呼吸困难,口唇、指(趾)末梢发绀,低氧血症(血氧饱和度<80%),双肺呼吸音减弱,必须及时给予鼻导管或面罩有效吸氧,根据病情变化调节氧浓度和流量。面罩呼吸机加压吸氧时,注意保持密闭,对于面颊部极度消瘦的患者,在颊部与面罩之间用脱脂棉垫衬托,避免漏气影响氧疗效果和皮肤压迫。意识清楚的患者嘱其用鼻呼吸,脱面罩间歇时间不宜过长。鼓励患者多饮水,减少张口呼吸和说话。

(2)常规及无创呼吸机加压吸氧不能改善缺氧时,采取气管插管呼吸机辅助通气。机械通气需要患者较好的配合,事先向患者简明讲解呼吸机原理、保持自主呼吸与呼吸机同步的配合方法、注意事项等。指导患者使用简单的身体语言表达需要,如用动腿、眨眼、动手指表示口渴、翻身、不适等或写字表达。机械通气期间严格做好护理,每天更换呼吸管道,浸泡消毒后再用环氧乙烷灭菌;严格按无菌技术操作规程吸痰。护理操作特别是给患者翻身时,注意呼吸机管道水平面保持一定倾斜度,使其低于患者呼吸道,集水瓶应在呼吸环路的最低位,并及时检查倾倒管道内、集水瓶内冷凝水,避免其反流入气道。根据症状、血气分析、血氧饱和度调整吸入氧浓度,力求在最低氧浓度下达到最佳的氧疗效果,争取尽快撤除呼吸机。

(3)保持呼吸道通畅,及时清除呼吸道分泌物。①遵医嘱给予雾化吸入每天 2 次,有效湿化呼吸道。正确使用雾化吸入,雾化液用生理盐水配制,温度在 35 ℃ 左右。使喷雾器保持竖直向上,并根据患者的姿势调整角度和位置,吸入过程护士必须在场严密观察病情,如出现呼吸困难、口周发绀,应停止吸入,立即吸痰、吸氧,不能缓解时通知医师。症状缓解后继续吸入。每次雾化后,协助患者翻身、拍背。拍背时五指并拢成空心掌,由上而下,由外向内,有节律地轻拍背部。通过振动,使小气道分泌物松动易于进入较大气道,有利于排痰及改善肺通、换气功能。每次治疗结束后,雾化器内余液应全部倾倒,重新更换灭菌蒸馏水;雾化器连接管及面罩用 0.5% 三氯异氰尿酸(健之素)消毒液浸泡 30 分钟,用清水冲净后晾干备用。②指导患者定时有效咳嗽,病情允许时使患者取坐位,先深呼吸,轻咳数次将痰液集中后,用力咳出,也可促使肺膨胀。协助患者勤翻身,改变体位,每 2 小时拍背体疗 1 次。对呼吸无力、衰竭的患者,用手指压在胸骨切迹上方刺激气管,促使患者咳嗽排痰。③老年人、衰弱的患者,咳嗽反射受抑制者,呼吸防御机制受损,不能有效地将呼吸道分泌物排出时,应按需要吸痰。用一次性吸痰管,检查导管通畅后,在无负压情况下将吸痰管轻轻插入 10～15 cm,退出 1～2 cm,以便游离导管尖端,然后打开负压,边旋转边退出。有黏液或分泌物处稍停。每次吸痰时间应少于 15 秒。吸痰时,同一根吸痰管应先吸气道内分泌物,再吸鼻腔内分泌物,不能重复进入气道。

(4)研究表明,患者俯卧位发生吸入性肺炎的概率比左侧卧位和仰卧位患者低,定时帮助患者取该体位。进食时抬高床头 30°～45°,减少胃液反流误吸机会。

3.合并感染性休克的护理

发生休克时,患者取去枕平卧位,下肢抬高 20°～30°,增加回心血量和脑部血流量。保持静脉通道畅通,积极补充血容量,根据心功能、皮肤弹性、血压、脉搏、尿量及中心静脉压情况调节输液速度,防止肺水肿。加强抗感染,使用血管活性药物时,用药浓度、单位时间用量,严格遵医嘱,动态观察病情,及时反馈,为治疗方案的调整提供依据。体温不升者给予棉被保暖,避免使用热水袋、电热毯等加温措施。

4.合并急性肾衰竭的护理

少尿期准确记录出入量,留置导尿,记录每小时尿量,严密观察肾功能及电解质变化,根据医嘱严格控制补液量及补液速度。高血钾是急性肾衰竭患者常见死亡原因之一,此期避免摄入含钾高的食物;多尿期应注意补充水分,保持水、电解质平衡。尿量<20 mL/h 或<80 mL/24 h 的急性肾衰竭者需要血液透析治疗。

5.发热的护理

高热时帮助降低体温,减轻高热伴随症状,增加患者舒适感。每 2 小时监测体温 1 次。密切观察发热规律、特点及伴随症状,及时报告医师对症处理;寒战时注意保暖,高热给予物理降温,冷毛巾敷前额,冰袋置于腋下、腹股沟等处,或温水、酒精擦浴。物理降温效果差时,遵医嘱给予退热剂。降温期间要注意随时更换汗湿的衣被,防止受凉,鼓励患者多饮水,保证机体需要,防止肾血流灌注不足,诱发急性肾功能不全。加强口腔护理。

6.预防传染及继发感染

(1)采取呼吸道隔离措施,切断传播途径。单人单室,避免交叉感染。严格遵守各种消毒、隔离制度及无菌技术操作规程,医护人员操作前后应洗手,特别是接触呼吸道分泌物和护理气管切开、插管患者前后要彻底流水洗手,并采取戴口罩、手套等隔离手段。开窗通风保持病房空气流通,每天定时紫外线空气消毒 30～60 分钟,加强病房内物品的消毒,所有医疗器械和物品特别是呼吸治疗器械定时严格消毒、灭菌。控制陪护及探视人员流动,实行无陪人管理。对特殊感染、耐药菌株感染及易感人群应严格隔离,及时通报。

(2)加强呼吸道管理。气管切开患者更换内套管前,必须充分吸引气囊周围分泌物,以免含菌的渗出液漏入呼吸道诱发肺炎。患者取半坐位以减少误吸危险。尽可能缩短人工气道留置和机械通气时间。

(3)患者分泌物、痰液存放于黄色医疗垃圾袋中焚烧处理,定期将呼吸机集水瓶内液体倒入装有0.5%健之素消毒液的容器中集中消毒处理。

7.营养支持治疗的护理

营养支持是重要的辅助治疗。重症肺炎患者防御功能减退,体温升高使代谢率增加,机体需要增加免疫球蛋白、补体、内脏蛋白的合成,支持巨噬细胞、淋巴细胞活力及酶活性。提供重症肺炎患者高蛋白、高热量、富含维生素、易消化的流质或半流质饮食,尽量符合患者口味,少食多餐。有时需要鼻饲营养液,必要时胃肠外应用免疫调节剂,如免疫球蛋白、血浆、清蛋白和氨基酸等营养物质以提高抵抗力,增强抗感染效果。

8.舒适护理

为保证患者舒适,重视做好基础护理。重症肺炎急性期患者要卧床休息,安排好治疗、护理时间,尽量减少打扰,保证休息。帮助患者维持舒服的治疗体位。保持病室清洁、安静,空气新鲜。室温保持在22~24℃,使用空气湿化器保持空气相对湿度为60%~70%。保持床铺干燥、平整。保持口腔清洁。

9.采集痰标本的护理干预

痰标本是最常用的下呼吸道病原学标本,其检验结果是选择抗生素治疗的确切依据,正确采集痰标本非常重要。准确的采样是经气管采集法,但患者有一定痛苦,不易被接受。临床一般采用自然咳痰法。采集痰标本应注意必须在抗生素治疗前采集新鲜、深咳后的痰,迅速送检,避免标本受到口咽处正常细菌群的污染,以保证细菌培养结果准确性。具体方法是:嘱患者先将唾液吐出、漱口,并指导或辅助患者深吸气后咳嗽,咳出肺部深处痰液,留取标本。收集痰液后应在30分钟内送检。经气管插管收集痰标本时,可使用一次性痰液收集器。用无菌镊夹持吸痰管插入气管深部,注意勿污染吸痰管。留痰过程注意无菌操作。

10.心理护理

评估患者的心理状态,采取有针对性的护理。患者病情重,呼吸困难、发热、咳嗽等明显不适,导致患者烦躁和恐惧,加压通气、气管插管、机械通气患者尤其明显,上述情绪加重呼吸困难。护士要鼓励患者倾诉,多与其交流,语言交流困难时,用文字或体态语言主动沟通,尽量消除其紧张恐惧心理。了解患者的经济状况及家庭成员情况,帮助患者寻求更多支持和帮助。及时向患者及家属解释,介绍病情和治疗方案,使其信任和理解治疗、护理的作用,增加安全感,保持情绪稳定。

11.健康教育

出院前指导患者坚持呼吸功能锻炼,做深呼吸运动,增强体质。减少去公共场所的次数,预防感冒。上呼吸道感染急性期外出戴口罩。居室保持良好的通风,保持空气清新。均衡膳食,增加机体抵抗力,戒烟,避免劳累。

(孟晓华)

第七节 重症哮喘

近年来,支气管哮喘(简称哮喘)患病率在全球范围内有逐年增加的趋势,参照全球哮喘防治创议(GINA)和我国2008年版支气管哮喘防治指南,将定义重新修订为哮喘是由多种细胞包括气道的炎性细胞和结构细胞(如嗜酸性粒细胞、肥大细胞、T淋巴细胞、中性粒细胞、平滑肌细胞、气道上皮细胞等)和细胞组分参与的气道慢性炎症性疾病。这种慢性炎症导致气道高反应性,通常出现广泛多变的可逆性气流受限,并引起反复发作性的喘息、气急、胸闷或咳嗽等症状,常在夜间和/或清晨发作、加剧,多数患者可自行缓解或经治疗缓解。如果哮喘急性发作,虽经积极吸入糖皮质激素(≤1 000 μg/d)和应用长效 β_2 受体激动剂或茶碱类药物治疗数小时,病情不缓解或继续恶化,或哮喘呈暴发性发作,哮喘发作后短时间内即进入危重状态,则称为重症哮喘。如病情不能得到有效控制,可迅速发展为呼吸衰竭而危及生命,故需住院治疗。

一、病因和发病机制

(一)病因

重症哮喘的病因还不十分清楚,目前认为同时受遗传因素和环境因素的双重影响。

(二)发病机制

重症哮喘的发病机制不完全清楚,可能是免疫-炎症反应、神经机制和气道高反应性及其之间的相互作用。重症哮喘目前已经基本明确的发病因素主要有以下几种。

1.诱发因素的持续存在

诱发因素的持续存在使机体持续地产生抗原-抗体反应,发生气道炎症、气道高反应性和支气管痉挛,在此基础上,支气管黏膜充血水肿、大量黏液分泌并形成黏液栓,阻塞气道。

2.呼吸道感染

细菌、病毒及支原体等的感染可引起支气管黏膜充血肿胀及分泌物增加,加重气道阻塞;某些微生物及其代谢产物还可以作为抗原引起免疫-炎症反应,使气道高反应性加重。

3.糖皮质激素使用不当

长期使用糖皮质激素常常伴有下丘脑-垂体-肾上腺皮质轴功能抑制,突然减量或停用,可造成体内糖皮质激素水平的突然降低,造成哮喘的恶化。

4.脱水、痰液黏稠、电解质紊乱

哮喘急性发作时,呼吸道丢失水分增加、多汗造成机体脱水,痰液黏稠不易咳出而阻塞大小气道,加重呼吸困难,同时由于低氧血症可使无氧酵解增加,酸性代谢产物增加,合并代谢性酸中毒,使病情进一步加重。

5.精神心理因素

许多学者提出心理-社会因素通过对中枢神经、内分泌和免疫系统的作用而导致哮喘发作,是使支气管哮喘发病率和死亡率升高的一个重要因素。

二、病理生理

重症哮喘的支气管黏膜充血水肿、分泌物增多甚至形成黏液栓以及气道平滑肌的痉挛导致呼吸道阻力在吸气和呼气时均明显升高，小气道阻塞，肺泡过度充气，肺内残气量增加，加重吸气肌肉的负荷，降低肺的顺应性，内源性呼气末正压（PEEPi）增大，导致吸气功耗增大。小气道阻塞，肺泡过度充气，相应区域毛细血管的灌注减低，引起肺泡通气/血流（V/Q）比例的失调，患者常出现低氧血症，多数患者表现为过度通气，通常 $PaCO_2$ 降低，若 $PaCO_2$ 正常或升高，应警惕呼吸衰竭的可能性或是否已经发生了呼吸衰竭。重症哮喘患者，若气道阻塞不迅速解除，潮气量将进行性下降，最终将会发生呼吸衰竭。哮喘发作持续不缓解，也可能出现血液循环的紊乱。

三、临床表现

（一）症状

重症哮喘患者常出现极度严重的呼气性呼吸困难、被迫采取坐位或端坐呼吸，干咳或咳大量白色泡沫痰，不能讲话、紧张、焦虑、恐惧、大汗淋漓。

（二）体征

患者常出现呼吸浅快，呼吸频率增快（＞30 次/分），可有三凹征，呼气期两肺满布哮鸣音，也可哮鸣音不出现，即所谓的"寂静胸"，心率增快（＞120 次/分），可有血压下降，部分患者出现奇脉、胸腹反常运动、意识障碍，甚至昏迷。

四、实验室检查和其他检查

（一）痰液检查

哮喘患者痰涂片显微镜下可见到较多嗜酸性粒细胞、脱落的上皮细胞。

（二）呼吸功能检查

哮喘发作时，呼气流速指标均显著下降，第 1 秒钟用力呼气容积（FEV_1）、第 1 秒钟用力呼气容积占用力肺活量比值（$FEV_1/FVC\%$，即 1 秒率）以及呼气峰值流速（PEF）均减少。肺容量指标可见用力肺活量减少、残气量增加、功能残气量和肺总量增加，残气占肺总量百分比增高。大多数成人哮喘患者呼气峰值流速＜50％预计值则提示重症发作，呼气峰值流速＜33％预计值提示危重或致命性发作，需做血气分析检查以监测病情。

（三）血气分析

由于气道阻塞且通气分布不均，通气/血流比例失衡，大多数重症哮喘患者有低氧血症，PaO_2＜8.0 kPa（60 mmHg），少数患者 PaO_2＜6.0 kPa（45 mmHg），过度通气可使 $PaCO_2$ 降低，pH 直上升，表现为呼吸性碱中毒；若病情进一步发展，气道阻塞严重，可有缺氧及 CO_2 潴留，$PaCO_2$ 上升，血 pH 下降，出现呼吸性酸中毒；若缺氧明显，可合并代谢性酸中毒。$PaCO_2$ 正常往往是哮喘恶化的指标，高碳酸血症是哮喘危重的表现，需给予足够的重视。

（四）胸部 X 线检查

早期哮喘发作时可见两肺透亮度增强，呈过度充气状态，并发呼吸道感染时可见肺纹理增加及炎性浸润阴影。重症哮喘要注意气胸、纵隔气肿及肺不张等并发症的存在。

（五）心电图检查

重症哮喘患者心电图常表现为窦性心动过速、电轴右偏、偶见肺性 P 波。

五、诊断

(一)哮喘的诊断标准

(1)反复发作喘息、气急、胸闷或咳嗽,多与接触变应原、冷空气、物理、化学性刺激以及病毒性上呼吸道感染、运动等有关。

(2)发作时双肺可闻及散在或弥漫性,以呼气相为主的哮鸣音,呼气相延长。

(3)上述症状和体征可经治疗缓解或自行缓解。

(4)除去其他疾病所引起的喘息、气急、胸闷和咳嗽。

(5)临床表现不典型者(如无明显喘息或体征),应至少具备以下1项试验阳性:①支气管激发试验或运动激发试验阳性。②支气管舒张试验阳性,第1秒用呼气容积增加≥12%,且第1秒用呼气容积增加绝对值≥200 mL。③呼气峰值流速日内(或2周)变异率≥20%。

符合(1)~(4)条或(4)~(5)条者,可以诊断为哮喘。

(二)哮喘的分期及分级

根据临床表现,哮喘可分为急性发作期、慢性持续期和临床缓解期。急性发作是指喘息、气促、咳嗽、胸闷等症状突然发生,或原有症状急剧加重,常有呼吸困难,以呼气流量降低为其特征,常因接触变应原、刺激物或呼吸道感染诱发。哮喘急性发作时病情严重程度可分为轻度、中度、重度、危重四级(表10-3)。

表 10-3　哮喘急性发作时病情严重程度的分级

临床特点	轻度	中度	重度	危重
气短	步行、上楼时	稍事活动	休息时	
体位	可平卧	喜坐位	端坐呼吸	
谈话方式	连续成句	常有中断	仅能说出字和词	不能说话
精神状态	可有焦虑或尚安静	时有焦虑或烦躁	常有焦虑、烦躁	嗜睡、意识模糊
出汗	无	有	大汗淋漓	
呼吸频率(次/分)	轻度增加	增加	>30	
辅助呼吸肌活动及三凹征	常无	可有	常有	胸腹矛盾运动
哮鸣音	散在,呼气末期	响亮、弥漫	响亮、弥漫	减弱、甚至消失
脉率(次/分)	<100	100~120	>120	脉率变慢或不规则
奇脉(深吸气时收缩压下降,mmHg)	无,<10	可有,10~25	常有,>25	无
使用 β_2 受体激动剂后呼气峰值流速占预计值或个人最佳值%	>80%	60%~80%	<60% 或 < 100 L/min 或作用时间<2 小时	
PaO_2(吸空气,mmHg)	正常	≥60	<60	<60
$PaCO_2$(mmHg)	<45	≤45	>45	>45
SaO_2(吸空气,%)	>95	91~95	≤90	≤90
pH				降低

注:1 mmHg＝0.133 kPa。

六、鉴别诊断

(一)左侧心力衰竭引起的喘息样呼吸困难

(1)患者多有高血压、冠状动脉粥样硬化性心脏病、风湿性心脏病和二尖瓣狭窄等病史和体征。

(2)阵发性咳嗽,咳大量粉红色泡沫痰,两肺可闻及广泛的湿啰音和哮鸣音,左心界扩大,心率增快,心尖部可闻及奔马律。

(3)胸部 X 线及心电图检查符合左心病变。

(4)鉴别困难时,可雾化吸入 β_2 受体激动剂或静脉注射氨茶碱缓解症状后,进一步检查,忌用肾上腺素或吗啡,以免造成危险。

(二)慢性阻塞性肺疾病

(1)中老年人多见,起病缓慢、病程较长,多有长期吸烟或接触有害气体的病史。

(2)慢性咳嗽、咳痰,晨间咳嗽明显,气短或呼吸困难逐渐加重。有肺气肿体征,两肺可闻及湿啰音。

(3)慢性阻塞性肺疾病急性加重期和哮喘区分有时十分困难,用支气管扩张药和口服或吸入激素做治疗性试验可能有所帮助。慢性阻塞性肺疾病也可与哮喘合并同时存在。

(三)上气道阻塞

(1)呼吸道异物者有异物吸入史。

(2)中央型支气管肺癌、气管支气管结核、复发性多软骨炎等气道疾病,多有相应的临床病史。

(3)上气道阻塞一般出现吸气性呼吸困难。

(4)胸部 X 线摄片、CT、痰液细胞学或支气管镜检查有助于诊断。

(5)平喘药物治疗效果不佳。

此外,应和变态反应性肺浸润、自发性气胸等相鉴别。

七、急诊处理

哮喘急性发作的治疗取决于发作的严重程度以及对治疗的反应。对于具有哮喘相关死亡高危因素的患者,应给予高度重视。高危患者包括:①曾经有过气管插管和机械通气的濒于致死性哮喘的病史。②在过去 1 年中因为哮喘而住院或看急诊。③正在使用或最近刚刚停用口服糖皮质激素。④目前未使用吸入糖皮质激素。⑤过分依赖速效 β_2 受体激动剂,特别是每月使用沙丁胺醇(或等效药物)超过 1 支的患者。⑥有心理疾病或社会心理问题,包括使用镇静药。⑦有对哮喘治疗不依从的历史。

(一)轻度和部分中度急性发作哮喘患者可在家庭中或社区中治疗

治疗措施主要为重复吸入速效 β_2 受体激动剂,在第 1 小时每次吸入沙丁胺醇 $100\sim200~\mu g$ 或特布他林 $250\sim500~\mu g$,必要时每 20 分钟重复 1 次,随后根据治疗反应,轻度调整为 $3\sim4$ 小时再用 $2\sim4$ 喷,中度 $1\sim2$ 小时用 $6\sim10$ 喷。如果对吸入性 β_2 受体激动剂反应良好(呼吸困难显著缓解,呼气峰值流速占预计值>80%或个人最佳值,且疗效维持 $3\sim4$ 小时),通常不需要使用其他药物。如果治疗反应不完全,尤其是在控制性治疗的基础上发生的急性发作,应尽早口服糖皮质激素(泼尼松龙 $0.5\sim1~mg/kg$ 或等效剂量的其他激素),必要时到医院就诊。

（二）部分中度和所有重度急性发作均应到急诊室或医院治疗

1.联合雾化吸入 β_2 受体激动剂和抗胆碱能药物

β_2 受体激动剂通过对气道平滑肌和肥大细胞等细胞膜表面的 β_2 受体的作用,舒张气道平滑肌、减少肥大细胞脱颗粒和介质的释放等,缓解哮喘症状。重症哮喘时应重复使用速效 β_2 受体激动剂,推荐初始治疗时连续雾化给药,随后根据需要间断给药(6 次/天)。雾化吸入抗胆碱药物,如溴化异丙托品(常用剂量为 $50\sim125$ μg,3~4 次/天)、溴化氧托品等可阻断节后迷走神经传出支,通过降低迷走神经张力而舒张支气管,与 β_2 受体激动剂联合使用具有协同、互补作用,能够取得更好的支气管舒张作用。

2.静脉使用糖皮质激素

糖皮质激素是最有效的控制气道炎症的药物,重度哮喘发作时应尽早静脉使用糖皮质激素,特别是对吸入速效 β_2 受体激动剂初始治疗反应不完全或疗效不能维持者。如静脉及时给予琥珀酸氢化可的松($400\sim1\,000$ mg/d)或甲泼尼龙($80\sim160$ mg/d),分次给药,待病情得到控制和缓解后,改为口服给药(如静脉使用激素 2~3 天,继之以口服激素 3~5 天),静脉给药和口服给药的序贯疗法有可能减少激素用量和不良反应。

3.静脉使用茶碱类药物

茶碱具有舒张支气管平滑肌作用,并具有强心、利尿、扩张冠状动脉、兴奋呼吸中枢和呼吸肌等作用。临床上在治疗重症哮喘时静脉使用茶碱作为症状缓解药,静脉注射氨茶碱[首次剂量为 $4\sim6$ mg/kg,注射速度不宜超过 0.25 mg/(kg · min),静脉滴注维持剂量为 $0.6\sim0.8$ mg/(kg · h)],茶碱可引起心律失常、血压下降,甚至死亡,其有效、安全的血药浓度范围应在 $6\sim15$ μg/mL,在有条件的情况下应监测其血药浓度,及时调整浓度和滴速。发热、妊娠、抗结核治疗可以降低茶碱的血药浓度;而肝疾病、充血性心力衰竭以及合用西咪替丁(甲氰咪胍)、喹诺酮类、大环内酯类药物等可影响茶碱代谢而使其排泄减慢,增加茶碱的毒性作用,应引起重视,并酌情调整剂量。

4.静脉使用 β_2 受体激动剂

平喘作用较为迅速,但因全身不良反应的发生率较高,国内较少使用。

5.氧疗

使 $SaO_2 \geqslant 90\%$,吸氧浓度一般 30% 左右,必要时增加至 50%,如有严重的呼吸性酸中毒和肺性脑病,吸氧浓度应控制在 30% 以下。

6.气管插管机械通气

重度和危重哮喘急性发作经过氧疗、全身应用糖皮质激素、β_2 受体激动剂等治疗,临床症状和肺功能无改善,甚至继续恶化,应及时给予机械通气治疗,其指征主要包括意识改变、呼吸肌疲劳、$PaCO_2 \geqslant 6.0$ kPa(45 mmHg)等。可先采用经鼻(面)罩无创机械通气,若无效应及早行气管插管机械通气。哮喘急性发作机械通气需要较高的吸气压,可使用适当水平的呼气末正压治疗。如果需要过高的气道峰压和平台压才能维持正常通气容积,可试用允许性高碳酸血症通气策略以减少呼吸机相关肺损伤。

八、急救护理

(一)护理目标

(1)及早发现哮喘先兆,保障最佳治疗时机,终止发作。

(2)尽快解除呼吸道阻塞,纠正缺氧,挽救患者生命。

（3）减轻患者身体、心理的不适及痛苦。

（4）提高患者的活动能力，提高生活质量。

（5）健康指导，提高自护能力，减少复发，维护肺功能。

（二）护理措施

（1）院前急救时的护理：①首先做好出诊前的评估。接到出诊联系电话时询问患者的基本情况，做出预测评估及相应的准备。除备常规急救药外，需备短效的糖皮质激素及 $β_2$ 受体激动剂（气雾剂）、氨茶碱等。做好机械通气的准备，救护车上的呼吸机调好参数，准备吸氧面罩。②到达现场后，迅速评估病情及周围环境，判断是否有诱发因素。简单询问相关病史，评估病情。立即监测生命体征、意识状态的情况，发生呼吸、心搏骤停时立即配合医师进行心肺复苏，建立人工气道进行机械辅助通气。尽快解除呼吸道阻塞，及时纠正缺氧是抢救患者的关键。给予氧气吸入，面罩或者用高频呼吸机通气吸氧。遵医嘱立即帮助患者吸入糖皮质激素和 $β_2$ 受体激动剂定量气雾剂，氨茶碱缓慢静脉滴注，肾上腺素 0.25～0.5 mg 皮下注射，30 分钟后可重复 1 次。迅速建立静脉通道。固定好吸氧、输液管，保持通畅。重症哮喘病情危急，严重缺氧导致极其恐惧、烦躁，护士要鼓励患者，端坐体位做好固定，扣紧安全带，锁定担架平车与救护车定位把手，并在旁扶持。运送途中，密切监护患者的呼吸频率及节律、血氧饱和度、血压、心率、意识的变化，观察用药反应。

（2）到达医院后，帮助患者取坐位或半卧位，放移动托板，使其身体伏于其上，利于通气和减少疲劳。立即连接吸氧装置，调好氧流量。检查静脉通道是否通畅。备吸痰器、气管插管、呼吸机、抢救药物、除颤器。连接监护仪，监测呼吸、心电、血压等生命体征。观察患者的意识、呼吸频率、哮鸣音高低变化。一般哮喘发作时，两肺布满高调哮鸣音，但重危哮喘患者，因呼吸肌疲劳和小气道广泛痉挛，使肺内气体流速减慢，哮鸣音微弱，出现"沉默胸"，提示病情危重。护士对病情变化要有预见性，发现异常及时报告医师处理。

（3）迅速收集病史、以往药物服用情况，评估哮喘程度。如果哮喘发作经数小时积极治疗后病情仍不能控制，或急剧进展，即为重症哮喘，此时病情不稳定，可危及生命，需要加强监护、治疗。

（4）确保气道通畅维护有效排痰、保持呼吸道通畅是急重症哮喘的护理重点。①哮喘发作时，支气管黏膜充血水肿，腺体分泌亢进，合并感染更重，产生大量痰液。而此时患者因呼吸急促、喘息，呼吸道水分丢失，致使痰液黏稠不易咳出，大量黏痰形成痰栓阻塞气管、支气管，导致严重气道阻塞，加上气道痉挛，气道内压力明显增加，加重喘息及感染。因此必须注意补充水分、湿化气道，积极排痰，保持呼吸道通畅。②按时协助患者翻身、叩背，加强体位引流；雾化吸入，湿化气道，稀释痰液，防止痰栓形成。采用小雾量、短时间、间歇雾化方式，湿化时密切观察患者呼吸状态，发现喘息加重、血氧饱和度下降等异常立即停止雾化。床边备吸痰器，防止痰液松解后大量涌出导致窒息。吸痰时动作轻柔、准确，吸力和深度适当，尽量减少刺激并达到有效吸引。每次吸痰时间≤15 秒，该过程中注意观察患者的面色、呼吸、血氧饱和度、血压及心率的变化。严格无菌操作，避免交叉感染。

（5）吸氧治疗的护理：①给氧方式、浓度和流量根据病情及血气分析结果予以调节。一般给予鼻导管吸氧，氧流量 4～6 L/min；有二氧化碳潴留时，氧流量 2～4 L/min；出现低氧血症时改用面罩吸氧，氧流量 6～10 L/min。经过吸氧和药物治疗病情不缓解，低氧血症和二氧化碳潴留加剧时进行气管插管呼吸机辅助通气。此时应做好呼吸机和气道管理，防止医源性感染，及时有效地吸痰和湿化气道。气管插管患者吸痰前后均应吸入纯氧 3～5 分钟。②吸氧治疗时，观察呼吸窘迫有无缓解，意识状况，末梢皮肤黏膜颜色、湿度等，定时监测血气分析。高浓度吸氧（>60%）持续6小时以上时应注意有无烦躁、情绪激动、呼吸困难加重等中毒症状。

（6）药物治疗的护理：终止哮喘持续发作的药物根据其作用机制可分为：具有抗炎作用和缓解症状作用两大类。给药途径包括吸入、静脉和口服。①吸入给药的护理吸入的药物局部抗炎作用强，直接作用于呼吸道，所需剂量较小，全身性不良反应较少。剂型有气雾剂、干粉和溶液。护士指导患者正确吸入药物。先嘱患者将气呼尽，然后开始深吸气，同时喷出药液，吸气后屏气数秒，再慢慢呼出。吸入给药有口咽部局部的不良反应，包括声音嘶哑、咽部不适和念珠菌感染，吸药后让患者及时用清水含漱口咽部。密切观察与用药效果和不良反应，严格掌握吸入剂量。②静脉给药的护理经静脉用药有糖皮质激素、茶碱类及β受体激动剂。护士要熟练掌握常用静脉注射平喘药物的药理学、药代动力学、药物的不良反应、使用方法及注意事项，严格执行医嘱的用药剂量、浓度和给药速度，合理安排输液顺序。保持静脉通路畅通，药液无外渗，确保药液在规定时间内输入。观察治疗反应，监测呼吸频率、节律、血氧饱和度、心率、心律和哮喘症状的变化等。应用拟肾上腺素和茶碱类药物时应注意观察有无心律失常、心动过速、血压升高、肌肉震颤、抽搐、恶心、呕吐等不良反应，严格控制输入速度，及时反馈病情变化，供医师及时调整医嘱，保持药物剂量适当；应用大剂量糖皮质激素类药物应观察是否有消化道出血或水钠潴留、低钾性碱中毒等表现，发现后及时通知医师处理。③口服给药重度哮喘吸入大剂量激素治疗无效的患者应早期口服糖皮质激素，一般使用半衰期较短的糖皮质激素，如泼尼松、泼尼松龙或甲泼尼龙等。每次服药护士应协助，看患者服下，防止漏服或服用时间不恰当。正确的服用方法是每天或隔天清晨顿服，以减少外源性激素对脑垂体-肾上腺轴的抑制作用。

（7）并发症的观察和护理：重危哮喘患者主要并发症是气胸、皮下气肿、纵隔气肿、心律失常、心功能不全等，发生时间主要在发病48小时内，尤其是前24小时。在入院早期要特别注意观察，尤应注意应用呼吸机治疗者及入院前有肺气肿和/或肺心病的重症哮喘患者。①气胸是发生率最高的并发症。气胸发生的征象是清醒患者突感呼吸困难加重、胸痛、烦躁不安，血氧饱和度降低。由于胸膜腔内压增加，使用呼吸机时机器报警。护士此时要注意观察有无气管移位，血流动力学是否稳定等，并立即报告医师处理。②皮下气肿一般发生在颈胸部，重者可累及到腹部。表现为颈胸部肿胀，触诊有握雪感或捻发感。单纯皮下气肿一般对患者影响较轻，但是皮下气肿多来自气胸或纵隔气肿，如处理不及时可危及生命。③纵隔气肿是最严重的并发症，可直接影响到循环系统，导致血压下降、心律失常，甚至心搏骤停，短时间内导致患者死亡。发现皮下气肿，同时有血压、心律的明显改变，应考虑到纵隔气肿的可能，立即报告医师急救处理。④心律失常患者存在的低氧及高碳酸血症、氨茶碱过量、电解质紊乱、胸部并发症等，均可导致各种期前收缩、快速心房纤颤、室上速等心律失常。发现新出现的心律失常或原有心律失常加重，要针对性地观察是否存在上述原因，做出相应的护理并报告医师处理。

（8）出入量管理：急重症哮喘发作时因张口呼吸、大量出汗等原因容易导致脱水，痰液黏稠不易咳出，必须严格出入量管理，为治疗提供准确依据。监测尿量，必要时留置导尿，准确记录24小时出入量及每小时尿量，观察出汗情况，皮肤弹性，若尿量少于30 mL/h，应通知医师处理。神志清醒者，鼓励饮水。对口服不足及神志不清者，经静脉补充水分，一般每天补液2 500～3 000 mL，根据患者的心功能状态调整滴速，避免诱发心力衰竭、急性肺水肿。在补充水分的同时应严密监测血清电解质，及时补充纠正，保持酸碱平衡。

（9）基础护理：哮喘发作时，患者生活不能自理，护士要做好各项基础护理。尽量维护患者的舒适感。①保持病室空气新鲜流通,温度(18～22 ℃)、相对湿度(50％～60％)适宜,避免寒冷、潮湿、异味。注意保暖,避免受凉感冒。室内不摆放花草,整理床铺时防止尘埃飞扬。护理操作尽量集中进行,保障患者休息。②帮助患者取舒适的半卧位和坐位,适当用靠垫等维持,减轻患者体力。每天 3 次进行常规口腔、鼻腔清洁护理,有利于呼吸道通畅,预防感染并发症。口唇干燥时涂液状石蜡。③保持床铺清洁、干燥、平整。对意识障碍加强皮肤护理,保持皮肤清洁、干燥,及时擦干汗液,更换衣服,每 2 小时翻身 1 次,避免局部皮肤长期受压。协助床上排泄,提供安全空间,尊重患者,及时清理污物并清洗会阴。

(10)安全护理:为意识不清、烦躁的患者提供保护性措施,使用床挡,防止坠床摔伤。哮喘发作时,患者常采取强迫坐位,给予舒适的支撑物,如移动餐桌、升降架等。哮喘缓解后,协助患者侧卧位休息。

(11)饮食护理:给予高热量、高维生素、易消化的流质食物,病情好转后改半流质、普通饮食。避免产气、辛辣、刺激性食物及容易引起过敏的食物,如鱼、虾等。

(12)心理护理:严重缺氧时患者异常痛苦,有窒息和濒死感,患者均存在不同程度的焦虑、烦躁或恐惧,后者诱发或加重哮喘,形成恶性循环。护士应主动与患者沟通,提供细致护理,给患者精神安慰及心理支持,说明良好的情绪能促进缓解哮喘,帮助患者控制情绪。

(13)健康教育:为了有效控制哮喘发作、防止病情恶化,必须提高患者的自我护理能力,并且鼓励亲属参与教育计划,使其准确了解患者的需求,能提供更合适的帮助。患者经历自我处理成功的体验后会增加控制哮喘的信心,改善生活质量,提高治疗依从性。具体内容主要有:哮喘相关知识,包括支气管哮喘的诱因、前驱症状、发作时的简单处理、用药等;自我护理技能的培养,包括气雾剂的使用、正确使用峰流速仪监测、合理安排日常生活和定期复查等。

指导环境控制:识别致敏源和刺激物,如宠物、花粉、油漆、皮毛、灰尘、吸烟、刺激性气体等,尽量减少与之接触。居室或工作学习的场所要保持清洁,常通风。

呼吸训练:指导患者正确的腹式呼吸法、轻咳排痰法及缩唇式呼吸等,保证哮喘发作时能有效地呼吸。

病情监护指导:指导患者自我检测病情,每天用袖珍式峰流速仪监测最大呼出气流速,并进行评定和记录。急性发作前的征兆有:使用短效 β 受体激动剂次数增加、早晨呼气峰流速下降、夜间苏醒次数增加或不能入睡,夜间症状严重等。一旦有上述征象,及时复诊。嘱患者随身携带止喘气雾剂,一出现哮喘先兆时立即吸入,同时保持平静。通过指导患者及照护者掌握哮喘急性发作的先兆和处理常识,把握好急性加重前的治疗时间窗,一旦发生时能采取正确的方式进行自救和就医,避免病情恶化或争取抢救时间。

指导患者严格遵医嘱服药:指导患者应在医师指导下坚持长期、规则、按时服药,向患者及照护者讲明各种药物的不良反应及服用时注意事项,指导其加强病情观察。如疗效不佳或出现严重不良反应时立即与医师联系,不能随意更改药物种类、增减剂量或擅自停药。

指导患者适当锻炼,保持情绪稳定:在缓解期可做医疗体操、呼吸训练、太极拳等,戒烟,减少对气道的刺激。避免情绪激动、精神紧张和过度疲劳,保持愉快情绪。

指导个人卫生和营养:细菌和病毒感染是哮喘发作的常见诱因。哮喘患者应注意与流感者隔离,定期注射流感疫苗,预防呼吸道感染。保持良好的营养状态,增强抗感染的能力。胃肠道反流可诱发哮喘发作,睡前 3 小时禁饮食、抬高枕头可预防。

(孟晓华)

第八节 呼吸衰竭

呼吸衰竭是指各种原因引起的肺通气和/或换气功能严重障碍,以致在静息状态下不能维持足够的气体交换,导致低氧血症伴(或不伴)高碳酸血症,进而引起一系列病理生理改变和相应临床表现的综合征。因临床表现缺乏特异性,其明确诊断有赖于动脉血气分析:在海平面、静息状态、呼吸空气条件下,$PaO_2 < 8.0$ kPa(60 mmHg),伴或不伴 $PaCO_2 > 6.7$ kPa(50 mmHg),并排除心内解剖分流和原发性心排血量降低等因素,可诊断为呼吸衰竭。可按动脉血气分析、发病急缓及病理生理的改变 3 种方式进行分类,其中按照发病急缓可分为急性呼吸衰竭和慢性呼吸衰竭。

一、病因

完整的呼吸过程由相互衔接并同时进行的外呼吸、气体运输和内呼吸 3 个环节来完成。参与外呼吸(即肺通气和肺换气)的任何一个环节发生严重病变都可导致呼吸衰竭。

(一)气道阻塞性病变

气管-支气管的炎症、痉挛、肿瘤、异物、纤维化瘢痕,如 COPD、重症哮喘等引起气道阻塞和肺通气不足,或伴有通气/血流比例失调,导致缺氧和二氧化碳潴留,发生呼吸衰竭。

(二)肺组织病变

各种累及肺泡和/或肺间质的病变,如肺炎、肺气肿、严重肺结核、弥漫性肺纤维化、肺水肿、硅沉着病等,均致肺泡减少、有效弥散面积减少、肺顺应性减低、通气/血流比例失调,导致缺氧或合并二氧化碳潴留。

(三)肺血管疾病

肺栓塞、肺血管炎等可引起通气/血流比例失调,或部分静脉血未经过氧合直接流入肺静脉,导致呼吸衰竭。

(四)胸廓与胸膜病变

胸部外伤造成连枷胸、严重的自发性或外伤性气胸、脊柱畸形、大量胸腔积液或伴有胸膜肥厚与粘连、强直性脊柱炎、类风湿脊柱炎等,均可影响胸廓活动和肺扩张,造成通气减少及吸入气体分布不均,最终导致呼吸衰竭。

(五)神经肌肉疾病

脑血管疾病、颅脑外伤、脑炎及镇静催眠剂中毒,可直接或间接抑制呼吸中枢。脊髓颈段或高位胸段损伤(肿瘤或外伤)、脊髓灰质炎、多发性神经炎、重症肌无力、有机磷中毒、破伤风及严重的钾代谢紊乱,均可累及呼吸肌,造成呼吸肌无力、疲劳、麻痹,导致呼吸动力下降而引起肺通气不足。

二、发病机制

各种病因可通过引起肺泡通气不足、弥散障碍、肺泡通气/血流比例失调、肺内动-静脉解剖分流增加和氧耗量增加 5 个主要机制,使通气和/或换气过程发生障碍,导致呼吸衰竭。临床上,单一机制引起的呼吸衰竭很少见,往往是多种机制并存或随着病情的发展先后参与发挥作用。

三、临床表现

(一)急性呼吸衰竭

急性呼吸衰竭的临床表现主要是低氧血症所致的呼吸困难和多器官功能障碍。

1.呼吸困难

呼吸困难是呼吸衰竭最早出现的症状。多数患者有明显的呼吸困难,可表现为频率、节律和幅度的改变。较早表现为呼吸频率增快,病情加重时出现呼吸困难,辅助呼吸肌活动加强,如三凹征。中枢性疾病或中枢神经抑制性药物所致的呼吸衰竭,表现为呼吸节律改变,如潮式呼吸(陈-施呼吸)、比奥呼吸等。

2.发绀

发绀是缺氧的典型表现。当动脉血氧饱和度低于90%时,可在口唇、指甲出现发绀;另应注意,因发绀的程度与还原型血红蛋白含量相关,所以红细胞计数增多者发绀更明显,贫血者则不明显或不出现;严重休克等原因引起末梢循环障碍的患者,即使动脉血氧分压尚正常,也可出现发绀,称作外周性发绀。真正由于动脉血氧饱和度降低引起的发绀,称为中央性发绀。发绀还受皮肤色素及心功能的影响。

3.神经症状

急性缺氧可出现精神错乱、躁狂、昏迷、抽搐等症状。如合并急性二氧化碳潴留,可出现嗜睡、淡漠、扑翼样震颤,以至于呼吸骤停。

4.循环系统

多数患者有心动过速;严重低氧血症、酸中毒可引起心肌损害,亦可引起周围循环衰竭、血压下降、心律失常、心搏骤停。

5.消化系统

因胃肠道黏膜屏障功能损伤,导致胃肠道黏膜充血水肿、糜烂渗血或应激性溃疡,引起上消化道出血。

6.泌尿系统

严重呼吸衰竭对肝、肾功能都有影响,部分病例可出现丙氨酸氨基转移酶与血浆尿素氮升高;个别病例可出现蛋白尿、血尿和管型尿。

(二)慢性呼吸衰竭

慢性呼吸衰竭的临床表现与急性呼吸衰竭大致相似,但以下几个方面有所不同。

1.呼吸困难

慢性阻塞性肺疾病所致的呼吸衰竭,病情较轻时表现为呼吸费力伴呼气延长,严重时发展成浅快呼吸。若并发二氧化碳潴留,$PaCO_2$升高过快或显著升高以致发生二氧化碳麻醉时,患者可由呼吸过速转为浅慢呼吸或潮式呼吸。

2.神经症状

慢性呼吸衰竭伴二氧化碳潴留时,随$PaCO_2$升高可表现为先兴奋后抑制现象。兴奋症状包括失眠、烦躁、躁动、夜间失眠而白天嗜睡(昼夜颠倒现象)。但此时切忌用镇静药或催眠药,以免加重二氧化碳潴留,发生肺性脑病。肺性脑病表现为神志淡漠、肌肉震颤或扑翼样震颤、间歇抽搐、昏睡,甚至昏迷等。亦可出现腱反射减弱或消失,锥体束征阳性等。此时应与合并脑部病变

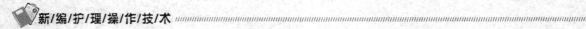

相鉴别。

3.循环系统

二氧化碳潴留使外周体表静脉充盈、皮肤充血、温暖多汗、血压升高、心排血量增多而致脉搏洪大;多数患者有心率加快;因脑血管扩张产生搏动性头痛。

四、辅助检查

(一)动脉血气分析

对于判断呼吸衰竭和酸碱失衡的严重程度及指导治疗具有重要意义。由于血气受年龄、海拔高度、氧疗等多种因素的影响,在具体分析时一定要结合临床情况。

(二)肺功能检测

尽管某些重症患者肺功能检测受到限制,但通过肺功能的检测能判断通气功能障碍的性质(阻塞性、限制性或混合性)及是否合并有换气功能障碍,并对通气和换气功能障碍的严重程度进行判断。呼吸肌功能测试能够提示呼吸肌无力的原因和判断其严重程度。

(三)影像学检查

影像学检查包括普通 X 线胸片检查、胸部 CT 检查和放射性核素肺通气/灌注扫描、肺血管造影检查等。

(四)纤维支气管镜检查

对于明确大气道情况和取得病理学证据具有重要意义。

五、治疗

呼吸衰竭总的治疗原则:加强呼吸支持,包括保持呼吸道通畅、纠正缺氧和改善通气,进行呼吸衰竭病因及诱因因素的治疗,加强一般支持治疗和对其他重要脏器功能的监测与支持。

(一)支气管扩张剂

缓解支气管痉挛,可选用 β_2 肾上腺素受体激动剂、抗胆碱药、糖皮质激素或茶碱类药物等。慢性呼吸衰竭患者常用雾化吸入法给药,急性呼吸衰竭患者常需静脉给药。

(二)呼吸兴奋剂

(1)主要适用于以中枢抑制为主、通气量不足引起的呼吸衰竭,对肺换气功能障碍导致的呼吸衰竭患者,不宜使用。常用的药物有尼可刹米和洛贝林,用量过大可引起不良反应。近年来,这两种药物在西方国家几乎已被淘汰,取而代之的是多沙普仑。该药对于镇静催眠药过量引起的呼吸抑制和 COPD 并发急性呼吸衰竭有显著的呼吸兴奋效果。

(2)呼吸兴奋剂的使用原则:必须保持气道通畅,否则会促发呼吸肌疲劳,进而加重二氧化碳潴留;脑缺氧、水肿未纠正而出现频繁抽搐者慎用;患者的呼吸肌功能基本正常;不可突然停药。

六、护理措施

(一)保持呼吸道通畅

(1)清除呼吸道分泌物及异物,如湿化气道、机械吸痰等方法。

(2)昏迷患者用抑头提颏法打开气道。

(3)按医嘱使用支气管扩张剂,缓解、解除支气管痉挛。

(4)建立人工气道:对于病情严重又不能配合、昏迷、呼吸道大量痰潴留伴有窒息危险或

$PaCO_2$进行性增高的患者,若常规治疗无效,应及时建立人工气道。一般采用简易人工气道,如口咽通气道、鼻咽通气道和喉罩(是气管内导管的临时替代法);严重者采用气管内导管:行气管插管和气管切开。

(二)氧疗护理

1.氧疗适应证

呼吸衰竭患者 $PaO_2<8.0$ kPa(60 mmHg),是氧疗的绝对适应证,氧疗的目的是使 $PaO_2>8.0$ kPa(60 mmHg)。

2.氧疗的方法

临床常用、简便的方法是应用鼻导管或鼻塞法吸氧,还有面罩、气管内和呼吸机给氧法。缺氧伴二氧化碳潴留者,可用鼻导管或鼻塞法给氧;缺氧严重而无二氧化碳潴留者,可用面罩给氧。吸入氧浓度与氧流量的关系:吸入氧浓度(%)=21+氧流量(L/min)×4。

3.氧疗的原则

(1)Ⅰ型呼吸衰竭:多为急性呼吸衰竭,应给予较高浓度(35%<吸氧浓度<50%)或高浓度(>50%)氧气吸入。急性呼吸衰竭通常使 PaO_2 接近正常范围。

(2)Ⅱ型呼吸衰竭:给予低流量(1~2 L/min)、低浓度(<35%)持续吸氧。慢性呼吸衰竭通常要求氧疗后 PaO_2 维持在 8.0 kPa(60 mmHg)左右或 $SpO_2>90\%$。

4.氧疗疗效的观察

若呼吸困难缓解、发绀减轻、心率减慢、尿量增多、神志清醒及皮肤转暖,提示氧疗有效。若发绀消失、神志清楚、精神好转、$PaO_2>8.0$ kPa(60 mmHg)、$PaCO_2<6.7$ kPa(50 mmHg),考虑终止氧疗,停止前必须间断吸氧几天,之后方可完全停止氧疗。若意识障碍加深或呼吸过度表浅、缓慢,提示二氧化碳潴留加重,应根据血气分析和患者表现,遵医嘱及时调整吸氧流量和氧浓度。

(三)增加通气量、减少二氧化碳潴留

(1)在呼吸道通畅的前提下,遵医嘱使用呼吸兴奋剂,适当提高吸入氧流量及氧浓度,静脉滴注时速度不宜过快,若出现恶心、呕吐、烦躁、面色潮红及皮肤瘙痒等现象,提示呼吸兴奋剂过量,需减量或停药。若4~12小时未见效,或出现肌肉抽搐等严重不良反应,应立即报告医师。对烦躁不安、夜间失眠患者,禁用麻醉剂,慎用镇静剂,以防止引起呼吸抑制。

(2)机械通气的护理:对于经过氧疗、应用呼吸兴奋剂等方法仍不能有效改善缺氧和二氧化碳潴留者,需考虑行机械通气。

(四)抗感染

遵医嘱选择有效的抗生素控制呼吸道感染,对长期应用抗生素患者注意有无"二重感染"。

(五)病情监测

(1)观察呼吸困难的程度,呼吸频率、节律和深度。

(2)观察有无发绀、球结膜充血、水肿、皮肤温暖多汗及血压升高等缺氧和二氧化碳潴留表现。

(3)监测生命体征及意识状态。

(4)监测并记录出入液量。

(5)监测血气分析和血生化检查。

(6)监测电解质和酸碱平衡状态。

（7）观察呕吐物和粪便性状。

（8）观察有无神志恍惚、烦躁、抽搐等肺性脑病表现，一旦发现，应立即报告医师协助处理。

（六）饮食护理

给予高热量、高蛋白、富含多种维生素、易消化、少刺激性的流质或半流质饮食。对昏迷患者应给予鼻饲或肠外营养。

（七）心理护理

经常巡视、了解和关心患者，特别是对建立人工气道和使用机械通气的患者。采用各项医疗护理措施前，向患者作简要说明，给患者安全感，取得患者信任和合作。指导患者应用放松方式分散注意力。

（葛丽娜）

第九节　重型病毒性肝炎

大多数病毒性肝炎预后良好，少部分人出现肝功能衰竭，我国定名为重型病毒性肝炎（简称重型肝炎），预后较差。起病 10 天内出现急性肝功能衰竭现象称急性重症型；起病 10 天以上出现肝功能衰竭现象称亚急性重症型；在有慢性肝炎、肝硬化或慢性病毒携带状态病史的患者，出现肝功能衰竭表现称慢性重型肝炎。

一、诊断

（一）病因

本病病原体为各型肝炎病毒。肝炎病毒与机体的免疫反应都与本病的发病有关。发病多有诱因，如急性肝炎起病后，未适当休息、治疗，嗜酒或服用损害肝脏药物、妊娠或合并感染等。

（二）诊断要点

1.病史

急、慢性肝炎患者有明显的恶心、呕吐、腹胀等消化道症状。肝功能严重损害，特别是黄疸急骤加深，血清总胆红素＞171 μmol/L 或每天上升幅度＞17 μmol/L。在胆红素增高的同时，血清转氨酶活性反而相对较低，呈"胆-酶分离"现象。凝血酶原活动≤40％，有肝性脑病、出血、腹水等表现。要注意区别急性、亚急性、慢性重型肝炎的不同点，发病 10 天以内出现的重型肝炎是急性重型肝炎，其特点为肝性脑病出现早、肝浊音界缩小较明显。发病 10 天～8 周出现的重型肝炎为亚急性重型肝炎，临床表现主要为严重消化道症状、重度黄疸、水肿及腹水，可有肝性脑病。慢性重型肝炎是在原有慢性肝炎或肝炎后肝硬化基础上出现的亚急性重型肝炎的临床表现，肝浊音界缩小不明显，病程一般较长。

2.危重指标

（1）突然出现精神、神志改变，即肝性脑病变化，从轻微的情绪与言行改变至严重的肝昏迷。

（2）短期内黄疸急剧加重，胆固醇或胆碱酯酶明显降低。

（3）腹胀明显加重，出现"胃型"；腹水大量增加、尿量急剧减少等表现。

（4）凝血酶原活动度极度减低，出血现象明显，或有 DIC 表现。

(5)出现严重并发症如感染、肝肾综合征等。

3.辅助检查

(1)血象：急性重型肝炎可有白细胞升高及核左移。慢性重型肝炎由于脾功能亢进,故白细胞总数升高不明显,血小板多有减少。

(2)肝功能明显异常：尤以胆红素升高明显,胆固醇(酯)与胆碱酯酶明显降低。慢性重型肝炎多有清蛋白明显减少,球蛋白升高,A/G 比值倒置。

(3)凝血酶原时间延长：凝血酶原活动度降低至 40％ 以下。可有血小板减少、纤维蛋白原减少、纤维蛋白降解产物(FDP)增加等 DIC 的表现。

(4)血氨升高：正常血氨静脉血中应大于 58 μmol/L(100 μg/dL),动脉血氨更能反映肝性脑病的轻重。

(5)氨基酸谱的测定：支链氨基酸正常或轻度减少,而芳香氨基酸增多,故支/芳比值下降。

(6)脑电图：可有高电压及阵发性慢波。脑电图检查有助于肝性脑病的早期诊断及判断预后。

(7)肾功能检查：有肝肾综合征时常有尿素及血清肌酐升高。

(8)各种肝炎病毒标志物检查：可确定病原及发现多型病毒重叠感染患者。

(9)肝活检：对不易确诊的患者应考虑做肝穿刺活检。但术前、术后应做好纠正出血倾向的治疗。如注射维生素 K_1、凝血酶原复合物、新鲜血浆,以改善凝血酶原活动度。术前、术后还可注射止血药。加强监护以防意外。

(三)鉴别诊断

1.药物及肝毒性毒物引起的急性中毒性重型肝炎

本病应有服药史及毒物史,如抗结核药、磺胺类药、抗真菌药(酮康唑)等,中草药中的川楝子、雷公藤、黄药子也可引起,毒物中有毒蕈中毒、蛇毒等。

2.妊娠急性脂肪肝

本病多发生于第 1 胎,妊娠后期,急性上腹痛,频繁呕吐,黄疸深重,出血,很快出现昏迷、抽搐、B 超检查可见肝脏回声衰减。

二、治疗

(一)治疗原则

治疗原则主要是综合治疗,包括支持疗法,防止肝坏死,改善肝功能,促进肝细胞再生,防止出血、肝性脑病、肝肾综合征、合并感染等并发症。

(二)常规治疗

1.一般支持疗法

(1)绝对卧床休息,记 24 小时出入量,密切观察病情变化。

(2)保证必要的热量供应,尽可能减少饮食中的蛋白质,以控制肠内氨的来源。补充足量维生素 C、维生素 K_1 及 B 族维生素。

(3)静脉输液,以 10％葡萄糖液 1 500～2 000 mL/d,内加水飞蓟素、促肝细胞生长素、维生素 C 2.0～5.0 g,静脉滴注。大量维生素 E 静脉滴注,有助于消除氧自由基的中毒性损害。

(4)输新鲜血浆或全血,1 次/2～3 天,人血清蛋白 5～10 g,1 次/天。

(5)支链氨基酸 250 mL,1～2 次/天。

（6）根据尿量及血中钠、钾、氯化物检测结果，调整补充电解质，以维持电解质平衡，防止低血钾。

2.防止肝细胞坏死，促进肝细胞再生

（1）肝细胞再生因子（HGF）80～120 mg 溶于 10％葡萄糖液 250 mL，静脉滴注，1 次/天。

（2）胸腺素 15～20 mg/d，溶于 10％葡萄糖液内静脉滴注。

（3）10％葡萄糖液 500 mL 加甘利欣 150 mg 或加强力宁注射液 80～120 mL，静脉滴注，1 次/天。10％门冬氨酸钾镁 30～40 mL，溶于 10％葡萄糖液中静脉滴注，1 次/天。长期大量应用注意观察血钾。复方丹参注射液 8～16 mL 加入 500 mL 右旋糖酐-40 内静脉滴注，1 次/天。改善微循环，防止 DIC 形成。

（4）前列腺素 E_1（PGE_1），开始为 100 $\mu g/d$，以后可逐渐增加至 200 $\mu g/d$，加于 10％葡萄糖液 500 mL 中缓慢静脉滴注，半个月为 1 个疗程。

（5）胰高血糖素-胰岛素（G-I）疗法，方法为胰高血糖素 1 mg，普通胰岛素 10 U 共同加入 10％葡萄糖液 500 mL 内，缓慢静脉滴注，1～2 次/天。

3.防治肝性脑病

（1）严格低蛋白饮食，病情严重时可进无蛋白饮食，待病情好转后再逐渐增加。

（2）口服乳果糖糖浆 10～30 mL，3 次/天以使粪便 pH 降到 5 为宜，从而达到抑制肠道细菌繁殖、减轻内毒素血症。选用大黄煎剂、小量硫酸镁、20％甘露醇 20～50 mL 口服、口服新霉素、食醋保留灌肠等。

（3）防止低血钾与碱血症，用支链氨基酸或六合氨基酸 250 mL 静脉滴注，1～2 次/天。

（4）消除脑水肿，有脑水肿倾向者用 20％甘露醇 250 mL，加压快速静脉滴注。

4.防治出血

（1）观测血小板计数、凝血酶原时间、纤维蛋白原等，以便及早发现 DIC 征兆，尽早采取相应措施。早期应给改善微循环、防止血小板聚集的药物，如川芎嗪 160～240 mg，复方丹参注射液 8～18 mL，双嘧达莫 400～600 mg 等，加入葡萄糖液内静脉滴注。500 mL 右旋糖酐-40 加山莨菪碱注射液 10～20 mg，静脉滴注，如确已发生 DIC，应按 DIC 治疗。

（2）凝血因子的应用，纤维蛋白原 1.5 g 溶于 100 mL 注射用水中，缓慢静脉滴注，1 次/天。输新鲜血浆或新鲜全血。

（3）大剂量维生素 K_1 应早应用，有人认为大剂量维生素 K_1、维生素 C、维生素 E 合用，可使垂死的肝细胞复苏。

（4）酚磺乙胺 500 mg，静脉注射，1 或 2 次/天。

（5）对有消化道大出血者，除输血及全身用止血药外，应进行局部相应处理。消化道出血，可口服凝血酶，每次 2 000 U；奥美拉唑 40 mg 静脉注射，1 次/6 小时；西咪替丁，每晚 0.4～0.8 g，可防治胃黏膜糜烂出血。对门静脉高压引起的上消化道出血，在血压许可的条件下，持续静脉滴注酚妥拉明以降低门脉压，可起到理想的止血效果。酚妥拉明 20～30 mg 加入 10％葡萄糖液 1 000～1 500 mL 缓慢静脉滴注 8～12 小时，注意观察血压。

5.防治肾衰竭

（1）尽量避免用有肾毒性的药物。

（2）选用川芎嗪、复方丹参、山莨菪碱、右旋糖酐-40 等。如已有肾功能不全、尿少者，应按急性肾衰竭处理。注意水、电解质平衡，防止高血钾。

（3）适当用利尿药,可用呋塞米 20～100 mg 稀释后静脉注射。

（4）经用药不能缓解高血钾与氮质血症,应行腹膜透析。

6.防感染

（1）注意口腔护理,保持病室空气清新,防止交叉感染。及早发现感染征兆,要特别注意腹腔、消化道、呼吸道、口腔、泌尿系统感染。可用乳酸菌制剂,以低于 50 ℃ 的低温水冲服,以预防肠道感染。

（2）及早用抗生素,在没有找到致病菌前,一般首先考虑革兰阴性菌感染,全面考虑选用抗生素。要特别注意避免使用肾毒性与肝毒性抗生素。

三、急救护理

（一）护理目标

（1）患者及家属了解重症肝炎的诱发因素。

（2）患者症状改善,无护理并发症。

（3）为患者提供优质的护理服务,提高危重患者的生存质量,降低病死率。

（4）护士熟练掌握重症肝炎护理及预防保健知识。

（二）护理措施

1.休息与活动

卧床休息,病情允许时尽量采取平卧位。症状好转,黄疸消退,肝功能改善后,可逐渐增加活动量,以不感到疲劳为宜。肝功能正常 1～3 个月后可恢复日常活动及工作。

2.饮食

（1）饮食原则:高热量、高维生素、低脂、优质蛋白、易消化饮食。

（2）肝性脑病神志不清时禁止摄入蛋白质饮食,清醒后可逐渐增加蛋白质含量,每天约 20 g,以后每隔 3～5 天增加 10 g,逐渐增加至 40～60 g/d。最好以植物蛋白为宜。

（3）肝肾综合征时低盐或无盐饮食,钠限制每天 250～500 mg,进水量限制在 1 000 mL/d。

（4）为患者提供清洁、舒适的就餐环境,促进食欲。

3.预防感染

（1）保持病房空气清新,减少探视。加强病房环境消毒,每天常规进行地面、物表、空气消毒。

（2）注意饮食卫生及餐具的清洁消毒,避免交叉感染。

（3）加强无菌操作,防止医源性感染。

（4）严格终末消毒。

4.心理护理

重症肝炎患者病情危重,病死率高,患者及家属易形成恐惧的心理状态,对治疗失去信心。护士应详细了解患者及家属对疾病的态度,耐心倾听患者诉说,安慰患者,建立良好的护患关系。讲解好转的典型病例,使患者树立战胜疾病的信心。

5.症状护理

（1）观察患者生命体征、神志、瞳孔、尿量的变化,并做好记录。

（2）每周测量腹围和体重。利尿速度不宜过快,腹水伴水肿者,每天体重下降≤1 000 g。单纯腹水患者,每天体重下降≤400 g。

（3）避免肝性脑病的各种诱发因素:注意保持大便通畅,防治感染,禁用止痛、麻醉、安眠和镇

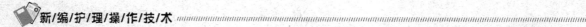

静药物,维持水电解质和酸碱平衡。

(4)观察有无肝性脑病、出血、肝肾综合征等并发症的发生,如有病情变化及时汇报医师并配合抢救。

6.三腔二囊管护理

(1)胃气囊充气 200～300 mL,食道囊充气 150～200 mL。

(2)置管期间可因提拉过猛或患者用力咳嗽出现恶心,频繁期前收缩甚至窒息症状,应立即将气囊口放开,放出三腔管内气体,并行进一步处理。

(3)经常抽吸胃内容物,观察有无再出血。

(4)置管期间应保持口、鼻清洁,忌咽唾液、痰液,以免误入气管。

(5)置管 24 小时应放气 15～30 分钟,以免食管、胃底黏膜受压过久坏死。

(6)出血停止后放出气囊的气体,保留管道,继续观察 12～24 小时,无出血现象可考虑拔管,拔管前应吞服液状石蜡 20～30 mL。

7.健康教育

(1)向患者及家属讲解重症肝炎的诱因。

(2)按照医嘱合理用药,了解常用药物的作用、正确用量、用法、不良反应。勿自行使用镇静、安眠药物。

(3)合理饮食:高热量、高维生素、低脂、优质蛋白、易消化饮食。

(4)预防交叉感染:实施适当的家庭隔离,如患者的餐具、用具和洗漱用品应专用,定时消毒。

(5)避免劳累、饮酒及应用肝损害药物。

(6)定期复查肝功能。

(葛丽娜)

第十节　高血糖危象

高血糖危象指的是糖尿病昏迷,而糖尿病是由多种病因引起的以慢性高血糖为特征的代谢紊乱,其基本病理生理为绝对或相对性胰岛素分泌不足所引起的糖代谢紊乱,严重时可导致酸碱平衡失常。特征性的病理改变包括高血糖、高酮血症及代谢性酸中毒,发展到严重时可发生酮症酸中毒昏迷和高渗性非酮症性昏迷。

一、糖尿病酮症酸中毒

糖尿病酮症酸中毒(DKA)为最常见的糖尿病急症,是由于体内胰岛素缺乏引起的以高血糖、高血酮和代谢性酸中毒为主要表现的临床综合征。当代谢紊乱发展至脂肪分解加速、血清酮体积聚超过正常水平时称为酮血症,尿酮体排出增多称为酮尿,临床上统称为酮症。当酮酸积聚而发生代谢性酸中毒时称为酮症酸中毒,常见于 1 型糖尿病患者或 B 细胞功能较差的 2 型糖尿病患者伴应激时。

(一)病因

DKA 发生在有糖尿病基础,在某些诱因作用下发病。DKA 多见于年轻人,1 型糖尿病易发,2型糖尿病可在某些应激情况下发生。发病过程大致可分为代偿性酮症酸中毒与失代偿性酮症酸中毒两个阶段。诱发 DKA 的原因如下。

1.急性感染

以呼吸、泌尿、胃肠道和皮肤的感染最为常见。伴有呕吐的感染更易诱发急性感染。

2.胰岛素和药物治疗中断

胰岛素和药物治疗中断是诱发 DKA 的重要因素,特别是胰岛素治疗中断。有时也可因体内产生胰岛素抗体致使胰岛素的作用降低而诱发。

3.应激状态

糖尿病患者出现精神创伤、紧张或过度劳累、外伤、手术、麻醉、分娩、脑血管意外、急性心肌梗死等。

4.饮食失调或胃肠疾病

严重呕吐、腹泻、厌食、高热等导致严重失水,过量进食含糖或脂肪多的食物,酗酒,或每天糖类摄入过少(<100 g)时。

5.不明病因

发生 DKA 时往往有几种诱因同时存在,但部分患者可能找不到明显诱因。

(二)发病机制

主要病理基础为胰岛素相对或绝对不足、拮抗胰岛素的激素(胰高血糖素、皮质醇、儿茶酚胺类、生长激素)增加以及严重失水等,因此产生糖代谢紊乱,血糖不能正常利用,导致血糖增高、脂肪分解增加、血酮增高和继发性酸中毒与水、电解质平衡失调等一系列改变。本病发病机制中各种胰岛素拮抗激素相对或绝对增多起重要作用。

1.脂肪分解增加、血酮增高与代谢性酸中毒的出现

DAK 患者脂肪分解的主要原因有:①胰岛素的严重缺乏,不能抑制脂肪分解。②糖利用障碍,机体代偿性脂肪动员增加。③生长激素、胰高血糖素和糖皮质激素的作用增强,促进脂肪的分解。此时因脂肪动员和分解加速,大量脂肪酸在肝经 B 氧化生成乙酰辅酶 A。正常状态下的乙酰辅酶 A 主要与草酰乙酸结合后进入三羧酸循环。DAK 时,由于草酰乙酸的不足,使大量堆积的乙酰辅酶 A 不能进入三羧酸循环,加上脂肪合成受抑制,使之缩合为乙酰乙酸,再转化为 β-羟丁酸、丙酮,三者总称为酮体。与此同时,胰岛素的拮抗激素作用增强,也成为加速脂肪分解和酮体生成的另一个主要方面。在糖、脂肪代谢紊乱的同时,蛋白质的分解过程加强,出现负氮平衡,血中生酮氨基酸增加,生糖氨基酸减少,这在促进酮血症的发展中也起了重要作用。当肝内产生的酮体量超过了周围组织的氧化能力时,便引起高酮血症。

病情进一步恶化将引起:①组织分解加速。②毛细血管扩张和通透性增加,影响循环的正常灌注。③抑制组织的氧利用。④先出现代偿性通气增强,继而 pH 下降,当 pH$<$7.2 时,刺激呼吸中枢引起深快呼吸(Kussmaul 呼吸),pH$<$7.0 时,可导致呼吸中枢麻痹,呼吸减慢。

2.胰岛素严重缺乏、拮抗激素增高及严重脱水

当胰岛素严重缺乏和拮抗激素增高情况下,糖利用障碍,糖原分解和异生作用加强,血糖显著增高,可超过 19.25 mmol/L,继而引起细胞外高渗状态,使细胞内水分外移,引起稀释性低钠。一般来说,血糖每升高 5.6 mmol/L,血浆渗量增加 5.5 mmol/L,血钠下降 2.7 mOsm/L。此时,增高的血糖由肾小球滤过时,可比正常的滤过率[5.8~11 mmol/(L·min)]高出 5~10 倍,大大超过了近端肾小管回吸收糖[16.7~27.8 mmol/(L·min)]的能力,多余的糖由肾排出,带走大量水分和电解质,这种渗透性利尿作用必然使有效血容量下降,机体处于脱水状态。此外,由此而引起的机体蛋白质、脂肪过度分解产物(如尿素氮、酮体、硫酸、磷酸)从肺、肾排出,同时厌食、呕吐等症状,都可加重脱水的进程。在脱水状态下的机体,胰岛素利用下降与反调节激素效应增强的趋势又必将进一步发展。这种恶性循环若不能有效控制,必然引起内环境的严重紊乱。

3.电解质失衡

因渗透性利尿作用,从肾排出大量水分的同时也丢失 K^+、Na^+ 和 Cl^- 等离子。血钠在初期可由于细胞内液外移和排出增多而引起稀释性低钠,但若失水超过失钠程度,血钠也可增高。血钾降低多不明显,有时由于 DKA 时组织分解增加使大量细胞内 K^+ 外移而使测定的血钾不低,但总体上仍以低钾多见。

(三)临床表现

绝大多数 DKA 见于 1 型糖尿病患者,有使用胰岛素治疗史,且有明显诱因,小儿则多以 DKA 为首先症状出现。一般起病急骤,但也有逐渐起病者。早期患者常感软弱、乏力、肌肉酸痛,是为 DKA 的前驱表现,同时糖尿病本身症状也加重,常因大量尿糖及酮尿使尿量明显增加,体内水分丢失,多饮、多尿更为突出,此时食欲缺乏、恶心、呕吐、腹痛等消化道症状及胸痛也很见。老年有冠心病者可并发心绞痛,甚而心肌梗死及心律失常或心力衰竭等。由于 DKA 时心肌收缩力减低,每搏量减少,加以周围血管扩张,血压常下降,导致周围循环衰竭。

1.严重脱水

皮肤黏膜干燥、弹性差,舌干而红,口唇樱桃红色,眼球下陷,心率增快,心音减弱,血压下降;并可出现休克及中枢神经系统功能障碍,如头痛、神志淡漠、恍惚,甚至昏迷。少数患者尚可在脱水时出现上腹部剧痛、腹肌紧张并压痛,酷似急性胰腺炎或外科急腹症,胰淀粉酶亦可升高,但非胰腺炎所致,系与严重脱水和糖代谢紊乱有关,一般在治疗 2～3 天后可降至正常。

2.酸中毒

可见深而快的 Kussmaul 呼吸,呼出气体呈酮味(烂苹果味),但患者常无呼吸困难感觉,少数患者可并发呼吸窘迫综合征。酸中毒可导致心肌收缩力下降,诱发心力衰竭。当 pH＜7.2 时中枢神经系统受抑制则出现倦怠、嗜睡、头痛、全身痛、意识模糊和昏迷。

3.电解质失衡

早期低血钾常因病情发展而进一步加重,可出现胃肠胀气、腱反射消失和四肢麻痹,甚至有麻痹性肠梗阻的表现。当同时合并肾功能损害,或因酸中毒致使细胞内大量钾进入细胞外液时,血钾也可增高。

4.其他

肾衰竭时少尿或无尿,尿检出现蛋白、管型;部分患者可有发热,病情严重者体温下降,甚至降至 35 ℃ 以下,这可能与酸血症时血管扩张和循环衰竭有关;尚有少数患者可因 6-磷酸葡萄糖脱氢酶缺乏而产生溶血性贫血或黄疸。

(四)实验室检查

1.尿糖、尿酮检查

尿糖、尿酮强阳性,但当有严重肾功能损害时由于肾小球滤过率减少而导致肾糖阈增高时,尿糖和尿酮亦可减少或消失。

2.血糖、血酮检查

血糖明显增高,多达 16.7～33.3 mmol/L,有时可达 55.5 mmol/L 以上;血酮体增高,正常值<0.6 mmol/L,>1.0 mmol/L 为高血酮,>3.0 mmol/L 提示酸中毒。

3.血气分析

代偿期 pH 可在正常范围,HCO_3^- 降低;失代偿期 pH<7.35,HCO_3^- 进一步下降,BE 负值增大。

4.电解质测定

血钾正常或偏低,尿量减少后可偏高,血钠、血氯多偏低,血磷低。

5.其他

肾衰竭时,尿素氮、肌酐增高,尿常规可见蛋白、管型,白细胞计数多增加。

(五)诊断及鉴别诊断

DKA 的诊断基于如下条件:①尿糖强阳性。②尿酮体阳性,但在肾功能严重损伤或尿中以 β-羟丁酸为主时尿酮可减少甚至消失。③血糖升高,多为 16.7~33.3 mmol/L,若>33.3 mmol/L,要注意有无高血糖高渗状态。④血 pH<7.35,HCO_3^-<15 mmol/L。在早期代偿阶段血 pH 可正常,但 BE 负值增大。关键在于对临床病因不明的脱水、酸中毒、休克、意识改变进而昏迷的患者应考虑到 DKA 的可能。若尿糖、尿酮体阳性,血糖明显增高,无论有无糖尿病史,都可结合临床特征而确立诊断。

DKA 可有昏迷,但在确立是否为 DKA 所致时,除需与高血糖高渗状态、低血糖昏迷和乳酸性酸中毒进行鉴别外,还应注意脑血管意外的出现,应详查神经系统体征,特别要急查头颅 CT,以资鉴别,必须注意二者同时存在的可能性。

(六)急诊处理

治疗原则为尽快纠正代谢紊乱,去除诱因,防止各种并发症。补液和胰岛素治疗是纠正代谢紊乱的关键。

1.补液

输入液体的量及速度应根据患者脱水程度、年龄及心脏功能状态而定。一般每天总需量按患者原体重的 10% 估算。首剂生理盐水 1 000~2 000 mL,1~2 小时静脉滴注完毕,以后每 6~8 小时输 1 000 mL 左右。补液后尿量应在每小时 100 mL 以上,如仍尿少,表示补液不足或心、肾功能不佳,应加强监护,酌情调整。昏迷者在苏醒后,要鼓励口服液体,逐渐减少输液,较为安全。

2.胰岛素治疗

常规以小剂量胰岛素为宜,这种用法简单易行,不必等血糖结果;无迟发低血糖和低血钾反应,经济、有效。实施时可分两个阶段进行。

(1)第 1 阶段:患者诊断确定后(或血糖>16.7 mmol/L),开始先静脉点滴生理盐水,并在其中加入短效胰岛素,每小时给予每千克体重 0.1 U 胰岛素,使血清胰岛素浓度恒定达到 100~200 μU/mL,每 1~2 小时复查血糖,如血糖下降<30%,可将胰岛素加量;对有休克和/或严重酸中毒和/或昏迷的重症患者,应酌情静脉注射首次负荷剂量 10~20 U 胰岛素;如下降>30%,则按原剂量继续静脉滴注,直至血糖下降为≤13.9 mmol/L 后,转第 2 阶段治疗;当血糖≤8.33 mmol/L 时,应减量使用胰岛素。

(2)第 2 阶段:当患者血糖下降至≤13.9 mmol/L 时,将生理盐水改为 5% 葡萄糖(或糖盐水),胰岛素的用量则按葡萄糖与胰岛素之比为(3~4):1(即每 3~4 g 糖给胰岛素 1 U)继续点滴,使血糖维持在 11.1 mmol/L 左右,酮体阴性时,可过渡到平日治疗剂量,但在停止静脉滴注胰岛素前 1 小时酌情皮下注射胰岛素 1 次,以防血糖的回升。

3.补钾

DKA 者从尿中丢失钾,加上呕吐与摄入减少,必须补充。但测定的血钾可因细胞内钾转移至细胞外而在正常范围内,因此,除非患者有肾功能障碍或无尿,一般在开始治疗即进行补钾。补钾应根据血钾和尿量:治疗前血钾低于正常,立即开始补钾,前 2~4 小时通过静脉输液每小时补钾为 13~20 mmol/L(相当于氯化钾 1.0~1.5 g);血钾正常、尿量>40 mL/h,也立即开始补钾;血钾正常、尿量<30 mL/h,暂缓补钾,待尿量增加后再开始补钾;血钾高于正常,暂缓补钾。使用时应随时进行血钾测定和心电图监护。如能口服,用肠溶性氯化钾 1~2 g,3 次/天。用碳酸氢钠时,鉴于它有促使钾离子进入细胞内的作用,故在滴入 5% 碳酸氢钠 150~200 mL 时,应加氯化钾 1 g。

4.纠正酸中毒

患者酸中毒系因酮体过多所致,而非 HCO_3^- 缺乏,一般情况下不必用碳酸氢钠治疗,大多可在输注胰岛素及补液后得到纠正。反之,易引起低血钾、脑水肿、反常性脑脊液 pH 下降和因抑制氧合血红蛋白解离而导致组织缺氧。只有 pH<7.1 或 CO_2CP<6.7 mmol/L、HCO_3^-<5 mmol/L 时给予碳酸氢钠 50 mmol/L。

5.消除诱因,积极治疗并发症

并发症是关系到患者预后的重要方面,也是酮症酸中毒病情加重的诱因,如心力衰竭、心律失常、严重感染等,都须积极治疗。此外,对患者应用鼻导管供氧,严密监测神志、血糖、尿糖、尿量、血压、心电图、血气、血浆渗量、尿素氮、电解质及出入量等,以便及时发现病情变化,及时予以处理。

(七)急救护理

1.急救护理要点

(1)补液:是抢救 DKA 首要的、极其关键的措施。补液可以迅速纠正失水以改善循环血容量与肾功能。通常使用 0.9% 氯化钠注射液。一般补液应遵循以下原则。①若血压正常或偏低,血钠<150 mmoL/L,静脉输入 0.9% 氯化钠注射液。发生休克者,还应间断输入血浆或全血。②若血压正常,血钠≥150 mmol/L,或伴有高渗状态,可开始就用低渗液体。③血糖降至13.9 mmol/L 以下,改用 5% 葡萄糖注射液。补充的量及速度须视失水程度而定。一般按患者体重(kg)的 10% 估计输液。补液按先快后慢的原则进行。头 4 个小时补充总量的 1/4~1/3,头8~12 小时补充总量的 2/3,其余的量在24~48 小时内补足。补液途径以静脉为主,辅以胃肠内补液。

(2)应用胰岛素:静脉滴注或静脉推注小剂量胰岛素治疗,此法简单易行,安全有效,较少发生低血钾、脑水肿及后期低血糖等严重不良反应。每小时胰岛素用量 0.1 U/kg(可用 50 U RI 加入 500 mL 0.9% 氯化钠注射液中以 1 mL/min 的速度持续静脉滴注)。

(3)保持呼吸道通畅,吸氧,提供保护性措施。

2.一般护理要点

(1)严密观察生命体征和神志变化,低血钾患者应做心电图监测,为病情判断和观察治疗反应提供客观依据。

(2)及时采血、留尿,送检尿糖、尿酮、血糖、血酮、电解质及血气等。

(3)准确记录 24 小时出入量。

（4）补液时密切监测肺水肿发生情况。

（5）遵医嘱用药,纠正电解质及酸碱失衡:轻症患者经补液及胰岛素治疗后,酸中毒可逐渐得到纠正,不必补碱。重症酸中毒,二氧化碳结合力<8.92 mmol/L,pH<7.1,应根据血pH和二氧化碳结合力变化,给予适量碳酸氢钠溶液静脉输入。酸中毒时细胞内缺钾,治疗前血钾水平不能真实反映体内缺钾程度,治疗后4~6小时血钾常明显下降,故在静脉输入胰岛素及补液同时应补钾,最好在心电监护下,结合尿量和血钾水平,调整补钾量和速度。在使用胰岛素4小时后,只要有尿排出(>30 mL/h),则应当补钾。

（6）对症护理:针对休克、严重感染、心力衰竭、心律失常、肾衰竭、脑水肿等进行处理,加强护理,注意口腔、皮肤的护理,预防压疮和继发性感染。昏迷患者应加强生活护理。

二、糖尿病高渗性非酮症昏迷

非酮症性高血糖高渗性糖尿病昏迷(NKHDC)是糖尿病的严重急性合并症。特点是血糖极高,没有明显的酮症酸中毒,因高血糖引起血浆高渗性脱水和进行性意识障碍的临床综合征。

(一)病因及发病机制

诱发因素常见的有:大量口服或静脉输注糖液,使用糖皮质激素、利尿剂(如呋塞米、噻嗪类、山梨醇)、免疫抑制剂、氯丙嗪、苯妥英钠、普萘洛尔等药物,急性感染,手术,以及脑血管意外、急性心肌梗死、心力衰竭等应激状态,腹膜透析和血液透析等。详细的发病机制还有待于进一步阐明。可能由于本病患者体内仍有一定数量的胰岛素,虽然由于各种不同原因而使其生物效应不足,但其数量足以抑制脂肪细胞脂肪分解,而不能抑制肝糖原分解和糖原异生,肝脏产生葡萄糖增加释入血流,同时葡萄糖因胰岛素不足不能透过细胞膜而为脂肪、肌肉摄取与利用,导致血糖上升。脂肪分解受抑制,游离脂肪酸增加不多,使肝脏没有足够的底物形成较多的酮体。加以本病患者抗胰岛素激素(如生长激素、糖皮质激素等)水平虽然升高,但其出现时间较酮症酸中毒患者为迟,且其上升程度不足以引起生酮作用。血糖升高,大量尿糖从肾排出,引起高渗性利尿,从而导致脱水和血容量减少。

(二)临床表现

1.前驱期表现

NKHDC起病多隐蔽,在出现神经系统症状和进入昏迷前常有一段过程,即前驱期,表现为糖尿病症状如口渴、多尿和倦怠、无力等症状的加重,反应迟钝,表情淡漠,引起这些症状的基本原因是由于渗透性利尿失水。这一期可由几天到数周不等,发展比糖尿病酮症酸中毒慢,如能对NKHDC提高警惕,在前驱期及时发现并诊断,则对患者的治疗和预后大有好处,但可惜往往由于前驱期症状不明显,一则易被患者本人和医师所忽视,再者常易被其他合并症症状所掩盖和混淆,而使诊断困难和延误。

2.典型期的临床表现

如前驱期得不到及时治疗,则病情继续发展,由于严重的失水引起血浆高渗和血容量减少,患者主要表现为严重的脱水和神经系统两组症状和体征,我们观察的全部患者都有明显的脱水表现,外观患者的唇舌干裂、眼窝塌陷、皮肤失去弹性,由于血容量不足,大部分患者有血压减低、心跳加速,少数患者呈休克状态,有的由于严重脱水而无尿,神经系统方则表现为不同程度的意识障碍,从意识模糊、嗜睡直至昏迷,可以有一过性偏瘫。病理反射和癫痫样发作,出现神经系统症状常是促使患者前来就诊的原因,因此常误诊为一般的脑血管意外而导致误诊、误治,后果严重。和酮症酸中毒不一样,NKHDC 没有典型的酸中毒呼吸,如患者出现中枢性过度换气现象时,则应考虑是否合并有败血症和脑血管意外。

(三)实验室及其他检查

(1)血常规。由于脱水血液浓缩,血红蛋白增高,白细胞计数多>10×10^9/L。

(2)血糖极高>33.3 mmol/L(多数>44.4 mmol/L)。

(3)血电解质改变不明显。

(4)尿糖强阳性,尿酮体阴性或弱阳性。

(5)血浆渗透压增高血浆渗透压可按下面公式计算:

$$血浆渗透压(mOsm/L)=2(Na^++K^+)+\frac{血糖\ mg/dL}{18}+\frac{BUN\ mg/dL}{2.8}$$

正常范围 280~300 mOsm/L,NKHDC 多>340 mOms。

其他血肌酐和尿素氮多增高,原因可由于肾脏本身因素,但大部分患者是由于高度脱水肾前因素所致,因而血肌酐和尿素氮一般随急性期补液治疗后而下降,如仍不下降或特别高者预后不良。

(四)诊断

NKHDC 的死亡率极高,能否及时诊断直接关系到患者的治疗和预后。从上述 NKHDC 的临床表现看,对本症的诊断并不困难,关键是所有的临床医师要提高对本症的警惕和认识,特别是对中、老年患者有以下临床症状者,无论有无糖尿病历史,均提示有 NKHDC 的可能,应立即做实验室检查:①进行性意识障碍和明显脱水表现者。②中枢神经系统症状和体征,如癫痫样抽搐和病理反射征阳性者。③合并感染、心肌梗死、手术等应激情况下出现多尿者。④大量摄糖、静脉输糖或应用激素、苯妥英钠、普萘洛尔等可致血糖增高的药物时出现多尿和意识改变者。⑤水入量不足、失水和用利尿药、脱水治疗与透析治疗等。

实验室检查和诊断指标:对上述可疑 NKHDC 者应立即取血查血糖、血电解质(钠、钾、氯)、尿素氮和肌酐、CO_2CP,有条件做血酮和血气分析,查尿糖和酮体,做心电图。NKHDC 实验室诊断指标:①血糖>33.3 mmol/L。②有效血浆渗透压>320 mOsm/L,有效血浆渗透压指不计算血尿素氮提供的渗透压。③尿糖强阳性,尿酮体阴性或弱阳性。

(五)鉴别诊断

首先,需与非糖尿病脑血管意外患者相鉴别,这种患者血糖多不高,或有轻度应激性血糖增高,但不可能>33.3 mmol/L。其次,需与其他原因的糖尿病性昏迷相鉴别。

(六)危重指标

所有的 NKHDC 患者均为危重患者,但有下列表现者大多预后不良。①昏迷持续 48 小时尚未恢复者。②高血浆渗透压于 48 小时内未能纠正者。③昏迷伴癫痫样抽搐和病理反射征阳性者。④血肌酐和尿素氮增高而持续不降低者。⑤患者合并有革兰阴性细菌性感染者。

(七)治疗

尽快补液以恢复血容量,纠正脱水及高渗状态,降低血糖,纠正代谢紊乱,积极查询并清除诱因,治疗各种并发症,降低死亡率。

1.补液

迅速补液,扩充血容量,纠正血浆高渗状态,是本症治疗中的关键。

(1)补液的种类和浓度:具体用法可按以下 3 种情况。①有低血容量休克者,应先静脉滴注等渗盐水,以较快地提高血容量,升高血压,但因其含钠高,有时可造成血钠及血浆渗透压进一步升高而加重昏迷,故应在血容量恢复,血压回升至正常且稳定而血浆渗透压仍高时,改用低张液(4.5 g/L 氯化钠或 6 g/L 氯化钠)。②血压正常,血钠>150 mmol/L,应首先静脉滴注 4.5～6 g/L 氯化钠溶液,使血浆渗透压迅速下降。因其含钠量低,输入后可有 1/3 进入细胞内,大量使用易发生溶血或导致继发性脑水肿及低血容量休克危险,故当血浆渗透压降至 330 mmol/L 以下,血钠在 140～150 mmol/L 时,应改输等渗氯化钠溶液。若血糖降至 13.8～16.5 mmol/L 时,改用 50 g/L 有萄糖液或葡萄糖盐水。③休克患者或收缩压持续>10.6 kPa者,除补等渗液外,应间断输血浆或全血。

(2)补液量估计:补液总量可按体重的 10%估算。

(3)补液速度:一般按先快后慢的原则,前 4 小时补总量的 1/3,1.5～2 L,前 8、12 小时补总量的1/2加尿量,其余在 24～48 小时内补足。但在估计输液量及速度时,应根据病情随时调整仔细观察并记录尿量,血压和脉率,应注意监测中心静脉压和心电图等。

(4)鼻饲管内补给部分液体:可减少静脉补液量,减轻心肺负荷,对部分无胃肠道症状患者可试用,但不能以此代替输液,以防失去抢救良机。

2.胰岛素治疗

本症患者一般对胰岛素较敏感,有的患者尚能分泌一定量的胰岛素,故患者对胰岛素的需要量比酮症酸中毒者少。目前多采用小剂量静脉滴注,一般 5～6 U/h 与补液同时进行,大多数患者在 4～8 小时后血糖降至 14 mmol/L 左右时,改用 50 g/L 葡萄糖液或葡萄糖盐水静脉注射,病情稳定后改为皮下注射胰岛素。应 1～2 小时监测血糖 1 次,对胰岛素却有抵抗者,在治疗2～4 小时内血糖下降不到30%者应加大剂量。

3.补钾

尿量充分,宜早期补钾。用量根据尿量、血钾值、心电监护灵活掌握。

4.治疗各种诱因与合并症

(1)控制感染:感染是本症最常见的诱因,也是引起患者后期死亡的主要因素,必须积极控制各种感染合并症。强调诊断一经确立,即应选用强有力抗生素。

(2)维持重要脏器功能:合并心脏疾病者,如心力衰竭,应控制输液量及速度,避免引起低血钾和高血钾;保持血渗透压,血糖下降速度,以免引起脑水肿;加强支持疗法等。

(八)急救护理

1.急救护理要点

(1)补液:与 DKA 相近,但因患者失水更严重,应更积极补液。迅速补液以恢复血容量,纠正高渗和脱水。早期静脉输入 0.9%氯化钠注射液,以便较快扩张微循环而补充血容量,迅速纠正血压。但需注意迅速大量输液不当时,可发生肺水肿等并发症。补充大量低渗溶液,有发生溶血、脑水肿及低血容量休克的危险。故应随时观察患者,如发现患者咳嗽、呼吸困难、烦躁不安、脉搏加快,特别是在昏迷好转过程中出现上述表现,提示可能输液过量,应立即减慢输液速度并及时处理。尿色变粉红提示发生溶血,应停止输入低渗溶液并对症处理。

(2)应用胰岛素:需要量相对酮症酸中毒昏迷为少,一般用普通胰岛素,剂量为 3～5 U/h。血糖降至 13.9 mmol/L 时停止注射胰岛素,防止因血糖下降太快、太低而发生脑水肿。也可一开始采用上述小剂量胰岛素治疗的方法,每 2～4 小时测定血糖。

2.一般护理要点

(1)严密观察病情：与糖尿病酮症酸中毒的观察大致相似,应随时观察患者的呼吸、脉搏、血压、神志变化,观察尿液颜色和量。

(2)遵医嘱用药,纠正电解质紊乱：主要是补充钾盐,若有低血钙、低血镁或低血磷时,可酌情给予葡萄糖酸钙、硫酸镁或磷酸钾缓冲液。

(3)积极治疗诱因及伴随症：患者死亡与潜在疾病和诱发因素密切相关,故应及时协助完善各项检查,仔细辨别原发疾病,包括控制感染,纠正休克,防止心力衰竭、肾衰竭、脑水肿的发生等。

3.健康教育

待病情稳定给予以下指导。

(1)增加对疾病的认识：指导患者和其亲属增加对疾病的认识,让患者和其亲属了解糖尿病的病因、临床表现,提高患者对治疗的依从性,使之积极配合治疗。

(2)了解糖尿病的控制目标,指导患者进行血糖的自我监测,掌握血糖仪的使用方法。了解糖尿病的控制目标。

(3)用药及饮食指导：向患者讲解降糖药物的种类及作用、给药方法和时间,使用胰岛素的患者应教会患者或其亲属掌握正确的注射方法。强调饮食治疗的重要性,指导患者通过营养师制订切实可行的饮食计划。

(4)指导患者定期复查,以了解病情控制情况。每3～6个月门诊定期复查,每年全身检查一次,以便及早防治慢性并发症。

(5)指导患者外出时携带识别卡,以便发生紧急情况时及时处理。

(葛丽娜)

第十一节　低血糖危象

低血糖危象又称低血糖症,是血葡萄糖(简称血糖)浓度低于正常的临床综合征。成人血糖低于2.8 mmol/L可认为血糖过低,但是否出现症状,个体差异较大。当血糖降低,引起交感神经过度兴奋和中枢神经异常的症状和体征时,就称为低血糖危象。

一、病因与发病机制

(一)病因

引起低血糖的病因有很多,根据低血糖发作的特点可分为空腹低血糖、餐后低血糖、药物引起的低血糖3类。

1.空腹低血糖

(1)内分泌性：胰岛素或胰岛素样物质过多。

(2)肝源性：肝炎,肝硬化,肝淤血,先天性糖原代谢酶缺乏。

(3)营养障碍：尿毒症,严重营养不良。

2.餐后低血糖

（1）胃切除术后饮食性反应性低血糖。

（2）功能性餐后低血糖：多在餐后 2～4 小时发作，特点是低血糖症状不经治疗可恢复。

（3）晚期或迟发性餐后低血糖：为糖尿病早期表现之一，进食后引起迟发性低血糖。

3.药物因素

（1）胰岛素：糖尿病患者因胰岛素应用不当而致低血糖是临床最常见的原因。

（2）口服降糖药：对初用降糖药的老年患者，若用量不当容易发生低血糖。

（3）其他药物：如乙醇、水杨酸、磺胺类、β受体阻滞剂等。

（二）发病机制

人体内维持血糖正常有赖于消化道、肝肾及内分泌腺体等多器官功能的协调一致。人体通过神经体液调节机制来维持血糖的稳定，当血糖下降时，体内胰岛素分泌减少，而胰岛素的反调节激素如肾上腺素、胰高血糖素、皮质醇分泌增加。使肝糖原产生增加，糖利用减少，以保持血糖稳定。其主要生理意义在于保证对脑细胞的供能。当血糖降到≤2.8 mmol/L 时，一方面引起交感神经兴奋，大量儿茶酚胺释放，另一方面由于能量供应不足使大脑皮质功能抑制，皮质下功能异常，即表现为中枢神经低糖和交感神经兴奋两组症状。

二、护理评估

（一）临床表现

1.神经性低血糖症状

即脑功能障碍症状，受累部位可从大脑皮质开始，表现为精神不集中、头晕、迟钝、视物不清、步态不稳；也可有幻觉、躁动、行为怪异等精神失常表现；波及表层下中枢、中脑、延髓等时，表现为神志不清、幼稚动作、舞蹈样动作，甚至阵挛性、张力性痉挛，锥体束征阳性，乃至昏迷、血压下降。这些症状随着血糖逐渐下降而出现。

2.交感神经过度兴奋症状

因释放大量肾上腺素，临床表现为出汗、颤抖、心悸、饥饿、焦虑、紧张、软弱无力、面色苍白、流涎、肢凉震颤、血压轻度升高等。这些症状的严重性与低血糖的程度、持续时间以及血糖下降速度有关。

（二）病情判断

可依据 Whipple 三联征确定低血糖：①低血糖症状。②发作时检测血糖低于 2.8 mmol/L。③供糖后低血糖症状迅速缓解。

三、急救护理

（一）急救护理要点

（1）立即采血、测血糖。

（2）如患者尚清醒，有吞咽动作时，马上喂糖水。

（3）如患者已昏迷，立即建立静脉通道，遵医嘱升高血糖。①注射 50% 葡萄糖注射液，大多数患者经过立即注射 50% 葡萄糖注射液 50～100 mL 后能迅速清醒。未清醒者可反复注射直到清醒。因口服降糖药物引起的低血糖症，血液中较高的药物浓度仍在继续起作用，患者易再度陷于昏迷，故应继续静脉滴注 5%～10% 的葡萄糖注射液。并应根据病情观察数小时至数天。

②应用升糖激素:经上述处理患者神志仍不清醒或血糖未达到目标,必要时可选用以下方法。氢化可的松静脉推注或加入葡萄糖中静脉滴注,二天总量控制在 200～400 mg。胰升糖素 0.5～1 mg皮下、肌内或静脉注射。

(二)一般护理要点

(1)严密观察病情:①密切监测血糖,观察生命体征及神志变化,持续多功能心电监护。②观察治疗前后的病情变化,评估治疗效果。③记录 24 小时出入量。

(2)采取适当的体位:采取头高脚低位,头部抬高 15°～30°角,并偏向一侧。

(3)保持呼吸道通畅,持续氧气吸入,氧流量为 2～4 L/min。

(4)注意保暖。

(5)昏迷患者按昏迷常规护理,加强安全防范。

(三)健康教育

(1)教会糖尿病患者自我监测血糖、尿糖。

(2)按时应用降糖药,按时进食,一旦发生心慌、冷汗、饥饿感等低血糖现象时,应及时处理,如自服糖水或进食含糖食物,缓解病情。

(3)定期门诊随访,有异常及时就医。

(4)饮食指导:平日饮食应少食多餐,低糖、高纤维素、高蛋白饮食,必要时咨询营养师。

(葛丽娜)

第十二节　高血压危象

在高血压过程中,由于某种诱因使周围小动脉发生暂时性强烈痉挛,使血压进一步地急剧增高,引起一系列神经-血管加压性危象、某些器官性危象及体液性反应,这种临床综合征称为高血压危象。

一、病因

本病可发生于缓进型或急进型高血压、各种肾性高血压、嗜铬细胞瘤、妊娠高血压综合征、卟啉病等,也可见于主动脉夹层动脉瘤和脑出血,在用单胺氧化酶抑制剂治疗的高血压患者,进食过含酪胺的食物或应用拟交感药物后,均可导致血压的急剧升高。精神创伤、情绪激动、过度疲劳、寒冷刺激、气候因素、月经期和更年期内分泌改变等为常见诱因。在上述诱因的作用下,原有高血压患者的周围小动脉突然发生强烈痉挛,周围阻力骤增,血压急剧升高而导致本病的发生。心、脑、肾动脉有明显硬化的患者,在危象发生时易发生急性心肌梗死、脑出血和肾衰竭。

二、发病机制

高血压危象的发生机制,多数学者认为是由于高血压患者在诱发因素的作用下,血液循环中肾素、血管紧张素、去甲基肾上腺素和精氨酸升压素等收缩血管活性物质突然急骤的升高,引起肾脏出入球小动脉收缩或扩张,这种情况若持续性存在,除了血压急剧增高外还可导致压力性多尿,继而发生循环血容量减少,又反射性引起血管紧张素Ⅱ、去甲肾上腺素和精氨酸升压素生成和释放增加,使循环血中血管活性物质和血管毒性物质达到危险水平,从而加重肾小动脉收缩。

三、病情评估

(一)主要症状

1.神经系统症状

剧烈头痛、多汗、视力模糊、耳鸣、眩晕或头晕、手足震颤、抽搐、昏迷等。

2.消化道症状

恶心、呕吐、腹痛等。

3.心脏受损症状

胸闷、心悸、呼吸困难等。

4.肾脏受损症状

尿频、少尿、无尿、排尿困难或血尿。

(二)主要体征

(1)突发性血压急剧升高,收缩压＞26.7 kPa(200 mmHg),舒张压≥16.0 kPa(120 mmHg),以收缩压升高为主。

(2)心率加快(＞110 次/分)心电图可表现为左心室肥厚或缺血性改变。

(3)眼底视网膜渗出、出血和视盘水肿。

(三)主要实验室检查

危象发生时,血中游离肾上腺素或去甲肾上腺素增高、肌酐和尿素氮增高、血糖增高,尿中可出现蛋白和红细胞,酚红排泄试验、内生肌酐清除率均可低于正常。

(四)详细评估

(1)有无突然性血压急剧升高。在原高血压的基础上,动脉血压急剧上升,收缩压高达26.7 kPa(200 mmHg),舒张压 16.0 kPa(120 mmHg)以上。

(2)有无存在诱发危象的因素。包括情绪激动、寒冷刺激、精神打击、过度劳累、内分泌功能失调等。

(3)血压、脉搏、呼吸、瞳孔、意识,注意有无脑疝的前驱症状。

(4)患者对疾病、治疗方法以及饮食和限盐的了解。

(5)观察尿量及外周血管灌注情况,评估出入量是否平衡。

(6)用药效果及不良反应。

(7)有无并发症发生。

四、急救护理

(一)急救干预

(1)立即给患者半卧位,吸氧,保持安静。

(2)尽快降血压,一般收缩压＜21.3 kPa(160 mmHg),舒张压＜13.3 kPa(100 mmHg),平均动脉压＜16.0 kPa(120 mmHg),不必急于将血压完全降至正常:一般采用硝酸甘油、压宁定(利喜定)静脉给药。

(3)有抽搐、躁动不安者使用安定等镇静药。

(4)如有脑水肿发生可适当使用脱水药和利尿药,常用药物有 20％甘露醇和呋塞米。

（二）基础护理

（1）保持环境安静，绝对卧床休息。

（2）给氧，昏迷患者应保持呼吸道通畅，及时清除呼吸道分泌物。

（3）建立静脉通路，保证降压药的及时输入。

（4）做好心理护理，消除紧张状态，避免情绪激动，酌情使用有效镇静药。

（5）限制钠盐摄入，每天小于 6 g，多食新鲜蔬菜和水果，保证足够的钾、钙、镁摄入；禁食刺激性食物如酒、烟等，昏迷患者给予鼻饲。

（6）保持大便通畅，排便时避免过度用力。

（7）严密观察血压，严格按规定的测压方法定时测量血压并做好记录，最好进行 24 小时动态血压监测，并进行心电监护，观察心率、心律变化，发现异常及时处理。

（8）观察头痛、烦躁、呕吐、视力模糊等症状经治疗后有无好转，精神状态有无由兴奋转为安静。高血压脑病随着血压的下降，神志可以恢复，抽搐可以停止，所以应迅速降压、制止抽搐以减轻脑水肿，按医嘱适当使用脱水剂。

（9）记录 24 小时出入量，昏迷患者给予留置导尿，维持水、电解质和酸碱平衡。

（三）预见性观察

（1）心力衰竭：主要为急性左心衰，应注意观察患者的心率、心律变化，做心电监护，及时观察有否心悸、呼吸困难、粉红色泡沫样痰等情况出现。

（2）脑出血表现为嗜睡、昏迷、肢体偏瘫、面瘫，伴有或不伴有感觉障碍，应加以观察，出现情况及时处理。

（3）肾衰竭观察尿量，定期复查肾功能，使用呋塞米时尤其应注意。

（葛丽娜）

第十三节　超高热危象

危象不是一个独立的疾病，它是指某一疾病在病程进展过程中所表现的一组急性综合征。多数危象的发生是由于某些诱发因素对基础疾病所导致的原有内环境急剧变化，并对生命重要器官特别是大脑功能构成严重的威胁。抢救不及时，死亡率和致残率均较高。但若能够及时发现治疗，护理措施得当，危象是可以得到有效的控制的。

体温超过 41 ℃称为高热。超高热危象是指高热同时伴有抽搐、昏迷、休克、出血等，多有体温调节中枢功能障碍。超高热可使肌肉细胞快速代谢，引起肌肉僵硬、代谢性酸中毒及心脑血管系统等的损害，严重者可导致患者死亡。

一、病因

（一）感染性发热

任何病原体（各种病毒、细菌、真菌、寄生虫、支原体、螺旋体、立克次体等）引起的全身各系统器官的感染。

（二）非感染性发热

凡是病原体以外的各种物质引起的发热均属于非感染性发热。常见病因如下。

1.体温调节中枢功能异常

体温调节中枢受到损害,使体温调定点上移,造成发热。常见于中暑、安眠药中毒、脑外伤、脑出血等。

2.变态反应与过敏性疾病

变态反应时形成抗原抗体复合物,激活白细胞释放内源性致热源而引起发热,如血清病、输液反应、药物热及某些恶性肿瘤等。

3.内分泌与代谢疾病

如甲亢、硬皮病等。

二、临床表现

（一）体温升高

患者体温达到或超过 41 ℃,出现呼吸急促、烦躁、抽搐、休克、昏迷等症状。

（二）发热的特点

许多发热疾病具有特殊热型,根据不同热型,可提示某些疾病的诊断,如稽留热常见于伤寒、大叶性肺炎;弛张热常见于败血症、严重化脓性感染等。

（三）伴随症状

发热可伴有皮疹、寒战、淋巴结或肝脾肿大等表现。

三、实验室及其他检查

有针对性地进行血常规、尿常规、便常规、脑脊液等常规检查,病原体显微镜检查,细菌学检查,血清学检查,血沉、免疫学检查、X 线、超声、CT 检查等。

四、治疗要点

（一）治疗原则

迅速降温,有效防治并发症,加强支持治疗,对因治疗。

（二）治疗措施

1.降温

迅速而有效地将体温降至 38.5 ℃是治疗超高热危象的关键。

(1)物理降温的常用方法:①冰水擦浴。对高热、烦躁、四肢末梢灼热者可用。②温水擦浴。对寒战、四肢末梢厥冷的患者,用 32～35 ℃温水擦浴,以免寒冷刺激而加重血管收缩。③酒精擦浴。30％～50％酒精擦拭。④冰敷。用冰帽、冰袋置于前额及腋窝、腹股沟、腘窝等处。

物理降温的注意事项:①擦浴方法是自上而下,由耳后、颈部开始,直至患者皮肤微红,体温降至38.5 ℃左右。②不宜在短时间内将体温降得过低,以防引起虚脱。③伴皮肤感染或有出血倾向者,不宜皮肤擦浴。④降温效果不佳者可适当配合药物降温等措施。

(2)药物降温的常用药物:①复方氨基比林 2 mL 或柴胡注射液 2 mL 肌内注射。②阿司匹林、对乙酰氨基酚,地塞米松等。③对高热伴惊厥的患者,可用人工冬眠药物(哌替啶 100 mg、异丙嗪 50 mg、氯丙嗪50 mg)全量或半量静脉滴注。

药物降温的注意事项：降温药物可以减少产热和利于散热，故用药时要防止患者虚脱。及时补充水分，冬眠药物可引起血压下降，使用前应补足血容量、纠正休克，注意血压的变化。

2.病因治疗

（1）对于各种细菌感染性疾病，除对症处理外，应早期使用广谱抗生素，如有病原体培养结果及药敏试验，可针对感染细菌应用敏感的抗生素。

（2）非感染性发热，一般病情复杂，应根据患者的原发病进行有针对性的处理。

五、护理措施

（一）一般护理

保持室温在 22～25 ℃，迅速采取有效的物理降温方式，高热惊厥的患者，置于保护床内，防止坠床或碰伤，备舌钳或牙垫防止舌咬伤。建立静脉通路，保持呼吸道通畅。

（二）严密观察病情

注意观察患者生命体征、神志、末梢循环和出入量的变化，特别应注意体温的变化及伴随的症状，每4小时测一次体温，降至 39 ℃ 以下后，每目测体温 4 次，直至体温恢复正常。观察降温治疗的效果。避免降温速度过快，防止患者出现虚脱现象。

（三）加强基础护理

（1）患者卧床休息，保持室内空气新鲜，避免着凉。

（2）降温过程中出汗较多的患者，要及时更换衣裤被褥。保持皮肤清洁舒适。卧床的患者，要定时翻身，防止压疮。

（3）给予高热量、半流质饮食，鼓励患者多进食、多饮水、每天液体入量达 3 000 mL；保持大便通畅。

（4）加强口腔和呼吸道护理，防止感染及黏膜溃破；协助患者排痰；咳嗽无力或昏迷无咳嗽反射者，可气管切开，保持呼吸道通畅。

（葛丽娜）

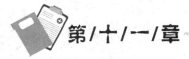

第十一章

血液透析室护理

第一节 血液透析概述

一、定义

血液透析利用弥散、超滤和对流原理清除血液中有害物质和过多水分,是最常用的肾脏替代治疗方法之一,也可用于治疗药物或毒物中毒等。

二、患者血液透析治疗前准备

(一)加强专科随访

(1)CKD4 期[估算肾小球滤过率 eGFR<30 mL/(min·1.73 m²)]患者均应转至肾脏专科随访。

(2)建议每 3 个月评估一次 eGFR。

(3)积极处理并发症。①贫血:建议外周血 Hb<100 g/L 开始促红细胞生成素治疗。②骨病和矿物质代谢障碍:应用钙剂和/或活性维生素 D 等治疗,建议维持血钙 2.1～2.4 mmol/L、血磷 0.9～1.5 mmol/L、血 iPTH 70～110 pg/mL。③高血压:应用降压药治疗,建议控制血压于 17.3/10.7 kPa(130/80 mmHg)以下。④其他:纠正脂代谢异常、糖代谢异常和高尿酸血症等。

(二)加强患者教育,为透析治疗做好思想准备

(1)教育患者纠正不良习惯,包括戒烟、戒酒及饮食调控。

(2)当 eGFR<20 mL/(min·1.73 m²)或预计 6 个月内需接受透析治疗时,对患者进行透析知识宣教,增强其对透析的了解,消除顾虑,为透析治疗做好思想准备。

(三)对患者进行系统检查及评估,决定透析模式及血管通路方式

(1)系统病史询问及体格检查。

(2)进行心脏、肢体血管、肺、肝、腹腔等器官组织检查,了解其结构及功能。

(3)在全面评估基础上,制订患者病历档案。

(四)择期建立血管通路

(1)对于 eGFR<30 mL/(min·1.73 m²)患者进行上肢血管保护教育,以避免损伤血管,为

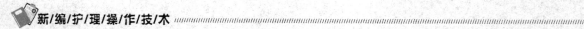

以后建立血管通路创造好的血管条件。

（2）血管通路应于透析前合适的时机建立。

（3）对患者加强血管通路的维护、保养、锻炼教育。

（4）建立血管通路。

（5）定期随访、评估及维护保养血管通路。

（五）患者 eGFR＜15 mL/(min・1.73 m²)时，应更密切随访

（1）建议每 2～4 周进行一次全面评估。

（2）评估指标包括症状、体征、肾功能、血电解质（血钾、血钙、血磷等）及酸碱平衡（血 HCO_3^-、或 CO_2CP、动脉血气等）、Hb 等指标，以决定透析时机。

（3）开始透析前应检测患者肝炎病毒指标、HIV 和梅毒血清学指标。

（4）开始透析治疗前应对患者凝血功能进行评估，为透析抗凝方案的决定做准备。

（5）透析治疗前患者应签署知情同意书。

三、适应证及禁忌证

患者是否需要血液透析治疗应由有资质的肾脏专科医师决定。肾脏专科医师负责患者的筛选、治疗方案的确定等。

（一）适应证

（1）终末期肾病透析指征：非糖尿病肾病 eGFR＜10 mL/(min・1.73 m²)；糖尿病肾病 eGFR＜15 mL/(min・1.73 m²)。

当有下列情况时，可酌情提前开始透析治疗：严重并发症，经药物治疗等不能有效控制者，如容量过多包括急性心力衰竭、顽固性高血压；高钾血症；代谢性酸中毒；高磷血症；贫血；体重明显下降和营养状态恶化，尤其是伴有恶心、呕吐等。

（2）急性肾损伤。

（3）药物或毒物中毒。

（4）严重水、电解质和酸碱平衡紊乱。

（5）其他：如严重高热、低体温等。

（二）禁忌证

无绝对禁忌证，但下列情况应慎用。

（1）颅内出血或颅内压增高。

（2）药物难以纠正的严重休克。

（3）严重心肌病变并有难治性心力衰竭。

（4）活动性出血。

（5）精神障碍不能配合血液透析治疗。

四、血管通路的建立

临时或短期血液透析患者可以选用临时中心静脉置管血管通路，需较长期血液透析患者应选用长期血管通路。

五、透析处方确定及调整

(一)首次透析患者(诱导透析期)

1.透析前准备

透析前应有肝炎病毒、HIV和梅毒血清学指标,以决定透析治疗分区及血透机安排。

2.确立抗凝方案

(1)治疗前患者凝血状态评估:评估内容包括患者出血性疾病发生的危险、临床上血栓栓塞性疾病发生的危险和凝血指标的检测。

(2)抗凝剂的合理选择:①对于临床上没有出血性疾病的发生和风险;没有显著的脂代谢和骨代谢的异常;血浆抗凝血酶Ⅲ活性在50%以上;血小板计数、血浆部分凝血活酶时间、凝血酶原时间、国际标准化比值、D-双聚体正常或升高的患者,推荐选择普通肝素作为抗凝药物。②对于临床上没有活动性出血性疾病,血浆抗凝血酶Ⅲ活性在50%以上,血小板数量基本正常;但脂代谢和骨代谢的异常程度较重,或血浆部分凝血活酶时间、凝血酶原时间和国际标准化比值轻度延长具有潜在出血风险的患者,推荐选择低分子肝素作为抗凝药物。③对于临床上存在明确的活动性出血性疾病或明显的出血倾向,或血浆部分凝血活酶时间、凝血酶原时间和国际标准化比值明显延长的患者,推荐选择阿加曲班、枸橼酸钠作为抗凝药物,或采用无抗凝剂的方式实施血液净化治疗。④对于以糖尿病肾病、高血压性肾损害等疾病为原发疾病,临床上心血管事件发生风险较大,而血小板数量正常或升高、血小板功能正常或亢进的患者,推荐每天给予抗血小板药物作为基础抗凝治疗。⑤对于长期卧床具有血栓栓塞性疾病发生的风险,国际标准化比值较低、血浆D-双聚体水平升高,血浆抗凝血酶Ⅲ活性在50%以上的患者,推荐每天给予低分子肝素作为基础抗凝治疗。⑥合并肝素诱发的血小板减少症,或先天性、后天性抗凝血酶Ⅲ活性在50%以下的患者,推荐选择阿加曲班或枸橼酸钠作为抗凝药物。此时不宜选择普通肝素或低分子肝素作为抗凝剂。

(3)抗凝方案。①普通肝素:一般首剂量0.3～0.5 mg/kg,追加剂量5～10 mg/h,间歇性静脉注射或持续性静脉输注(常用);血液透析结束前30～60分钟停止追加。应依据患者的凝血状态个体化调整剂量。②低分子肝素:一般选择60～80 U/kg,推荐在治疗前20～30分钟静脉注射,无须追加剂量。③局部枸橼酸抗凝:枸橼酸浓度为4%～46.7%,以临床常用的4%枸橼酸钠为例。4%枸橼酸钠180 mL/h滤器前持续注入,控制滤器后的游离钙离子浓度0.25～0.35 mmol/L;在静脉端给予0.056 mmol/L氯化钙生理盐水(10%氯化钙80 mL加入到1 000 mL生理盐水中)40 mL/h,控制患者体内游离钙离子浓度1.0～1.35 mmol/L;直至血液净化治疗结束。也可采用枸橼酸置换液实施。重要的是,临床应用局部枸橼酸抗凝时,需要考虑患者实际血流量,并应依据游离钙离子的检测相应调整枸橼酸钠(或枸橼酸置换液)和氯化钙生理盐水的输入速度。④阿加曲班:一般首剂量250 μg/kg、追加剂量2 μg/(kg·min),或2 μg/(kg·min)持续滤器前给药,应依据患者血浆部分活化凝血酶原时间的监测,调整剂量。⑤无抗凝剂:治疗前给予0.4 mg/L(4 mg/dL)的肝素生理盐水预冲、保留灌注20分钟后,再给予生理盐水500 mL冲洗;血液净化治疗过程每30～60分钟,给予100～200 mL生理盐水冲洗管路和滤器。

(4)抗凝治疗的监测:由于血液净化患者的年龄、性别、生活方式、原发疾病以及并发症的不同,患者间血液凝血状态差异较大。因此,为确定个体化的抗凝治疗方案,应实施凝血状态监测。

包括血液净化前、净化中和结束后凝血状态的监测。不同的药物有不同的监测指标。

(5)并发症处理:并发症主要包括抗凝不足引起的凝血而形成血栓栓塞性疾病、抗凝太过而导致的出血及药物本身的不良反应等。根据病因不同而做相应的处理。

3.确定每次透析治疗时间

建议首次透析时间不超过 3 小时,以后每次逐渐延长透析时间,直至达到设定的透析时间(每周 2 次透析者 5.0～5.5 小时/次,每周 3 次者 4.0～4.5 小时/次;每周总治疗时间不低于 10 小时)。

4.确定血流量

首次透析血流速度宜适当减慢,可设定为 150～200 mL/min。以后根据患者情况逐渐调高血流速度。

5.选择合适膜面积透析器

首次透析应选择相对小面积透析器,以减少透析失衡综合征发生。

6.透析液流速

透析液流速可设定为 500 mL/min。通常不需调整,如首次透析中发生严重透析失衡表现,可调低透析液流速。

7.透析液成分

透析液成分常不做特别要求,可参照透析室常规应用。但如果患者严重低钙,则可适当选择高浓度钙的透析液。

8.透析液温度

透析液温度常设定为 36.5 ℃左右。

9.确定透析超滤总量和速度

根据患者容量状态及心肺功能、残肾功能等情况设定透析超滤量和超滤速度。建议每次透析超滤总量不超过体重的 5%。存在严重水肿、急性肺水肿等情况时,超滤速度和总量可适当提高。在 1～3 个月逐步使患者透后体重达到理想的“干体重”。

10.透析频率

诱导透析期内为避免透析失衡综合征,建议适当调高患者每周透析频率。根据患者透前残肾功能,可采取开始透析的第 1 周透析 3～5 次,以后根据治疗反应及残肾功能、机体容量状态等,逐步过渡到每周 2～3 次透析。

(二)维持透析期

维持透析患者每次透析前均应进行症状和体征评估,观察有无出血,测量体重,评估血管通路,并定期进行血生化检查及透析充分性评估,以调整透析处方。

1.超滤量及超滤速度设定

(1)干体重的设定:干体重是指透析后患者体内过多的液体全部或绝大部分被清除时的体重。由于患者营养状态等的变化会影响体重,故建议每 2 周评估一次干体重。

(2)每次透析前根据患者既往透析过程中血压和透析前血压情况、机体容量状况以及透前实际体重,计算需要超滤量。建议每次透析超滤总量不超过体重的 5%。存在严重水肿、急性肺水肿等情况时,超滤速度和总量可适当提高。

(3)根据透析总超滤量及预计治疗时间,设定超滤速度。同时在治疗中应密切监测血压变化,避免透析中低血压等并发症发生。

2.透析治疗时间

依据透析治疗频率,设定透析治疗时间。建议每周 2 次透析者为每次 5.0～5.5 小时,每周 3 次者为4.0～4.5 小时/次,每周透析时间至少 10 小时以上。

3.透析治疗频率

一般建议每周 3 次透析;对于残肾功能较好[Kru 2 mL/(min · 1.73 m^2)以上]、每天尿量 200 mL 以上且透析间期体重增长不超过 5%、心功能较好者,可予每周 2 次透析,但不作为常规透析方案。

4.血流速度

每次透析时,先予 150 mL/min 血流速度治疗 15 分钟左右,如无不适反应,调高血流速度至 200～400 mL/min。要求每次透析时血流速度最低 200～250 mL/min。但存在严重心律失常患者,可酌情减慢血流速度,并密切监测患者治疗中心律的变化。

5.透析液设定

(1)每次透析时要对透析液流速、透析液溶质浓度及温度进行设定。

(2)透析液流速:一般设定为 500 mL/min。如采用高通量透析,可适当提高透析液流速至800 mL/min。

(3)透析液溶质浓度。①钠浓度:常为 135～140 mmol/L,应根据血压情况选择。顽固高血压时可选用低钠透析液,但应注意肌肉抽搐、透析失衡综合征及透析中低血压或高血压的发生危险;反复透析中低血压可选用较高钠浓度透析液,或透析液钠浓度由高到低的序贯钠浓度透析,但易并发口渴、透析间期体重增长过多、顽固性高血压等。②钾浓度:为 0～4.0 mmol/L,常设定为 2.0 mmol/L。对慢性透析患者,根据患者血钾水平、存在心律失常等并发症、输血治疗、透析模式(如每天透析者可适当选择较高钾浓度透析液)情况,选择合适钾浓度透析液。过低钾浓度透析液可引起血钾下降过快,并导致心律失常甚至心搏骤停。③钙浓度:常用透析液钙浓度为 1.25～1.75 mmol/L。透析液钙浓度过高易引起高钙血症,并导致机体发生严重异位钙化等并发症,因此当前应用最多的是钙浓度为 1.25 mmol/L 的透析液。当存在高钙血症、难以控制的继发性甲旁亢时,选用低钙透析液,但建议联合应用活性维生素 D 和磷结合剂治疗;血 iPTH 水平过低时也应选用相对低浓度钙的透析液;当透析中反复出现低钙抽搐、血钙较低、血管反应性差导致反复透析低血压时,可短期选用高钙透析液,但此时应密切监测血钙、血磷、血 iPTH 水平,并定期评估组织器官的钙化情况,防止出现严重骨盐代谢异常。

(4)透析液温度:为 35.5～36.5 ℃,常设定为 36.5 ℃。透析中常不对透析液温度进行调整。但如反复发作透析低血压且与血管反应性有关,可适当调低透析液温度。对于高热患者,也可适当调低透析液温度,以达到降低体温作用。

六、血液透析操作

血液透析操作流程见图 11-1。

操作步骤如以下几个方面。

(一)物品准备

血液透析器、血液透析管路、穿刺针、无菌治疗巾、生理盐水、碘伏和棉签等消毒物品、止血带、一次性手套、透析液等。

护士治疗前应核对 A、B 浓缩透析液浓度、有效期;检查 A、B 透析液连接。

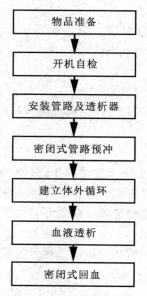

图 11-1 血液透析操作流程

(二)开机自检

(1)检查透析机电源线连接是否正常。

(2)打开机器电源总开关。

(3)按照要求进行机器自检。

(三)血液透析器和管路的安装

(1)检查血液透析器及透析管路有无破损,外包装是否完好。

(2)查看有效日期、型号。

(3)按照无菌原则进行操作。

(4)安装管路顺序按照体外循环的血流方向依次安装。

(四)密闭式预冲

(1)启动透析机血泵 80～100 mL/min,用生理盐水先排净透析管路和透析器血室(膜内)气体。生理盐水流向为动脉端→透析器→静脉端,不得逆向预冲。

(2)将泵速调至 200～300 mL/min,连接透析液接头与透析器旁路,排净透析器透析液室(膜外)气体。

(3)生理盐水预冲量应严格按照透析器说明书中的要求;若需要进行闭式循环或肝素生理盐水预冲,应在生理盐水预冲量达到后再进行。

(4)推荐预冲生理盐水直接流入废液收集袋中,并且废液收集袋放于机器液体架上,不得低于操作者腰部以下;不建议预冲生理盐水直接流入开放式废液桶中。

(5)冲洗完毕后根据医嘱设置治疗参数。

(五)建立体外循环(上机)

1.操作流程

如图 11-2。

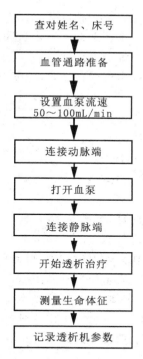

图 11-2　建立体外循环操作流程

2.血管通路准备

(1)动静脉内瘘穿刺。①检查血管通路：有无红肿、渗血、硬结，并摸清血管走向和搏动。②选择穿刺点后，用碘伏消毒穿刺部位。③根据血管的粗细和血流量要求等选择穿刺针。④采用阶梯式、纽扣式等方法，以合适的角度穿刺血管。先穿刺静脉、再穿刺动脉，以动脉端穿刺点距动静脉内瘘口 3 cm 以上、动静脉穿刺点的距离 10 cm 以上为宜，固定穿刺针。根据医嘱推注首剂量肝素（使用低分子肝素作为抗凝剂，应根据医嘱上机前静脉一次性注射）。

(2)中心静脉留置导管连接。①准备碘伏消毒棉签和医用垃圾袋。②打开静脉导管外层敷料。③患者头偏向对侧，将无菌治疗巾垫于静脉导管下。④取下静脉导管内层敷料，将导管放于无菌治疗巾上。⑤分别消毒导管和导管夹子，放于无菌治疗巾内。⑥先检查导管夹子处于夹闭状态，再取下导管肝素帽。⑦分别消毒导管接头。⑧用注射器回抽导管内封管肝素，推注在纱布上检查是否有凝血块，回抽量为动、静脉管各 2 mL 左右。如果导管回抽血流不畅时，认真查找原因，严禁使用注射器用力推注导管腔。⑨根据医嘱从导管静脉端推注首剂量肝素（使用低分子肝素作为抗凝剂，应根据医嘱上机前静脉一次性注射），连接体外循环。⑩医疗污物放于医疗垃圾桶中。

3.血液透析中的监测

(1)体外循环建立后，立即测量血压、脉搏，询问患者的自我感觉，详细记录在血液透析记录单上。

(2)自我查对。①按照体外循环管路走向的顺序，依次查对体外循环管路系统各连接处和管路开口处，未使用的管路开口应处于加帽密封和夹闭管夹的双保险状态。②根据医嘱查对机器治疗参数。

(3)双人查对:自我查对后,与另一名护士同时再次查对上述内容,并在治疗记录单上签字。

(4)血液透析治疗过程中,每小时1次仔细询问患者自我感觉,测量血压、脉搏,观察穿刺部位有无渗血、穿刺针有无脱出移位,并准确记录。

(5)如果患者血压、脉搏等生命体征出现明显变化,应随时监测,必要时给予心电监护。

(六)回血下机

1.基本方法

(1)消毒用于回血的生理盐水瓶塞和瓶口。

(2)插入无菌大针头,放置在机器顶部。

(3)调整血液流量至50~100 mL/min。

(4)关闭血泵。

(5)夹闭动脉穿刺针夹子,拔出动脉针,按压穿刺部位。

(6)拧下穿刺针,将动脉管路与生理盐水上的无菌大针头连接。

(7)打开血泵,用生理盐水全程回血。回血过程中,可使用双手揉搓透析器,但不得用手挤压静脉端管路;当生理盐水回输至静脉壶、安全夹自动关闭后,停止继续回血;不宜将管路从安全夹中强制取出,将管路液体完全回输至患者体内(否则易发生凝血块入血或空气栓塞)。

(8)夹闭静脉管路夹子和静脉穿刺针处夹子,拔出静脉针,压迫穿刺部位2~3分钟。

(9)用弹力绷带或胶布加压包扎动、静脉穿刺部位10~20分钟后,检查动、静脉穿刺针部位无出血或渗血后松开包扎带。

(10)整理用物。

(11)测量生命体征,记录治疗单,签名。

(12)治疗结束嘱患者平卧10~20分钟,生命体征平稳,穿刺部位无出血,听诊内瘘杂音良好。

(13)向患者交代注意事项,送患者离开血液净化中心。

2.推荐密闭式回血下机

(1)调整血液流量至50~100 mL/min。

(2)打开动脉端预冲侧管,用生理盐水将残留在动脉侧管内的血液回输到动脉壶。

(3)关闭血泵,靠重力将动脉侧管近心侧的血液回输入患者体内。

(4)夹闭动脉管路夹子和动脉穿刺针处夹子。

(5)打开血泵,用生理盐水全程回血。回血过程中,可使用双手揉搓滤器,但不得用手挤压静脉端管路。当生理盐水回输至静脉壶、安全夹自动关闭后,停止继续回血。不宜将管路从安全夹中强制取出,将管路液体完全回输至患者体内(否则易发生凝血块入血或空气栓塞)。

(6)夹闭静脉管路夹子和静脉穿刺针处夹子。

(7)先拔出动脉内瘘针,再拔出静脉内瘘针,压迫穿刺部位2~3分钟。用弹力绷带或胶布加压包扎动、静脉穿刺部位10~20分钟后,检查动、静脉穿刺针部位无出血或渗血后松开包扎带。

(8)整理用物。

(9)测量生命体征,记录治疗单,签名。

(10)治疗结束嘱患者平卧10~20分钟,生命体征平稳,穿刺点无出血。

(11)听诊内瘘杂音良好。

(12)向患者交代注意事项,送患者离开血液净化中心。

七、透析患者的管理及监测

加强维持性血液透析患者的管理及监测是保证透析效果、提高患者生活质量、改善患者预后的重要手段,包括建立系统而完整的病历档案和透析间期患者的教育管理,定期监测、评估各种并发症和并发症情况,并做出相应处理。

(一)建立系统完整的病历档案

应建立透析病史,记录患者原发病、并发症和并发症情况,并对每次透析中出现的不良反应、平时的药物及其他器械等治疗情况、患者的实验室和影像学检查结果进行记录。有利于医护人员全面了解患者病情,调整治疗方案,最终提高患者生活质量和长期生存率。

(二)透析间期的患者管理

(1)加强教育,纠正不良生活习惯。包括戒烟、戒酒、生活规律等。

(2)饮食控制。包括控制水和钠盐摄入,使透析间期体重增长不超过5%或每天体重增长不超过1 kg;控制饮食中磷的摄入,少食高磷食物;控制饮食中钾的摄入,以避免发生高钾血症。保证患者每天蛋白质摄入量达到 $1.0\sim1.2$ g/kg,并保证足够的糖类摄入,以避免出现营养不良。

(3)指导患者记录每天尿量及每天体重情况,并保证大便通畅;教育患者有条件时每天测量血压情况并记录。

(4)指导患者维护和监测血管通路。对采用动静脉内瘘者每天应对内瘘进行检查,包括触诊检查有无震颤,也可听诊检查有无杂音;对中心静脉置管患者每天应注意置管部位出血、局部分泌物和局部出现不适表现等,一旦发现异常应及时就诊。

(三)并发症和并发症定期评估与处理

常规监测指标及其检测频率如下(表11-1)。

表 11-1 血液透析患者常规监测指标及评估频率

指标	推荐频率
血常规,肝、肾功能,血电解质(包括血钾、血钙、血磷、HCO_3^- 或 CO_2CP 等)	每月 1 次
血糖、血脂等代谢指标	每 1~3 个月(有条件者)
铁状态评估血	3 个月 1 次
iPTH 水平	3 个月 1 次
营养及炎症状态评估	3 个月 1 次
Kt/V 和 URR 评估	3 个月 1 次
传染病学指标必须检查(包括乙肝、丙肝、HIV 和梅毒血清学指标)	开始透析 6 个月内,应每 1~3 个月 1 次;维持透析超过 6 个月,应 6 个月 1 次
心血管结构和功能	6~12 个月 1 次
内瘘血管检查评估	

1.血常规、肾功能、血电解质等指标

建议每月检测 1 次。一旦发现异常应及时调整透析处方和药物治疗。血糖和血脂等代谢指标,建议有条件者每 1~3 个月检测 1 次。

2.铁指标

建议每3个月检查1次。一旦发现血清铁蛋白低于200 ng/mL或转铁蛋白饱和度低于20%,需补铁治疗;如血红蛋白(Hb)低于110 g/L,则应调整促红细胞生成素用量,以维持Hb在110～120 g/L。

3.iPTH监测

建议血iPTH水平每3个月检查1次。要求血清校正钙水平维持在正常低限,为2.10～2.37 mmol/L(8.4～9.5 mg/dL);血磷水平维持在1.13～1.78 mmol/L(3.5～5.5 mg/dL);血钙磷乘积维持在55 mg/dL及以下;血iPTH维持在150～300 pg/mL。

4.整体营养评估及炎症状态评估

建议每3个月评估1次。包括血清营养学指标、血hsCRP水平、nPCR及与营养相关的体格检查指标等。

5.Kt/V和URR评估

建议每3个月评估1次。要求spKt/V至少1.2,目标为1.4;URR至少65%,目标为70%。

6.传染病学指标

必须检查。包括肝炎病毒标记、HIV和梅毒血清学指标。要求开始透析不满6个月患者,应每1～3个月检测1次;维持性透析6个月以上患者,应每6个月检测1次。

7.心血管结构和功能测定

包括心电图、心脏超声波、外周血管彩色超声波等检查。建议每6～12个月1次。

8.内瘘血管检查评估

每次内瘘穿刺前均应检查内瘘皮肤、血管震颤、有无肿块等改变。并定期进行内瘘血管流量、血管壁彩色超声等检查。

八、血液透析并发症及处理

(一)透析中低血压

透析中低血压是指透析中收缩压下降超过2.7 kPa(20 mmHg)或平均动脉压降低1.3 kPa(10 mmHg)以上,并有低血压症状。其处理程序如下。

1.紧急处理

对有症状的透析中低血压应立即采取措施处理。

(1)采取头低位。

(2)停止超滤。

(3)补充生理盐水100 mL,或20%甘露醇、或清蛋白溶液等。

(4)上述处理后,如血压好转,则逐步恢复超滤,期间仍应密切监测血压变化;如血压无好转,应再次予以补充生理盐水等扩容治疗,减慢血流速度,并立即寻找原因,对可纠正诱因进行干预。如上述处理后血压仍快速降低,则需应用升压药物治疗,并停止血透,必要时可以转换治疗模式,如单纯超滤、血液滤过或腹膜透析。其中最常采用的技术是单纯超滤与透析治疗结合的序贯治疗。如临床治疗中开始先进行单纯超滤,然后再透析,称为序贯超滤透析;如先行透析,然后再行单纯超滤,称为序贯透析超滤。

2.积极寻找透析中低血压原因

为紧急处理及以后预防提供依据。常见原因有以下几种。

(1)容量相关性因素:包括超滤速度过快[0.35 mL/(kg·min)]、设定的干体重过低、透析机超滤故障或透析液钠浓度偏低等。

(2)血管收缩功能障碍:包括透析液温度较高、透前应用降压药物、透析中进食、中重度贫血、自主神经功能障碍(如糖尿病神经病变患者)及采用醋酸盐透析者。

(3)心脏因素:如心脏舒张功能障碍、心律失常(如房颤)、心脏缺血、心脏压塞、心肌梗死等。

(4)其他少见原因:如出血、溶血、空气栓塞、透析器反应、脓毒血症等。

3.预防

(1)建议应用带超滤控制系统的血透机。

(2)对于容量相关因素导致的透析低血压患者,应限制透析间期钠盐和水的摄入量,控制透析间期体重增长不超过 5%;重新评估干体重;适当延长每次透析时间(如每次透析延长 30 分钟)等。

(3)与血管功能障碍有关的透析低血压患者,应调整降压药物的剂量和给药时间,如改为透析后用药;避免透析中进食;采用低温透析或梯度钠浓度透析液进行透析;避免应用醋酸盐透析,采用碳酸氢盐透析液进行透析。

(4)心脏因素导致的应积极治疗原发病及可能的诱因。

(5)有条件时可应用容量监测装置对患者进行透析中血容量监测,避免超滤速度过快。

(6)如透析中低血压反复出现,而上述方法无效,可考虑改变透析方式,如采用单纯超滤、序贯透析和血液滤过,或改为腹膜透析。

(二)肌肉痉挛

肌肉痉挛多出现在每次透析的中后期。一旦出现应首先寻找诱因,然后根据原因采取处理措施,并在以后的透析中采取措施,预防再次发作。

1.寻找诱因

寻找诱因是处理的关键。透析中低血压、低血容量、超滤速度过快及应用低钠透析液治疗等导致肌肉血流灌注降低是引起透析中肌肉痉挛最常见的原因;血电解质紊乱和酸碱失衡也可引起肌肉痉挛,如低镁血症、低钙血症、低钾血症等。

2.治疗

根据诱发原因酌情采取措施,可快速输注生理盐水 100 mL(可酌情重复)、高渗葡萄糖溶液或甘露醇溶液,对痉挛肌肉进行外力挤压按摩也有一定疗效。

3.预防

针对可能的诱发因素,采取措施。

(1)防止透析低血压发生及透析间期体重增长过多,每次透析间期体重增长不超过干体重的 5%。

(2)适当提高透析液钠浓度,采用高钠透析或序贯钠浓度透析。但应注意患者血压及透析间期体重增长。

(3)积极纠正低镁血症、低钙血症和低钾血症等电解质紊乱。

(4)鼓励患者加强肌肉锻炼。

(三)恶心和呕吐

1.积极寻找原因

常见原因有透析低血压、透析失衡综合征、透析器反应、糖尿病导致的胃轻瘫、透析液受污染或电解质成分异常(如高钠、高钙)等。

2.处理

(1)对低血压导致者采取紧急处理措施。

(2)在针对病因处理基础上采取对症处理,如应用止吐药。

(3)加强对患者的观察及护理,避免发生误吸事件,尤其是神志欠清者。

3.预防

针对诱因采取相应预防措施是避免出现恶心呕吐的关键,如采取措施避免透析中低血压发生。

(四)头痛

1.积极寻找原因

常见原因有透析失衡综合征、严重高血压和脑血管意外等。对于长期饮用咖啡者,由于透析中咖啡血浓度降低,也可出现头痛表现。

2.治疗

(1)明确病因,针对病因进行干预。

(2)如无脑血管意外等颅内器质性病变,可应用对乙酰氨基酚等止痛对症治疗。

3.预防

针对诱因采取适当措施是预防关键,包括应用低钠透析,避免透析中高血压发生,规律透析等。

(五)胸痛和背痛

1.积极寻找原因

常见原因是心绞痛(心肌缺血),其他原因还有透析中溶血、低血压、空气栓塞、透析失衡综合征、心包炎、胸膜炎等。

2.治疗

在明确病因的基础上采取相应治疗。

3.预防

应针对胸背疼痛的原因采取相应预防措施。

(六)皮肤瘙痒

皮肤瘙痒是透析患者常见不适症状,有时严重影响患者生活质量。透析治疗会促发或加重症状。

1.寻找可能原因

尿毒症患者皮肤瘙痒发病机制尚不完全清楚,与尿毒症本身、透析治疗及钙磷代谢紊乱等有关。其中透析过程中发生的皮肤瘙痒需要考虑与透析器反应等变态反应有关。一些药物或肝病也可诱发皮肤瘙痒。

2.治疗

可采取适当的对症处理措施,包括应用抗组胺药物、外用含镇痛药的皮肤润滑油等。

3.预防

针对可能的原因采取相应的预防手段,包括控制患者血清钙、磷和 iPTH 于适当水平,避免应用一些可能会引起瘙痒的药物,使用生物相容性好的透析器和管路,避免应用对皮肤刺激大的清洁剂,应用一些保湿护肤品以保持皮肤湿度,衣服尽量选用全棉制品等。

（七）失衡综合征

失衡综合征是指发生于透析中或透析后早期,以脑电图异常及全身和神经系统症状为特征的一组病症,轻者可表现为头痛、恶心、呕吐及躁动,重者出现抽搐、意识障碍甚至昏迷。

1.病因

发病机制是由于血液透析快速清除溶质,导致患者血液溶质浓度快速下降,血浆渗透压下降,血液和脑组织液渗透压差增大,水向脑组织转移,从而引起颅内压增高、颅内 pH 改变。失衡综合征可以发生在任何一次透析过程中,但多见于首次透析、透前血肌酐和血尿素很高、快速清除毒素(如高效透析)等情况。

2.治疗

(1)轻者仅需减慢血流速度,以减少溶质清除,减轻血浆渗透压和 pH 过度变化。对伴肌肉痉挛者可同时输注高张盐水或高渗葡萄糖,并予相应对症处理。如经上述处理仍无缓解,则提前终止透析。

(2)重者(出现抽搐、意识障碍和昏迷)建议立即终止透析,并做出鉴别诊断,排除脑血管意外,同时予输注甘露醇。之后根据治疗反应予其他相应处理。透析失衡综合征引起的昏迷一般于 24 小时内好转。

3.预防

针对高危人群采取预防措施,是避免发生透析失衡综合征的关键。

(1)首次透析患者:避免短时间内快速清除大量溶质。首次透析血清尿素氮下降控制在 30%～40%。建议采用低效透析方法,包括减慢血流速度、缩短每次透析时间(每次透析时间控制在 2～3 小时内)、应用面积小的透析器等。

(2)维持性透析患者:采用钠浓度曲线透析液序贯透析可降低失衡综合征的发生率。另外,规律和充分透析,增加透析频率、缩短每次透析时间等对预防有益。

（八）透析器反应

既往又名"首次使用综合征",但也见于透析器复用患者。临床分为 A 型反应(变态反应型)和 B 型反应(表 11-2)。其防治程序分别如下。

表 11-2　透析器反应

项目	A 型透析器反应	B 型透析器反应
发生率	较低,<5 次/10 000 透析例次	3～5 次/100 透析例次
发生时间	多于透析开始后 5 分钟内,部分迟至 30 分钟	透析开始 30～60 分钟
症状	程度较重,表现为皮肤瘙痒、荨麻疹、咳嗽、喷嚏、流清涕、腹痛腹泻、呼吸困难、休克、甚至死亡	轻微,表现胸痛和背痛
原因	环氧乙烷、透析膜材料、透析器复用、透析液受污染、肝素过敏、高敏人群及应用 ACEI 等	原因不清,可能与补体激活有关
处理	立即终止透析;夹闭血路管,丢弃管路和透析器中血液;严重者予抗组胺药、激素或肾上腺素药物治疗;需要时予心肺支持治疗	排除其他引起胸痛原因;予对症及支持治疗;吸氧;如情况好转则继续透析
预后	与原因有关,重者死亡	常于 30～60 分钟后缓解
预防	避免应用环氧乙烷消毒透析器和管路;透析前充分冲洗透析器和管路;停用 ACEI 药物;换用其他类型透析器;采用无肝素透析等	换用合成膜透析器(生物相容性好的透析器);复用透析器可能有一定预防作用

1.A 型反应

主要发病机制为快速的变态反应,常于透析开始后 5 分钟内发生,少数迟至透析开始后 30 分钟。发病率不到 5 次/10 000 透析例次。依据反应轻重可表现为皮肤瘙痒、荨麻疹、咳嗽、喷嚏、流清涕、腹痛、腹泻,甚至呼吸困难、休克、死亡等。一旦考虑 A 型透析器反应,应立即采取处理措施,并寻找原因,采取预防措施,避免以后再次发生。

(1)紧急处理:①立即停止透析,夹闭血路管,丢弃管路和透析器中血液。②予抗组胺药、激素或肾上腺素药物治疗。③如出现呼吸循环障碍,立即予心脏呼吸支持治疗。

(2)明确病因:主要是患者对与血液接触的体外循环管路、透析膜等物质发生变态反应所致,可能的致病因素包括透析膜材料、管路和透析器的消毒剂(如环氧乙烷)、透析器复用的消毒液、透析液受污染、肝素过敏等。另外,有过敏病史及高嗜酸细胞血症、血管紧张素转换酶抑制药(ACEI)应用者,也易出现 A 型反应。

(3)预防措施:依据可能的诱因,采取相应措施。①透析前充分冲洗透析器和管路。②选用蒸汽或γ射线消毒透析器和管路。③进行透析器复用。④对于高危人群可于透前应用抗组胺药物,并停用 ACEI。

2.B 型反应

常于透析开始后 20～60 分钟出现,发病率为 3%～5%透析例次。其发作程度常较轻,多表现为胸痛和背痛。其诊疗过程如下。

(1)明确病因:透析中出现胸痛和背痛,首先应排除心脏等器质性疾病,如心绞痛、心包炎等。如排除后考虑 B 型透析器反应,则应寻找可能的诱因。B 型反应多认为是补体激活所致,与应用新的透析器及生物相容性差的透析器有关。

(2)处理:B 型透析器反应多较轻,予鼻导管吸氧及对症处理即可,常不需终止透析。

(3)预防:采用透析器复用及选择生物相容性好的透析器可预防部分 B 型透析器反应。

(九)心律失常

多数无症状。其诊疗程序如下。

(1)明确心律失常类型。

(2)找到并纠正诱发因素,常见的诱发因素有血电解质紊乱,如高钾血症或低钾血症、低钙血症等,酸碱失衡如酸中毒,心脏器质性疾病等。

(3)合理应用抗心律失常药物及电复律对于有症状或一些特殊类型心律失常如频发室性心律失常,需要应用抗心律失常药物,但应用时需考虑肾衰竭导致的药物蓄积。建议在有经验的心脏科医师指导下应用。

(4)严重者需安装起搏器,对于重度心动过缓及潜在致命性心律失常者可安装起搏器。

(十)溶血

表现为胸痛、胸部压迫感、呼吸急促、腹痛、发热、畏寒等。一旦发生应立即寻找原因,并采取措施予以处置。

1.明确病因

(1)血路管相关因素:如狭窄或梗阻等引起对红细胞的机械性损伤。

(2)透析液相关因素:如透析液钠过低,透析液温度过高,透析液受消毒剂、氯胺、漂白粉、铜、锌、甲醛、氟化物、过氧化氢、硝酸盐等污染。

(3)透析中错误输血。

2.处理

一旦发现溶血,应立即予以处理。

(1)重者应终止透析,夹闭血路管,丢弃管路中血液。

(2)及时纠正贫血,必要时可输新鲜全血,将 Hb 提高至许可范围。

(3)严密监测血钾,避免发生高钾血症。

3.预防

(1)透析中严密监测血路管压力,一旦压力出现异常,应仔细寻找原因,并及时处理。

(2)避免采用过低钠浓度透析及高温透析。

(3)严格监测透析用水和透析液,严格消毒操作,避免透析液污染。

(十一)空气栓塞

一旦发现应紧急处理,立即抢救。其处理程序如下。

1.紧急抢救

(1)立即夹闭静脉血路管,停止血泵。

(2)采取左侧卧位,并头和胸部低、脚高位。

(3)心肺支持,包括吸纯氧,采用面罩或气管插管。

(4)如空气量较多,有条件者可予右心房或右心室穿刺抽气。

2.明确病因

与任何可能导致空气进入管腔部位的连接松开、脱落有关,刺针脱落、管路接口松开或脱落等,另有部分与管路或透析器破损开裂等有关。

3.预防

空气栓塞一旦发生,死亡率极高。严格遵守血透操作规章操作,如动脉穿刺避免发生空气栓塞。

(1)上机前严格检查管路和透析器有无破损。

(2)做好内瘘针或深静脉插管的固定,透析管路之间、管路与透析器之间的连接。

(3)透析过程中密切观察内瘘针或插管、透析管路连接等有无松动或脱落。

(4)透析结束时不用空气回血。

(5)注意透析机空气报警装置的维护。

(十二)发热

透析相关发热可出现在透析中,表现为透析开始后1~2小时出现;也可出现在透析结束后。一旦血液透析患者出现发热,应首先分析与血液透析有无关系。如由血液透析引起,则应分析原因,并采取相应的防治措施。

1.原因

(1)多由致热原进入血液引起,如透析管路和透析器等复用不规范、透析液受污染等。

(2)透析时无菌操作不严,可引起病原体进入血液或原有感染因透析而扩散,而引起发热。

(3)其他少见原因如急性溶血、高温透析等也可出现发热。

2.处理

(1)对于出现高热患者,首先予对症处理,包括物理降温、口服退热药等,并适当调低透析液温度。

(2)考虑细菌感染时做血培养,并予抗生素治疗。通常由致热源引起者24小时内好转,如无好转应考虑是感染引起,应继续寻找病原体证据和抗生素治疗。

(3)考虑非感染引起者,可以应用小剂量糖皮质激素治疗。

3.预防

(1)在透析操作、透析管路和透析器复用中应严格规范操作,避免因操作引起致热原污染。

(2)有条件可使用一次性透析器和透析管路。

(3)透析前应充分冲洗透析管路和透析器。

(4)加强透析用水及透析液监测,避免使用受污染的透析液进行透析。

(十三)透析器破膜

1.紧急处理

(1)一旦发现应立即夹闭透析管路的动脉端和静脉端,丢弃体外循环中血液。

(2)更换新的透析器和透析管路进行透析。

(3)严密监测患者生命体征、症状和体征情况,一旦出现发热、溶血等表现,应采取相应处理措施。

2.寻找原因

(1)透析器质量问题。

(2)透析器储存不当,如冬天储存在温度过低的环境中。

(3)透析中因凝血或大量超滤等而导致跨膜压过高。

(4)对于复用透析器,如复用处理和储存不当、复用次数过多也易发生破膜。

3.预防

(1)透析前应仔细检查透析器。

(2)透析中严密监测跨膜压,避免出现过高跨膜压。

(3)透析机漏血报警等装置应定期检测,避免发生故障。

(4)透析器复用时应严格进行破膜试验。

(十四)体外循环凝血

1.原因

寻找体外循环发生凝血的原因是预防以后再次发生及调整抗凝剂用量的重要依据。凝血发生常与不用抗凝剂或抗凝剂用量不足等有关。另外如下因素易促发凝血,包括以下几个方面。

(1)血流速度过慢。

(2)外周血 Hb 过高。

(3)超滤率过高。

(4)透析中输血、血制品或脂肪乳剂。

(5)透析通路再循环过大。

(6)使用了管路中补液壶(引起血液暴露于空气、壶内产生血液泡沫或血液发生湍流)。

2.处理

(1)轻度凝血:常可通过追加抗凝剂用量,调高血流速度来解决。在治疗中仍应严密检测患者体外循环凝血变化情况,一旦凝血程度加重,应立即回血,更换透析器和管路。

(2)重度凝血:常需立即回血。如凝血重而不能回血,则建议直接丢弃体外循环管路和透析器,不主张强行回血,以免凝血块进入体内发生栓塞。

3.预防

(1)透析治疗前全面评估患者凝血状态、合理选择和应用抗凝剂是预防关键。

(2)加强透析中凝血状况的监测,并早期采取措施进行防治。包括:压力参数改变(动脉压力和静脉压力快速升高、静脉压力快速降低)、管路和透析器血液颜色变暗、透析器见小黑线、管路(动脉壶或静脉壶内)小凝血块出现等。

(3)避免透析中输注血液、血制品和脂肪乳等,特别是输注凝血因子。

(4)定期监测血管通路血流量,避免透析中再循环过大。

(5)避免透析时血流速度过低。如需调低血流速度,且时间较长,应加大抗凝剂用量。

九、血液透析充分性评估

对终末期肾病患者进行充分的血液透析治疗,是提高患者生活质量,减少并发症,改善预后的重要保证。对血液透析进行充分性评估是改进透析,保证透析质量的重要方法。

(一)血液透析充分性评价指标及其标准

广义的透析充分性指患者通过透析治疗达到并维持较好的临床状态,包括血压和容量状态、营养、心功能、贫血、食欲、体力、电解质和酸碱平衡、生活质量等。狭义的透析充分性指标主要是指透析对小分子溶质的清除,常以尿素为代表,即尿素清除指数 Kt/V[包括单室 Kt/V(spKt/V)、平衡 Kt/V(eKt/V)和每周标准 Kt/V(std-Kt/V)]和尿素下降率(URR)。

1.评价指标

(1)临床综合指标:临床症状如食欲、体力等;体征如水肿、血压等;干体重的准确评价;血液生化指标如血肌酐、尿素氮、电解质、酸碱指标;营养指标包括血清蛋白等;影像学检查如心脏超声波检查等。

(2)尿素清除指标:URR、spKt/V、eKt/V 和 std-Kt/V。

2.充分性评估及其标准

达到如下要求即可认为患者得到了充分透析。

(1)患者自我感觉良好。

(2)透析并发症较少,程度较轻。

(3)患者血压和容量状态控制较好。透析间期体重增长不超过干体重 5%,透析前血压低于 18.7/12.0 kPa(140/90 mmHg),透析后血压低于 17.3/10.7 kPa(130/80 mmHg)。

(4)血电解质和酸碱平衡指标基本维持在正常范围。

(5)营养状况良好。

(6)血液透析溶质清除较好。具体标准见后。小分子溶质清除指标单次血透 URR 达到 65%,spKt/V 达到 1.2;目标值 URR 70%,spKt/V 1.4。

(二)采取措施达到充分透析

(1)加强患者教育,提高治疗依从性,以保证完成每次设定透析时间及每周透析计划。

(2)控制患者透析间期容量增长。要求透析间期控制钠盐和水分摄入,透析间期体重增长不超过干体重的 5%,一般每天体重增长不超过 1 kg。

(3)定期评估和调整干体重。

(4)加强饮食指导,定期进行营养状况评估和干预。

(5)通过调整透析时间和透析频率、采用生物相容性和溶质清除性能好的透析器、调整透析参数等方式保证血液透析对毒素的有效充分清除。

（6）通过改变透析模式（如进行透析滤过治疗）及应用高通量透析膜等方法，努力提高血液透析对中大分子毒素的清除能力。

（7）定期对心血管、贫血、钙磷和骨代谢等尿毒症并发症进行评估，并及时调整治疗方案。

（三）Kt/V 测定及评估

Kt/V 是评价小分子溶质清除量的重要指标。主要是根据尿素动力学模型，通过测定透析前后血尿素水平并计算得来。目前常用的是 spKt/V、eKt/V 和 std-Kt/V，其中 spKt/V 因计算相对简单而应用较广。

1.spKt/V 计算

spKt/V＝－In［透后血尿素/透前血尿素－0.008×治疗时间］＋［4－3.5×透后血尿素/透前血尿素］×（透后体重－透前体重）/透后体重

治疗时间单位：小时（h）。

2.eKt/V 计算

这是基于 spKt/V 计算得来。根据血管通路不同，计算公式也不同。

（1）动静脉内瘘者：eKt/V＝spKt/V（0.6×spKt/V）＋0.03。

（2）中心静脉置管者：eKt/V＝spKt/V－（0.47×spKt/V）＋0.02。

3.Kt/V 评价标准

当 Kru＜2 mL/（min·1.73 m²）时，每周 3 次透析患者达到最低要求 spKt/V 1.2（或 eKt/V 1.0，不包括 Kru），相当于 stdKt/V 2.0；如每次透析时间短于 5 小时，达到 URR 65%。目标值是 spKt/V 1.4（或 eKt/V 1.2，不包括 Kru），URR 70%。当 Kru 2 mL/（min·1.73 m²）时，spKt/V 的最低要求可略有降低（表 11-3），目标值应该比最低要求高 15%。

表 11-3 不同残肾功能和透析频率时 spt/V 最低要求

透析次数（次/周）	Kru＜2 mL/（min·1.73 m²）	Kur 2 mL/（min·1.73 m²）
2	不推荐	2.0 *
3	1.2	0.9
4	0.8	0.6
6	0.5	0.4

* 一般不推荐每周 2 次透析，除非 Kru＞3 mL/（min·1.73 m²）。

（1）残肾尿素清除率（Kru）2 mL/（min·1.73 m²）时［相当于 GFR 4.0 mL/（min·1.73 m²）］，spKt/V 的最低要求。①每周 3 次透析：spKt/V 需达到 1.2。②每周 4 次透析：spKt/V 需达到 0.8。

（2）Kru≥2 mL/（min·1.73 m²）时，spKt/V 的最低要求。①当 Kru 3 mL/（min·1.73 m²）时，可考虑每周 2 次透析，spKt/V 需达到 2.0。②每周 3 次透析，spKt/V 需达到 0.9。③每周 4 次透析，spKt/V 需达到 0.6。

为保证透析充分，要求无残肾功能、每周 3 次透析患者每次透析时间最少不能低于 3 小时，每周透析时间需 10 小时以上。

4.血标本的留取

采取准确的抽血方法是保证精确评价患者 Kt/V 的前提。根据患者血管通路及抽血时间等的不同，操作规程如下。

（1）透析前抽血。①动静脉内瘘者：于透析开始前从静脉端内瘘穿刺针处直接抽血。②深静脉置管者：于透析前先抽取 10 mL 血液并丢弃后，再抽血样送检。避免血液标本被肝素封管溶液等稀释。

（2）透后抽血：为排除透析及透后尿素反弹等因素影响血尿素水平，要求在透析将结束时，采取如下抽血方法。①方法 1：首先设定超滤速度为 0，然后减慢血流速度至 50 mL/min 维持 10 秒，停止血泵，于20 S 内从动脉端抽取血标本。或首先设定超滤速度为 0，然后减慢血流速度至100 mL/min，15～30 秒后从动脉端抽取血标本。②方法 2：首先设定超滤速度为 0，然后将透析液设置为旁路，血流仍以正常速度运转3～5 分钟后，从血路管任何部位抽取血标本。

5.Kt/V 监测

对于透析稳定患者，建议至少每 3 个月评估 1 次；对于不稳定患者，建议每月评估 1 次。

6.Kt/V 不达标的原因及处理

（1）原因分析。①治疗时间没有达到透析处方要求。如：透析中出现并发症而提前停止或中间暂停透析；患者晚到或因穿刺困难而影响治疗时间；透析机是否因报警等原因而使实际透析时间短于处方透析时间；提前终止透析。②分析绝对血流速度是否达到透析处方要求：因血管通路或透析并发症原因，透析中减慢了血流速度；血流速度相对降低如血管通路因素导致血流速度难以达到透析处方要求，此时虽然设定血流速度较高，但很大部分为再循环血流，为无效血流。③血标本采集不规范可影响 Kt/V 的估算：检查透前血标本采集是否规范，如是否在开始前采血、中心静脉导管患者抽取送检的血标本前是否把封管液全部抽出并弃除；检查透后抽血是否规范，如是否停止了超滤、血流速度是否调低或停止血泵、是否把透析液设置为旁路、血流调低后是否有一定的稳定时间再抽血；抽血部位是否正确。④应对透析器进行分析及检测：透析器内是否有凝血；透析器选择是否合适（如选择了小面积或 KoA 小的透析器）；是否高估了透析器性能，如透析器说明书上的清除率数据高于实际清除性能。⑤血液检测：如怀疑血液检测有问题，应该再次抽血重新检测，或送检其他单位；抽取的血样应尽快送检，否则会影响检测结果。⑥其他：透析液流速设置错误；错误关闭了透析液（使透析液旁路了）；患者机体内尿素分布异常，如心功能异常患者外周组织中尿素蓄积量增大。

（2）透析方案调整流程。①保证每次透析时间，必要时需要适当延长透析时间。②保证透析中血流速度达到处方要求。③严格规范采血，以准确评估 Kt/V。④定期评估血管通路，检测血流量及再循环情况。至少 3 个月检测 1 次。⑤合理选用透析器。⑥治疗中严密监测，包括管路和透析器凝血、各种压力监测结果、各种透析参数设置是否正确等。

（白　莲）

第二节　血液透析相关设备

一、透析室的设立和管理

（一）空间

血液透析室要按实际需要合理布局，清洁区、污染区等功能区域划分清晰。

　　血液透析室主要分为普通透析治疗区、隔离透析治疗区、水处理间、治疗室、临时存放耗材的库房、污物处理区和候诊区、接诊区、医务人员办公区等。透析室如需自行配制 A、B 浓缩液,应设置配液间;如需开展透析器复用,应设立复用间。透析治疗区域应达到《医院消毒卫生标准》(GB15982-1995)中规定的Ⅲ类环境的要求。并且应根据透析机的数量保证合理的使用面积。床间距不小于 0.8 m。透析治疗间通道应保证治疗车、轮椅、床、担架等顺利通行,以保证日常工作的顺利进行、不能因为通道不畅延误抢救时机。

(二)设备

　　血液透析室主要设备包括血液透析机、透析用水处理设备、抢救监护设备(心电监护仪,除颤仪,简易呼吸器)等。

　　根据情况决定是否配备浓缩液配制设备及中心供液设备。每一个透析单元(一台血液透析机与一张透析床/椅)应有电源插座组、反渗水供给接口、透析废液排水接口。透析单元应配备供氧装置、中心负压接口或配备可移动负压抽吸装置;可配备网络接口、耳机或呼叫系统等;如果采用的是中心供液系统,还应有浓缩液供液接口或透析液接口。

　　血液透析室应具备双路供电系统,并保证足够的功率,以避免因电力故障造成设备损坏,甚至体外循环凝血等危险。另外每台血液透析机也应装备能供应血泵有效运转至少 20 分钟的蓄电池,以确保电力中断后能将体外循环的血液回输至患者体内。

　　血液透析机和水处理设备的安装条件及环境应考虑湿度、温度、电压、供水压力、废水排放等。抢救监护设备放置在方便获得的位置。靠蓄电池工作的设备,例如除颤仪,应经常检查并保持电池的电力充足,以备紧急需要。

(三)人员

　　血液透析室的人员主要由持有执业证书的医师、护士和医学工程技术人员组成。

1.医师

　　血液透析室应由副高级以上职称、有透析专业知识和工作经验的医师担任负责人,安排医疗、教学和科研工作;组织业务学习、技术考核等;定期查房,解决临床疑难问题,负责实施透析室的规范化管理及新技术的开展。经过透析专业培训的主治医师的日常工作包括患者透析方案的制订、调整,急、慢性并发症的处理等,定期查房,根据患者的病情变化及时调整透析方案和治疗药物,记录并保管好病历资料以及负责透析登记工作等。

2.护士

　　透析室配备护士长(或护理组长)和护士。护士的配备应根据透析机和患者数量及透析环境等合理安排。护士执行透析医嘱;熟练掌握血液透析机的操作及各种透析通路的操作及护理;透析治疗中看护患者,观察机器并做好透析记录。

3.技师

　　10~20 台透析机需要有专职医学工程技术人员一名;要与医师、护士密切合作,参与整体的团队医疗工作。负责透析用水和透析液相关指标的检测;负责透析机、水处理及相关设备的日常维护保养及消毒、浓缩液的配制、制定设备常规的操作规程、确保透析设备正常运转及各项技术参数准确可靠并建立设备档案做好维护保养记录等。

(四)制度

1.感染控制监测制度

　　感染控制监测包括新患者应进行感染相关指标(乙肝、丙肝、艾滋病、梅毒等)筛查,维持性血液透析患者至少每年检测 1 次上述感染相关指标。对乙肝患者应当分区、分机器进行隔离透析等,具体内容可参照血液净化标准操作规程。

2.病历档案管理制度

加强实施血液透析患者资料的计算机管理,做好透析患者资料的登记及上报工作。透析病历包括首次病历、透析记录、化验记录、用药记录等。

3.透析设备管理制度

对每一台透析设备进行编号并建立档案;内容包括设备出厂信息、运转情况、维护维修记录等。

4.其他

诸如透析器复用、各种治疗操作常规、签署知情同意书、工作人员继续教育等,可参照各级医院及卫生行政部门相关规定。

二、血液管路

血液管路指体外循环时血液流动的通道(图 11-3),由动脉血液管路和静脉血液管路组成。通过动脉穿刺针将患者血液引入体外循环的动脉管路。血液最先进入动脉壶,在此处可以监测动脉压。血泵提供体外循环动力以适当的血流速将血液输送至透析器的血液侧入口。血液流经透析器从透析器的血液侧出口流入联接的静脉血液管路,再流入静脉壶。在静脉壶监测体外循环静脉管路中的压力。然后血液流经气泡探测器,再经静脉穿刺针返回到患者体内。

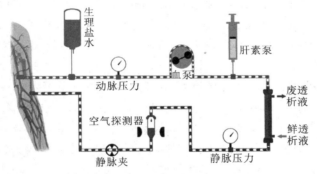

图 11-3　体外循环血流通路示意图

三、透析液管路

透析液管路(俗称水路系统)指透析浓缩液经稀释配比后流动的通道。尽管血液透析机厂家很多,设计思路和实现手段各不相同,但是原理基本相似。

透析用水连接血液透析机进水减压阀,调整进水压力,经过热交换器进行热能转换,再经加热器加温后,与 A、B 浓缩液按比例混合稀释,成为电解质接近人体血浆的透析液,由除气泵产生负压,在除气装置中进行水气分离,防止透析液中气体过多,附着在透析器膜表面,使有效膜面积减少,还会引起超滤误差及干预其他传感器的灵敏度。经除气后的透析液,一般以 500 mL/min(或特殊设定)的流速,进入透析机容量平衡装置的新鲜透析液通道,并由温度、电导度传感器检测透析液温度、电导度是否在设定范围,将合格的透析液输送至透析器新鲜透析液入口端,由流量泵产生负压,将透析废液自透析器透析液出口端引出,进入漏血检测器,检测废液中是否有血液漏出,判断透析器是否破膜。然后,同样以 500 mL/min(或特殊设定)的流速返回平衡装置的废液通道,大部分品牌透析机都是由超滤泵控制患者的脱水量,最终这两部分废液全部汇入热交换器,通过透析机废液管道排放。

四、现代透析机的监测装置

(一)动脉压

动脉压指体外循环时动脉管路与血泵之间的压力,反映了动脉穿刺点提供血流量的能力。开始治疗时体外循环管路的动脉端传感器保护罩应与血液透析机上的动脉压检测装置接口紧密联接。如果联接不紧密,当血泵启动后动脉压力为负压时,空气可进入体外循环管路中;当动脉压力为正压时,血液可沿压力监测管路上行到传感器保护罩,导致监测失准、污染和设备损坏。

动脉压力的测量范围一般在+26.7 kPa(+200 mmHg)到−37.3 kPa(−280 mmHg)左右,各品牌血液透析机略有差别。正常透析治疗过程中,动脉压力通常为负值,其大小取决于血泵的转速、动静脉瘘口血流量、动脉针的内径以及在血管内的位置等。当血液被引入体外循环系统后,安装在空气探测器下方的光学探测器测到信号由亮变暗(即体外循环管路中的预冲盐水被血液替代时),机器即自动缩小警报范围功能,报警窗口的宽度将以检测到的实际动脉压为中点±2.7 kPa(±20 mmHg)左右(各品牌机器可能略有差别)。治疗过程中一旦检测到动脉压超过上限或下限时即触发报警,同时血泵停转,保证患者安全。

动脉压力可用于计算有效血流速。设备显示的血流速实际上是血泵旋转的速度(mL/min),只与泵头直径(mm)、血泵转速(r/min)和泵管直径(mm)有关,并不是体外管路中血液流动的速度(实际血流速或有效血流速)。有效血流速与动脉管路压力有关,正常治疗过程中,动脉压力通常为负值,负值越大说明通路出血越不好,实际血流速与泵速的差值越大。有些血液透析机可以通过动脉压值计算出有效血流速。

通路功能不良时,可观察到动脉管路颤动,并在动脉壶中可观察到"抽吸现象",动脉负压值变得很大,甚至超过设备允许的最低负值。有的单位为了保证透析过程"顺利进行",就先将泵速调下来,获得一个允许的动脉压读数,然后夹闭动脉压力的管路,再将泵速调整到期望的范围,或者根本不使用动脉压监测(将设备动脉压接口暴露于空气中,使其监测到的动脉压力为0)。这些做法都是十分危险的,可能会导致:①当体外循环出血或动脉针脱落时将没有报警;②发生血管内溶血。

(二)静脉压

静脉压监测点是在静脉壶上,接近于整个体外循环的末端,开始治疗后,体外循环管路中的静脉端传感器保护罩应与透析机静脉压检测装置接口需紧密联接,一方面防止空气进入体外循环管路、维持静脉壶内正常液面,另一方面可以避免因静脉压力突然变化时,血液进入静脉压力检测装置造成污染和机器损坏,正常情况下静脉压应是正值。一般血液透析机静脉压的测量范围是−6.7 kPa(−50 mmHg)到+67.0 kPa(+500 mmHg)左右,各品牌机器略有差别。

同动脉压测量原理一样,当安装在空气探测器下方的光学探测器检测到信号由亮变暗时,报警窗口的宽度自动缩小以实际静脉压为中点±2.7 kPa(20 mmHg)左右。同时国家医药标准YY0054-2010规定:治疗模式下静脉压自动设置的下限不小于1.3 kPa(10 mmHg),以避免当静脉血路管或针脱落时,无法触发声光警报提示操作者。静脉压测量值的大小主要取决于血泵的速度及回流血液在体外循环中的阻力。

（三）空气监测

防止空气进入体外循环是血液透析机重要的监测内容。有些透析机采用静脉壶监测,另有些透析机采用静脉管监测。静脉壶监测又称液面监测,而静脉管监测时由于静脉管路比较细,监测精度更高一些。一般透析机的空气探测大多采用超声装置,将体外循环管路中的静脉壶或静脉管放置在超声探测器中,使超声探测器紧贴在静脉壶或静脉管的两侧,一侧是谐振发射器,发射一定频率的超声波,由另一侧谐振器接收,接收到的信号幅度大小依赖谐振器之间的介质,随着血液中气泡含量的增加,超声信号幅度降低。在血流量为 200 mL/min 时,流经静脉壶或静脉管的气泡或累积泡沫在 0.03～0.05 mL/min 时即可触发机器报警,同时静脉壶下方的静脉夹自动夹闭,血泵停转,以避免空气进入回血管路造成空气栓塞。

（四）破膜监测

在治疗过程中,透析器膜可能会发生破裂导致血液漏到膜外透析液中。为避免治疗中破膜导致的失血或污染,在透析废液管路中安装有漏血检测器。漏血探测器由一只双色发光管交替发出红光和绿光穿过测量容器,由另一只光电元件将收到的光通量转换成与光通量成对数的电压,如果测量容器中透析废液混有血液,红色光通量几乎不受影响,绿色光通量减弱进而触发血液透析机漏血报警。漏血报警发生时血液透析机将自动停止血液和透析液进出透析器、关闭超滤,使透析器处于隔离状态。此时需要按照操作规程更换新透析器。当透析液流速为 500 mL/min 时,血细胞比容为 25％时,通常漏血＜0.35 mL/min 即可触发报警。当漏血传感器被气泡、结晶、蛋白等污染时,红色光通量和绿色光通量会发生等幅衰减,此时机器一般不会触发漏血报警,自动识别为漏血传感器污染。当污染达到一定程度时,自动识别的灵敏度降低。一旦发生漏血,报警是否发生和报警速度取决于跨膜压、透析器膜破裂的程度、透析液流速(双面作用:漏血量小透析液流速快可能监测不到漏血;漏血量大透析液流速快可快速被监测装置监测到)、透析器与漏血装置之间水路的容积(容积大则漏血到达监测装置慢)和超滤速率等。单纯超滤状态下,因透析液侧的液体流速慢,探测到漏血会有延迟。

（五）透析液电导度

透析机显示的电导度是测量透析液导电能力的一个参数(单位为 mS/cm)。它反映透析液中阳离子浓度的总和。透析液中含有大量电解质,有一定的导电能力。因此,透析机普遍通过安装在透析液通路中的电导度传感器测量并计算出透析液的钠离子浓度(单位为 mmol/L 或 mEq/L)。换句话说,透析机显示的电导度值间接反映出透析液离子的浓度。而透析液是由透析浓缩液与透析用水,通过透析机按比例配制而成。有些品牌透析机采用开环控制,即 A、B 浓缩液根据血液透析机设定的处方定容量吸入,按比例稀释后将实测的电导度值直接显示在操作面板上,过高或过低的电导度值需要医护人员参与修正;另外有些品牌透析机则采用闭环控制,根据实测电导度值与设定处方比较,血液透析机在一定范围内自动修正 A、B 液泵速,对浓缩液配制误差进行补偿。无论采用开环或闭环控制,触发电导度警报一般以处方值为中心±不超过5％。报警的同时透析液旁路排放,离子浓度不合格的透析液不会流入透析器,以保证血液透析治疗的安全。

（六）透析液温度

透析液在进入透析器之前需要加温。一般透析液温度设定范围在 35～39 ℃可以调整。温度控制原理非常简单,几乎所有厂家的血液透析机都使用电加热棒加热,有的直接加热反渗水,或者直接加热透析液。至少有两个温度传感器,一个温度传感器安装在加热装置出口位置,控制加热棒工作以保持透析液恒定在操作者设定的温度范围。另一个温度传感器安装在透析液进入透析器前的位置,对透析液在配比输送过程中的温度变化进行实时监测,并显示温度实际值,当透析液温度发生异常时,触发报警。报警温度下限一般为 34 ℃,上限为 40 ℃,控制精度±0.5 ℃以内。报警的同时透析液旁路排放,温度不合格的透析液不会流入透析器,以保证血液透析治疗的安全。

(七)透析充分性监测

在线透析充分性监测是在患者进行血液透析治疗过程中即时测量的尿素清除率,在引血前后打开监测装置,输入装置菜单中相应参数即可开始。尿素分子和钠离子的大小相似且无蛋白结合,透析器的尿素和钠清除率几乎相等,可以用钠清除率代替尿素清除率。透析液中含有大量的钠离子,很容易通过电导度传感器测量到。因此在透析液进入透析器前和出透析器后的位置各加装一个电导度传感器,通过控制使透析液电导度在进入透析器前有一个脉动变化,例如:透析液中电导度升高时,钠离子会向透析器血液侧弥散,测量出口处透析液中电导度会降低,相反进入透析器前透析液电导度降低时,血液中的钠离子会向透析液侧弥散,测量出口处电导度会升高。测量透析液流入和流出透析器时的电导度变化曲线,结合血液和透析液,即可计算出尿素的清除率(图 11-4),间隔 20～30 分钟重复测量,获得一系列尿素清除率,根据 Kt/Vurea 的定义计算出每个时间段的 Kt/Vurea,将这些值相加即为当时达到的 Kt/Vurea。测量周期可以根据情况设定。测量期间,血液透析机面板电导度报警界限将打开,从而屏蔽电导度报警。医师可根据测量结果,对透析剂量立即作出调整,也可通过显示的数据对有关治疗中,诸如穿刺针位置不合适以及瘘口再循环等问题进行估计和修正,从而保证透析治疗的效果。

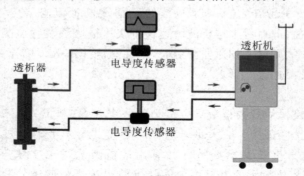

图 11-4 尿素清除率的测量原理

另一种尿素清除率监测方法是通过连续监测废透析液实现的。当透析开始时,废透析液尿素浓度最高,随着透析的进行,废透析液的尿素浓度逐渐下降。把透析过程中任一时间点废透析液尿素浓度与初始浓度进行比较,计算尿素下降率,再用 Daugirdas 公式计算 Kt/Vurea。这样,了解开始透析后一段时间达到的 Kt/Vurea 值。根据尿素可以吸收特定波长的紫外光的特性,可以在透明的废透析液管线上安装紫外光发射器和接收器,随着透析的进程,发射同样强度的紫外光,接收器接收到的信号将逐渐增强,根据信号增强的百分比来估计尿素下降率。

(八)血压监测

在线血压监测是在血液透析机上加装了一台电子血压计,治疗过程中随时可以监测患者血压的变化情况,可以即时监测和定时监测,还可以根据患者的情况设置警报界限。一旦超出界限值,即刻发出警报提示。有些品牌的透析机还有控制功能,例如低血压发生时,自动降低超滤率等。

(九)血容量监测

为了减少透析过程中的并发症,现代血液透析机除了必要的透析参数的监测外,还增加了对患者的生理参数的监测与控制。在线血容量监测是即时监测血液透析过程中患者的相对血容量的变化,即相对于透析开始时的血容量下降的百分比。透析治疗过程中,患者红细胞数量和总体积几乎不变,改变的只是血浆中水的含量,通过监测红细胞体积的上升程度,换算出相对血容量变化。容量型低血压发生与其对应的相对血容量是一致的,通过对患者治疗的观察,医师可以找到不同患者可耐受的血容量下降阈值,从而避免透析过程中低血压的发生。同时,通过血容量监测也有利于更好地评估患者的干体重。目前血液透析机上安装的血容量监测装置使用的测量方法为超声波测量法和光学测量法。超声波在血液中的传播速度与血液的密度成正比关系,通过比较透析过程中超声波传播速度变化量来计算相对血容量变化。光学测量法在血液中可以较容易地测量血红蛋白的吸光度,并利用比尔定律来计算出血液浓度。利用三个半导体发光二极管发出三种不同波长的可见光,通过测量光的衰减(吸光度)和干涉来计算血细胞比容、血容量、血氧饱和度等。把透析开始时测得的患者血液浓度作为基准,透析过程中测得的即时血液浓度与基准比较后的变化情况,就可计算出相对血容量。无论使用哪种方法测量,大部分品牌血液透析机都需要使用专用的动脉管路或专用耗材。只有个别品牌的机器不需要专用管路和耗材。

五、透析机的常见故障

(一)超滤失准

在血液透析治疗过程中,超滤准确性是决定治疗效果的重要参数。经过数十年的发展,容量控制型血液透析机基本取代了压力控制型血液透析机。从工程技术上已经完全满足了对精度的要求。超滤误差一般可以控制在1%以内,平衡误差一般可以控制在1‰以内。然而事实上超滤失准依然普遍发生,总结起来不外乎是操作失误和设备故障方面的问题。本文只讨论设备故障问题。

1.水路密闭系统(透析液通路)泄漏

任何品牌的血液透析机的容量控制设计都是在密闭条件下的,血液透析机在使用过程中由于连接部位管路老化、弹性降低、密封圈磨损、电磁阀关闭不严等都会影响水路系统密闭性能,导致超滤失准。应针对不同品牌机型做出具体分析。这种问题一般通过日常的预防性维护可基本避免。

2.超滤泵与平衡装置故障、超滤泵工作不正常直接关系到超滤失准

尽管超滤泵是非常精密的仪器,但是长时间使用、疏于维护也会失准。在使用中超滤泵损坏极少,大部分是精度下降、使用环境(进出口压力)变化导致超滤出现偏差。平衡装置的故障表现在进出液(新鲜透析液与废液)的容量误差过大。为减少此类故障的发生,需要遵循血液透析机厂家的建议,在安全使用期限内对超滤泵及平衡装置进行校准,防患于未然。

3.透析液除气不良

当除气泵效率降低,透析液中有气体时会影响容量控制装置的进出液量,最终导致超滤失准。应及时查找除气不良的原因,必要时更换除气泵。

(二)电导度漂移

(1)电导度测量显示误差:当透析液的实际浓度超出治疗设定的浓度范围,电导度显示值却

依然正常,透析机未发生报警,因此透析液也不会旁路。此故障会导致患者严重的电解质失衡。常见原因:电导度传感器结垢导致测量信号错误(传感器敏感系数会随附着层增加而变化)、传感器连接件接触不良、传感器工作点漂移等。为避免此类问题发生,应使用高质量的浓缩液、血液透析机适时进行清洗除钙以避免结垢、每天观察电导度的变化情况并及时调校电导度传感器和显示值。工程技术人员也应配备相应的调校工具。

(2)电导度间歇式警报可能的原因是 A、B 液吸液管连接不良、吸液管路漏气、堵塞、透析机内透析液管路有些较轻微碳酸钙沉积,影响透析液流量等。此类问题较常见,应加强日常维护,及时更换密封圈、使用枸橼酸、醋酸及时除钙防止结晶。

(3)多台血液透析机同时电导度报警,这种情况的发生大部分是由于浓缩液供给错误,如果也伴随温度警报,应考虑反渗水供水不足。

(4)硬件故障 A、B 浓缩液泵吸液不准或损坏、除气泵、流量泵损坏、配比系统问题等都会影响电导度,需要找出原因进行校准或更换相应零配件。

(三)漏血假报警

1.血液透析机消毒清洗除钙不足

由透析器出来的废液污染了血液透析机的漏血探测器使之触发误报警,一般常规用高温热消毒加上间断使用次氯酸钠消毒,可以避免上述故障发生。如果有必要,可以取下漏血探测器进行人工清洁或擦拭。

2.其他的干扰

有些血液透析机在单超治疗模式时或透析液除气不足时发生假漏血报警,可能是含有气体的废液干扰了漏血探测器的灵敏度触发误报警,结束单超模式即可解除,但应查找除气不足的原因。

3.灵敏度偏移

在治疗过程中经常出现假漏血报警,需要在治疗结束进行有效消毒,并参照血液透析机维修手册对漏血探测器灵敏度进行校准。

(四)血泵泵管不匹配

1.血泵泵管直径与血泵泵头的间距不匹配

一般常规使用的泵管内径为 8 mm,也有一些针对儿童或特殊情况下使用的不同内径的泵管。不同内径的泵管对应不同的泵管壁厚,如果管壁过厚或泵头间距过小,会导致挤压过度,造成红细胞破坏,可能导致溶血;管壁过薄或泵头间距过大,则不能有效驱动血液流动,导致体外循环血流不足,引起透析不充分或凝血事件。因为血泵无法识别泵管直径,因此当更换使用不同型号泵管时,应核对是否匹配,否则需要通过人工调整间距,或在血液透析机血泵模组上更改相应泵管数据后方能使用。

2.血泵泵管弹性不足

由于泵管的材料问题导致的不良事件不容易被发现。血泵工作时由泵头滚轮挤压泵管带动血液流动,由于泵管的弹性不足,导致实际血流量与血泵显示的数值不符,这个偏差对动静脉压力的测量虽然有影响,但却是稳定的,所以在不足以引起动静脉压报警时,不容易被发现。细心的医护人员会发现,有些患者回血时透析器不干净,以致增加肝素的用量。还有的发现预冲管路的时间有所延长;透析开始时动脉端出血很好,然而血泵开启后血液不能顺利引出;静脉压很低,反复报警等。碰到此类问题后,应核对泵管尺寸,并观察泵头挤压泵管后是否有血液回流现象,适当增加血流速情况会有所改善。也可做模拟实验,用盐水代替血液模拟透析,以观察泵管出水情况与血泵显示的速率是否相符。当然还要考虑到盐水的放置高度和液体黏稠度的干扰。

(刘新月)

第三节 透析用水和透析液

一、透析用水的标准

随着科学技术的发展和使用污染透析液对患者产生不良影响的深入研究,以及许多治疗新方法的应用(在线血滤和高通量透析)等,世界各国均制定了相关的透析用水和透析液的国家或行业标准,主要从理化和微生物两大方面对水质进行规范。例如,美国 AAMI、加拿大 Z364.2.2、国际标准 ISO13959 等,我国也发布了行业标准 YY0572-2005,分析各国透析用水的标准可以发现,各标准的化学污染物指标和微生物指标基本接近。

二、透析用水的生产系统

透析用水生产系统主要由三部分组成。预处理部分包括砂滤罐、药用碳罐、树脂罐、保安过滤器等。核心部分是反渗透部分,包括反渗透膜、高压泵及电导度监测等,最后一部分是供水系统。

(一)粒子过滤器

粒子过滤器俗称砂滤罐,罐内的滤料多为石英砂,一般装在透析用水处理系统预处理部分的最前端,主要作用是清除水中的悬浮物和颗粒物。也可以在罐内添加一些锰砂,增强对铁的清除。市政水中有细小的悬浮颗粒,这些杂质会影响透析用水设备的性能,如堵塞树脂交联网孔,降低离子交换树脂的交换容量,还会使药用炭老化或失效。经过粒子过滤器后,出水浊度应小于 5 mg/L。为保障过滤效果,应适时设定反冲洗周期以除去蓄积在滤层的泥沙,恢复滤过能力。

(二)离子交换树脂(软水器)

离子交换树脂是带有可交换基团的高分子化合物,内部具有网状结构。由于化学稳定性好、交换容量大、机械强度高等优点被广泛应用于透析用水处理生产系统的软化预处理部分,俗称软水器。为了降低水的硬度和碱度,一般使用 Na 型阳离子交换树脂,用氯化钠做再生剂。当水处理投入运行后,树脂上的可交换 Na^+ 与水中的 Ca^{2+}、Mg^{2+} 进行交换,达到软化水的目的。随着交换反应的进行,当树脂上的可交换 Na^+ 被交换"完了"后,软化器出水中则会有硬度离子"漏过",此时软化器"失效"了,需要"再生",即将一定量的饱和盐水(再生液)用射流的原理吸入软水器,再生液中的 Na^+ 将树脂上的 Ca^{2+}、Mg^{2+} 交换下来,树脂重新获得交换水中 Ca^{2+}、Mg^{2+} 的能力。软水器就是经过"运行-失效-再生-运行"这样的过程来工作的,在正常运行过程中应根据实际使用情况把握好再生周期,保证供给反渗膜前的水硬度达标,同时也不因为频繁再生浪费过多的氯化钠。在透析治疗结束后进行每周数次固定时间及频率的方式进行再生,称为时间控制方式;另一种称为流量控制方式。流量控制方式的优势在于使用两个并联树脂罐,当达到设定用水量时自动切换进行再生,在运行过程中一旦发现透析用水硬度升高,即使还没有达到设定用水量时,也可手动即时进行再生,并同时自动切换到另一支树脂罐供水。

(三)药用炭过滤器

药用炭过滤器简称碳罐,罐内填充物一般应选用优质果壳类的药用炭,以确保良好的机械强度并满足吸附速度快、吸附容量大的要求。在水处理系统中,药用炭过滤器主要有两个作用,一是除去自来水中起消毒作用的游离氯及氯胺,药用炭对氯的吸附不仅是其表面对氯的物理吸附作用,而是由于药用炭表面起了催化作用,促进游离氯的水解和产生新生态氧的过程加速。第二个作用是除去水中的有机物。通过药用炭过滤处理可除去水中 60%～80% 的胶体物,50% 左右的铁和 50%～60% 的有机物。为了保证药用炭的正常运行效果,应适时设定反洗周期,以除去药用炭吸附的有机物、避免细菌繁殖。另一方面可以冲去被截留的物质、松动滤料、保持性能稳定。避免杂质堵塞滤料间隔和药用炭表面,从而保证其吸附效果。由于下游的反渗膜对游离氯和氯胺的清除能力有限,如果药用炭失效会导致余氯超标,使溶血性贫血的概率升高,也会使反渗膜过早失效。通常透析用水应配置两个药用碳罐串联,水与药用炭接触时间应大于 10 分钟,并每天检测余氯是否达标。

(四)反渗透膜

反渗膜是整个水处理系统的核心,利用反渗透技术将原水中的无机离子、细菌、病毒、有机物及胶体等杂质去除,以获得高质量的纯净水。其工作原理与渗透原理相反,是渗透的一种反向迁移运动。即在浓溶液一侧施加一个大于渗透压的压力,使溶剂的流动方向与渗透方向相反,在压力驱动下借助于半透膜的选择截留作用,将溶液中的溶质与溶剂分开的分离方法。膜材料主要为乙酸纤维素、芳香族聚酰胺等。复合膜,透水量极大,除盐率高达 99%,是理想的反渗透膜,广泛用于纯水制备和水处理行业中。对高价离子的去除可大于 99%,对单价离子的清除稍低,但也超过了 98%,对分子量大于 100 的有机物的清除也可达 98% 以上。但是由于复合膜的多孔支撑层以聚砜材料最为普遍,尽管有很多优势,其缺点是对水中游离氯敏感,因此在消毒反渗膜时避免使用含氯消毒剂。

(五)反渗水输送管路

由反渗透装置生产出的纯净水通过输送管路到达透析中心每一台透析机,如何避免生物污染是保证水质质量的主要问题。输送管路的连接方法和输送管路的材质有极大影响。如配管材料中不纯物的溶出、黏结剂中有机物的溶出以及管内表面粗糙有利于细菌的繁殖等。应使用符合要求的材料并合理设计流程和施工方法。U-PVC 管材为低溶出材料,价格相对低廉而被普遍应用。另一种 PEX 管材因其耐高温,管壁光滑、机械性能好、易弯曲有取代 U-PVC 的趋势。近年来为了更好地抑制生物污染,配合可以进行热消毒的反渗透系统,316L 不锈钢管和 Teflon 管也被用于临床。比起不锈钢管,Teflon 管安装非常简单,内壁更光滑。除好的选材以外,在设计施工中应尽可能避免输送管路过长、弯头和接口过多,尽量不使用纯水储水罐,管内水流保持足够流速以加大水流的剪切力,并采用密闭循环的供水方式。

三、透析液的配制

(一)个体配液和集中配液

透析液配制常见有两种模式,一种是血液透析机独立配液模式,即通过透析机将浓缩液和透析用水按比例稀释而成。不同品牌的透析机的稀释比例不同,因此提供的浓缩液配方也不同,但稀释后的透析液离子浓度大致相同。透析机独立的配液系统的优势是可以很方便地提供个体化的透析液处方。另一种是集中配液模式,使用一个单独的配比设备将浓缩液和透析用水按比例稀释成透析液,再通过管道输送到所有的透析机。这种供液方式使得血液透析机的结构设计大大简化,完全替代了血液透析机的配比系统,很大程度上减少了透析机的单机故障率,但是无法实现个体化的透析液处方。

(二)浓缩液配制

浓缩液是指提供给透析机,用于配制透析液的浓缩 A 液和 B 液。有粉剂和桶装液体两种商品选择,两种商品又可以有多种组合。粉剂在透析中心溶解配制,如 A 液 B 粉、A 粉 B 粉、A 液 B 液、A 粉 B 液等。为了保证配液品质,特别是在实施血滤和高通量治疗时,很多品牌血液透析机还配备了联机的一次性使用干粉的装置。如果使用商品 B 液应注意存放环境及时间,过低的温度会使 B 液结晶。另外由于 B 液的主要成分是碳酸氢钠,化学成分不够稳定,容易在曝晒及强烈振动过程中分解。分解后的 B 液中含有大量的碳酸根,在透析液的稀释过程中遇到 A 液中的钙镁离子会产生沉淀,影响透析液的电解质浓度,并会干扰透析机的正常运行。因此如果采用 B 粉统一在透析中心(室)配制时,应现用现配。

控制搅拌时间不宜过长、搅拌力度不宜过强,以保证 B 液成分稳定。寒冷季节可以对配液用水适当加热,温度一般不超过 25 ℃。但应注意避免加热装备带来离子污染,以及用电安全等问题。每天将剩余的碳酸氢盐浓缩液彻底排放。遵循相关规范或配液设备生产厂家的建议,及时对配液桶及储液桶进行有效消毒,消毒结束后为避免消毒液残留,应检查消毒液的残余浓度在安全范围内。

四、透析液的标准

透析液是一类有多种离子和非离子物质的溶液,具有一定的渗透压。关于透析液,国家发布了 2 个医药标准:YY0572 透析用水和 YY0598 血液透析及相关治疗用浓缩物。因为透析液中的主要成分是水,所以,关于透析用水的相关化学污染物检测和生物学污染检测,适用于对透析液进行检测。透析液直接参与血液透析治疗,能起到充分清除体内代谢废物,提供机体正常代谢所需要的物质(如葡萄糖等)并能维持电解质及酸碱平衡的作用。血液透析液中不能含有毒物质、致热原、重金属等对机体有害的物质。透析液的电解质浓度和正常血浆中的浓度相似,略有不同。由于尿毒症患者普遍存在高钾和酸中毒,因此透析液中钾离子的浓度低于正常值;碳酸氢根高于正常值。透析液的渗透压应与血液渗透压相近。几种市场常见的透析机标准配方[使用 A、B 浓缩液(粉)混合稀释后的透析液电解质浓度(表 11-4)]。临床医师还可以根据患者情况,实行透析液个体化治疗方案。透析液生物污染标准根据治疗方法而有不同(表 11-5,AAMI2012)。

表 11-4　透析液电解质浓度(mmol/L)

适用机型	Na$^+$	K$^+$	Ca^{2+}	Mg^{2+}	Cl$^-$	HCO$_3^-$	CH$_3$COO$^-$	C$_6$H$_{12}$O$_6$
金宝机 D360 方	A:75	2.0	1.75	0.5	A:82	35	4.0	
1:1.83:34	B:65				B:26			
日装机、贝朗机	A:109	2.0	1.5	0.50	110	29	8.0	1 g/L
1:1.226:32.774	B:29							
费森尤斯	A:103	2.0	1.75	0.5	109	35	3.0	
1:1.225:32.775	B:35							
尼普洛机	A:108	2.0	1.5	0.75	108	30	8.0	1 g/L

适用机型	Na$^+$	K$^+$	Ca^{2+}	Mg^{2+}	Cl$^-$	HCO$_3^-$	CH$_3$COO$^-$	C$_6$H$_{12}$O$_6$
1:1.83:34	B:30							
东丽机	A:105	2.0	1.75	0.75	106	30	8.0	1 g/L
1:1.225:32.775	B:30							

表 11-5　选择不同治疗方法的透析液标准(AAMI2012)

分类	微生物含量(CFU/mL)	细菌内毒素(IU/mL)
普通透析	<100(50)	<1(0.25E)
高通量透析	<0.1	<0.003(0.001 J)
血液(透析)滤过	<0.03	<10^{-6}

五、透析用水的质量监测

为了保证反渗透装置的正常运行,保证透析用水的产水品质,操作者应全面加强对水处理系统运行状态的监控和记录。

(一)预处理

1.过滤器

前过滤器主要保护前级泵,根据压差更换,过滤器入出口压差超过 10 psi(1 psi=6.89 kPa),就需要更换。后过滤器,也称保安过滤器,一般 1 个月更换 1 次。

2.药用碳罐

药用碳罐性能监测应在每天(班)治疗开始之前检查。检查标准是总余氯<0.1 mg/L;余氯测量透析室一般采用简单易行的比色分析法。它通过试剂与有效氯经过化学反应生成有色物质,根据这一物质颜色的深浅来比较浓度的大小。如果比色超标必须终止治疗,直到问题解决。建议设置双罐串联结构,在双罐中间取样检测,在前一个药用炭失效时,后边第二个药用炭应每小时取样检测一次,并尽快更换前一个药用炭的滤料。目前有的厂家推出在线残余氯连续监测技术,可供使用。发现不可预料的残余氯突然升高时报警。另外为防止填料板结降低效率,应设定合适的反冲周期。

3.树脂罐

用于去除原水中的钙镁离子。每天透析结束后在树脂罐出水口取样检测,硬度应<17.22 mg/L。树脂再生的效果与吸入盐水浓度和总量相关。应提供足够的、稳定的供水压力,确保射流器吸入的饱和盐水量足够。硬度超标如果不能通过缩短再生周期的方式解决,就必须更换填料。虽然反渗膜也有去除钙镁离子的能力,但是原水硬度超标会使反渗透膜使用寿命缩短。

(二)反渗透装置及供水

1.反渗透膜

反渗透膜是水处理的核心元件,其检验标准就是反渗水的化学污染物和生物学污染物。我国 YY0572-2005 标准中规定了透析用水化学污染物的质量透析用水的最高微量元素的含量,我国卫生和计划生育委员会发布的标准化操作流程(SOP)要求每年应检测一次。这些离子在反渗水中也可以用电导率度量。但水处理电导率的数值并不能用于判断透析用水化学污染物是否合格。单纯的查看反渗水的电导率并持续记录,有助于使用者了解水处理水质的变化规律和变化趋势。由于温度影响反渗膜的产水量,因此反渗水的电导度随水温变化。如果发现电导率的突然变化或短时间内持续升高,须引起操作者的高度重视,可能原因有预处理系统失效、膜的污染及破裂。应及时分析原因并采取补救措施,避免反渗透膜性能急剧下降而最终必须更换。必要时,重新检测透析用水的化学污染物。

反渗透膜的离子清除率一般在 98% 以上,如果由于原水中某种元素的含量非常高,通过一级反渗透不能达到透析用水标准,就必须要使用双级反渗透。很多双级反渗透设备在说明书上都会提示,双级反渗透可以单级使用。但是前提是要做每个单级的水质化学污染物检测,单级水也必须符合要求,否则不能单级运转;即使可以单级使用也仅应用于应急方案,因为双级反渗透的任何一级的浓水回收率都是和独立单级不同,长时间使用可能会对设备造成不可逆的伤害。

2.生物污染物

虽然理论上认为,通过反渗透技术处理过的水可以清除细菌、病毒、内毒素等,但是水处理在运行过程中受诸多因素影响,无法杜绝生物污染。生物污染是膜材料、流体流动参数(如溶解物、流动速度、压力等)和微生物间复杂的相互作用的结果。黏附是饥饿幸存的微生物求生存的方式,黏附的结果是生成十分复杂的微生物薄膜,并不断释放内毒素,从而污染透析液。透析液中的内毒素会通过透析膜进入血液,导致患者致热源反应。而少量的内毒素进入人体虽然不足以立刻出现明显反应,但会引起患者体内炎性介质和细胞因子的增加,成为一些透析常见的慢性并发症的重要原因。由于生物薄膜陈化后去除的难度很大,因此快速反应可以节约大量的精力。AAMI 标准中建议细菌培养结果 >50 CFU/mL 时必须采取干预措施。过氧醋酸类的消毒剂是比较通用的,浓度为 0.2% 左右。市场上也有专用于反渗膜的商品消毒剂,在消毒的同时还有清洁的作用。然而由于目前很多医院采用用于培养致病菌的血琼脂平板之类的富营养培养基和方法来培养透析用水和透析液中的细菌,造成有些时候我们的细菌培养结果得不到正确的反馈信息,会低估透析用水和透析液中的真正的细菌数量。而结合内毒素的监测更有意义。培养应使用 YY0572 推荐的膜过滤技术,滤过 500~1 000 mL 透析用水,接种于如 R2A 这样的低营养琼脂培养基上,28~32 ℃下培养 5 天或更长时间。国内也有一些研究通过适当提高温度、缩短时间来改进 EBPG 建议的方法从而更方便临床使用。例如使用 R2A 培养基、37 ℃条件下培养 48 小时。

定期的消毒是必要的保障手段。消毒方法、消毒剂的使用与膜材料相关,应参照设备的使用说明书进行。

3.反渗水输送

为了降低透析用水的生物学污染,一些品牌的反渗机设计增加细菌过滤器。细菌过滤器应参照说明书规定更换,否则可能会成为附加的污染源。也有些设计在反渗水出口位置加装紫外线消毒灯,虽然细菌被杀死,但仍然可能会发生透析用水的内毒素超标。传输管道应设置为直供式循环回路,即使没有透析机在使用,也要定时启动以保证管道内的反渗水流动,抑制细菌在管道内繁殖及生物膜的形成。同时还需要进行预防性消毒。除常规化学消毒外,目前市场上很多品牌的水处理设备具有膜或管路热消毒功能,与化学消毒相比更加方便,因而可以更频繁地进行输送管路的消毒。

六、透析液的质量监测

透析液的质量主要从电解质浓度和生物污染 2 个方面监测。

(一)电解质浓度

所有透析机都是利用电导度来监视透析液浓度,并将电导度换算成钠离子浓度反馈给操作者,但是通过取样检查实际的透析液电解质浓度是必要的。透析液在采样时,应对样本做出标记:如机器编号、采样时显示浓度等。否则化验结果无法和样本、机器对应,失去参考价值。实验室的化验结果也可能存在一定的偏差范围。国家行业标准 YY0598 规定的离子检测方法适用于浓缩液生产厂家。医院的一些针对血液中的离子化验设备,用来化验透析液得到的结果也会有一定程度的偏差。另外在采样时使用了可调钠程序也会使测得的透析液离子浓度偏离预设值。总之,参照化验室的检测结果,透析工程师应核对浓缩液及透析机混合配比是否正确,并定期校准。必要时,可用生理盐水作为参照物同时送检来验证化验结果。

(二)生物污染

在一般情况下,细菌无法通过透析膜,所以,国家标准的要求中透析液并不是绝对无菌的,允许<100 CFU/mL。透析液中的细菌来源主要有两个方面:透析用水和浓缩液。由细菌产生的内毒素及其片段可以通过透析膜,是产生生物污染相关不良反应的主要原因。当透析液细菌培养超过 50 CFU/mL 时需要检查反渗膜出水、透析机入水、浓缩液 A、浓缩液 B、透析液以及容器等部位,用排除法来确定出现问题的主要部位,便于临床有针对性地制订解决方案。参照卫生和计划生育委员会所制定的 SOP 的要求,每个月应对反渗水及透析液的细菌含量进行监测,每 3 个月监测内毒素检测。内毒素和细菌培养的样本采样时,应避免采样干扰。有些品牌透析机在透析器快速接头的管路上,有硅胶帽型采样口,可以通过外表消毒针刺采样的方式采样。但是这种采样口多次采样后,可能会有泄漏,必须定期更换。还可以在透析器的快速接头处采样,但是应掌握取样技巧避免再污染。最好使用内毒素检测专用采样工具。

随着透析技术的发展,越来越多高通量透析器应用于临床,并取得了很好的疗效。而容量控制的透析机在超滤率较小、高通量透析情况下反超是不可避免的,也就是说产生了从透析液侧到血液侧的对流现象,相当于一定剂量的血液透析滤过(HDF)后稀释。因此对透析液的质量控制也提出了更高的要求。超纯透析液应运而生,对延缓血液透析患者的并发症,提高生活质量起到了积极的作用。普通的低通量透析时,要求透析液细菌含量不超过 200 CFU/mL,内毒素不超过 2 EU/mL;当进行没有置换液的高通量透析时,要求透析液细菌含量不超过 0.1 CFU/mL,内毒素不超过 0.03 EU/mL;当进行血液滤过和血液透析滤过时,要求置换液达到静脉输液标准,即细菌数不超过 0.03 CFU/mL,内毒素不超过 10^{-6} EU/mL。

(张金燕)

第四节　影响透析效率的因素

血液透析中影响溶质清除效率的主要因素有血流素、透析液流速、透析器性质及效能、溶质分子量及浓度梯度。

一、血流速

随着血液流速的增加,透析弥散清除效率也相应会增加,但是二者并不是线性关系,即血流增加到一定程度后,对溶质的清除效率增加会变缓。如在透析液流速不变情况下,当血流速从200 mL/min增高至400 mL/min时,对尿素的清除率仅能增加30%～40%。对于正常体型的成人,通常血液流速设置为200～300 mL/min,美国血液透析患者常可以到达400～500 mL/min。在一些特殊的透析情况下,血流速可能会降低至＜200 mL/min。如为了避免透析失衡,刚进入血液透析患者的诱导透析中常把血流速设置为150～200 mL/min。在透析时间明显延长的情况下,如CRRT以及日间延长的透析等模式时,血流速也会相应降低。

二、透析液流速

通常设置的透析液流速为500 mL/min,低于此值会使透析效率降低。透析液流速进一步增加会增加溶质清除效率,但是效果有限,并且要求血流速也达到一定的较高范围。如在用高效透析器进行透析时,如果血流速设置在350 mL/min以上,将透析液流速从500 mL/min提高到800 mL/min,仅可以使尿素清除率大约增加12%。与降低血流速一样,在夜间透析、延长的日间透析或持续性肾脏替代治疗模式时,因为透析时间延长会增加透析溶质清除率,这些情况下可以相应降低透析液的流速。新开始透析的患者在诱导透析时可以将透析液流速设置为300 mL/min,以避免失衡综合征。

三、透析器性能

透析器效能直接影响透析效率。在血流速与透析液流速相同情况下,使用较大膜表面积、壁薄、孔径大、透析液与血液能充分接触的透析器可以获得更高的溶质清除率。

通常来说,由于各种透析器对水溶性小分子毒素(如尿素)的弥散效率都很高,通过增加膜表面积即可提高小分子毒素的清除效率。如果通过合理地提高血流速和/或透析液流速仍然不能使患者尿素清除达标,则可以选用透析膜面积更大的透析器来进行治疗。

透析器的通量反映对水的清除能力。高通量透析器对弥散作用没有太大提高,即小分子溶质清除影响不显著,但是高通量膜孔径增加可以使对流效率及对流清除溶质的分子量阈值大大提高。

四、溶质分子量

(一)弥散

溶质分子量影响分子热运动的速度。分子量越小的溶质运动越快、弥散越快。随着分子量增加,溶质分子热运动的速率下降、与膜碰撞的概率减低,弥散效率也随之下降直至消失。即使用了更大孔径的透析膜,中大分子溶质也几乎不能通过弥散清除。常规低通量透析以弥散为主要毒素清除方式,可以较好地清除分子量＜500 Da的小分子水溶性毒素。如血液通过透析器后,尿素(MW60)可以清除75%,肌酐(MW113)可以清除60%。分子量大于1 000 Da的毒素弥散清除显著降低,如维生素B_{12}(MW1355)的清除仅为25%。中分子及大分子毒素则完全不能清除。

(二)对流

分子量还影响到对流时的溶质通过膜的阻力,分子量越大、阻力越高,清除效率越低。但是对流比弥散可以清除更大的分子。对于分子量较大、弥散不能清除的溶质,可以通过对流清除,如菊粉(MW5200)。当溶质分子量增加至大于透析膜孔径时,β_2微球蛋白(MW11818),即使对流也不能清除这些溶质。这时可以采用膜孔径更大的高通量透析膜来满足特定溶质清除需求,可以很好地清除分子量 50 000 Da 以下的溶质。

五、溶质蛋白结合率

由于透析膜不能透过蛋白质,或仅能通过少量清蛋白,因此蛋白结合率会明显影响溶质的清除。高蛋白结合率的毒素不宜被常规透析清除,常在体内蓄积导致透析长期并发症。蛋白结合的溶质清除率除了受上述因素影响外,还取决于其在血浆中的游离浓度以及与蛋白的解离速度。蛋白结合率高、解离速度慢的溶质用常规透析方法清除非常有限,在紧急情况下如高蛋白结合率的药物中毒时,通常采用吸附材料如药用炭、吸附树脂来进行清除。

六、超滤量

由于对流方式清除溶质仅伴随着超滤而发生,而对流是中分子毒素的主要清除方式,因此超滤量主要影响中分子毒素的清除率,对小分子毒素的清除也会轻度有影响。增加超滤量可以增加对流清除。用传统的低通量透析器进行血液透析时,每次透析中超滤量等于患者透析间期增加的体重,为 1~4 kg,对流清除非常有限,并且膜孔径小基本不能清除分子量较大的溶质,导致 β_2 微球蛋白等中分子毒素在体内蓄积及相关并发症的发生,并可能会增加患者的死亡率。为了增加中分子毒素的清除,使用膜孔径更大的高通量透析器,并通过透析管路向血液中注射置换液,同时等速将与置换液相同体积的液体经透析器超滤出来的技术-血液滤过技术,可以数十倍地增加透析中的超滤量,从而较好地清除中分子毒素。使用高通量透析器进行的血液透析,由于透析中存在反向超滤现象,因此在没有补充置换液的情况下也使实际通过透析膜的超滤量明显增加,从而也可以明显增加透析时中分子毒素通过对流方式的清除。

(常伟英)

第五节 诱导透析和高通量透析

一、诱导透析

用非透析疗法无法维持肾衰患者生命时,即可考虑透析疗法。血液透析过程可导致内环境的剧烈波动,需要进行几次低效率透析,使患者适应血液透析过程,并逐渐过渡到常规透析,这个使患者适应的低效率透析称为诱导透析,这个时期称为诱导期。

(一)诱导透析前准备

开始透析前必须先了解病情、询问患者症状、各种化验检查数据。根据对患者的全面了解,综合分析,制订出透析诱导方案。

(二)诱导透析方案

在透析过程中,由于水溶性溶质丢失导致血浆渗透压明显下降,而细胞内液、脑脊液渗透压下降缓慢,形成血浆与其他体液之间的渗透梯度,导致体液向细胞内液和脑脊液重新分布,可形成脑水肿和颅内高压。临床上可出现恶心、呕吐、头痛、血压增高、抽搐、昏迷等所谓"失衡综合征"表现。诱导的目的是通过降低透析效率,增加透析频率,使血浆渗透压缓慢下降,使机体内环境有平衡适应过程,减少不良反应,患者逐渐耐受透析过程。

(三)诱导应包括以下措施

1.使用小面积低效率透析器

使用面积为 $0.7\sim0.8$ m² 空心纤维透析器,血流量 $100\sim150$ mL/min,也可适当减少透析液流量。

2.多次短时透析

首次透析最好 2 小时,次日再透析 3 小时,逐渐过渡到规律透析。

3.增加血浆渗透压

透析中主要由于尿素等溶质的排除导致血浆渗透压下降,如果同时输入一些对人体无害的渗透性物质,即可以补偿由于尿素的下降所造成渗透梯度变化。

4.选择适当的血液净化方法

对氮质血症显著和病情严重的患者,或心血管功能不稳定的老年患者,对接受血液透析难以耐受者,可以考虑用血液滤过或腹膜透析作为过渡,病情稳定后再转为常规血液透析。

二、高通量透析

(一)高通量血液透析的定义

应用高通量透析器在容量控制的血液透析机上进行常规的血液透析即为高通量透析(HFHD)。透析器的超滤系数[Kuf<10 mL/(mmHg·h)]称为低通量透析器,Kuf>20 mL/(mmHg·h)称为高通量透析器。HFHD 与常规维持性透析相比,小分子物质的清除效果与普通透析相同或相似,对以 β_2 微球蛋白为代表的中大分子物质的清除增加。

(二)高通量血液透析的临床研究

近年来经多项临床研究表明,HFHD 可保护残余肾功能;因有效清除 β_2 微球蛋白,从而可延迟透析相关性淀粉样变;改善透析患者的慢性炎症和营养状况;减少血脂代谢紊乱;降低MHD 患者心脑血管并发症的发生;降低患者死亡率。由于 HFHD 可减少长期血液透析所致的各种并发症,故对 MHD 患者的生存率及生活质量有明显改善。

(三)使用高通量血液透析的注意事项

1.透析用水和透析液

低通量透析、无置换液的高通量透析、血液滤过和血液透析滤过对透析用水的品质要求不同,要定期进行透析液的检测。普通的低通量透析时,要求透析液细菌含量不超过 200 CFU/mL,内毒素不超过 2 EU/mL;当进行没有置换液的高通量透析时,要求透析液细菌含量不超过 0.1 CFU/mL,内毒素不超过 0.03 EU/mL;当进行血液滤过和血液透析滤过时,要求置换液达到静脉输液标准,即细菌数不超过0.03 CFU/mL,内毒素不超过 10^{-6} EU/mL。

建议使用双反渗超纯水,确保透析液化学污染物达标。为保证透析用水和透析液的质量,保证无致热源,建议透析液要直接使用浓缩液原液,且保证使用时要在浓缩液桶上加盖,以避免被细菌污染。碳酸氢盐浓缩液原液开封后应当天使用,避免细菌生长。建议使用超纯透析液,在透析液进入透析器前加装细菌和内毒素滤器,以阻挡可能从反渗水或浓缩液中而来的致热源。

2.反超滤

反超滤是指透析液在压力作用下对流到血液侧。在透析过程中,血液进入透析器从入口到出口压力逐渐降低,透析液流动方向与血液反之,压力也是从入口到出口逐渐降低。虽然透析器血液侧总体压力要高出透析液侧,但由于 HFHD 透析膜孔径较大、Kuf 高,在血液出口处,透析液侧压力要高于血液侧,即出现了反超滤。若透析用水和透析液无法保证质量,内毒素或其片段即可进入人体,轻者可引起微炎症状态,严重者可引起致热源反应。

3.严格遵守透析机内部水路的消毒规程

根据需要,严格按照透析机制造商的说明完整地进行消毒程序,不可简化流程。在透析机内部水路、反渗水管道进行消毒后,要保证消毒剂无残留。

4.必须使用自动容量控制型血液透析机

由于 HFHD 膜孔径大、Kuf 高,微小的压力变化都可导致脱水速率的巨大改变快速脱水或液体快速进入患者体内。

(郭双双)

第六节 单纯超滤和序贯透析

一、单纯超滤

单纯超滤指血液引入透析器后,不用透析液,单纯依赖增加负压,扩大透析膜跨膜压力差达到清除体内水分的目的。单纯超滤与常规透析时超滤不同,前者是依赖于静水压梯度和跨膜压差达到单纯超滤脱水,不进行透析;后者超滤系在透析的同时进行超滤,它除依赖于静水压梯度外,尚取决于透析液的渗透浓度。单纯超滤与血液滤过也不同,后者一次超滤出液体 18～20 L,并同时从静脉径路内补充置换液;而单纯超滤是单纯清除 1～3 L 水分以减轻体液过多或以控制心力衰竭为目的,一般不需补液,由于超滤量相对少,不能满意清除潴留的溶质和纠正代谢性酸中毒,而体内丢失氨基酸、激素等显著少于血液滤过。

(一)方法

单纯超滤法的操作简单,将中空纤维透析器直立,动脉端朝上,透析液侧出口孔用橡皮塞封紧,透析液入口孔连接在负压瓶上(上有刻度),后者连接负压泵,当血液引入透析器时启动负压泵,以增加跨膜压差,液体依赖静水压梯度而被超滤入负压瓶内,一般用负压 2.7 kPa(20 mmHg);亦可使用透析机上配有的单纯超滤系统进行透析。1 小时可超滤水分 1 200～1 500 mL,共 1～2 小时。负压的大小应根据患者体液潴留多少、心力衰竭程度、血流量、个体耐受情况及透析膜耐压差等因素而定。

(二)临床应用

1.对中小分子量物质和水的清除

单纯超滤系血浆水在跨膜压力作用下通过半透膜被清除出体外,在这一过程中,血浆水中小于膜孔的溶质分子也随水分一起被动地被清除,但因单纯超滤清除体内水分1～3 L,以减轻体液过多或控制心力衰竭为主要目的,由于超滤量较少,随水分被清除的溶质和中分子量物质有限,不能达到有效清除氮质、钾离子和纠正酸中毒的目的,如在单纯超滤前或后进行弥散透析,则可达到此目的。

2.对血流动力学的影响

单纯超滤为等张性脱水。其次,单纯超滤时血浆去甲肾上腺素及血浆肾素Ⅱ的含量均显著上升,此可能是单纯超滤不易发生低血压的原因。

3.适应证

单纯超滤法能迅速有效地清除体内过多水分,在1～2小时内控制或改善心力衰竭症状,疗效确切,操作方便,不良反应少。因此,本疗法最适用于下列情况。①尿毒症性急性肺水肿或严重充血性心力衰竭的急救。②维持性血液透析的尿毒症患者,未能满意控制体液潴留者。③常规透析易发生低血压者。④老年患者、心血管状态不稳定者。⑤肾移植术前准备:有体液潴留的受肾者,术前超滤净脱水2～3 L,以减轻心脏负荷能力,增加术中快速补液的耐受能力。

4.不良反应

(1)低血压:单纯超滤一般安全可靠,但过度或过快超滤脱水亦可发生低血压。

(2)心脏骤停:对重危患者,特别对终末期尿毒症患者伴心脏明显扩大或严重心力衰竭和急性肺水肿者,要掌握超滤量与速度,注意透析低氧血症的发生和程度,重危患者用单纯超滤纠正心力衰竭后不要立即转为弥散透析,以策安全。在整个治疗过程中仍应严密观察血压、心率和呼吸,以防止发生透析意外。

二、序贯透析

常规血液透析系将弥散和超滤两个过程同时进行。序贯超滤弥散透析(简称序贯透析)则是将超滤和弥散两个过程分别进行,即在单纯超滤时不进行弥散透析,只靠增加跨膜压力差,以清除体内水分;在单纯弥散时不用负压超滤脱水,只单纯清除溶质。这样可明显降低症状性低血压发生率,它特别适合于伴有心力衰竭或症状性低血压的急慢性肾衰竭患者的急救。

(一)方法

序贯透析在单纯超滤结束时,撤去负压瓶及泵,将透析器倒置,静脉端朝上,透析器的透析液孔连接到透析液供给装置,继续血液透析3～5小时。当然也可将弥散过程置于超滤之前。目前有行序贯透析的透析机,操作更方便。序贯透析时氮质清除效果与常规透析相同,水分清除多于常规透析,超滤总量也易控制,低血压发生率低,但因弥散与超滤分别进行,故每次治疗时间稍长于常规透析。

(二)临床应用

1.单纯超滤与血液透析的顺序

超滤与弥散透析顺序,视病况决定。一般在有明显体液潴留、心力衰竭时应先行单纯超滤,若有严重高钾血症、代谢性酸中毒时应先行弥散透析,无心力衰竭患者先弥散后超滤,低血压发生率更少。超滤后透析可获得较好的疗效,对少数病例无论先超滤或先透析均易引起低血压,这时应将超滤和血液透析隔时分开进行,以免透析不良反应的发生。

2.序贯透析适应证

序贯透析后体内潴留的氮质下降和二氧化碳结合力的上升均较单纯超滤显著,故除了急救

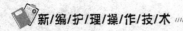

目的或垂危病例不宜透析者外,凡能耐受单纯超滤的体液潴留尿毒症患者均可选择序贯透析,这样既能清除水分控制心衰症状,又能达到清除体内代谢废物、改善尿毒症症状的目的。

(黄秀花)

第七节　持续肾脏替代治疗

一、定义

持续肾脏替代治疗(continuous renal replacement therapy,CRRT)是近年来血液净化治疗技术的一项重要发展,它不仅使急性肾损伤及多脏器衰竭的治疗出现了新局面,也为其他危重患者的救治带来了新途径。实际临床应用范围已远远超出了肾脏病的领域。具体指持续肾脏替代治疗是采用每天持续 24 小时或接近 24 小时的一种长时间连续的体外血液净化疗法以替代受损的肾功能。

根据治疗模式的不同,常用的 CRRT 技术有以下几种。

(一)连续性动(静)静脉血液滤过

连续性血液滤过是 CRRT 技术中首先描述的,它是一种以对流为基础的血液净化技术。当血液流经血滤器时,在血液与超滤液之间有一跨膜压梯度,使血液中的水分经高流量膜过滤出来。当水分通过膜时,一些小的及大中分子物质可随水的流出而被清除,同时,可经滤器前或后补充置换液(平衡的电解质溶液)来补充超滤液的丢失,使体内液体相对平衡但是又能达到相对大量的超滤及超滤带来的对流清除。

(二)连续性动(静)静脉血液透析

连续性血液透析是 CRRT 技术中以弥散为基础的血液净化技术。当血液流经透析器时,在血液与透析液之间存在溶质的浓度梯度,使血液中的一些小分子水溶性物质向透析液中弥散。而水分的清除靠施加在透析液侧的负压造成的跨膜压来完成。

(三)连续性动(静)静脉血液透析滤过

在连续性血液滤过的基础上,在滤器膜外侧运行透析液,是透析与滤过的结合。但因设置及操作更复杂一些,不如连续性血液滤过和连续性血液透析应用普遍。

(四)缓慢连续超滤

SCUF 也是 CA(V)VH 的一种类型,不同点是不补充置换液,也不需要透析液。主要机制是超滤脱水来降低容量负荷,对溶质清除很少。

(五)缓慢低效透析

也称为"延长的每天透析"(extended daily dialysis,EDD)。它不是持续 24 小时的治疗,但每天透析治疗时间为 6～8 小时或更长一些,采用较低的血流速和透析液流速。它不仅有利于体内毒素及过多水分的清除、维持血流动力学的稳定性,减少肝素的用量及出血的危险,还可使患者夜间得到休息。可采用 CA(V)VH 或 CA(V)VHDF 模式。

二、临床适应证

(一)连续性动(静)静脉血液滤过

对于存在严重水潴留并且血流动力学不稳定的患者,特别是需要清除大中分子物质时,此方式可以在保证血浆渗透压相对稳定的前提下,缓慢脱水和清除毒素。

(二)连续性动(静)静脉血液透析

对于存在较高尿毒症毒素水平伴水潴留和高分解代谢的患者,该方法可以较快地清除小分子毒素,维持水电解质和酸碱平衡。

(三)连续性动(静)静脉血液透析滤过

当患者既需要清除大中分子物质也需要清除小分子物质的时候,可采用此方法,但需要的置换液和透析液累计量会很大,且比较老式的设备可能不具有此功能。

(四)缓慢连续超滤

适用于液体潴留突出者,毒素水平不高,或者每天需接受大量的液体输注,如药物治疗及营养物质的供给的患者。

(五)缓慢低效透析

适用于以小分子毒素蓄积为主和水潴留不很严重的患者,或者每天需要补充一定量的药物和液体,生命体征相对还稳定但不能耐受常规血液透析的患者。

不同的 CRRT 技术模式有着各自的特点,医师应该根据患者的具体情况和所在单位的技术条件,灵活选择。即使是同一例患者,根据治疗过程中的病情变化,也可选择不同的方式。

CRRT 技术问世至今,其临床使用范围越来越广,已经超出肾脏病范畴,成为整个危重症医学领域的不可缺少的利器。

CRRT 的临床适应证可以归纳为以下几种类别。

(1)各种原因造成的急性肾损伤并伴有:①血流动力学不稳定;②外科手术后(心脏、肺、肝等);③心肌梗死;④败血症;⑤肾病综合征;⑥其他并发症:心衰、脑水肿、高分解代谢。

(2)慢性肾衰竭合并:①急性肺水肿或者肺部感染并伴有呼吸衰竭;②尿毒症脑病或者脑血管疾病并有严重的神志障碍;③心肌梗死或心力衰竭需要行心脏监护治疗;④其他原因导致的血流动力学不稳定。

(3)肾脏病以外的一些领域:①多器官功能障碍综合征;②全身炎症反应综合征;③ARDS;④挤压综合征;⑤乳酸酸中毒;⑥急性坏死性胰腺炎;⑦慢性心力衰竭;⑧肝性脑病;⑨药物或毒物中毒;⑩严重液体潴留;⑪需要大量补液;⑫电解质和酸碱代谢紊乱。

三、血管通路的选择

CRRT 技术在问世之初,因为多属于紧急抢救手段,且受设备及环境条件制约,很多人采用动静脉分别插管作为血管通路,利用动静脉之间的压力阶差驱动血液流动,不需要电力驱动的血泵,这也是命名上 CAVH、CAVHD、CAVHDF 等名称的由来。随着设备的进步,人们多采用两根静脉插管作为血管通路,并由电力驱动的血泵控制合适的血流量,大大提高了安全保证,因此,动静脉分别插管的方式已经几乎没有人使用。但在一些极其特殊的场合,比如没有电力供应,没有现成的设备甚至血泵,动静脉分别插管仍有可能是唯一的选择。

随着单根双腔中心静脉导管的广泛普及,利用双腔静脉导管作为 CRRT 的血管通路已经成为目前国际上最广泛使用的手段。因此,目前的 CRRT 技术的命名,基本上都是 CVVH、CVVHD、CVVHDF 等。

目前双腔中心静脉留置导管有两种,一种是不带有涤纶套、不需要建立皮下隧道的导管,简称临时导管;一种是带有涤纶套和需要建立皮下隧道的导管,简称长期导管。根据目前的一些国际上的指南,临时导管留置时间一般仅为数天,如颈内静脉临时导管留置时间一般建议为 1 周,最长不超过 3 周。股静脉临时导管仅适用于卧床患者,留置时间不超过 1 周。长期导管的留置时间则可有数天到数月不等。

CRRT 作为一种紧急的救治措施,通常治疗的时间不超过 2 周,基于此观点,KDIGO 指南建议使用临时导管作为 CRRT 的首选血管通路。如果患者已经留置有长期导管,可用来做CRRT。如果急性肾衰竭患者,且预计肾功能不可能恢复,可使用带涤纶套的导管,以给后期建立的自体动脉静脉内瘘一个成熟期。

中心静脉双腔导管的留置部位,首选为双侧颈内静脉,如果考虑到患者将来有可能转为维持性透析,颈内静脉插管的部位要选择在未来打算做瘘的肢体的对侧。当颈内静脉不能选择时,次选的静脉是双侧股静脉。锁骨下静脉要作为最后的选择,因为此部位发生中心静脉狭窄机会最高。

成年人中心静脉临时导管的直径一般为 11～13 Fr,颈内静脉导管的长度为 13～16 cm(右侧稍短,左侧偏长),股静脉导管的长度为大于 19 cm,锁骨下静脉的长度为 14～16 cm。

对于已经有成熟的动静脉内瘘的患者,CRRT 是否可用动静脉内瘘作为血管通路目前没有指南和建议。多数人不建议使用动静脉内瘘,这是因为 CRRT 的治疗时间通常是常规血液透析的数倍。用于动静脉内瘘的穿刺针需要留置的时间会很长,可能造成患者不适、不好护理且很容易造成内瘘的损伤、停止治疗后的压迫止血也存在一定的难度。

四、选择透析器(血液滤过器)

CRRT 治疗的模式有很多种,患者的病情差别也很大。因此,在透析器(滤器)的选择上可以有很多种方案。

对于以清除大中分子物质为主要目的的治疗,多选用高通透性滤器,此时往往使用对流的原理,单位时间大量的液体要进行跨膜转运,滤器的通透性和超滤系数要大,生物相容性要好。有些材料的滤器,膜材料还具有对一些炎症介质的吸附功能(如 AN69 膜),可以增加炎症介质的清除,因此多用在炎症状态明显的患者,比如败血症、重症胰腺炎等。

对于炎症状态不明显、以小分子物质清除为主,可以利用弥散的原理,采用 CVVHD 的模式,甚至采用缓慢低效率透析模式。此时可以使用常规的普通低通量透析器或者高通量透析器。此类透析器价格低廉,方便得到,对于纠正严重的酸碱平衡紊乱,水电解质紊乱效果已经足够。

CRRT 的特点是长时间缓慢的清除毒素和水分,不太追求单位时间的清除效果,因此膜面积的选择一般不必太大,成年人通常 0.8～1.3 m² 即可。

五、透析液和置换液

CRRT 设备大多数采用袋装置换液和透析液,而且两者为同一成分。如同常规血液透析,碳酸氢盐置换液/透析液具有最佳的生物学性能,但其中的碳酸氢盐和钙离子会产生沉淀,目前国际上仅有少数几种成品置换液解决了这个问题,国内还没有完美解决这个问题的成品,仍需要在使用前临时配制或者采用另外的通路分开输注碳酸氢钠和钙。乳酸盐置换液成品可以长期保存和运输，使用也简单方便，但对于肝脏功能不全和乳酸酸中毒的患者，使用上有所禁忌。

腹透液的基本成分和乳酸置换液（透析液）相似，但制剂标准是只能用于透析模式，不能作为置换液直接入血。因此，在一些确定只使用低通量透析器进行 CVVHD 的场合，可以使用腹透液代替。但腹透液仍存在乳酸盐的问题，一定要注意。

大多数 CRRT 模式都是 CVVH，采用的滤器也是高通透性的膜材料。置换液直接进入血液，即使是 CVVHD 模式，很多透析器采用的也是高通量的透析器或者使用滤器代替，这时透析液通过反超滤在透析器进入血液，因此，置换液/透析液的配制和制剂标准视同静脉输液。在没有完美的成品置换液时，国际上大多数采用 Port 配方。

一个循环包括 4 组。①1 组：生理盐水 1 000 mL＋10％CaCl$_2$10 mL。②2 组：生理盐水 1 000 mL＋50％MgSO$_4$1.6 mL。③3 组：生理盐水 1 000 mL。④4 组：5％碳酸氢钠 250 mL＋5％葡萄糖 1 000 mL。

根据患者血钾情况酌情加入一定量的 15％氯化钾。

如要配成含钾 3.0 mmol/L 的透析液，则每一循环液体中共加入 15％氯化钾 7 mL，平均分配在各组液体中。Port 配方中电解质含量（mmol/L）。①钠离子：143。②氯离子：116。③钙离子：2.07。④镁离子：1.56。⑤碳酸氢根：34.9。⑥葡萄糖：65.6。

此配方是高糖溶液，在糖尿病或血糖不稳定的患者，需要使用胰岛素泵进行调节。

实际使用中，该配方分成 4 组分别输注，特别是在需置换液量很大的时候，很不方便，因此很多改良方案都建议将 3 组生理盐水合并成一组，配方中的 50％MgSO$_4$1.6 mL（国内多用 25％Mg-SO$_4$3.2 mL），15％氯化钾（根据病情调整用量），5％葡萄糖 1 000 mL 也一并加入，成为 4 000 mL 的一袋溶液（3 000 mL 的袋装生理盐水可以容纳）。不同的地方是 5％碳酸氢钠 250 mL 和 10％CaCl$_2$10 mL 只能选其中一种加入。推荐将 5％碳酸氢钠 250 mL 加入，剩下的 10％CaCl$_2$10 mL 可用注射器泵（甚至设备上的肝素泵）由治疗管路的滤器前按照置换液流量的相应速度泵入。这样的好处是不需要额外使用输液泵输注碳酸氢钠，超滤量也不需要额外调整，患者的酸碱状态也不需要经常检查以调整碳酸氢钠的输注速度。

六、置换液补充方案

(一)前稀释、后稀释

在单纯的 CVVH 模式下，置换液补充途径有两种：补充到滤器前叫前稀释（也有叫前置换），补充到滤器后叫后稀释（也有叫后置换）。两种方法各有优缺点。

前稀释的时候，进入滤器的血液被大量的置换液稀释，滤器内部分血液的血细胞比容减少，不容易凝血。但滤器内的血液里各种物质浓度也降低，清除效率下降。后稀释的时候，滤器内血液浓缩，容易凝血，但滤出液物质浓度高，清除效率高。

CVVHDF 模式的时候，有些设备可能不允许在置换液的补充上进行前后稀释的选择。

(二)剂量和预后

早期的 CRRT 治疗，置换液（透析液）的流量相对于当今趋势，都是低剂量。一般的置换液流量为 1 000～2 000 mL/h。这个剂量对于纠正电解质酸碱紊乱和水的平衡是足够的。2000 年 Ronco 等人研究指出对于危重患者，置换液流量与患者的生存相关，高流量的置换液组患者的生存率显著高于低流量置换液组。由此掀起了一阵高流量 CRRT 的热潮。置换液流量一般认为要达到 35 mL/(kg·h)。此研究的对象主要是伴有脓毒血症的外科手术后患者。随后欧洲和美国又进行了更大样本的针对内科疾病监护室患者的 RCT 研究(ATN 和 RENAL 研究),结果却证实高剂量并没有显示出额外的优势。更多的关于剂量和生存率的研究和争论还在进行中,比较共同的观点是认为针对不同的患者,存在一个合适的剂量(治疗窗口),低于和超过这个窗口剂量,可能都是无益的。

目前多数人采用的剂量是 35 mL/(kg·h),可以按照体重计算。曾有人基于常规血液透析的 Kt/V 方法设计过很多繁琐的公式,多数以尿素浓度作为评价 CRRT 剂量的依据,实际临床操作中意义不大。笔者以为,临床上主要是依据治疗的目的。清除小分子物质,置换液 2 000 mL/h 即可;如果患者伴有脓毒血症等炎症状态明显的疾病,通常要给到 3 000~4 000 mL/h 的补液量。如果以清除炎症介质为主要目的的治疗,除了要高流量外,考虑到膜材料的吸附饱和问题,可能还需要6~12 小时更换滤器来保证清除效果。

七、设备

(一)无设备方案

CRRT 技术诞生在血液透析技术之后,最早的临床实践是在不能移动的重症患者床边进行的,当时状态下,没有现成的 CRRT 设备,常规血液透析设备也不可能搬到患者床边,只能采用动静脉插管的方式,利用动静脉的压力差,驱动血液流动经过滤器,产生超滤液,清除患者体内过多的水分和毒素。随着各种成熟的设备问世,这种方法已经淘汰。但改良的无设备方案仍有其存在的价值。当没有现成的设备时,我们可以只使用一个简单的血泵,搭建一套简单的 CRRT 系统,在一些特殊的场合,确实能起到挽救患者生命的奇效。

通过调整输液泵的速度和透析液流出透析器的速度来调整脱水速度。如果使用高通量滤器并将液体更换成输入血液管路,则形成一个 CVVH 装置。

(二)常用设备

目前,绝大多数 CRRT 都是利用专业的设备进行的。这类设备整合了整个治疗所需的治疗剂量、治疗模式、抗凝方案,以及完善的安全监测保护系统。工作人员经过简单的培训即可操作。设备的功能也从早期的 3 个泵标准(血泵、补液泵、出液泵,只能进行 CVVH 或者 CVVHD)发展到现在的 4 个泵标准(血泵、置换液泵、透析液泵、废液泵,可以进行 CVVHDF)。更加先进的设备还配有枸橼酸体外抗凝系统。

八、设定超滤速率

接受 CRRT 治疗的患者,几乎都有容量平衡问题。危重症病情又需要每天大量的各种液体进入体内。多数患者还伴有血流动力学不稳定的状态。因此,不论是哪一种 CRRT 模式,可能都要使用超滤功能。常规的普通血液透析模式(每周 3 次或者隔天 1 次,每次 4 个小时)肯定是不适合这种患者的。研究表明,超滤速度比起超滤总量更能影响患者的血流动力学稳定。

根据既往研究,脱水速度越快越容易发生低血压,当脱水率平均为 0.1~0.2 mL/(kg·min)时的低血压发生率仅为 10%~15%,而脱水率达到 0.5~0.6 mL/(kg·min)时,低血压的发生率达60%~100%。

有人比较了 CAVH、CAVHD 和常规血液透析三种模式对于血压的影响,发现 CAVH(CVVH)对血压的影响最小,甚至还有好的改善作用;而 CAVHD,特别是常规透析,血压的下降最剧烈。

因此,对于血流动力学不稳定的患者,特别是已经有低血压的患者,应首选 CVVH 模式。同时,使用尽可能低的超滤速度。超滤总量要根据患者每天的出入量进行评估,特别是一定要考虑到每天患者液体出入量的正负平衡状态。总之,CRRT 的超滤速度、超滤总量和治疗时间都要结合到一起进行准确计算。

九、抗凝方案

CRRT 治疗是基于体外循环的血液净化技术,因此需要抗凝作为顺利实施的保障。而且 CRRT 的特点又是持续时间长,抗凝本身带来的风险会更大。

(一)肝素

肝素是目前在血液净化领域采用最广泛的抗凝剂,包括普通肝素和低分子肝素。

普通肝素首剂:2 000 IU(16 mg),追加:500 IU/h(4 mg)。监测 ACT,维持在 180~250 秒,试管法凝血时,维持在正常值的 2~2.5 倍。

低分子量肝素由于引起出血的风险较普通肝素低,是目前 CRRT 中使用较普遍的抗凝剂。但因抗 X a 活性并非常规检测,加之个体凝血状况的不同,尚无成熟方案,应用方法有待进一步探讨。通常的经验方法是首剂量:3 000~5 000 抗 X aIU,追加量:开始后 12 小时,每 4 小时追加 3 000~4 000 抗 X aIU,开始后的 12~24 小时,每 6 小时追加 3 000~4 000 抗 X aIU,24 小时以后,每 8 小时追加 3 000~4 000 抗 X aIU。用药过程中应密切观察出血倾向,根据情况可调整剂量或给药间隔,为避免凝血发生,给药间隔期可予生理盐水冲洗。

(二)无肝素方法

CRRT 的治疗时间比常规血液透析要长的多,单纯靠盐水定时冲洗管路来达到顺利完成全程治疗几乎不可能,但当患者存在凝血功能障碍的时候,则有可能持续数小时甚至数十小时的无抗凝剂治疗。近来有些滤器的膜材料可以有一定的吸附肝素功能,在治疗前使用浓肝素溶液冲洗滤器,可以减少全身肝素的用量甚至无肝素治疗,效果还是要依赖于患者自身的凝血状况。至于不具备肝素吸附能力的滤器,浓肝素盐水冲洗滤器的方式效果甚微。

(三)局部枸橼酸盐抗凝

体外抗凝技术是利用一些抗凝剂能被特异性拮抗剂中和的原理,达到仅在体外循环管路产生抗凝效果,而不影响患者体内血液系统的凝血功能来保证治疗过程顺利完成的方案。目前国际上最常用的方法是局部枸橼酸盐抗凝。在血液管路的动脉端输注枸橼酸盐,该物质可以结合血液中的钙离子,从而抑制血液凝固过程,达到管路里抗凝的效果。同时在血液管路的静脉端补充适量的钙离子,使得血液流回患者体内的时候,血液中的钙离子恢复正常,凝血状态也恢复正常,从而不影响患者体内的凝血状态。

具体方法:不论是 CVVH 还是 CVVHD,均应使用无钙低碱基置换液(透析液)。枸橼酸盐的输注:一般使用 4% 枸橼酸钠溶液,按照 140~200 mL/h(有报道认为 17~26 mmol/h)的速度输注在治疗管路的动脉端,血流量一般在 150~200 mL/min,在静脉端输注钙离子,可以使用氯化钙或者葡萄糖酸钙,控制补钙的速度在 2~4 mmol/h。治疗过程中一定要定期监测全身和体外部分的游离钙离子水平。通常可以将体外管路里的游离钙离子(枸橼酸盐输注口之后)控制在 0.2~0.4 mmol/L 左右,而全身(体内部分,可以在外周血管取血,或者在治疗管路的枸橼酸盐输注口之前取血)的游离钙离子水平应该在正常范围。同时还要监测全身的血钠水平和碳酸氢根水平,枸橼酸在体内代谢生成碳酸氢根,因此治疗中应该减少碳酸氢盐的使用量,甚至可以停止使用。具体用量要根据患者血气的结果进行调整。同样,枸橼酸盐可导致高钠血症,也要注意监测和调整。通常这些指标在治疗开始的几个小时应该每间隔 2 小时查一次,稳定后可以 4～6 个小时检查一次。总之要在治疗过程中,保证患者血液里的钙离子、钠离子和碳酸氢根离子的水平在安全范围内。在设定超滤速度时,要将枸橼酸盐的补液速度考虑在内。也有人将枸橼酸盐加入到置换液中,进行前稀释的 CVVH 治疗,来代替从动脉端直接输注枸橼酸钠溶液,仍从静脉端补充钙剂,也可成为局部枸橼酸盐抗凝的方法之一。需要计算好置换液里枸橼酸钠的浓度和置换液输注的速度,保证枸橼酸盐进入管路时的速度在 17～26 mmol/h,好处是可以不必在超滤率中加上枸橼酸盐的补液速度,据报道引起高钠血症和代谢性碱中毒的概率也低一些,但仍需要不断的监测以调整各种溶液的输注速度。

(四)凝血酶抑制物

目前报道的一些凝血酶抑制物,如水蛭素,Nafamostate Mesylate 等,可以用于对肝素不耐受的患者,如肝素诱导的血小板减少症(HIT)患者。但国内尚未见到,且价格昂贵,大规模临床应用尚有待时日。

十、药物清除

危重症患者的救治过程中各种药物的使用会很多,与之同时进行的 CRRT 则会对药物产生不同程度的影响,主要是对药物的清除,可能会导致药物的治疗效果下降。但到目前为止,大多数药物在 CRRT 时的药代动力学资料仍很缺乏,这主要是由于 CRRT 的治疗参数变异很大,各种膜材料对药物的清除和吸附能力也很不同,再加上患者本身的生理病理状态差别也很大(如肝肾功能),因此,用于研究的各种药物动力学模型的计算公式可能并不适用于临床的具体情况。最理想的状态是根据药物在 CRRT 时的血液浓度变化,进行相应的给药剂量和频率调整。但这种方法在大多数临床实践中的可操作性较差,除非一些治疗浓度窗口较窄,毒性较大的药物,我们必须依赖血药浓度不断地进行调整,大多数药物只能参考药物本身的资料,甚至只能依赖临床效果,如各种血管活性药物。对于没有任何有关 CRRT 时剂量调整资料的药物,我们可以参考药物的蛋白结合率。一般认为,蛋白结合率大于 80% 的药物,CRRT 的清除量很小。对于蛋白结合率小的药物,特别是小分子量的药物,CRRT 的清除相当于 GFR15～30 mL/min 的肾脏清除,可供参考。

(杨　梅)

第八节　短　时　透　析

以每周 12～15 小时透析时间为主要特征的标准血液透析已成为最主要的透析方式,但患者几乎每隔一天就要花费白天的一半时间在透析机旁,它不仅给患者的生活和工作带来诸多不便,增加精神压力,而且标准透析仍存在透析不充分问题,故透析界一直在探索由标准透析进一步缩短透析时间的方法和技术,以求提高透析效果和满足透析患者及其家属省时的期望。国外使用数年后发现并发症和死亡率略高于常规血透,故国内目前已很少采用。

一、短时透析的定义和种类

短时透析可将每周透析时间缩短到6～9小时,即由传统的每次4～5小时缩短为3小时或2小时。短时透析要求。①每次透析时间<3小时。②血流速>300 mL/min。③尿素清除率>210 mL/min或>3 mL/(min·kg)。依照采用方法的特点,短时透析可分为以下几种。

(一)高效率透析(high efficiency dialysis,HED)

HED主要通过增加透析膜面积与血流速度来提高溶质(主要是小分子溶质)的清除率。高效率透析器在高血流速下,超滤率小于10 mL/(h·mmHg)时尿素清除率较高,高效率透析器费用较低,常规铜仿膜可在较高的血流速下使尿素清除率达到较高的水平。采用碳酸氢盐透析和超滤控制系统,超滤量相当于治疗时所需的脱水量。

(二)高通量透析(high flux dialysis,HFD)

HFD是应用血液滤过器进行血液透析的一种技术。由于合成的高分子聚合膜具有很高的扩散性能和水通透性,血液与透析液之间有更多的和分子量更大的溶质进行转运,可清除分子量10～60 D的物质,如β_2-微球蛋白。高通量指溶质和/或水高速率通过半透膜从血液侧向透析液侧移动。是否真正属高通量透析取决于所选用透析器膜的超滤系数[需大于15 mL/(h·mmHg)],而非指血液与透析液的流量,当然若同时提高血液与透析液的流速,透析效果会进一步提高。用高通量透析技术,其溶质清除范围大于高效率透析。在净超滤增高时,反超滤及蛋白漏出会带来新的问题。此技术必须在有容量控制超滤的设备中应用,但不需要像血液滤过机那样复杂的设备,不补充置换液。因有可能出现反超滤,还必须保证透析液无菌和无致热原。

(三)血液透析滤过(hemodiafiltration,HDF)

HDF是将间断血液滤过与血液透析相结合的一种治疗方法。HDF结合了弥散和对流两种清除方式的优点,其总清除率比单纯血液滤和血透都高。HDF的超滤量明显大于治疗期间体重的增加量,用后稀释法补充置换液,其目的是使清除的溶质大小与肾小球滤过的溶质大小相当。可以使用与高通量透析相同的滤器与设备。

二、短时透析的技术要求

(一)透析器

用于短时透析的透析器要求面积大(>1.4 m²)、阻力小,即使在血流速为400 mL/min时,血液在透析器内也能保持均匀分布,这样才能充分利用透析膜的表面积,以保持溶质交换。高通透性膜现有的材料分为三类,纤维素膜、非醋酸纤维素膜和高通量膜。三种膜材料均能清除小分子物质,但对于中分子物质,高通量膜的清除率及筛漏系数最高,生物相容性最优。改进的铜仿膜生物相容性明显提高,由于膜的厚度薄(5 μm),水的通透性增加,对中分子物质的通透性提高20%。

(二)血流量

标准血液透析的血流量为200～250 mL/min,短时透析要求血流量增加至300～500 mL/min。最好是事先用超声多普勒进行检查。进行高速体外循环时必须有:①高质量血泵。②短而粗(14～15 G)的内瘘穿刺针。③短的血路管道。④成对的泵管。⑤范围较宽的压力报警系统。

(三)透析液流速

短时透析的透析液流速要求提高到600～700 mL/min,而一般的透析机当透析液流速超过

500 mL/min时,透析液的配制、加温和压力都会出现问题,故应及时检测上述参数。

(四)透析液

进行短时透析时因有一定量的透析液反超滤到血液中,因此要求透析液无菌、无致热原,常用的方法是用滤器过滤透析液。流水线式置换液制备系统利用反渗水与浓缩液混合,经细菌滤器后制成透析液,临床证明该装置经济、安全。用未过滤的透析液透析前内毒素<1 Eu/mL,透析后>10 Eu/mL,而用过滤后的透析液透析前后的内毒素分别<0.03 Eu/mL 和<0.5 Eu/mL,白介素-1 和肿瘤坏死因子用过滤的透析液透析后亦明显降低。

(五)透析液中的缓冲剂

短时透析必须使用碳酸氢盐透析液,否则会导致醋酸盐过度负荷,发生血流动力学与代谢紊乱。此外,血与透析液中缓冲剂的浓度差、置换液中缓冲剂的浓度与输入量、反滤过量和血液的再循环量等均可影响酸碱平衡。

(六)超滤率

短时透析要求准确控制超滤液,以保证患者能耐受治疗。目前的血透机多采用容量或重量超滤控制系统。

(七)肝素

肝素泵必须能在高达 133.3 kPa(1 000 mmHg)的压力下保证精确的功能。若无此条件且治疗时间为 2.5 小时或更少,开始的肝素冲击量应轻度增加而不进行连续性肝素输入。

三、影响短时透析效果的因素

(一)透析效率降低

由于短时透析治疗时间短,若在治疗过程中发生报警、透析液短路、低血压、血管通路障碍等情况,即使时间不长,也会对透析效果产生明显的影响,因此必须认真仔细地监测上述情况。

(二)血流量

当血流量>300 mL/min 时,泵管内径的误差、动脉内的负压及设定错误等均可影响血流量。

(三)再循环

动脉穿刺的远端形成负压,静脉穿刺的近端压力也增高,这样就形成了两个穿刺之间的再循环。再循环对大分子物质的清除率影响较小,对小分子物质如肌酐,清除率可减少至再循环率的3/4。短时透析时再循环量可达 20%,显著降低透析效果。

(四)反超滤

反超滤是指液体由透析液侧流向血液侧。是由于透析器内血液与透析器间的压力差所造成。使用通透性强的透析器,其静脉端的透析液平均压力超过血压,结果透析液反超滤到血液中。反超滤也可以使透析液中的内毒素等致热原进入体内。

(五)低血压

低血压是短时透析失败的主要原因,是由于透析时间缩短,使单位时间内去除体内水分量过多过快,组织液未能及时进入血液,引起患者血管容量缺失而造成低血压。低血压的发生率与超滤量呈指数相关关系,若超滤率>0.7 mL/(kg·min),即每小时 2.4 L,低血压的发生率大于80%,每小时超滤量在 1.5 L 以下时,低血压的发生率小于 20%,因此必须设定透析间期体重增量范围及透析过程中超滤量。

(六)心血管功能

部分患者心脏储备功能欠佳,用标准醋酸盐透析时低血压发生率>50%,改用碳酸氢盐透析低血压亦常发生,此类患者不适宜进行短时透析。

(七)失衡综合征

失衡综合征是由于血-脑屏障两侧的渗透压不平衡,导致水分进入脑脊液。避免失衡综合征的措施首先是透析治疗的强度,即透析第 1 周后血浆尿素氮水平也至少为透析前的 70%~80%;控制超滤量和采用高钠透析液亦为避免失衡综合征发生的重要措施。

四、短时透析的优缺点和适应证

短时透析可采用生物相容性较好的膜,有碳酸氢盐透析液(钠浓度可变成高钠)和超滤控制系统,使患者对透析的耐受性增加,溶质的清除范围更广,不仅能清除小分子和中分子物质,还能清除 β_2-微球蛋白等,减少了血透的长期并发症。同时由于治疗时间缩短,提高了患者的生活质量。但患者在透析期间需要更严格地控制饮食和水钠的摄入。由于血流速高,增加了血液回路出现并发症的危险,血管通路的有效寿命会减少,出现进行性狭窄和再循环。还需要严格控制透析用水和透析液浓缩物的质量,需要高流量透析器及昂贵的设备,使其治疗费用增加。短时透析对血透操作人员的要求更高。

短时透析理论上几乎适用于所有透析患者,但下列情况下最好不要进行短时透析。①不能保证血流速在 300~400 mL/min 的血管通路。②透析间期体重增加过快,达 5~6 kg。③心血管功能不稳定。④营养状况欠佳、体重过低的患者。

(杨　洋)

第九节　血　液　滤　过

血液滤过使用具有良好性能的滤过器,在跨膜压作用下,在 4~5 小时内从体内均匀滤过出水分20~25 L,并依靠输液装置从滤器的动脉端或静脉端同步输入与细胞外液成分相仿的等量或略低于超滤量的置换液。由于模拟了肾小球滤过和肾小球重吸收过程,所以血液滤过是一种更接近于生理状态的血液净化疗法,但超滤液中丢失一定量氨基酸、蛋白质和某些对体内有用的生物活性物质。血液滤过是一个对流过程,它对中分子物质的清除优于血液透析,因滤过量的限制,其对小分子物质的清除逊于常规血液透析。

一、方法

(一)滤过器装置

目前常用的滤过器有瑞典 Gambro 的 FH55、费森尤斯的 F8(聚砜膜)及日本 Toray 的 BK16(聚丙烯酸甲酯膜 PMMA)等。此类滤过膜生物相容性相对好、滤过性能优良、去除中分子量物质多,能负荷的跨膜压力达 66.7 kPa(500 mmHg),每小时可超滤体内血浆水 4~6 L。

(二)调节输液速率平衡控制系统

可自动调节超滤量与补液量平衡,避免血容量不足或过多。动脉端输液(前稀释法)由于血液稀释,可滤过溶质的浓度减低,清除率下降,但非滤过物质不易在滤膜上形成覆盖层,故随着滤过时间延长不至于降低滤液量,滤出量和补入置换液量均增大;而静脉端输液的(后稀释法)主要优点为可滤过物质清除率高,但非滤过物质如蛋白质等易在滤膜上形成覆盖层,致使阻力增加,影响滤液量。目前多使用滤器静脉端的补液法。

(三)置换液成分

补充液体成分应与血浆电解质成分相当。多数使用改良的复方氯化钠溶液,含电解质的浓度(mmol/L)为:钠 140 mmol/L,钾 2.0 mmol/L,钙 1.75 mmol/L,镁 1.0 mmol/L,氯 110 mmol/L,乳酸根 34 mmol/L;但乳酸盐系非生理性体液物质,故主张改补碳酸氢盐为宜,每次治疗所需补充碳酸氢盐量为体内所需估计量及从滤液中丢失碳酸氢盐量的总和。

(四)滤过时间

每周 3 次,每次 4～5 小时,一般每次滤出液为 20～25 L,故每分钟超滤血浆水为 80～100 mL。

二、原理

血液滤过是一个对流过程,即血浆内水分在跨膜压力差作用下通过滤过膜时,溶液中小于膜孔的溶质也随着血浆水分被动地转移到滤出液中,这就是溶质的对流转运。若每周滤出 60～75 L 滤出液,则其清除中小分子溶质量是相当可观的,可达到既清除水分又清除溶质的目的。由于它的置换液中缓冲碱可用碳酸氢盐代替,更符合生理状态,免疫学反应也少。

三、临床应用

(一)对中小分子量物质和水的清除

血液滤过对大中分子量物质的清除显著优于血液透析,滤过量增加,清除的溶质也增多。溶质随滤过而被清除,清除率还与超滤率和膜的筛系数有关,一般溶质的筛系数在 0.6 以上属甚满意。血液滤过清除水分属等张性脱水,血浆渗透浓度不降低,且因血液浓缩,其胶体渗透压还有所增加,使细胞间质内水分向血管内移动,而细胞内水分则又向细胞间质转移,故可以认为血液滤过所清除的水分主要来自细胞内,而对有效循环血容量影响甚微。

(二)血液滤过对血流动力学的影响

测定患者在血液滤过前后的各项血流动力学指标,结果表明血液滤过可使心排血量和心搏出量降低,但周围血管阻力增高,故血压保持稳定。此外,血液滤过对血氧、二氧化碳分压、血浆蛋白浓度等改变较一般透析的影响为少。

(三)适应证

血液滤过是治疗慢性肾衰竭患者较为安全且有效的方法。适用于:①慢性肾衰患者采用常规维持性透析不能控制的体液过多、高血压和心力衰竭。②常规透析易发生低血压和失衡综合征者。③明显高磷血症或有严重继发性甲状旁腺功能亢进的患者,经血液滤过可清除较多的甲状旁腺激素,减轻肾性骨营养不良。

(四)不良反应

(1)蛋白质和氨基酸的丢失:有报道血液滤过 5 小时可丢失氨基酸 4～6 g,蛋白质 1 g 左右,故应保证营养,提高蛋白质摄入。

(2)体内生物活性物质的丢失:长期血液滤过可丢失一定量的激素,如皮质素、胰岛素、生长激素,出现激素丢失综合征。此外尚丢失一定量体内必需的微量元素。

(郑　芳)

第十节　血液灌流

血液灌流(hemoperfusion,HP)是指将患者血液引到体外,流经装有固态吸附剂的血液灌流器,以吸附的方法清除体内有害的代谢产物或外源性毒物,达到血液净化的目的。

血液灌流吸附剂包括活性炭及吸附树脂。活性炭是一种广谱吸附剂,能吸附多种化合物,特点是吸附速度快、吸附量大,但机械强度差,易有微粒脱落。树脂是具有网状立体结构的高分子聚合物,聚合物骨架上带有极性基团时称为极性吸附树脂,易吸附极性大且溶于水的物质;而非极性吸附树脂易吸附脂溶性物质。吸附剂小孔的孔径和表面积是影响吸附树脂吸附性能的两个重要因素。血液灌流器一般为圆柱形,容量为100～300 g炭量体积。

一、方法

(一)灌流器装置

目前已有空心纤维型的灌流器等多种市售商品,尚有将灌流器和超滤器相连接,而起到解毒、清除溶质和脱水的作用。

(二)消毒方式

所有吸附剂均不能使用化学剂消毒,常用 γ 射线照射消毒。清蛋白包裹的吸附材料也不能用高温消毒。应用明胶子母囊活性炭灌流器,则可用高压蒸汽消毒。

(三)灌流器放置方法

建立临时血管通路后,将动脉血液引入灌流器,为避免空气进入体内,一般将动脉端置于下方,静脉端置于上方,经血液灌流后,血液从静脉端回输入体内。结束前,为减少罐内残存血量和空气进入体内,应将动脉端置于上方,静脉端置于下方。

(四)灌流时间

每次灌流时间取决于所用吸附材料的吸附能力和饱和速度。活性炭吸附剂对大多数溶质的吸附在2～3小时接近饱和。

(五)肝素化剂量

首次剂量为 1.5～2.0 mg/kg,以后每半小时补加 5～6 mg。由于吸附剂表面较透析膜粗糙,故肝素化剂量较血液透析时为多。

(六)灌流开始时注意事项

一般需用血泵,灌流开始时流量以不超过 100 mL/min 为宜,待灌流器及血管通道内预充液已为血液完全替代再逐渐增至并维持在 200 mL/min。减少血液灌流反应的方法有灌流前先用肝素液(10 mg/100 mL)预充灌流器并保留 30 分钟以上,室温低时可对灌流器和/或静脉回路管道加温,如水浴等。

(七)关于灌流后药物、毒物反跳现象

多数镇静催眠药物或有机磷等毒物为高度脂溶性,分布容积大,药物与毒药的清除动力学并非一室模型,所以一次血液灌流后药物或毒物血浓度下降,患者意识转为清醒,但在几小时或一天后,因血浓度又增高,而再次昏迷。故对危重病例应严密观察,必要时留置股静脉导管,以备再次灌流。

二、吸附谱

吸附剂清除毒物的效能,主要取决于吸附剂与毒物间亲和力的大小,血液灌流可清除一些与蛋白质或脂类相结合而为一般血液透析所不能清除的物质。不同吸附剂其吸附谱不同,临床上应按其特点选择,如活性炭和大孔树脂的吸附谱包括。①安眠药:如巴比妥类、格鲁米特、甲喹酮、地西泮、甲丙氨酯和水合氯醛等。②解热镇痛药:如水杨酸类和对乙酰氨基酚等。③三环类抗抑郁剂:如丙米嗪和阿米替林等。④洋地黄、某些抗癌药和异烟肼等。⑤有机磷和有机氯等。⑥毒蕈类。⑦尿毒症毒素和可能导致肝性脑病的代谢毒物等。

三、临床应用

目前血液灌流的适应证主要为急性药物和毒物中毒。对镇静催眠药和神经安定药引起的深昏迷,应首选血液灌流。对已知药物或毒物可被有效清除,理应选择本法,效果较血液透析为优;对未知可否被吸附的严重中毒患者可从疑似物质的理化特性推测血液灌流清除能力,加以选择。一般认为分子结构总体或大部分表现为亲脂性或带有较多芳香环及带有较长的烷基碳链可适时试行血液灌流。如果药物毒性低,中毒剂量不大,程度不深,或用其他疗法已有好转,则不必行血液灌流。

微囊活性炭和中性树脂对有机磷、有机氯等农药中毒有较好的吸附作用,但对重危病例,特别是已发生急性肺水肿、呼吸抑制和休克者疗效欠佳,故应早期治疗。此外,微囊活性炭对有机磷农药解毒剂如解磷定、阿托品等亦有吸附作用,应注意补充这类药物剂量以免影响疗效。

四、不良反应和并发症

血液透析中一切不良反应,如发热、出血、凝血、空气栓塞、失血量过多等均可发生。此外,下列不良反应应予重视。

(一)血相容性和对血小板和凝血因子的影响

各种膜材料的血相容性均不相同,在各种灌流器材料使用中仍需注意出血倾向和血液有形成分的破坏。一般在灌流时血小板计数下降,血白细胞在前 30 分钟下降最显著,以后逐渐回升。

(二)微粒脱落导致血管栓塞

使用的各种材料均需严格检查,灌流后液体中所含微粒等均应符合大补液的药典法规要求。

(三)血容量波动

灌流开始时可发生血压下降等低血容量表现,在结束时,瞬间回血量以及冲洗装置使用盐水或糖水,亦可使血容量骤增导致心衰发生。

(四)由吸附材料引起的其他不良反应

如包膜致孔工艺中洗濯不良,残存醛过多,可引起溶血、头痛或其他毒性。烘干的吸附剂在灌流开始时可放出许多微小气泡不能为空气捕捉器清除,宜在术前先用盐水与吸附剂充分灌流,予以清洗。

(五)对激素和氨基酸的影响

血液灌流吸附血中氨基酸和甲状腺激素、胰岛素以及生长激素等,使这些激素水平下降。

(杨莉莉)

第十一节　血浆置换

血浆置换(plasma exchange,PE)是指将患者血液引至体外,经离心法或膜分离法分离血浆和细胞成分,弃去血浆,而把细胞成分以及所需补充的清蛋白、血浆及平衡液等回输体内,以清除体内致病物质,包括自身抗体、免疫复合物、胆固醇、胆红素、药物和毒物等。

血浆置换可分为非选择性血浆置换和选择性血浆置换两大类,后者可选择性去除血浆中的病理性因子,大大减少置换液量和治疗费用。目前此技术已广泛地应用于治疗急进性肾炎和各种难治性自身免疫性疾病。

一、方法

(一)血浆分离装置

早期多采用离心分离装置,目前常用的为膜式。膜式血浆滤过器有空心纤维型和平板型,前者常用,可分为单滤器或双滤器,滤过膜系采用不同的合成膜,最大截留分子量为 300 万 D 和 10~50 万 D。整个置换系统类似血液滤过装置。

(二)血管通路

大多数膜式血浆分离装置血流量为 50~80 mL/min,故多采用肘前或股静脉穿刺置管作为输出径路,一般选用 16 号有背侧孔的穿刺针,血液回路可选用 18 号针穿刺浅表静脉。血浆置换的不良反应与置换液回输速度有关,置换液回输以 30~50 mL/min 为宜。对那些有潜在肾功能损害的患者(如各种急进性肾炎),要选择股静脉或颈内静脉穿刺置管,以保留周围静脉以备日后作内瘘所需。

(三)抗凝

可用肝素和枸橼酸抗凝。首次肝素剂量为 2 000~5 000 U,以后 300~1 200 U/h 持续注射。枸橼酸(ACDA)用量与血液量为 1:15~1:30。

(四)操作技术

血浆滤过器的跨膜压力应保持在 13.3 kPa(100 mmHg)以下,高于 13.3 kPa(100 mmHg)易引起破膜。每次置换量应根据患者的病情决定,一般为每次置换 2 L 左右,随着交换量的增加,总的清除效率反而下降。置换液从另开的静脉处等量输入。常用的置换液为含 4%~5%人体血清蛋白的林格液。为了减少费用也可使用代血浆(如中分子右旋糖酐),但不能超过置换量的 20%。对于凝血功能障碍的患者可选用新鲜冰冻血浆。

(五)血浆交换间隔时间和总疗程

主要根据病情严重程度和疗效而定,一般每周 3~4 次,亦有每天 1 次,共 3~5 次后改为隔天或每周 2 次,或隔天或每隔 2 天 1 次。

二、临床应用

(一)适应证

据报道血浆置换可治疗 200 多种疾病,目前常用于:①抗肾小球基膜抗体肾小球肾炎。②非抗肾小球基膜新月体肾炎。③其他类型肾炎,如 IgA 肾炎、膜增生性肾炎Ⅱ型、韦格纳肉芽肿及多发性动脉炎的肾损害。④多种风湿病如重症系统性红斑狼疮等。⑤自身免疫溶血性贫血、溶血性尿毒症综合征和血栓性血小板减少性紫癜等。⑥重症肌无力,多发性神经根炎。⑦甲状腺危象。⑧肾移植,如肾移植后急慢性排异反应,移植前清除细胞毒性抗体及移植肾复发肾小球疾病。⑨急性药物毒物中毒,用血液灌流疗效欠佳。

(二)不良反应

包括变态反应、低血压、发热、低钙血症、低球蛋白血症、易诱发感染及肝素引起的不良反应等。有报道每 500～3 000 次治疗中有 1 次发生意外死亡。

(张永君)

第十二节　免疫吸附

　　免疫吸附是将特异性的抗原或抗体或具某种特定理化特性的物质与吸附材料结合制备成吸附剂,当血浆或全血通过吸附剂时,即可选择性或特异性地吸附清除体内相应的致病因子。根据吸附剂选择性的不同,可将免疫吸附剂分为非选择性、半选择性和高度选择性三种。非选择性吸附剂(如硫酸右旋糖酐、苯基丙氨酸)可同时吸附血浆中多种类型物质,如纤维蛋白原、脂质和免疫球蛋白等,半选择性的吸附剂(如葡萄球菌 A 蛋白,SPA)只对血浆中的某种类蛋白有亲和力,高选择性吸附剂则清除血浆中的某特定物质,而对其他成分无影响。根据吸附剂与被吸附物质之间的作用原理,又可将免疫吸附剂分为物理化学亲和型及生物亲和型,后者又分为抗原抗体结合型、补体结合型和 Fc 结合型。物理化学亲和型指吸附剂与被吸附物质靠静电作用力而结合。抗原抗体结合型则是将抗原或抗体固定在载体上,利用抗原抗体可特异性结合的特点,吸附清除血浆中的相应抗原或抗体,常用以吸附抗 DNA 抗体、抗血型物质抗体、抗因子Ⅷ抗体和低密度脂蛋白等。补体结合型采用 C1q 作配基,通过 C1q 与免疫复合物的 Fc 段结合吸附血液循环中的免疫复合物。Fc 结合型则以 SPA 为配基,吸附 IgG 的 Fc 片段。SPA 是葡萄球菌壁上的多肽物质,其氨基末端含有 4 个高度类似的免疫球蛋白结合区,能吸附免疫球蛋白,对 IgG 及其碎片的吸附具有特异性强、敏感性高的特点,且 SPA 性质十分稳定,高度耐热、耐酸。

　　免疫吸附治疗可采用血浆灌注和全血灌注两种方式,因吸附剂可能导致血细胞损伤,全血灌注已很少采用。进行血浆灌注时,分离出来的血浆通过吸附柱,再与细胞成分汇合并回输体内。至于治疗的频度和强度,尚无定论。免疫球蛋白既分布在血管内,也分布于血管外,二者大致相等,炎症反应常发生在组织内而不是在血管内,免疫吸附仅清除血液循环中的免疫球蛋白,故不一定能阻断炎症过程。治疗后常可见到抗体或被吸附物质的反跳现象。因此,除非重复多次治疗,并在每次治疗时吸附足够多的血浆量,否则难以得到较好和持续的疗效。静脉输注大剂量丙种球蛋白也是治疗自身免疫性疾病的方法之一,若在静脉输注免疫球蛋白期间实行免疫吸附治疗,可降低免疫吸附的疗效。

免疫吸附与血浆置换的临床适应证相似,已被用于下列疾病。①神经系统疾病:如吉兰-巴雷综合征、多发性硬化、肌肉萎缩、帕金森病等。②肾脏疾病:如 Goodpas ture 综合征、局灶性硬化性肾小球肾炎、狼疮性肾炎、血管炎肾损害、抗 HLA 阳性的肾移植受者等,个别学者用该技术治疗膜性肾病和紫癜性肾炎等。③自身免疫性疾病:如系统性红斑狼疮、干燥综合征、混合性结缔组织病和类风湿关节炎等。④消化系疾病:如原发性胆汁性肝硬化、溃疡性结肠炎和克罗恩病等。⑤内分泌疾病:如糖尿病。⑥血液系统疾病:如血栓性血小板减少症、血友病 A 和 B、恶性贫血、浆细胞病。⑦其他:心脏疾病如扩张型心肌病、地高辛中毒。⑧恶性肿瘤:如艾滋病相关性卡波肉瘤、结肠腺癌、乳腺癌、非燕麦细胞性肺癌等。绝大多数关于免疫吸附疗效的认识都来源于缺乏对照的观察或个案报道,由于治疗的例数都较少,缺乏前瞻性的对照研究,针对免疫吸附治疗在治疗以上疾病中的作用和地位尚难定论。目前主要推荐应用于抗 HLA 阳性的肾移植受者、Ⅰ型快速进展型急进型肾小球肾炎、药物治疗引起的溶血性尿毒症综合征、威胁生命的自身免疫性疾病或对细胞毒药物治疗有禁忌的自身免疫性疾病患者。

与血浆置换相比,免疫吸附治疗回输自身血浆,不需替代液,不增加传染性疾病如病毒性肝炎的传染机会;由于选择性吸附,对正常血浆成分如凝血因子等几无影响,价格亦较便宜。其不良反应主要有:激活补体系统、凝血系统和纤溶系统等,刺激血管活性物质的释放,损伤血细胞,其程度与免疫吸附柱、血浆分离装置及血液通道的生物相容性有关,一般表现为发热、寒战、全身酸痛等流感样症状,偶有皮疹、恶心、呕吐、心跳加速、头晕、关节痛、血压降低或升高等,数小时后多可自愈,个别病例反应剧烈,需及时中断治疗并给予糖皮质激素等治疗。过多清除血液循环中的 IgG,将增加感染并发症。

（姚　蓉）

第十三节　血液净化患者管理质量评价

持续质量改进是一个根据问题制订解决方案、实施方案、总结实施效果、发现新的问题、重新制订方案并实施的一个循环上升过程。此过程的重复执行,使得血液净化管理质量持续得到提高。

血液透析室或腹膜透析中心需要定期召开质量评估会议,整理一段时间来日常工作中收集的数据,与本室(中心)的既往资料进行对比,也可与国际资料和国内同行的资料进行横向比较和纵向比较,寻找可质量改进的关键点。例如,上个月的中心静脉插管感染率是 20/200,偏高,这是个问题。应根据这一问题寻找可能的原因,制订改进措施,并实施这些措施。本月如果感染率下降到 10/200,说明措施有效,但仍然偏高,需要继续寻找另外的原因并采取措施;如果本月感染率仍居高不下,应寻找其他方面的原因并采取措施。在这种循环上升的过程中感染率逐渐下降,质量得到提高。

血液透析室或腹膜透析中心可以根据自身情况制订持续质量改进方案。例如可针对贫血治疗达标率过低、高血压构成比过高、住院率过高、高钾血症发生率过高和透析过程中低血压发生率过高等问题制订相应的质量改进措施,并实施和跟踪。

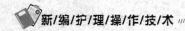

医院内血液透析室或腹膜透析中心的各监管部门也应定期对质量管理的诸方面进行督查，并提出改进意见。

一、血液透析和腹膜透析管理通用评价指标

(一)死亡率

透析室某时间点有维持性透析患者 100 例，当年住院 10 人，粗略估计年住院率为 10%。这种情况只适合透析室透析患者数恒定、很少发生进入透析和退出透析的情况。但是，当 1 年内接受透析治疗的患者变化较大时，这个粗住院率就不精确，例如年初透析室有 50 例患者，年内死亡 5 例，年内进入透析的患者 70 例，非死亡退出透析的患者 15 例，年底有 100 例患者。按照上述方法计算年度死亡率是 5%，这显然不合理。可以用年初患者数和年底患者数的均值作为基数来计算死亡率，为 6.7%。但是，这样做仍然不合理。

合理的计算方法是使用(患者年)作为基数来计算死亡率。例如某透析室在 2012 年共治疗了 3 例患者。A 患者在 2012 年从 1 月 1 日到 12 月 31 日都在本透析室接受治疗，其患者年为 1；B 患者从 7 月 1 日到 12 月 31 日在本透析室治疗，其患者年为 0.5；C 患者从 4 月 1 日到 6 月 30 日接受治疗，其患者年为 0.25；假设 C 患者死亡。这样 A、B 和 C 三患者的(患者年)为(1.0＋0.5＋0.25)1.75，该透析室 2012 年的死亡率为(1/1.75)0.57 例/(患者年)。当死亡率很低时，可以将基数放大，例如 0.57 例/(患者年)＝57 例/(100 患者年)。

对本年度死亡原因的分析，有助于采取适当的预防措施。

(二)住院率

计算方法同死亡率。不同的是，一例患者在年度内可反复住院，因此报告的住院率的形式类似 57 例次/(100 患者年)的样子。

对本年度导致住院原因的分析有助于采取措施降低住院率。可提炼出反复住院的患者，并对其病因进行分析。

(三)血红蛋白达标率

应根据最新指南的要求，血红蛋白的质量控制以月作为评估时间段。应报告当月在透患者的血红蛋白检测率，例如 10 月份在透析 100 例，90 例接受了检测，检测率为 90%。每月对此指标进行评估和改进。

对当月血红蛋白化验值进行分析。计算低于指南建议的目标范围、高于目标范围和达到目标范围的患者构成比例。

(四)透析充分性达标率

小分子毒素透析充分性的质量控制仍以月作为质量控制时间段。除了报告在透患者接受检验的百分比，还要统计 stdKt/Vurea 达到 2.0 的患者比例。

(五)钙、磷和全段甲状旁腺激素达标率

钙、磷的评估应每月一次，全段甲状旁腺激素的评估应每 3 个月至少一次。评估检测率和达标率。

(六)血源传播性疾病发生率和患病率

每半年筛查乙型肝炎病毒、丙型肝炎病毒、艾滋病病毒、梅毒螺旋体等血源性传播疾病，记录筛查率和阳转率。

（七）高钾血症发生率

每月至少一次血清电解质化验,计算检测率、高钾血症的发病率。

二、血液透析管理使用的评价指标

(一)自体动脉静脉内瘘使用率

一个是年度新患者自体动脉静脉内瘘使用率。在本年度新进入透析的患者中,使用自体动脉静脉内瘘的患者占全部新入患者的比例。

另一个是时间点在透患者自体动脉静脉内瘘使用率。某时间点全部在透的患者中,使用自体动脉静脉内瘘的患者所占比例。

(二)中心静脉插管感染率

中心静脉插管感染率的计算方法与年度住院率的计算方法类似。一根导管年度内可能多次感染,因此,可用类似 15 例次/(100 导管年)的形式报告。

(三)透析过程中各种症状发生率

在一年进行的 10 000 次透析治疗过程中,可能发生了 1 000 例次各种症状,则症状的发生率为 10%。

可列表表示透析中出现的各种导致了医学干预的症状或异常的构成比,例如高血压、低血压、低血糖、心律失常等。找出经常出现的透析过程中异常,从而可采取措施尽快降低透析过程中症状的发生率。

也可列表找出经常在透析过程中出现症状的患者。这可能是责任护士的操作方法所致、也可能是患者自身疾病使然。

三、腹膜透析管理使用的评价指标

(一)腹透导管功能不良发生率

统计结果用 20 例次/(100 患者年)的方式表达。方法同住院率的计算,可提取反复功能不良患者分析其原因并采取措施纠正。

(二)创口感染发生率

统计结果用 20 例次/(100 患者年)的方式表达。方法同住院率的计算,可提取反复创口感染的患者分析其原因并采取措施纠正。

(三)腹膜炎发生率

统计结果用 20 例次/(100 患者年)的方式表达。方法同住院率的计算,可提取反复腹膜炎的患者分析其原因并采取措施纠正。

(四)腹膜透析掉队率

统计结果用 20 例/(100 患者年)的方式表达。可列表显示掉队原因构成比,针对性采取措施降低掉队率。

（何　莲）

参 考 文 献

[1] 冉健,李金英,陈明.现代急危重症与护理实践[M].汕头:汕头大学出版社,2021.

[2] 兰洪萍.常用护理技术[M].重庆:重庆大学出版社,2022.

[3] 王婷,张京晶,范勇,等.儿科常见疾病诊疗与护理[M].广州:世界图书出版广东有限公司,2021.

[4] 肖芳,程汝梅,黄海霞,等.护理学理论与护理技能[M].哈尔滨:黑龙江科学技术出版社,2022.

[5] 吴旭友,王奋红,武烈.临床护理实践指引[M].济南:山东科学技术出版社,2021.

[6] 张红芹,石礼梅,解辉,等.临床护理技能与护理研究[M].哈尔滨:黑龙江科学技术出版社,2022.

[7] 朱燕.儿科疾病护理与健康指导[M].成都:四川科学技术出版社,2022.

[8] 任丽,孙守艳,薛丽.常见疾病护理技术与实践研究[M].西安:陕西科学技术出版社,2022.

[9] 王蓓,彭飞,洪涵涵.常见慢病护理评估与技术[M].上海:上海科学技术出版社,2021.

[10] 陈素清.现代实用护理技术[M].青岛:中国海洋大学出版社,2021.

[11] 于翠翠.实用护理学基础与各科护理实践[M].北京:中国纺织出版社,2022.

[12] 马英莲,荆云霞,郭蕾,等.临床基础护理与护理管理[M].哈尔滨:黑龙江科学技术出版社,2022.

[13] 王玉春,王焕云,吴江,等.临床专科护理与护理管理[M].哈尔滨:黑龙江科学技术出版社,2022.

[14] 张晓艳.临床护理技术与实践[M].成都:四川科学技术出版社,2022.

[15] 李华.基础护理与疾病护理[M].哈尔滨:黑龙江科学技术出版社,2021.

[16] 刘巍,王爱芬,吕海霞.临床妇产疾病诊治与护理[M].汕头:汕头大学出版社,2021.

[17] 姜鑫.现代临床常见疾病诊疗与护理[M].北京:中国纺织出版社,2021.

[18] 张俊英,王建华,宫素红,等.精编临床常见疾病护理[M].青岛:中国海洋大学出版社,2021.

[19] 任秀英.临床疾病护理技术与护理精要[M].北京:中国纺织出版社,2022.

[20] 孙慧,刘静,王景丽,等.基础护理操作规范[M].哈尔滨:黑龙江科学技术出版社,2022.

[21] 王美芝,孙永叶,隋青梅.内科护理[M].济南:山东人民出版社,2021.

[22] 叶磊.急危重症常用护理评估工具与临床应用[M].成都:四川科学技术出版社,2021.

［23］金莉,郭强.老年基础护理技术［M］.武汉:华中科技大学出版社,2021.

［24］周晓丹.现代临床护理与护理管理［M］.北京:科学技术文献出版社,2021.

［25］刘爱杰,张芙蓉,景莉,等.实用常见疾病护理［M］.青岛:中国海洋大学出版社,2021.

［26］孙慧敏,朱红珍.发热门诊护理工作手册［M］.武汉:武汉大学出版社,2021.

［27］孙爱针.现代内科护理与检验［M］.汕头:汕头大学出版社,2021.

［28］刘庆芬,顾芬,顾纪芳.常见疾病预防护理知多少［M］.上海:上海交通大学出版社,2021.

［29］吴雯婷.实用临床护理技术与护理管理［M］.北京:中国纺织出版社,2021.

［30］宋鑫,孙利锋,王倩,等.常见疾病护理技术与护理规范［M］.哈尔滨:黑龙江科学技术出版社,2021.

［31］董理鸣,张惜妍.实用泌尿外科疾病的诊治与临床护理［M］.北京:中国纺织出版社,2021.

［32］程东阳,郝庆娟.外科护理［M］.上海:同济大学出版社,2021.

［33］潘红丽,胡培磊,巩选芹,等.临床常见病护理评估与实践［M］.哈尔滨:黑龙江科学技术出版社,2022.

［34］张祁,吴科敏.普外科常见病临床诊疗方案与护理技术［M］.北京:中国纺织出版社,2021.

［35］安旭姝,曲晓菊,郑秋华.实用护理理论与实践［M］.北京:化学工业出版社,2022.

［36］王素红.呼吸内科护理中重症患者应急护理干预措施［J］.中国农村卫生,2021,13(9):82-83.

［37］许玲红,康淑琴.家庭参与式护理模式在早产儿护理中的应用效果分析［J］.中外医疗,2021,40(4):16-18.

［38］李玉平.浅析新形势下医院护理管理存在的问题及对策［J］.西藏医药,2021,42(4):7-8.

［39］赵党宏.综合护理干预对慢性胃炎及消化性溃疡患者生活质量的影响［J］.山西医药杂志,2021,50(4):679-681.

［40］谢聪琳.舒适护理模式在血液透析护理中的应用［J］.继续医学教育,2021,35(9):124-125.